C. Thomas

Histopathologie kompakt

THOMAS PATHOLOGIE

Pathologie

Herausgegeben von C. Thomas

In der Reihe »Pathologie« sind bisher folgende Bände erschienen:

- **Allgemeine Pathologie**
- **Spezielle Pathologie**
- **Histopathologie**
- **Makropathologie**
- **Histopathologie kompakt**

C. Thomas

Histopathologie kompakt

Kursbuch der Allgemeinen und Speziellen Histopathologie

Unter Mitarbeit von

R. Büttner,
M. Hagedorn, R. Moll,
A. Ramaswamy und J. Rüschoff

Mit 573 farbigen Abbildungen

Schattauer Stuttgart New York

Herausgeber

Prof. Dr. C. Thomas
Ehem. Geschäftsführender Direktor
des Medizinischen Zentrums für Pathologie
der Philipps-Universität Marburg
Klinikum Lahnberge, 35043 Marburg

Mitwirkende

Prof. Dr. R. Büttner
Direktor des Instituts für Pathologie,
Universitätsklinikum Bonn
Sigmund-Freud-Str. 25, 53127 Bonn

Prof. Dr. M. Hagedorn
Direktor der Hautklinik
des Klinikums Darmstadt
Heidelberger Landstraße 379, 64297 Darmstadt

Prof. Dr. R. Moll
Direktor des Instituts für Pathologie
der Philipps-Universität Bonn
Klinikum Lahnberge, 35043 Marburg

Dr. Annette Ramaswamy
Institut für Pathologie
der Philipps-Universität Bonn
Klinikum Lahnberge, 35043 Marburg

Prof. Dr. J. Rüschoff
Direktor des Pathologischen Instituts
der Städtischen Krankenanstalten
Mönchebergstraße 41/43, 34125 Kassel

Die Deutsche Bibliothek – CIP-Einheitsaufnahme
Ein Titeldatensatz für diese Publikation
ist bei der Deutschen Bibliothek erhältlich

Besonderer Hinweis:
Die Medizin unterliegt einem fortwährenden Entwicklungsprozess, sodass alle Angaben, insbesondere zu diagnostischen und therapeutischen Verfahren, immer nur dem Wissensstand zum Zeitpunkt der Drucklegung des Buches entsprechen können. Hinsichtlich der angegebenen Empfehlungen zur Therapie und der Auswahl sowie Dosierung von Medikamenten wurde die größtmögliche Sorgfalt beachtet. Gleichwohl werden die Benutzer aufgefordert, die Beipackzettel und Fachinformationen der Hersteller zur Kontrolle heranzuziehen und im Zweifelsfall einen Spezialisten zu konsultieren. Fragliche Unstimmigkeiten sollten bitte im allgemeinen Interesse dem Verlag mitgeteilt werden. Der Benutzer selbst bleibt verantwortlich für jede diagnostische oder therapeutische Applikation, Medikation und Dosierung.
In diesem Buch sind eingetragene Warenzeichen (geschützte Warennamen) nicht besonders kenntlich gemacht. Es kann also aus dem Fehlen eines entsprechenden Hinweises nicht geschlossen werden, dass es sich um einen freien Warennamen handelt.

E-Mail: info@schattauer.de
Internet: http://www.schattauer.de
Printed in Germany

Druck und Einband: Mayr Miesbach, Druckerei und Verlag GmbH
Gedruckt auf chlor- und säurefrei gebleichtem Papier.

ISBN 3-7945-2326-1

Vorwort

Die **Kurse in Allgemeiner und Spezieller Histopathologie** gehören zu den zentralen Lehr- und Lernveranstaltungen im Rahmen des Medizinstudiums. Welche Ziele sollen durch sie erreicht werden? Sicher ist nicht vorrangig das Erlernen der histopathologischen Diagnostik. Diese Fähigkeit setzt eine jahrelange praktische Erfahrung voraus. Die Schwerpunkte dieser beiden Kurse sind andere:

1. Faktenwissen. Mit dem histologischen Bild wird ein morphologisches Korrelat zu einer bestimmten Krankheit geschaffen, das später in der täglichen Praxis die Interpretation der kausalen und formalen Pathogenese erleichtern soll.

2. Histopathologie als diagnostische Methode. Diese Untersuchung gehört zu den sichersten und meist auch billigsten. Allerdings ist vorauszusetzen, dass der Nutzer die Indikation, aber auch die Grenzen der pathologisch-anatomischen Untersuchung kennt. Eine wichtige Aufgabe der beiden Kurse ist daher, die Kenntnisse über die klinisch-pathologische Korrelation zu vermitteln.

3. Diagnostische Übung. Die histopathologische Befunderhebung stellt ein gutes Übungsmodell dar. Es erfüllt die Voraussetzung, wie z.B. die Reproduzierbarkeit der Informationsquelle. So lassen sich die Befunde zeitlich unbegrenzt erheben, die mit zunehmender Erfahrung zu einer differenzierteren und vollständigeren Diagnose führen. Entscheidend ist dabei die Betreuung der Studierenden durch Hochschullehrer, Assistenten und Tutoren.

An dieser Stelle möchte ich den Herren Geschäftsführer D. Bergemann und Dr. W. Bertram für die Unterstützung bei der Realisierung dieses Projektes herzlich danken.

Marburg, im Herbst 2003 **Prof. Dr. C. Thomas**

Hinweis zur Benutzung des Buches:
Rot hervorgehobener Text markiert wichtigen Lernstoff, **blau** sind im Zusammenhang relevante Erkrankungen und **grün** sind belebte Krankheitserreger hervorgehoben.

Inhalt

Inhalt

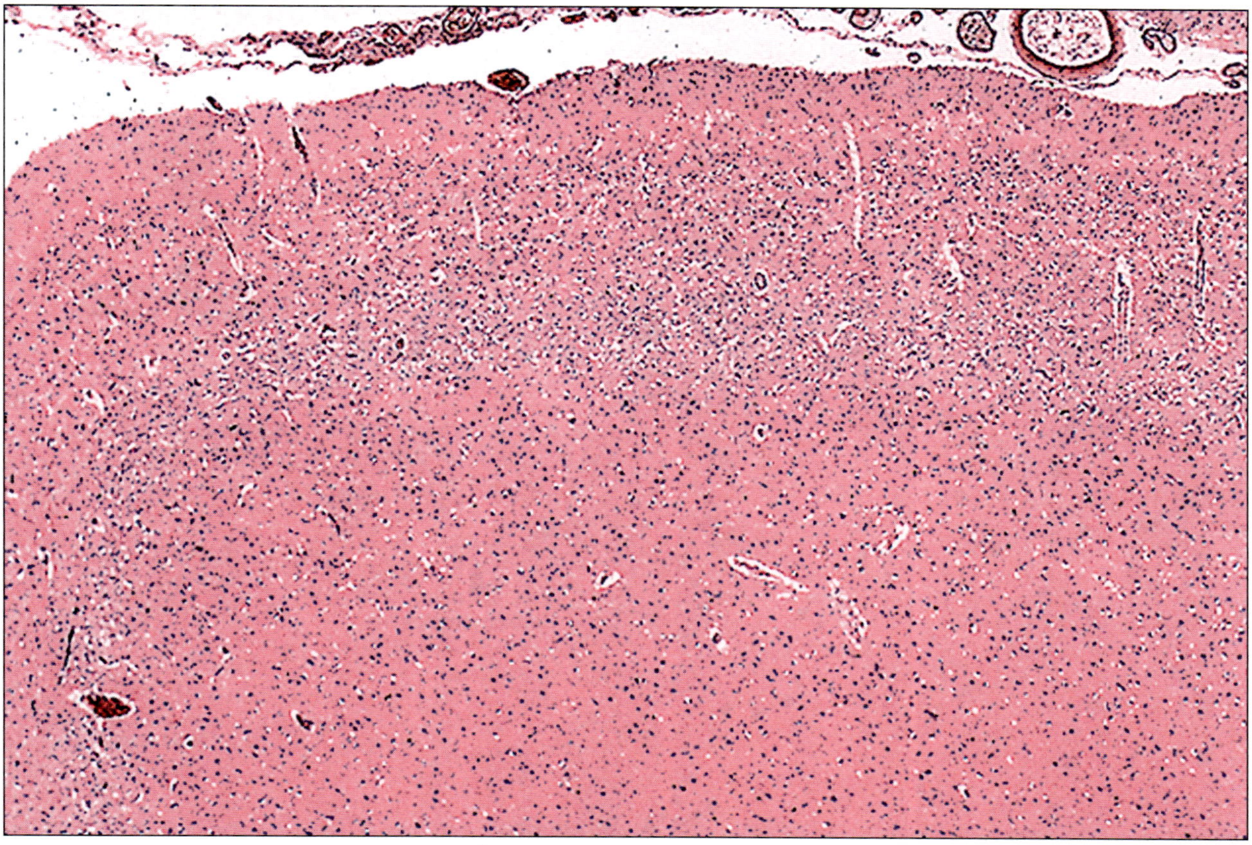

Abb. 1. Hypoxämische Nekrosen im Großhirn. Das Übersichtsbild zeigt eine bandförmige Aufhellung des Hirngewebes unterhalb der Oberfläche. Oben im Bild erkennt man Anteile der weichen Hirnhäute.

Hypoxämische Hirnnekrosen

Vorbemerkungen: Im Rahmen einer Durchblutungsstörung kommt es zu Veränderungen, die von rein funktionellen, über reversible und letztlich irreversible Veränderungen reichen. Die ersten morphologisch erfassbaren Veränderungen entstehen nach einer globalen zerebralen Hypoxie (z. B. nach kardiogenem Schock, prolongierter Reanimation oder nach artifizieller Beatmung [respirator brain]).

Systematik

1 **Verlauf.** Man unterscheidet
transitorische ischämische Attacken [TIA] mit kurzdauernden, innerhalb von 24 Stunden sich wieder zurückbildenden Defiziten,
reversible Durchblutungsstörungen mit einer verzögerten Rückbildung oder Restsymptomatik und
den kompletten Infarkt und fortschreitenden Infarkt

2 **Nach dem betroffenen Gefäß:** Media-, Anterior-, Posteriorinfarkt, Infarkte der Hirnstammstrukturen

3 **Topologie**
territorialer Totalinfarkt (z. B. Mediatotalinfarkt),
territoriale Teilinfarkte (Mediateilinfarkt),
anastomosenabhängige Infarkte (Keilinfarkte, die durch eine Anastomosenversorgung leptomeningealer Gefäße bestimmt werden) und Grenzlinieninfarkte (Infarkt zwischen zwei oder drei Versorgungsgebieten großer Arterien).

Histopathologische diagnostische Kriterien

Histologisch findet man eine **bandförmige Schrumpfung** des gesamten Kortex unmittelbar unter der Großhirnoberfläche, die sich in der Übersicht als Aufhellung darstellt. Morphologisch ist sie auf einen **Neuronenverlust** vor. Die Ganglienzellen zeigen degenerative Veränderungen, die von einer **Schrumpfung** über eine **Verklumpung des Kerns** (Pyknose) bis zum **Zelluntergang** (Karyolysis = Auflösung der Kernzeichnung) reichen (siehe auch Abb. 2).

Diese Zellveränderungen treten auch im Kleinhirn (Untergang von Purkinjezellen) auf. Ferner kommt es zu Nekrosen im Globus pallidus und im Hippokampus.

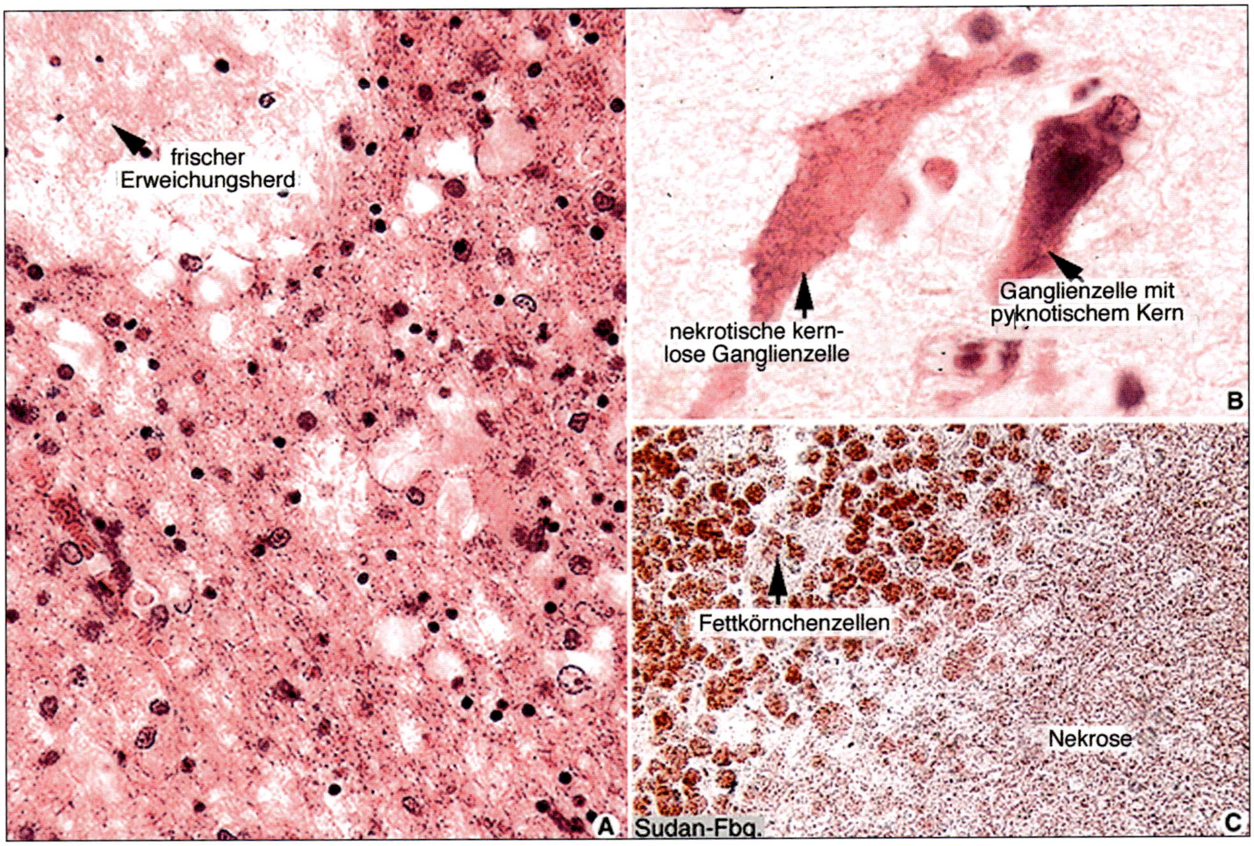

Abb. 2. Hirninfarkt. A: frische Nekrose von Hirngewebe mit Auflösung der myelinhaltigen Substanz, die optisch leer erscheint. **B:** Bei stärkerer Vergrößerung erkennt man die Veränderungen der Ganglienzellen. Es kommt zu einer Kernpyknose, später zu einem Verlust der Kernsubstanz (Karyolysis). **C:** In der Spätphase tritt eine Auflösung der myelinhaltigen weißen Substanz auf. Das nekrotische Areal erscheint kernlos. Die herausgelösten Lipide werden von Makrophagen (»Fettkörnchenzellen«) aufgenommen.

Anämischer Hirninfarkt

Vorbemerkungen. Es handelt sich um eine Kolliquationsnekrose (infolge eines lokalen Sauerstoffmangels bei Arteriosklerose, Thrombose oder Embolie), die mit einem Ödem, Zelluntergang und Zerfall der Markscheiden einhergeht. Die klinische Manifestation hängt vom betroffenen Territorium sowie von begleitenden organischen Veränderungen (Hirnödem) ab.

Histologischer Verlauf. Nach einer lokalen Ischämie treten im Hirngewebe Veränderungen auf, die sich stadienhaft erfassen lassen.

Das 1. Stadium umfasst die frische Nekrose: Als Folge der Ischämie schrumpfen die Glia- und Ganglienzellen und werden nekrotisch. Gleichzeitig kommt es zu einer ödematösen Auflockerung der Fasern (»Lückenfeld«).

Das 2. Stadium besteht aus der Resorption. Die zerfallene Markscheidensubstanz wird von Gliazellen phagozytiert (»Fettkörnchenzellen«).

Das 3. Stadium stellt den Restzustand der abgelaufenen Nekrose (Glianarbe oder Pseudozyste) dar.

Histopathologische diagnostische Kriterien

1 **Auflockerung der weißen Hirnsubstanz** (Lückenfeld). Infolge der Kolliquationsnekrose und des Hirnödems sind die Markscheiden auseinander gedrängt bzw. aufgelöst.

2 **Ganglienzellnekrosen.** Die Ganglienzellen sind kernlos (= Karyolysis) oder zeigen einen kleinen, chromatindichten (pyknotischen) Kern.

3 **»Fettkörnchenzellen«.** Die zerfallenen Markscheiden werden von der Mikroglia phagozytiert. Es entstehen abgerundete Zellen mit einem zentralen Kern und einem feinvakuolisierten Zytoplasma (speichert Sudanpositives Material).

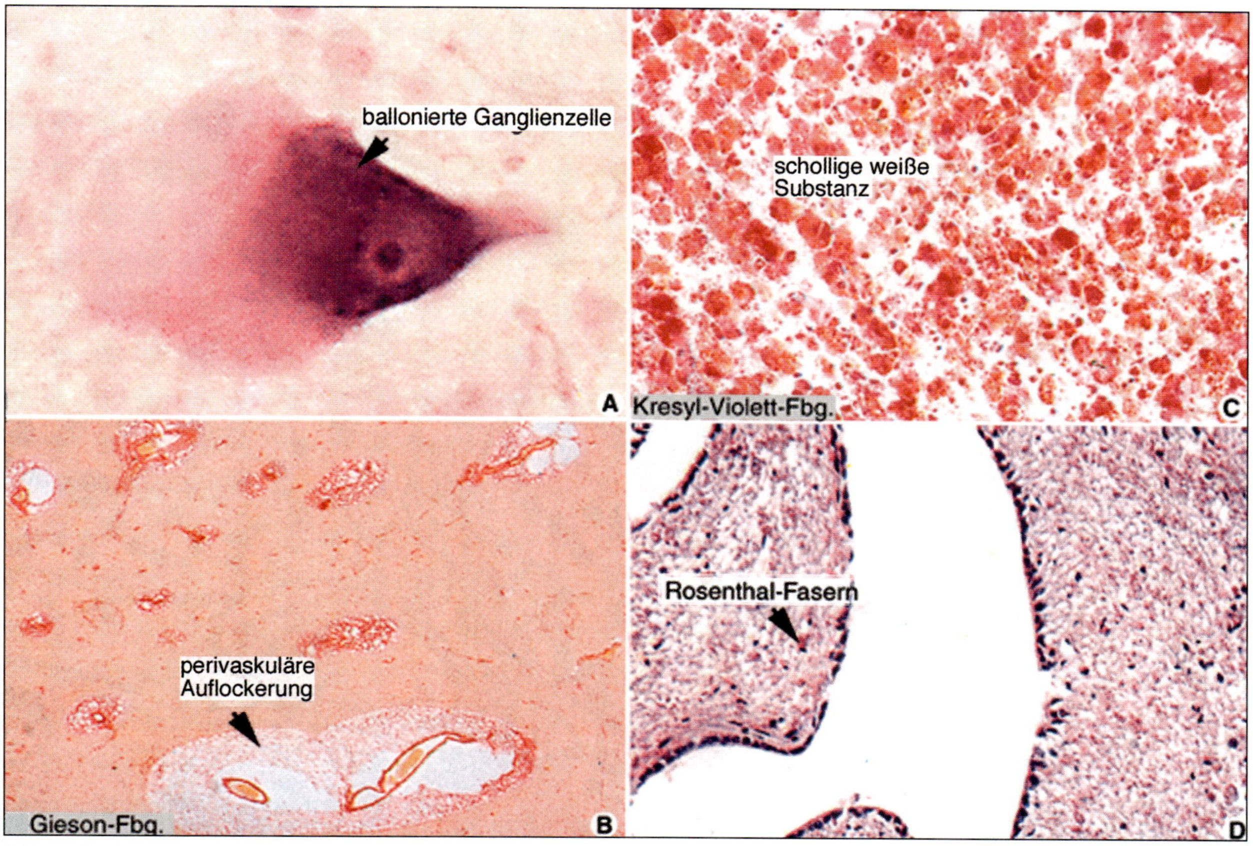

Abb. 3. Speicherkrankheiten. A: Tay-Sachs-Krankheit. Typisch ist die ballonierte Ganglienzelle mit unterschiedlich dicht angefärbtem Zytoplasma. **B: San-Filippo-Krankheit.** In der weißen Hirnsubstanz erkennt man eine charakteristische perivaskuläre Auflockerung. **C: Metachromatische Leukodystrophie.** In der Kresylviolett-Färbung erscheint die weiße Hirnsubstanz schollig umgewandelt. **D: Orthochromatische Leukodystrophie.** In der weißen Substanz finden sich Rosenthal-Fasern.

Speicherkrankheiten

Vorbemerkungen. Speicherkrankheiten sind meist Folge eines erblichen Enzymdefektes. Die klinische Manifestation entsteht durch eine Speicherung von Vorstufen oder durch das Fehlen des regelrechten Endproduktes. Enzymdefekte können – als Neurolipidosen (Morbus Tay-Sachs) – nur auf das Nervensystem beschränkt bleiben oder – als neuroviszerale Lipidosen (Morbus Gaucher, Morbus Niemann-Pick) – auch in anderen Organen vorkommen.

Histopathologische diagnostische Kriterien

1 **Tay-Sachs-Krankheit** (amaurotische Idiotie). Das morphologische Bild ist gekennzeichnet durch eine Speicherung von Gangliosiden in den Nervenzellen von Gehirn, Rückenmark und vegetativem Nervensystem. Dabei entstehen ballonierte Zellen, die sich besonders deutlich in der Kresylviolett-Färbung darstellen.

2 **Sanfilippo-Krankheit.** Das Krankheitsbild gehört in den Formenkreis der Glykosaminoglykan-Stoffwechselstörungen, bei denen – neben dem Nervensystem – auch andere Organe beteiligt sind. Typisch ist eine Aufhellung des perivaskulären Gewebes, die besonders deutlich in der Gieson-Färbung zu erkennen ist.

3 Bei der **metachromatischen Leukodystrophie** bleibt die normale Ausreifung der Markscheiden aus. In der Kresylviolett-Färbung kommt es zu bräunlichen scholligen Ablagerungen, die Speicherprodukte darstellen.

4 In die Gruppe der **orthochromatischen Leukodystrophien** gehört die Alexander-Leukodystrophie mit Fettkörnchenzellen und rötlichen Rosenthal-Fasern.

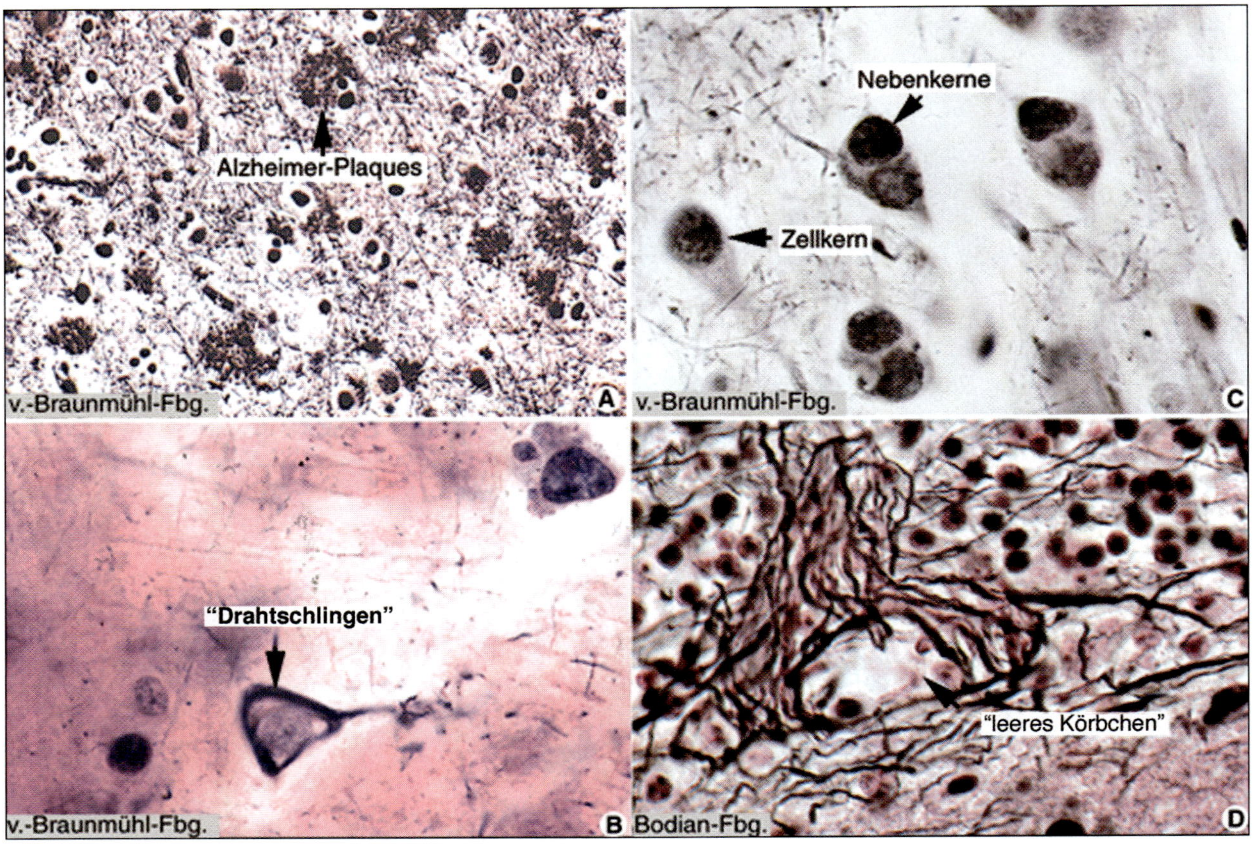

Abb. 4. Neurodegenerative Erkrankungen. A–B: Alzheimer-Krankheit. Versilberbare Alzheimer-Plaques und Alzheimer-Fibrillen (»Drahtschlingen«). **C: Pick-Krankheit.** Pick-Körperchen sind Einschlüsse in Ganglienzellen, die einen Nebenkern vortäuschen. **D: Heredoataxie Pierre-Marie.** Durch Untergang von Purkinje-Zellen entsteht das Phänomen des »leeren Körbchens«.

Neurodegenerative Erkrankungen

Vorbemerkungen. Neurodegenerative Erkrankungen zeichnen sich durch den Untergang von Neuronen aus, die häufig bestimmte Gruppen von Nervenzellen betreffen und somit Systematrophien hervorrufen. Die Ursache ist meist unbekannt (genetisch verankert?). Etwa 80% der diffusen Atrophien sind als Alzheimer-Krankheit anzusehen, die restlichen 20% als vakuolär bedingte Atrophien einzustufen. Zu den häufigsten Leiden zählt die Alzheimer-Krankheit, ferner sind die Parkinson-Krankheit, die Pick-Krankheit und die Huntington-Krankheit zu nennen. Eine besondere Form des Substanzverlustes stellt die Multiinfarktatrophie dar.

Histopathologische diagnostische Kriterien

1 **Alzheimer-Krankheit.** Das morphologische Bild ist geprägt durch einen Verlust an Neuronen, außerdem kommen senile Plaques, Proteinaggregate in Nervenzellen (versilberbare Alzheimer-Fibrillen) und eine kongophile Angiopathie der leptomeningealen und intrazerebralen Gefäße vor. Die senilen Plaques bestehen aus immunhistochemisch nachweisbarem Amyloid-ß-Peptid, das die Mikroglia und die Astrozyten infiltriert.

2 Die **Pick-Krankheit** ist eine seltene Form der Demenz, bei der es bevorzugt zu einer selektiven Atrophie der Frontallappen kommt. Histologisch liegt ein ausgeprägter Verlust an Neuronen vor, der mit einer reaktiven Gliose einhergeht. Typisch sind große, argyrophile Zytoplasmaeinschlüsse, die als »Nebenkerne« bezeichnet werden.

3 Die **Heredoataxie Pierre-Marie** gehört in den Formenkreis der spinozerebellaren Degenerationen. Histologisch findet man eine Degeneration der Purkinje-Zellen. In der Versilberung lassen sich nur noch die Fortsätze der Korbzellen nachweisen, der Inhalt bleibt leer (»Phänomen des leeren Körbchens«).

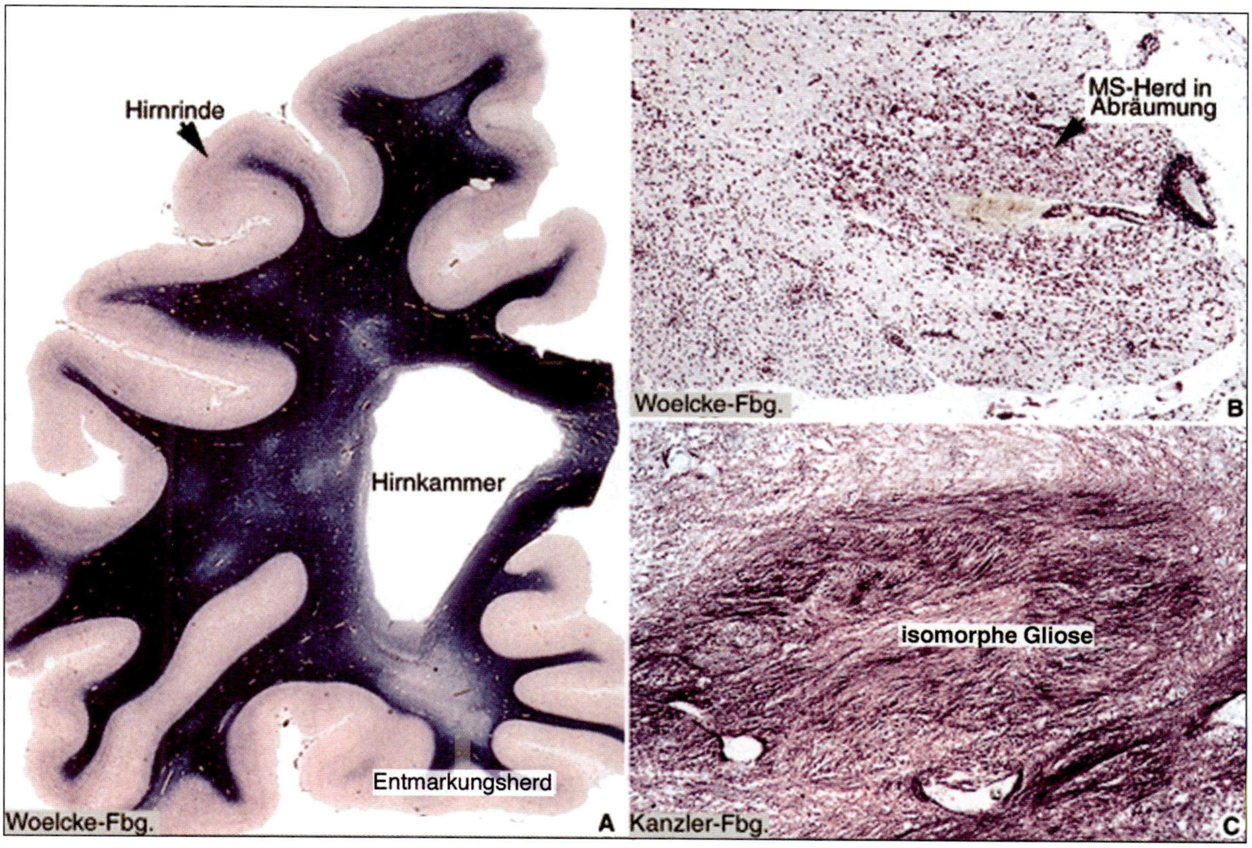

Abb. 5. Multiple Sklerose. A: Teilübersichtsbild einer Großhirnhemisphäre. Die graue Hirnsubstanz stellt sich rosarot dar, die weiße Hirnsubstanz dunkelblau. Hier finden sich die eingechlossenen aufgehellten Entmarkungsherde. Im Rahmen der Erkrankung erscheint die Hirnkammer erweitert. **B:** Ältere Entmarkungsherde zeigen eine zellige Reaktion (»Abräumung«). **C:** In einer Spätphase kommt es zu einer reaktiven isomorphen Gliose (= Wucherung von Gliazellen).

Multiple Sklerose

Vorbemerkungen. Die Multiple Sklerose gehört zu den »Entmarkungsenzephalomyelitiden« oder »Leukoenzephalitiden«, die durch einen primären Zerfall der Markscheiden gekennzeichnet sind. Der herdförmige Schwund der Markscheiden wird von einer nur sehr diskreten entzündlichen Reaktion begleitet und geht später in eine Glianarbe über.

Der Erkrankungsbeginn liegt selten vor dem 15. oder nach dem 55. Lebensjahr. Die Multiple Sklerose kann verschiedene Verlaufsformen zeigen: langsam oder rasch progredient, in Schüben oder stationär sein. Die klinischen Befunde hängen von der Lokalisation der betroffenen Hirnareale ab.

Histopathologische diagnostische Kriterien

1. **Entmarkungsherde.** Im Bereich der weißen Substanz lassen sich unregelmäßig lokalisierte und geformte Herde finden, die eine geringere Anfärbbarkeit zeigen.
2. **Schwund der Markscheiden.** In den Entmarkungsherden ist die Marksubstanz aufgelöst. Die Achsenzylinder stellen sich als leere Rohre dar.
3. **Diskrete zellige Reaktion.** In der akuten Phase findet man in den Plaques T-Lymphozyten sowie phagozytierende Makrophagen. Die graue Substanz ist unverändert.
4. **Gliawucherung.** Die Gliazellen sind im Bereich der Entmarkungsherde vermehrt und bilden – als Restzustand – eine Glianarbe.

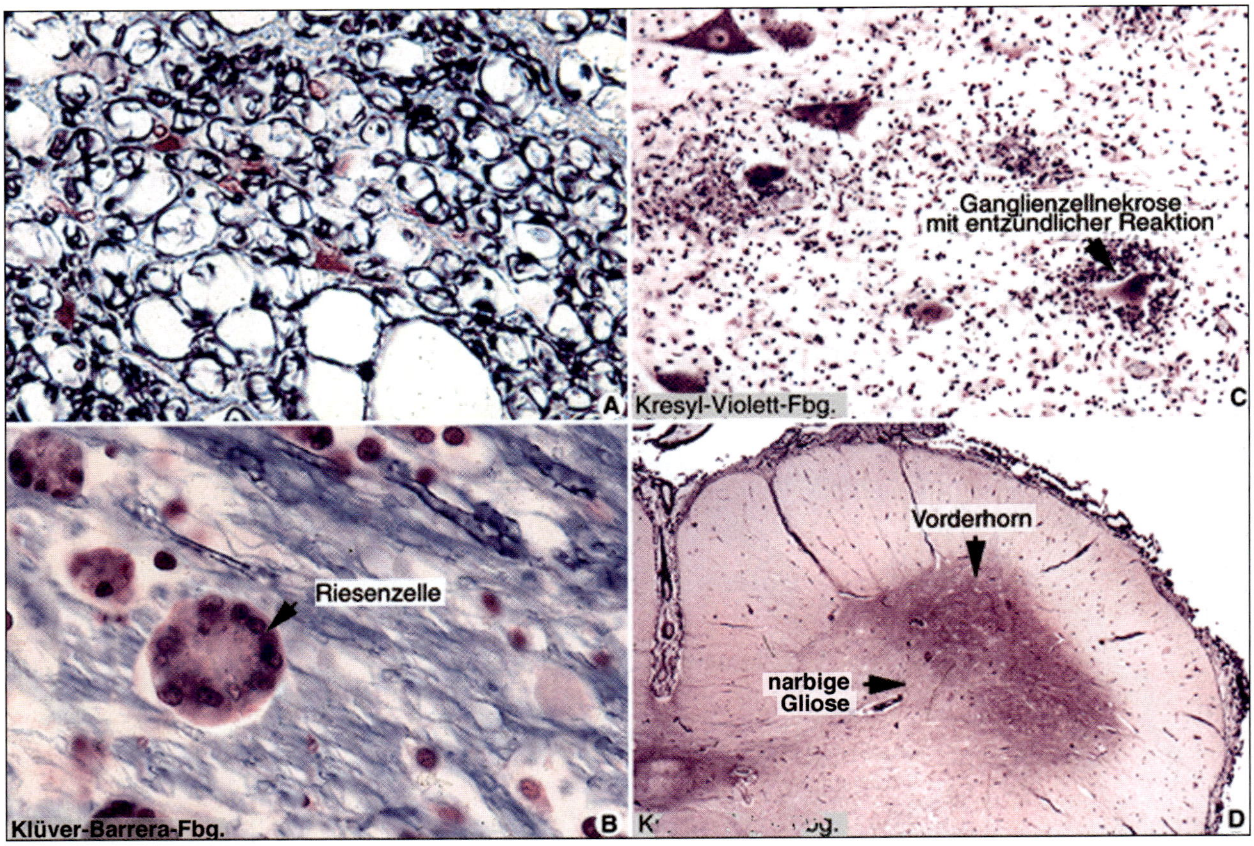

Abb. 6. Entzündungen. A – B: AIDS. In der oberen Abbildung sieht man eine vakuoläre Degeneration der weißen Substanz. Unten: eine mehrkernige Riesenzelle. **C: Akute Poliomyelitis.** Nekrotische Ganglienzellen mit Kernpyknose bzw. Karyolysis werden von Entzündungszellen abgebaut. **D: Restzustand einer Poliomyelitis.** Als Zeichen einer älteren, abgelaufenen Entzündung besteht eine narbige Gliose im Vorderhorn des Rückenmarks.

AIDS (HIV-Enzephalitis)

Vorbemerkungen. In einem fortgeschrittenen Krankheitsstadium entwickelt sich eine HIV-Enzephalitis, die durch HIV-infizierte Monozyten ausgelöst wird. Dabei kommt es zu einer zu einer spongiösen Rückenmarksveränderung (vakuoläre Myelopathie) bzw zu einer diffusen Entmarkung (diffuse Leukoenzephalopathie oder HIV-Enzephalitis).

In dieser Phase der Infektion sind auch andere Organe (Haut) oder Systeme (lymphatische Organe, Immunsystem [Infektanfälligkeit]) betroffen.

Histopathologische diagnostische Kriterien

1 Die **vakuoläre Myelopathie** zeigt kleine vakuoläre Aufhellungen in der weißen Substanz, die durch unterschiedlich große Hohlräume gekennzeichnet ist.

2 **HIV-Enzephalitis.** Das histologische Bild ist durch eine diffuse Entmarkung gekennzeichnet. Typisch ist das Auftreten von mehrkernigen Riesenzellen, die durch eine Fusion von infizierten HIV-Monozyten entstehen.

Poliomyelitis

Vorbemerkungen. RNS-Virusinfektion, die zu einem Untergang der motorischen Ganglienzellen in den Rückenmarksvorderhörnern führt. Als Folge des Zellausfalls im Bereich der Vorderhörner kommt es zu Muskelatrophien. **Komplikationen:** periphere, neurogen bedingte Muskelatrophien sowie die rasch zum Tode führende aszendierende Landry-Paralyse.

Histopathologische diagnostische Kriterien

1 **Ganglienzellnekrosen.** Einzelne Ganglienzellen in den Vorderhörnern sind homogen eosinrot und kernlos.

2 **Entzündliche Infiltrate.** In der grauen Substanz findet man herdförmige Ansammlungen von segmentkernigen Leukozyten, die bevorzugt perivaskulär lokalisiert sind.

3 **Aktive Hyperämie.** Die Lichtung der kleinen Blutgefäße ist ausgeweitet und prall mit Erythrozyten gefüllt.

4 Als **Restzustand** einer abgelaufenen Poliomyelitis lässt sich im Vorderhornbereich eine faserreiche Glianarbe finden.

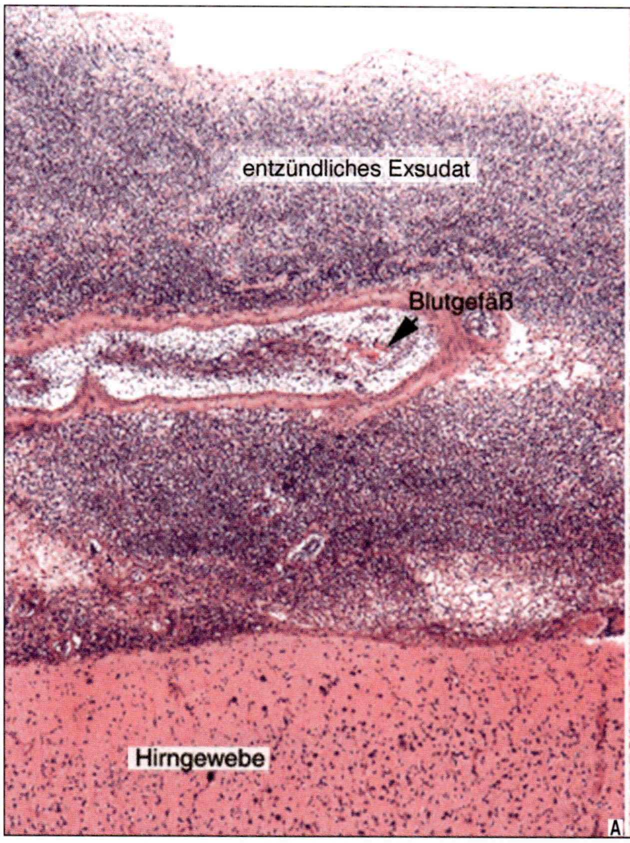

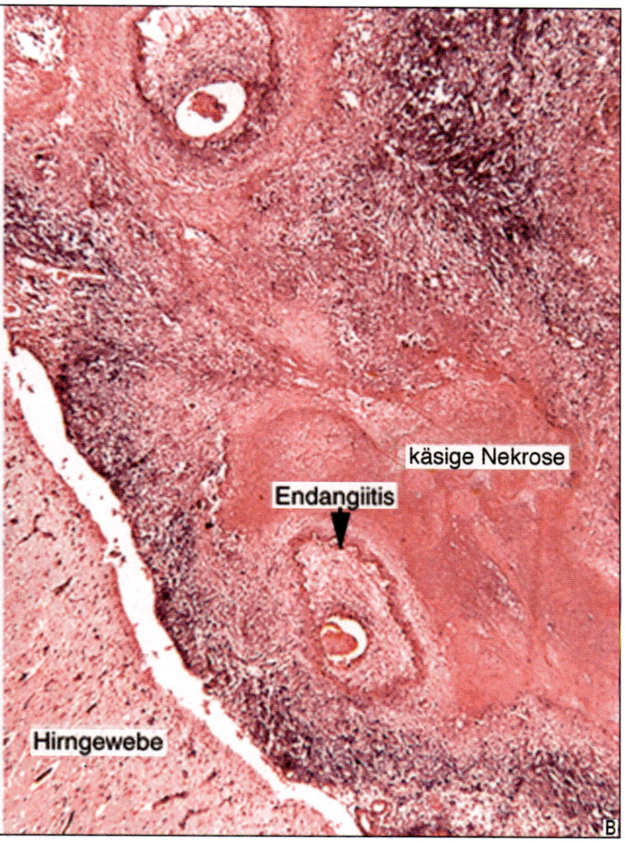

Abb. 7. Meningitis. A: Eitrige Meningitis. Das Cavum leptomeningicum ist dicht mit segmentkernigen Leukozyten angefüllt. Die Entzündung greift in der Regel auch auf das darunter liegende Hirngewebe über. **B: Tuberkulöse Meningitis.** Im Bereich der weichen Hirnhaut erkennt man ein käsiges Exsudat, das sich als homogene eosinrote Masse darstellt. Im Randbereich der Nekrose liegt eine zellige Reaktion vor. Das Exsudat schließt eine Arterie ein, die eine durch Intimafibrose (Endangiitis) eingeengte Lichtung zeigt.

Meningitis

Vorbemerkungen. Zu den wichtigsten Entzündungen der weichen Hirnhäute zählt die eitrige Meningitis. Die eitrige Leptomeningitis kann hämatogen (Meningokokken), lymphogen (ausgehend von der Nasen-, Stirnhöhle oder Mittelohr mit Ausbreitung über die perivaskulären und perineuralen Lymphscheiden) oder direkt (fortgeleitete Schädelosteomyelitis) entstehen. Als spezifische Entzündung ist die tuberkulöse Meningitis zu nennen, die meist – als Organtuberkulose – Folge einer Lungeninfektion ist. Zu den häufigsten Erregern der Meningitis im Kindesalter zählen Meningokokken und Pneumokokken. Die tuberkulöse Meningitis ist eine Erkrankung des Erwachsenenalters. Eine eitrige Meningitis manifestiert sich als allgemeine Infektion sowie lokal als raumfordernder Prozess. Zu den typischen klinischen Befunden zählen Benommenheit, Nackensteifigkeit und Kopfschmerzen. Bei einer tuberkulösen Meningitis kommt es im Narbenstadium durch die Pannusbildung zur Ummauerung und Kompression basaler Strukturen (Kompression des N. oticus = Taubheit).

Histopathologische diagnostische Kriterien

1 Eitrige unspezifische Meningitis

- Entzündliches Exsudat im Cavum leptomeningicum. Auf der Großhirnoberfläche erkennt man eine deutliche Verbreiterung der weichen Hirnhäute infolge einer zelligen Infiltration aus segmentkernigen Leukozyten. Betroffen ist der Subarachnoidalraum.
- Als Zeichen der aktiven Hyperämie sieht man ausgeweitete Blutgefäße, die prall mit Erythrozyten angefüllt sind.
- Ausgedehnte Fibrinausschwitzungen und kleine Fibrinthromben (homogene oder feinstgranulierte eosinrote Massen) begleiten das eitrige Exsudat.
- Begleitenzephalitis. Die Hirnhautentzündung breitet sich entlang der Blutgefäße (Virchow-Robin-Räume) aus und greift auf das darunterliegende Hirngewebe über, sodass klinisch das Bild einer Meningoenzephalitis vorliegt.

2 Tuberkulöse Meningitis

- Betroffen sind die basalen Anteile des Gehirns.
- Es liegt meist eine gemischte Tuberkulose vor, die aus einer exsudativen (käsige Nekrosen) und aus einer produktiven Komponente (tuberkulöses Granulom mit mehrkernigen Langhans-Riesenzellen, Epitheloidzellen und Lymphozyten) besteht.
- Der Prozess neigt zur Vernarbung mit Ausbildung eines Pannus: breite, fibröse Narbe, die örtliche Strukturen (Nerven, Gefäße) einschließt.

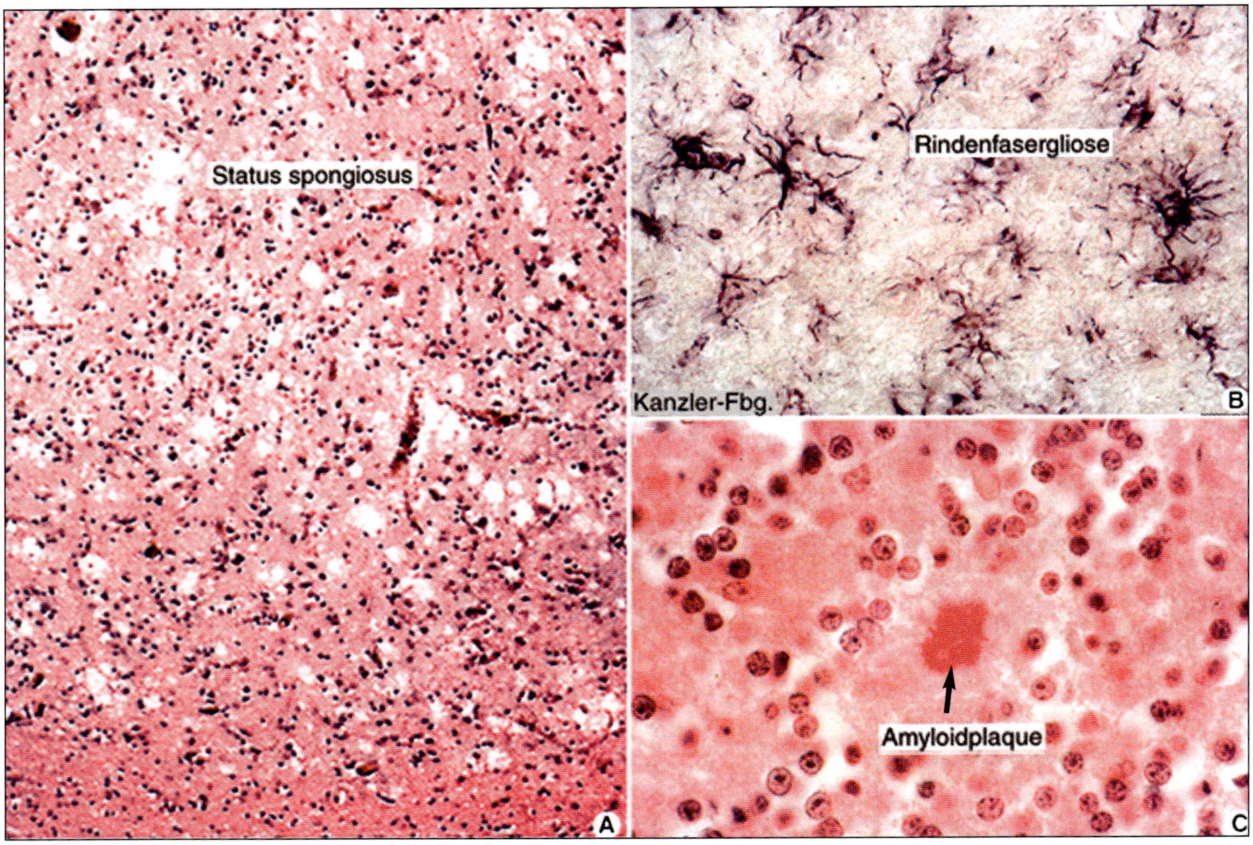

Abb. 8. Spongiforme Enzephalopathien. A: Creutzfeldt-Jakob-Krankheit mit vakuolärer Degeneration der weißen Hirnsubstanz. **B:** Gleichzeitig kommt es zu einer reaktiven Gliose. **C: Kuru-Krankheit.** Typisch sind homogene eosinrote Amyloidplaques.

Übertragbare spongiforme Enzephalopathien

Vorbemerkungen. Die übertragbaren spongiformen Enzephalopathien werden durch ein pathologisch verändertes Prion-Protein (aus infiziertem Gewebe isolierte infektiöse Proteine) ausgelöst. Zu diesen spongiformen Enzephalopathien zählen die Creutzfeldt-Jakob-Krankheit, Scrapie (bei Schafen) und die bovine spongiforme Enzephalopathie (BSE bei Kühen). Ferner gehört zu diesem Formenkreis auch die durch Kannibalismus hervorgerufene Kuru-Krankheit.

Histopathologische diagnostische Kriterien

1 Bei der **Creutzfeldt-Jakob-Krankheit** (CJK) findet sich ein ausgeprägter Neuronenverlust, der mit Ausbildung von multiplen Vakuolen und einer reaktiven Rindenfasergliose einhergeht. Die Vakuolisierung des Neuropils verleiht dem Gehirn ein »schwammiges Aussehen«. Eine entzündliche Reaktion fehlt. Die CJK kommt bei älteren Menschen vor.

2 Für die **Kuru-Krankheit** sind eosinrote, homogene Prion-Protein-haltige Amyloidplaques charakteristisch. Diese Veränderungen wurden in jüngster Zeit auch bei der jugendlichen Form der CJK beobachtet (Folge einer Übertragung von BSE auf den Menschen?).

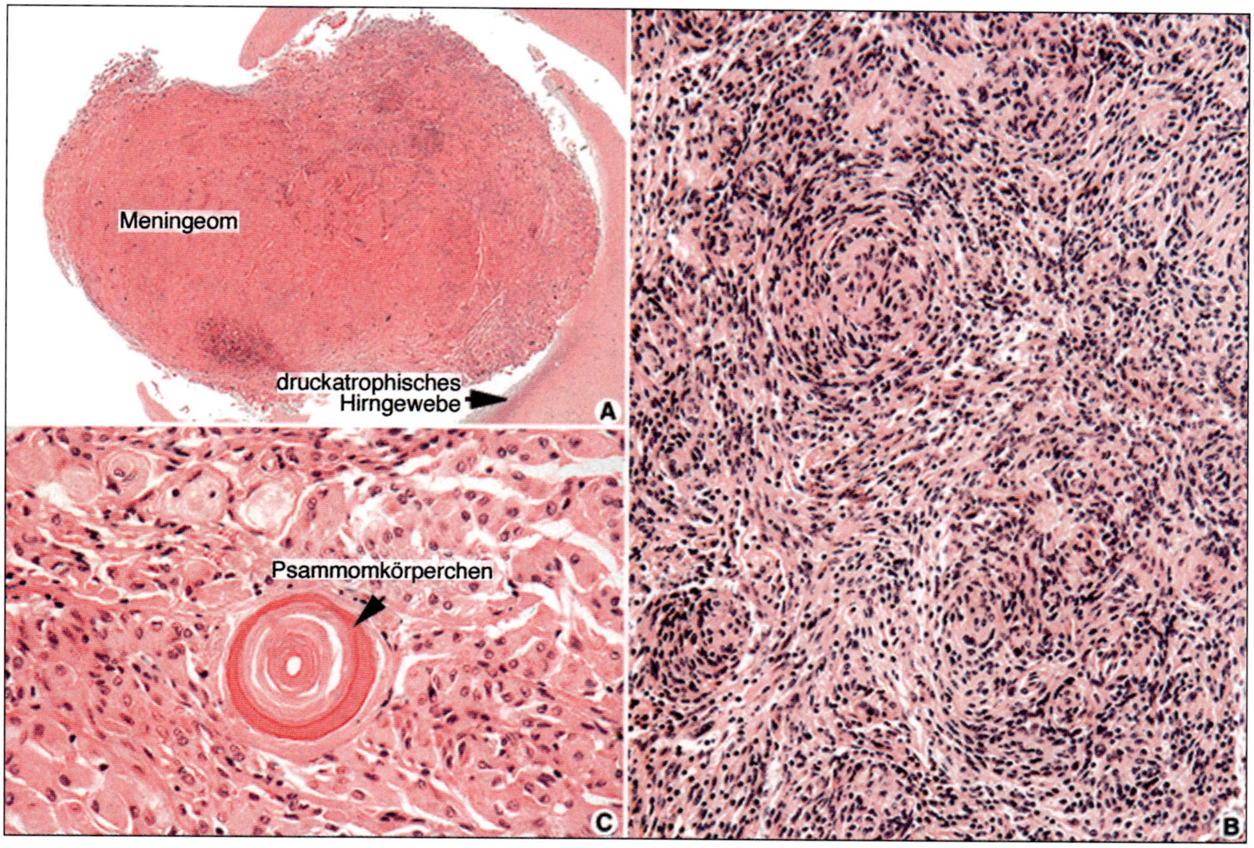

Abb. 9. Meningeom. A: Übersichtsbild mit einer rundlichen Neubildung, die zu einer Druckatrophie der Hirnsubstanz führt. **B:** Bei stärkerer Vergrößerung zeigt das Tumorgewebe spindelförmige Zellen, die wirbelartig angeordnet sind. **C:** Typisch sind konzentrisch geschichtete Verkalkungen (Durapsammome).

Meningeom

Vorbemerkungen. Das Meningeom wird von den Deckzellen der Arachnoidea abgeleitet, dabei haftet der Tumor breitbasig der Dura an und drückt auf die darunter liegende Hirnsubstanz. Folge ist eine umschriebene Hirnatrophie. Diese Neubildungen gehören mit ca. 15% zu den häufigsten intrakraniellen Tumoren. Der Altersgipfel liegt zwischen dem 45. und 55. Lebensjahr. Meningeome können über längere Zeit klinisch stumm bleiben.

Die hervorgerufene **klinische Symptomatik** hängt von der Lokalisation der Neubildung ab: Paraparesen, Beeinträchtigung der Sehnerven, ipsilaterale Hemiparesen. Von ihrem Wachstumsverhalten her gesehen sind Meningeome gutartig. Die diffus wachsende maligne Variante ist selten. Differenzialdiagnostisch sind örtliche Metastasen eines Mamma-, Magen- oder Lungenkarzinoms (Meningeosis carcinomatosa) bzw. eine leukämische Infiltration (Meningeosis leucaemica) auszuschließen.

Histopathologische diagnostische Kriterien

1 **Druckatrophie.** Infolge des expansiven Wachstums drückt das Meningeom auf die Hirnsubstanz und dellt sie ein.

2 **Tumorhistologie.** Das Meningeom zeigt meist einen charakteristischen Aufbau mit spindeligen, wirbelartig angeordneten Zellen. Zwischen den Zellen finden sich unterschiedlich stark ausgebildete kollagene Fasern.

3 **Isomorphes Zellbild.** Die Zellen sind gleichmäßig aufgebaut. Polymorphie oder Mitosen als Zeichen der Malignität lassen sich nicht finden.

4 **Durapsammome (Psammomkörperchen).** Im Zentrum der Zellwirbel findet man nekrotische Zellen, die verkalken und den Kern von konzentrisch geschichteten, dunkelblauen bis roten Kugeln bilden.

Morphologische Varianten: Neben der beschrieben klassischen Form unterscheidet man meningoendotheliomatöse (endotheliomatöse), fibromatöse (kollagenfaserreiche), angiomatöse (gefäßreiche) und sarkomatöse Meningeome mit Atypien und Mitosen.

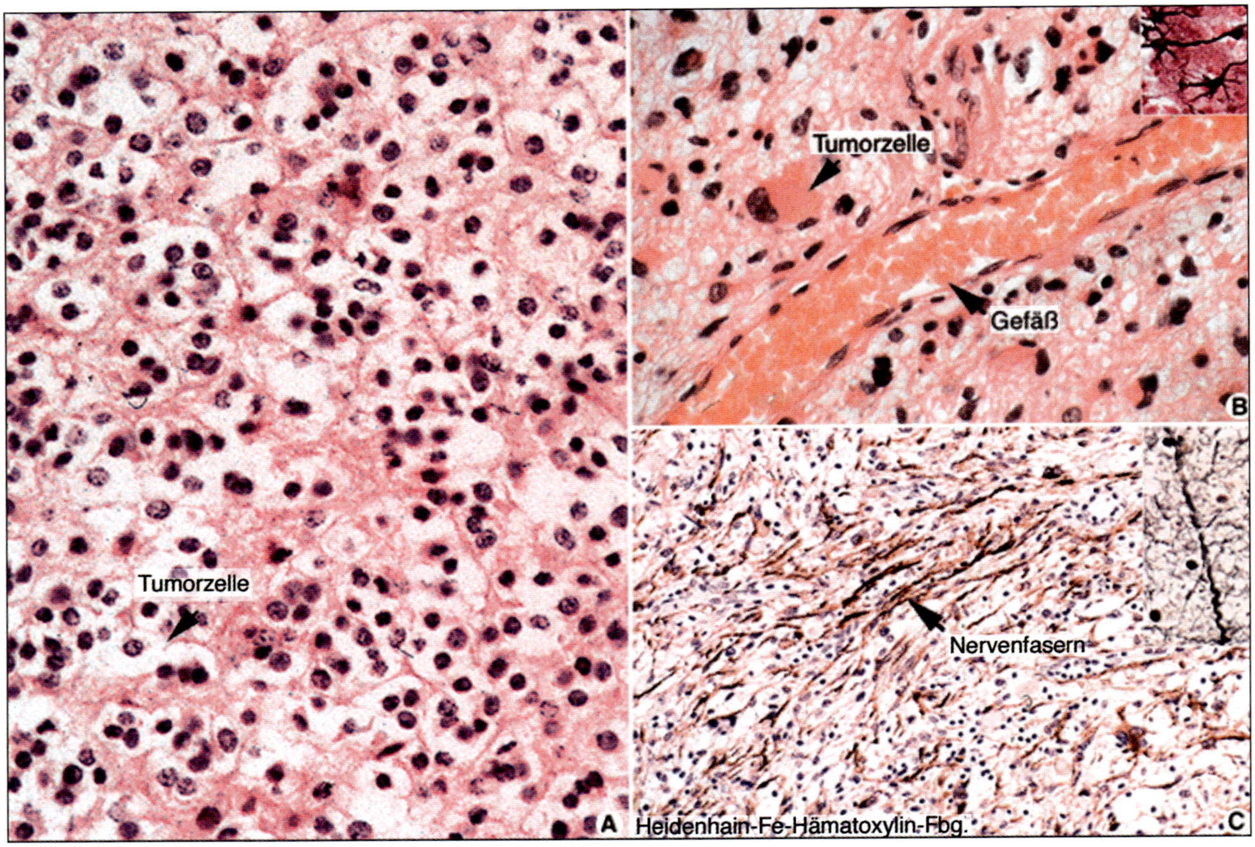

Abb. 10. A: Oligodendrogliom. Die Neubildung zeigt ein Honigwabenmuster mit typischen Tumorzellen: Das Zytoplasma erscheint optisch leer und wird von einer scharf gezeichneten Zellmembran begrenzt. **B: Gemistozytisches Astrozytom** mit großen eosinroten Tumorzellen. **C: Fibrilläres Astrozytom** mit gut darstellbaren Fasern.

Oligodendrogliom – Astrozytom

Vorbemerkungen. Die Hauptgruppe der differenzierten glialen Tumoren stellen Astrozytome, Oligodendrogliome und Ependymome dar. Gliale und glioneuronale Mischtumoren können vorkommen. Die Neubildungen zeigen ein langsames Wachstum. Ihre Symptomatik und Prognose hängt von der Lokalisation ab.

Histopathologische diagnostische Kriterien

1 **Oligodendrogliome** bestehen aus neoplastischen Oligodendrozyten. Das histologische Bild entspricht einem isomorphen Gliom, das heißt der zellige Aufbau erscheint weitgehend gleichmäßig. Man sieht solide Formationen aus Zellen mit deutlicher Zellmembran, einem optisch leeren Zytoplasma und einem zentralen, chromatindichten Kern. So entsteht ein »Honigwabenmuster«. Zwischen den Tumorzellen liegt ein zartes, verzweigtes Gefäßnetz. Atypien und Mitosen kommen nur beim anaplastischen Oligodendrogliom WHO-Grad III vor.

2 **Differenzierte Astrozytome** bestehen aus neoplastischen Astrozyten, die sich diffus im Gehirn ausbreiten. Man unterscheidet Astrozytome mit großen, eosinroten Astrozyten (gemistozytäres Astrozytom) und faserreiche Formen (fibrilläres Astrozytom). Eine weitere Sonderform stellt das mikrozystische pilozytische Astrozytom dar, eine gut vaskularisierte Geschwulst mit Sekretionsprodukten (»Protein droplets«) und degenerierten Gliafasern (Rosenthal-Fasern).

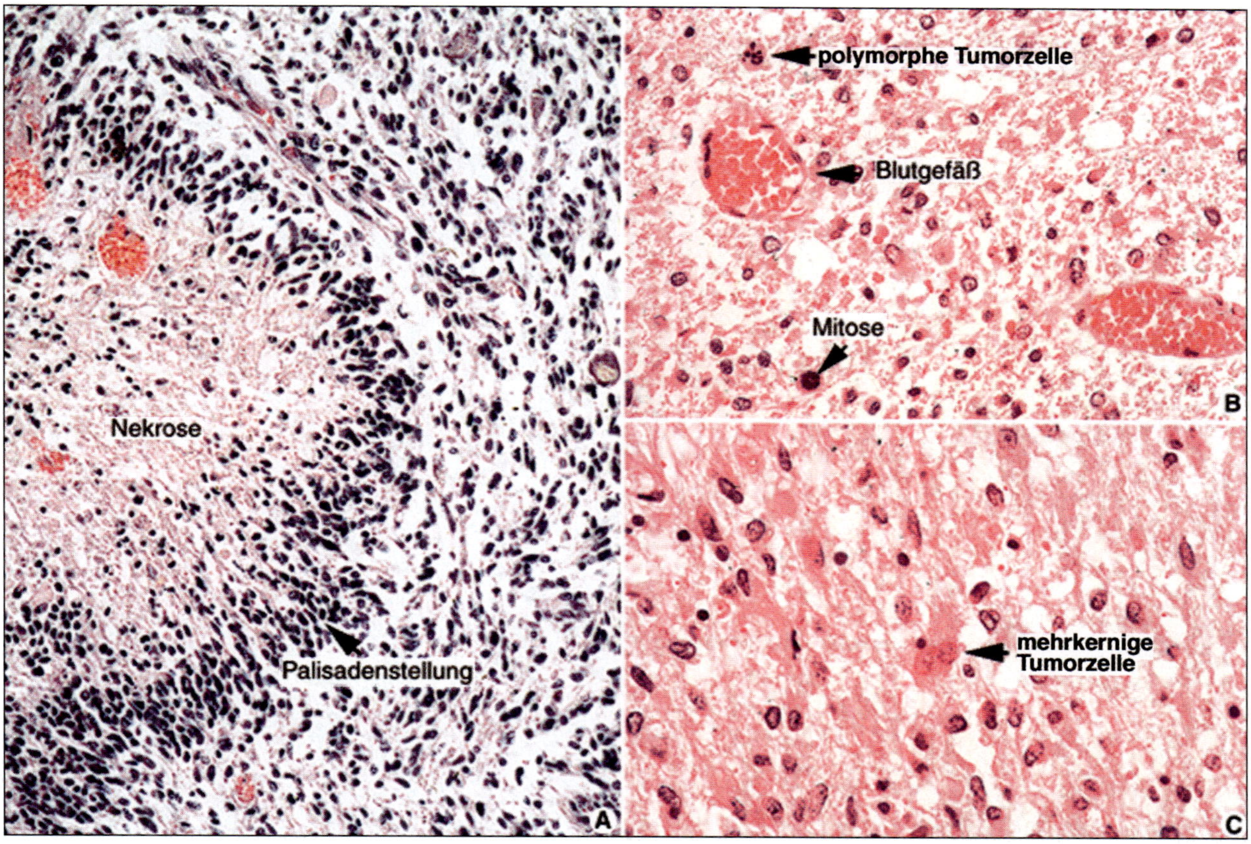

Abb. 11. Glioblastoma multiforme. A: In der Übersicht sieht man größere Nekrosen, die von palisadenartig gestellten Tumorzellen begrenzt werden. **B:** Von diagnostischer Relevanz ist der Nachweis von mikrovaskulären Proliferaten sowie von zahlreichen Mitosen. **C:** Charakteristisch sind auch mehrkernige Tumorriesenzellen.

Glioblastoma multiforme

Vorbemerkungen. Glialer Tumor, der durch seine Zellpolymorphie, Nekrosen und starke Vaskularisation gekennzeichnet ist. Das Glioblastoma multiforme stellt den häufigsten Hirntumor im Erwachsenenalter (etwa 12,3% aller intrakraniellen Neubildungen) dar.

Klinisch-pathologische Korrelation: hochmaligner Tumor mit progredientem Wachstum und Rezidivneigung.

Histopathologische diagnostische Kriterien

1 **Dichtzelliger Tumor.** Bei schwacher Vergrößerung sieht man einen sehr zellreichen, etwas bunten Tumor: blaue, kerndichte Areale, rote Nekrosen und orangerote Blutungen.

2 **Stark vaskularisierter Tumor.** Man erkennt reichlich neugebildete Blutgefäße, insbesondere Kapillaren.

3 **Zellpolymorphie.** Die Tumorzellen sind unterschiedlich groß. Die Kerne sind sehr chromatindicht. Häufig kommen mehrkernige Tumorzellen vor.

4 **Zellnekrosen.** Zur Tumorpolymorphie tragen auch die Zellnekrosen mit ihren verschiedenen Stadien bei, die von der Kernpyknose bis zu homogen eosinroten, kernlosen Tumorzellen reichen.

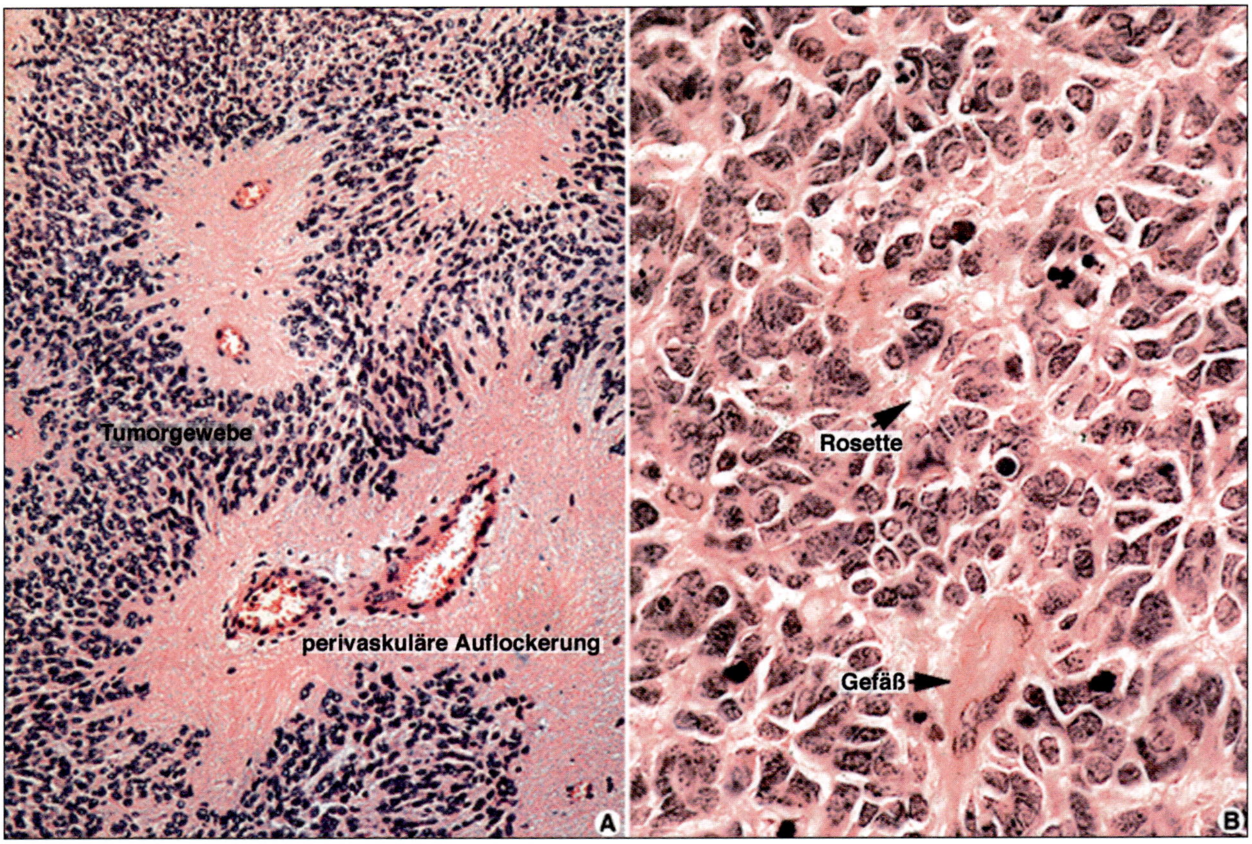

Abb. 12. A: Ependymom. Typisch ist ein Tumor mit kompakten Zellwucherungen. In der Umgebung der Blutgefäße liegt ein weitgehend zellfreies Areal vor. **B: Medulloblastome** bestehen aus dicht nebeneinander liegenden, fast nacktkernigen Tumorzellen, die sich kranzförmig um Gefäße lagern. Als Zeichen des neuronalen Ursprungs finden sich Rosetten und Pseudorosetten.

Ependymom – Medulloblastom

Vorbemerkungen. Ependymome gehören in die Gruppe der Gliome mit einem Malignitätsgrad WHO-II. Bevorzugte Lokalisationen sind das Ventrikelsystem, der spinale Zentralkanal und das Filum terminale.

Das Medulloblastom kommt bevorzugt im Kindesalter vor und wird zu den primitiven neuroektodermalen Tumoren (PNET) gezählt. Dabei handelt es sich um undifferenzierte maligne neuroepitheliale Rundzelltumoren. Unter Berücksichtigung ihrer bevorzugten Lokalisation unterscheidet man Medulloblastome (Kleinhirn), Aesthesioneuroblastome (N. olfactorius), Pinealoblastome (Pinealis) und andere.

Histopathologische diagnostische Kriterien

1 **Ependymom.** Der Tumor geht von den Ependymzellen aus. Zytologisch ist die Neubildung wenig differenziert. Typisch sind – neben echten Rosetten – perivaskuläre kernfreie Formationen (Pseudorosetten). Zeichen der Malignität (Mitosen, mikrovaskuläre Proliferate und Nekrosen) kommen nur bei der anaplastischen Form (WHO-Grad III) vor.

2 **Medulloblastome** bestehen aus dicht gepackten, fast nacktkernigen Zellen (wenig Zytoplasma) mit Mitosen und Apoptosen. Es kommen Nekrosen sowie neuronale Rosetten (Anordnung der Tumorzellen um einen Hohlraum) vor.

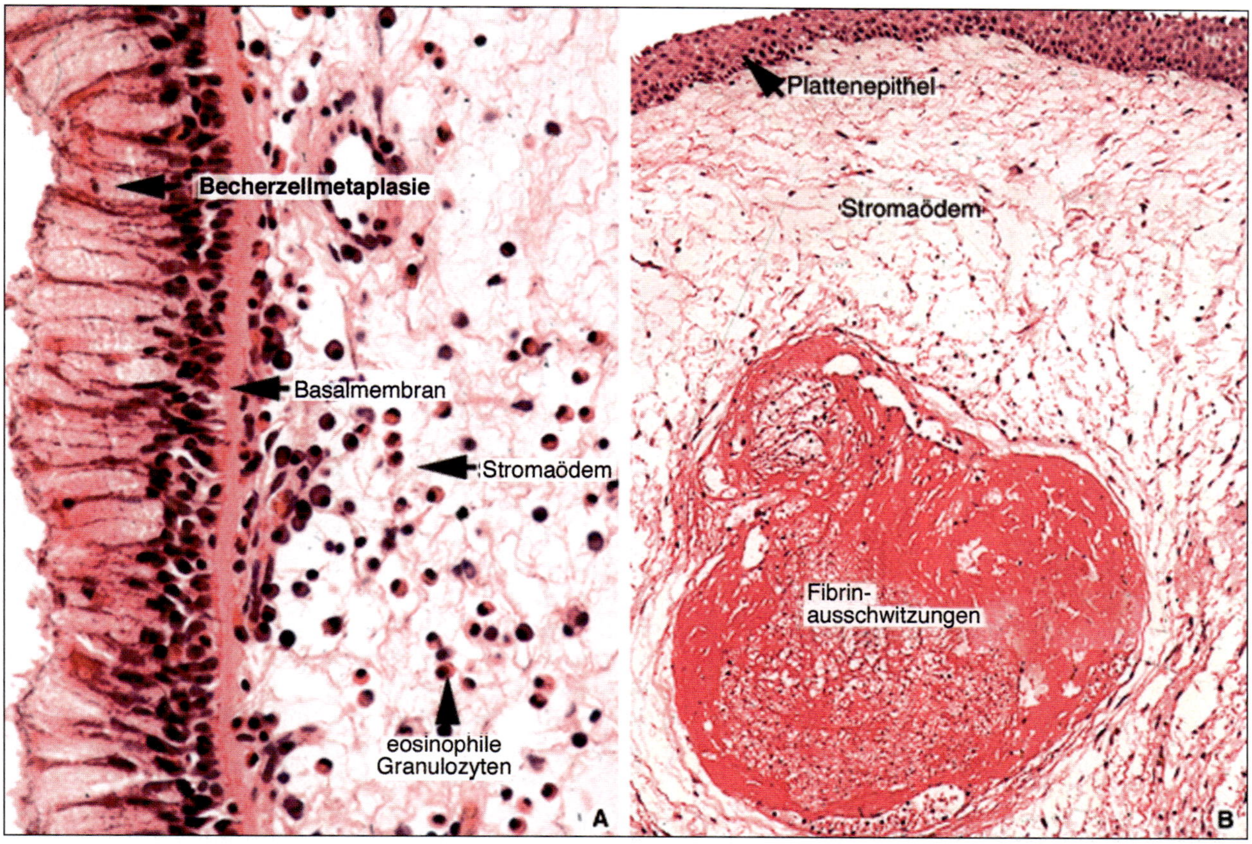

Abb. 13. A: Allergische Sinusitis. Auf einer bandförmig verdickten, homogenen eosinroten Basalmembran sieht man ein respiratorisches Epithel mit deutlich vermehrten Becherzellen. Das Schleimhautstroma ist ödematös aufgelockert und schließt reichlich eosinophile Granulozyten ein. **B: Kehlkopfpolyp.** In einem ödematös aufgelockerten Stroma sieht man eosinrote, homogene Fibrinausschwitzungen.

Allergische Rhinitis/Sinusitis

Vorbemerkungen. Chronische, akut rezidivierende Entzündung der Nasenhöhlen- bzw. Nasennebenhöhlenschleimhäute auf allergischer Grundlage.

Histopathologische diagnostische Kriterien

1 **Nachweis einer Entzündung**
   a) Stromaödem: stark aufgelockertes Stroma mit auseinander gedrängten kollagenen Fasern und Gefäßen.
   b) Eosinophilzellige Stromainfiltrate (Gewebeeosinophilie) und vermehrte eosinophile Granulozyten in den Blutgefäßen (Bluteosinophilie).

2 **Verdickung der Basalmembran.** Die Basalmembran der Schleimhaut und der Drüsen stellt sich als breites, homogenes, eosinrotes Band dar.

3 **Reservezellhyperplasie und Plattenepithelmetaplasie der Oberflächenschleimhaut.** Als Zeichen einer chronischen Reizeinwirkung kommt es zu einer Vermehrung der Reservezellen (oder Basalzellen = Mehrschichtigkeit) und letztlich zur Umwandlung in ein Plattenepithel.

Kehlkopfpolyp

Vorbemerkungen. Als Folge einer chronischen Reizeinwirkung bzw. Belastung der Stimmbänder kommt es zu lokalen Fibrinausschwitzungen, die sich als kleines Knötchen (Sängerknötchen) manifestieren und klinisch mit Heiserkeit einhergehen. Die Veränderung ist gutartig und stellt keinen echten Tumor dar.

Histopathologische diagnostische Kriterien

1 **Stromaödem.** Unter dem bedeckenden Plattenepithel der Stimmbänder erscheint das Stroma aufgelockert.

2 **Fibrinausschwitzungen.** Im Stroma eingeschlossen finden sich umschriebene Fibrinansammlungen, die sich in der HE-Färbung fädig eosinrot darstellen.

3 **Organisation.** Im weiteren Verlauf wird das Fibrin organisiert und abgebaut. Als Restzustand bleibt eine umschriebene Stromafibrose zurück.

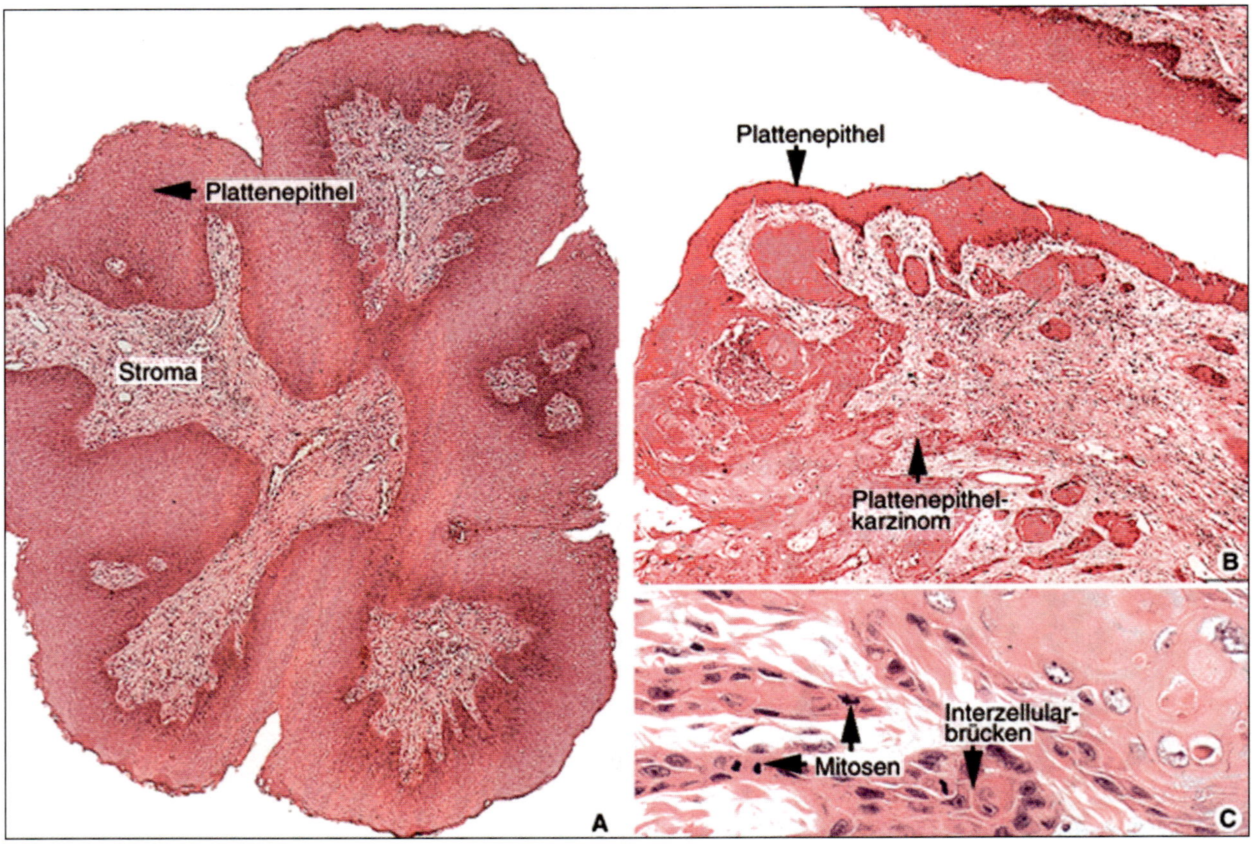

Abb. 14. A: Kehlkopfpapillom. Ein faserreiches Stroma wird von einem regelmäßigen Plattenepithel bedeckt. **B: Plattenepithelkarzinom.** Das Plattenepithel des Stimmbandes wird teilweise von einem Plattenepithelkarzinom ersetzt, das das darunter liegende Stroma infiltriert. **C:** Bei stärkerer Vergrößerung zeigen die Tumorverbände die für ein Plattenepithel typischen Interzellularbrücken. Außerdem erkennt man Mitosen.

Kehlkopftumoren

Vorbemerkungen. Im Bereich des Kehlkopfes (Stimmbänder) kommen gut- und bösartige epitheliale Neubildungen vor. Zu den gutartigen Tumoren zählt das Papillom, das isoliert oder multipel – als Papillomatose – vorliegen kann. Zu den bösartigen Neubildungen zählt das Plattenepithelkarzinom, das sich nicht selten auf dem Boden einer proliferativen Leukoplakie entwickelt. Bei einer Papillomatose liegt eine Neigung zum Rezidiv. Kehlkopfkarzinome sind Tumoren von örtlicher Malignität: infiltratives Wachstum und lokoregionale Metastasen in die benachbarten Lymphknoten.

Histopathologische diagnostische Kriterien

1 **Papillom.** Die Neubildung zeigt auf einem Querschnitt den typischen Aufbau: Die Oberfläche wird von einem mehrschichtigen, nur gering verhornenden Plattenepithel gebildet. Dieses Plattenepithel sitzt einem faserreichen, mäßig vaskularisierten Stroma auf. Mitosen oder Atypien liegen nicht vor. Kein invasives Wachstum nachweisbar.

2 **Plattenepithelkarzinom.** Es handelt sich um einen bösartigen Tumor, der aus gewucherten Stachelzellen besteht und histologisch eine deutliche Stromainfiltration zeigt. Die Neubildung weist eine Plattenepitheldifferenzierung auf, das heißt es lassen sich Zeichen einer Verhornung (besonders »Hornperlen« in Karzinominseln) und Interzellularbrücken zwischen den Stachelzellen finden. Mitosen sowie eine mittelgradige bis starke Zell- und Kernpolymorphie liegen vor.

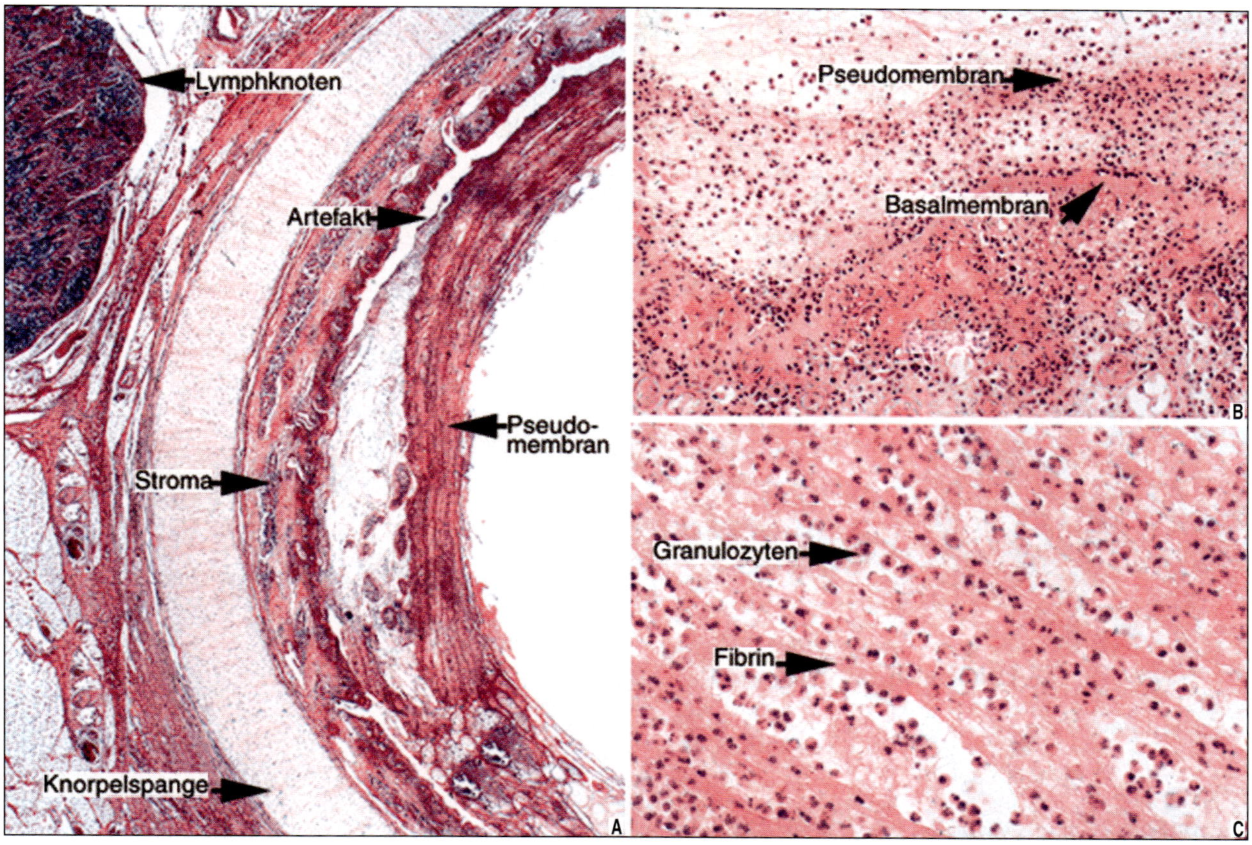

Abb. 15. Pseudomembranöse Tracheitis. A: Das Übersichtsbild zeigt eine Knorpelspange der Trachea, die innen von Schleimhautstroma bedeckt wird. Das normale respiratorische Epithel fehlt (= Nekrose) und wird von einer entzündlichen Pseudomembran ersetzt. **B:** Die Grenze zwischen Stroma und Pseudomembran wird durch die noch nachweisbare Basalmembran bestimmt. **C:** Bei stärkerer Vergrößerung zeigt die Pseudomembran ein dichtes Fibrinnetz, das segmentkernige Leukozyten einschließt.

Pseudomembranöse Tracheitis

Vorbemerkungen. Durch Bakterien (bei Diphtherie), Viren (Grippe) und/oder physikalisch-chemische Noxen hervorgerufene schwere Entzündungsform der Trachealschleimhaut, die mit Fibrinexsudation einhergeht. Als Folge bildet sich eine Pseudomembran an der Oberfläche. Das respiratorische Epithel kann intakt (diphtherische und rein pseudomembranöse Entzündung) bleiben oder zerstört werden (diphtheroide oder pseudomembranös-nekrotisierende Entzündung). Ähnliche Veränderungen kommen auch in anderen Organen vor.

Bei locker aufliegenden Pseudomembranen besteht die Gefahr der Ablösung von der Schleimhautoberfläche und anschließender Verlegung peripherer Abschnitte der Luftwege (Krupp). Bei einer pseudomembranös-nekrotisierten Entzündung kommt es frühzeitig zu einer Organisation der Pseudomembran, sodass diese lokal stärker fixiert wird.

Histopathologische diagnostische Kriterien

1 **Entzündliche Pseudomembran** aus einem dichten Fibrinnetz, das vorwiegend gelapptkernige Leukozyten sowie vereinzelte Erythrozyten einschließt. Pseudomembran = kein Epithelüberzug.

2 **Zeichen einer akuten Entzündung im Stroma der Trachea.** Man erkennt eine deutliche Hyperämie; die Kapillaren sind erweitert und mit Erythrozyten angefüllt. Ferner sieht man Entzündungszellen (gelapptkernige Leukozyten) im Stroma.

3 **Keine Zeichen einer Organisation.** Insbesondere im Bereich der Pseudomembran finden sich keine neugebildeten Kapillaren.

4 Bei der **pseudomembranös-nekrotisierenden Form** ist des Schleimhautepithel unter der Pseudomembran zerstört: Das respiratorische Flimmerepithel lässt sich nicht mehr nachweisen.

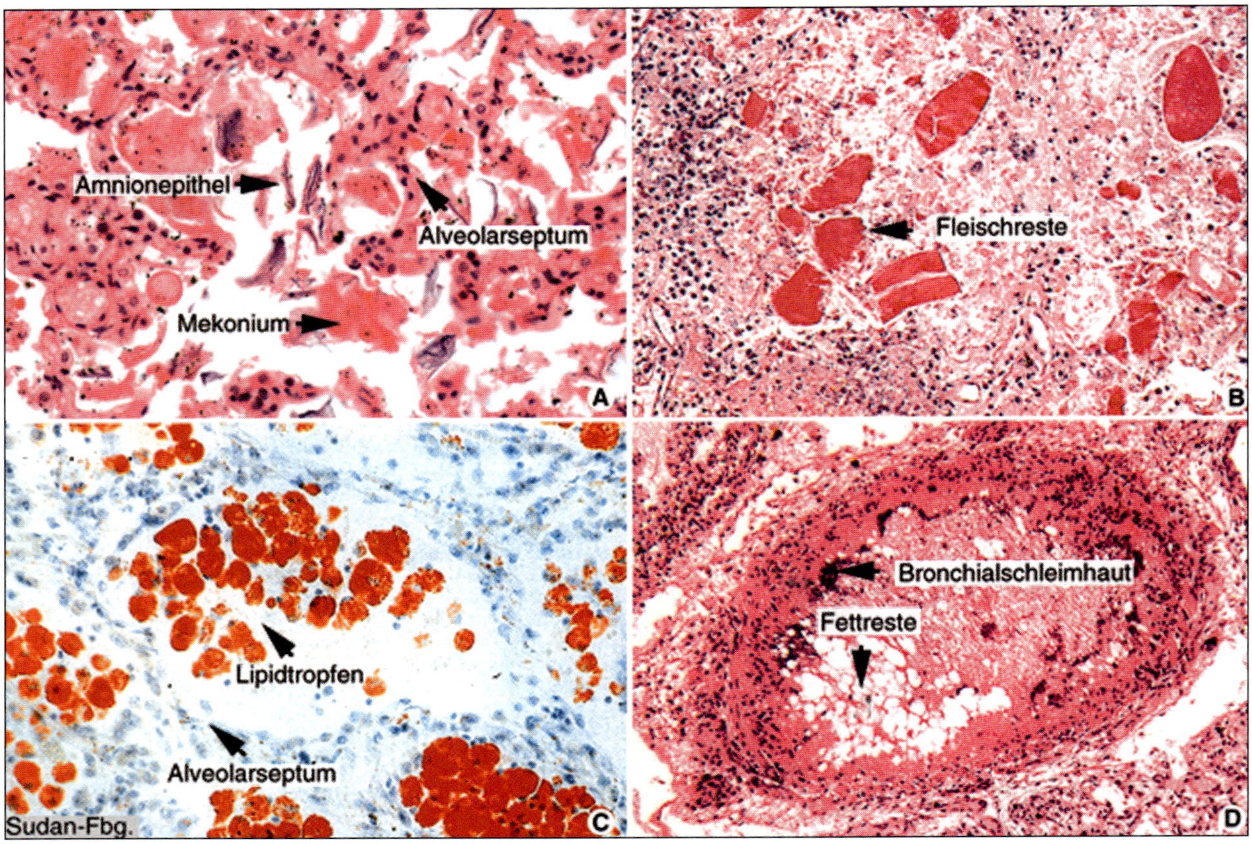

Abb. 16. Aspiration. A: Fruchtwasseraspiration. Typisch ist der Nachweis von eosinroten, amorphen Mekoniumresten und von Amnionepithelien, die sich im Querschnitt strichförmig als abgeflachte Zellen darstellen. **B: Aspiration von Nahrungsresten.** In den Alveolen finden sich eosinrote, weitgehend homogene Fleischreste. **C: Lipidaspiration.** Das aspirierte fetthaltige Material in den Alveolarlichtungen lässt sich selektiv in der Sudanfärbung darstellen. **D: Milchaspiration.** Das Fett erkennt man als optisch leeres Material in der Bronchiallichtung.

Lungenaspiration

Vorbemerkungen. Eine Aspiration liegt vor, wenn Fremdsubstanzen über die Luftwege in die distalen Lungenabschnitte gelangen. Eine Aspiration wird bei Neugeborenen (Fruchtwasseraspiration), Säuglingen (Milch), Kleinkindern sowie bei Erwachsenen mit Bewusstseinseintrübung (Nahrung) beobachtet. Die Lungensymptome hängen von der Art, Menge und Kontamination des aspirierten Materials ab. In schweren Fällen kommt es zu einer chronischen abszedierenden Pneumonie, leichte Fälle (Fruchtwasseraspiration) können symptomlos bleiben.

Histopathologische diagnostische Kriterien

1 Eine **Fruchtwasseraspiration** ist relativ häufig bei Neugeborenen, führt aber nur selten zu Komplikationen (Pneumonie). Bei einer intrauterinen Asphyxie kommt es zur massiven Aspiration von Fruchtwasser, das an intraalveolären Amnionepithelien (im Querschnitt strichförmige, leicht gebogene Zellen) sowie am Mekonium (gelbpigmentiertes amorphes Material) erkennbar ist.

2 **Aspiration von Nahrungsmitteln.** Aspirierte Fleischreste lassen sich als amorphe, eosinrote Massen in den Alveolarlichtungen nachweisen. Gelegentlich zeigen sie noch eine Querstreifung. Wenn die Veränderung terminal – im Rahmen eines schweren Grundleidens – vorkommt, ist die entzündliche Reaktion meist nur gering.

3 **Fettaspiration – Lipidpneumonie.** Durch Aspiration von Fett (z. B. von fetthaltigen Nasentropfen) kommt es in den Alveolarlichtungen zur Anreicherung eines sudanpositiven, orangeroten Materials. Die Aspiration kann mit einer entzündlichen Reaktion einhergehen (Lipidpneumonie). Diese Veränderung muss von einer verfettenden Pneumonie (chronische, pseudoxanthomatöse Entzündung) abgegrenzt werden.

4 **Milchaspiration.** In der Lichtung kleinerer Bronchien sieht man ein teilweise optisch leeres Material. Dabei handelt es sich um Fett aus der Milch, das bei der Einbettung und weiteren histologischen Bearbeitung herausgelöst wurde.

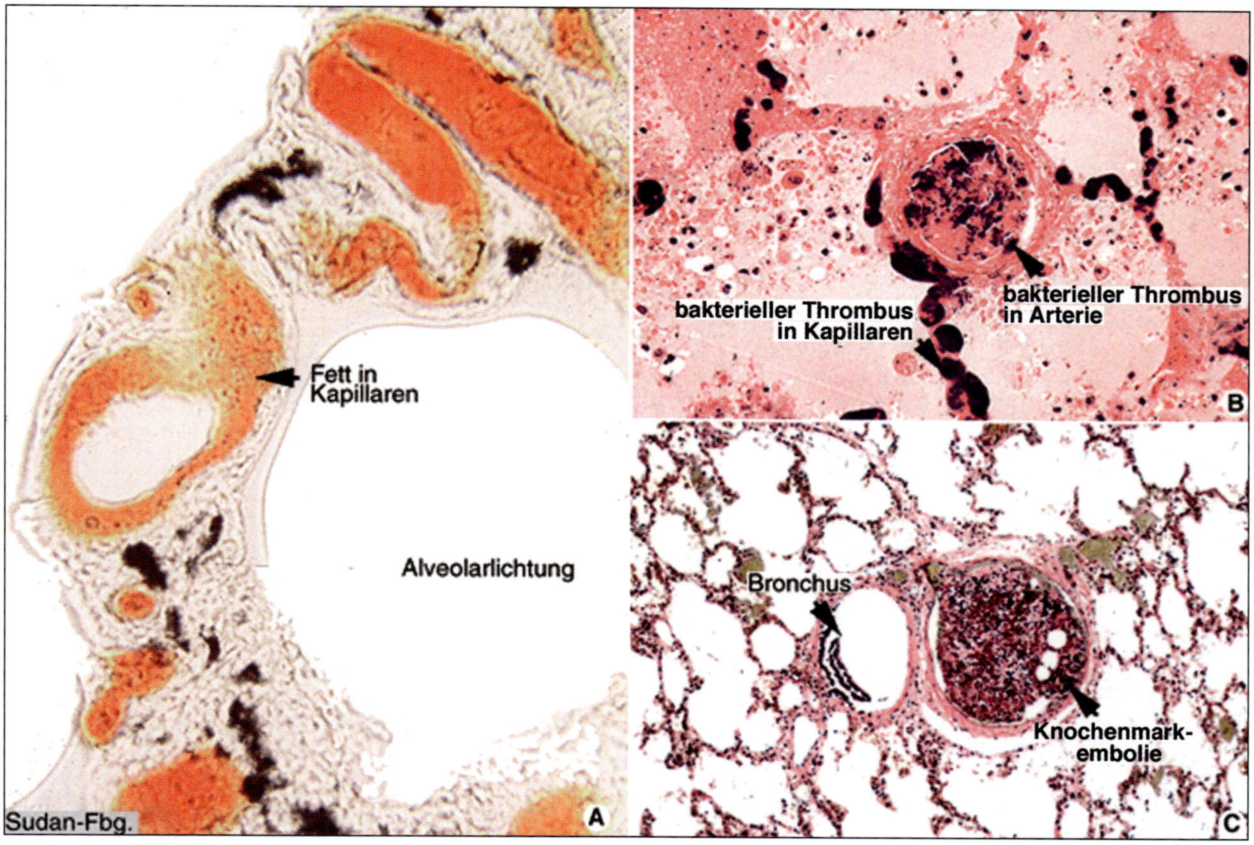

Abb. 17. Lungenembolie. A: Fettembolie. Das in den Kapillaren lokalisierte Fett ist besonders deutlich in der Sudanfärbung nachzuweisen. **B: Septische Embolie.** In der Lichtung kleinerer Pulmonalarterienäste sowie in in den benachbarten Kapillaren sind hämatoxylinblaue Bakterienansammlungen zu beobachten. **C: Knochenmarkembolie.** In der Lichtung einer kleineren Pulmonalarterie sieht man eine Zellgruppe mit unreifen Blutzellen und Fettzellen aus dem Knochenmark.

Lungenembolie

Vorbemerkungen. Als Embolie bezeichnet man eine intravaskuläre Verschleppung von verschiedenen Stoffen. Am häufigsten handelt es sich dabei um einen losgelösten Thrombus (aus einer Vene, Arterie oder aus dem Herzen); es können aber auch Gase (Luftembolie), Flüssigkeiten (Fruchtwasserembolie), belebte Erreger (septische Embolie) oder Tumorgewebe (Metastase) zu einem peripheren Gefäßverschluss führen. Die fulminante Lungenembolie gehört zu den häufigsten unmittelbaren Todesursachen, insbesondere bei bettlägerigen Patienten sowie nach operativen Eingriffen. Nicht tödliche Lungenembolien haben meist einen hämorrhagischen Lungeninfarkt zur Folge. Kleine Embolien (z. B. Knochenmark nach Knochentrauma) bleiben in der Regel symptomlos. Bei septischen Embolien wird das klinische Bild durch die Infektion beherrscht.

Histopathologische diagnostische Kriterien

1 **Fettembolie.** Nach einem Trauma kann Fett mobilisiert werden und in den Kreislauf gelangen. Fetttropfen lassen sich in den Kapillaren der Alveolarsepten – besonders in der Sudanfärbung – darstellen. Man sieht orangerote, verzweigte Massen, die den geschlängelten Kapillarverlauf darstellen.

2 **Septische Embolien.** Bei einer schweren Sepsis (z. B. ausgehend von einer bakteriellen Endokarditis) kommt es zu einer hämatogenen Verschleppung von Bakterien, die in den kleinen Lungengefäßen als septischer Embolus (Septikopyämie) vorkommen. Man sieht stark basophile Ansammlungen von Erregern (meist Kokken), die teilweise von eosinroten Fibrinmassen mit Thrombozyten einschlossen werden. Die Erreger breiten sich entlang der Kapillaren in den Alveolarsepten aus.

3 **Knochenmarkembolie – Metastasen.** Nach einem schweren Trauma mit Knochenfraktur kann auch Knochenmarkgewebe mobilisiert werden. In kleinen Ästen der Pulmonalarterie findet man unreife Blutzellen mit Fettzellen. Gewebeembolien können auch aus Hirn- oder Lebergewebe bestehen. Die häufigste Gewebeembolie ist die Verschleppung von Tumorzellen, die zur Bildung von Metastasen führt.

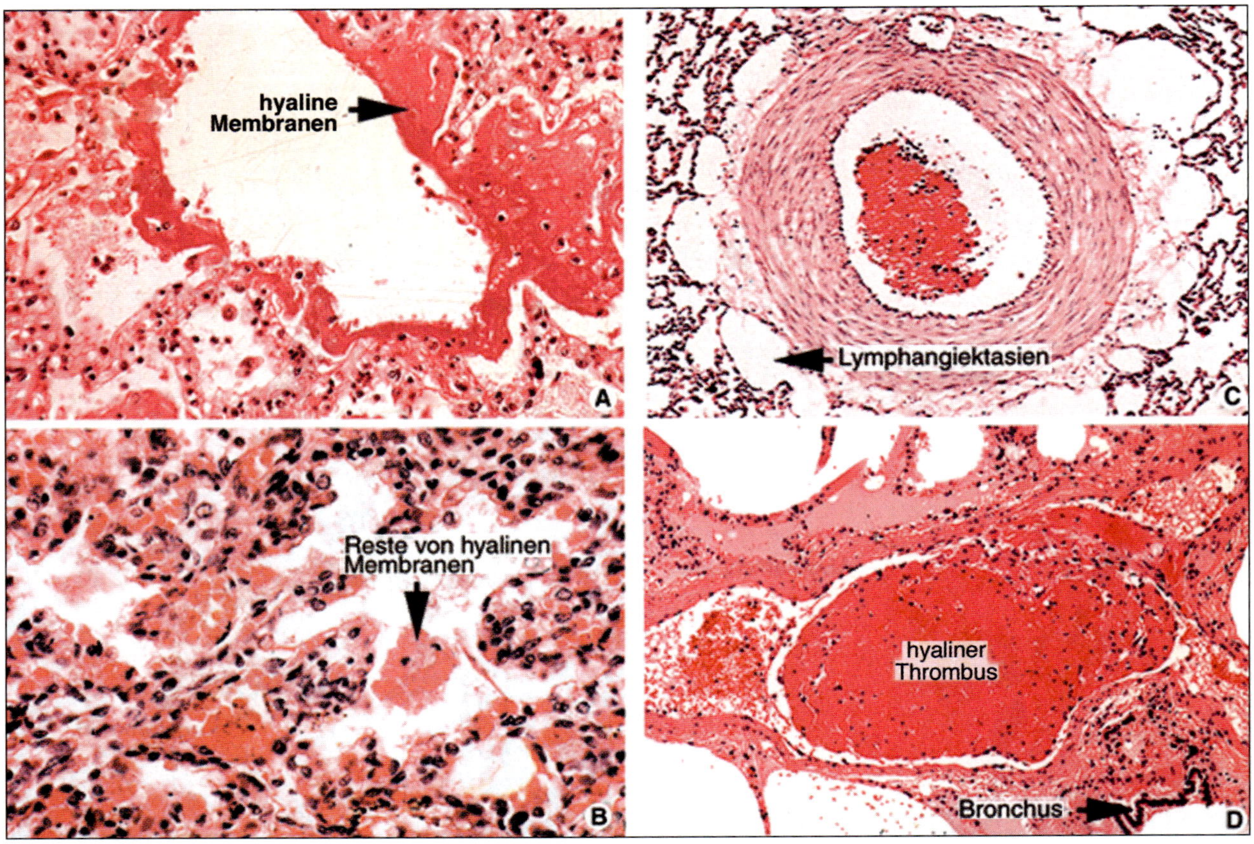

Abb. 18. IRDS. A: Homogene eosinrote hyalinen Membranen tapezieren die Lichtung der Alveolen aus. **B: Bronchopulmonale Dysplasie.** Hier finden sich Reste von hyalinen Membranen. Im Vordergrund steht die zellige Proliferation sowie die Hyperämie der Alveolarsepten, sodass die Alveolarlichtungen eng erscheinen. **C: Schocklunge** als Zeichen eines **ARDS**. In der Umgebung der Blutgefäße sind die Lymphgefäße zystisch ausgeweitet. **D: DIC.** In der Lichtung eines Lungengefäßes ist ein hyaliner Thrombus zu erkennen.

Atemnotsyndrom (IRDS – ARDS)

Vorbemerkungen. Man unterscheidet ein Atemnotsyndrom beim Neugeborenen (IRDS: Infant Respiratory Distress Syndrome = respiratorische Störungen während der ersten Tage nach Geburt) und des Erwachsenen (ARDS: Adult Respiratory Distress Syndrome, frühere Bezeichnung «Schocklunge«). Die häufigste Ursache eines IRDS ist die Hyaline-Membranen-Krankheit, die durch einen Surfactantmangel hervorgerufen wird. Nach langfristiger hochdosierter Sauerstoffbehandlung entwickelt sich eine bronchopulmonale Dysplasie. Beim Atemnotsyndrom liegt eine respiratorische Insuffizienz vor infolge einer Störung der alveolokapillären Transitstrecke.

Histopathologische diagnostische Kriterien

1 **Hyaline Membranen.** Die Bronchioli terminales et respiratorii werden von einem homogenen eosinroten, leicht PAS-positiven Material austapeziert. Die Alveolarsepten sind noch gut darstellbar.

2 **Bronchopulmonale Dysplasie**

Im akuten exsudativen Stadium finden sich Reste der hyalinen Membranen in den Alveolarlichtungen. Ferner lassen sich Epithelnekrosen und die Zeichen einer beginnenden Bronchiolitis obliterans finden.

Im reparativen Stadium sieht man hyper/-metaplastische Alveolarzellen Typ II sowie eine interstitielle Fibrose.

3 Das **ARDS** zeigt in der Frühphase stark ausgeweitete Lymphgefäße in der Umgebung von mittelgroßen Blutgefäßen. Später kommt es zu einem interstitiellen Ödem mit erhöhter Zellularität in den Alveolarsepten (Histiozyten, Granulozyten). Diese Veränderungen werden von einer disseminierten intravasalen Gerinnung (DIC) begleitet: Homogene eosinrote, azanrote Massen verlegen die Lichtung der kleinen Blutgefäße. In der Spätphase wird die Exsudation durch eine progrediente Fibrose ersetzt.

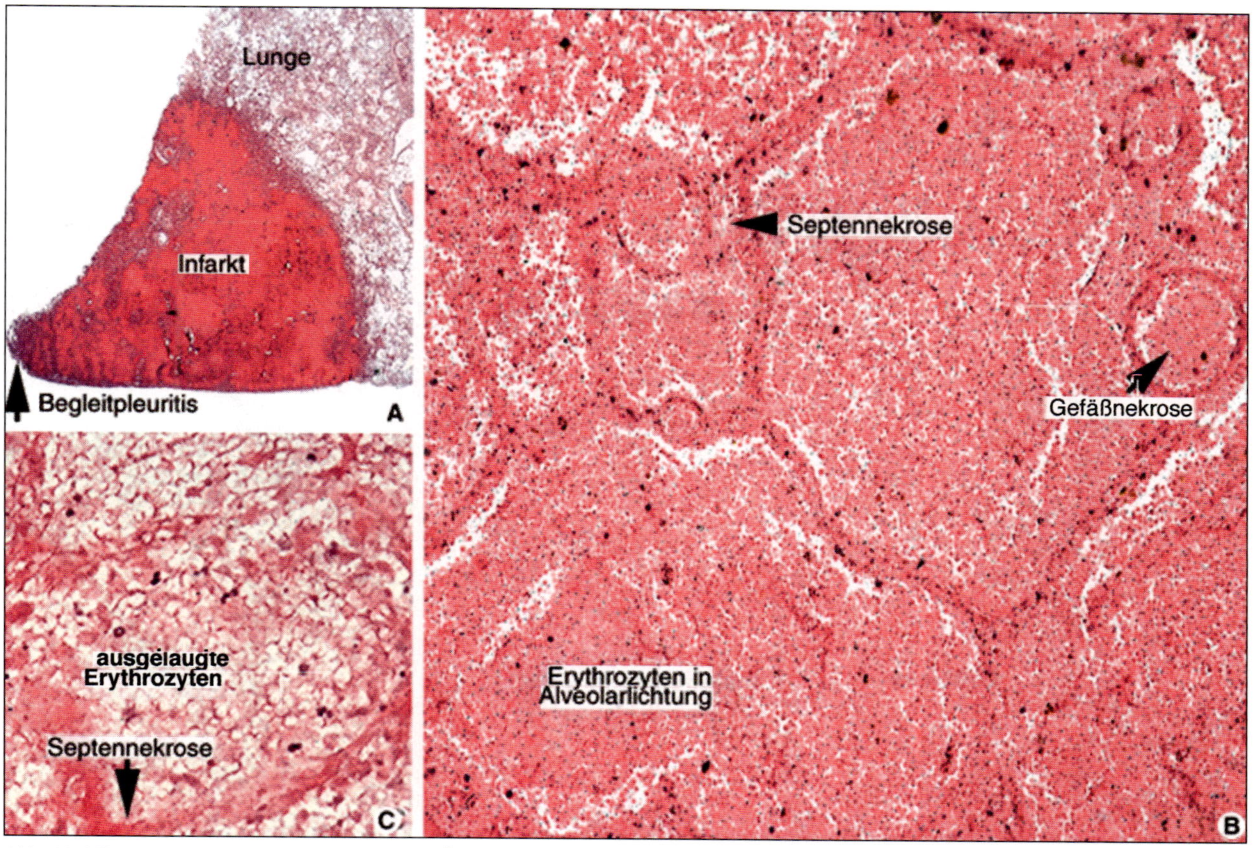

Abb. 19. Hämorrhagischer Lungeninfarkt. A: Im Übersichtsbild sieht man einen keilförmigen, scharf begrenzten Bezirk, der sich intensiv eosinrot anfärbt. Die bedeckende Pleura parietalis zeigt frische fibrinöse Auflagerungen. **B:** Bei mittlerer Vergrößerung sind die kernlosen (nekrotischen) Alveolarsepten nur noch schattenhaft erkennbar. Die Alveolarlichtung wird durch dichte Ansammlungen von Erythrozyten verlegt. **C:** Die stärkere Vergrößerung zeigt die nekrotischen Alveolarsepten sowie ausgelaugte Erythrozyten, die nur noch aus Zellmembran bestehen.

Hämorrhagischer Lungeninfarkt

Vorbemerkungen. Es handelt sich um eine hämorrhagische Nekrose des Lungengewebes nach Verlegung eines mittelgroßen zuführenden Lungenarterienastes durch einen Thrombembolus bei vorbestehender pulmonaler Blutstauung. Häufigste Ursache ist eine Embolie ausgehend von einer Beinvenenthrombose.

Klinisch-pathologische Korrelation. Akute Lungeninfarkte gehen mit einem plötzlichen stechenden Brustschmerz einher, der durch respiratorische Bewegungen verstärkt wird. Die Begleitpleuritis manifestiert sich auskultatorisch durch Reiben. Röntgenologisch stellt sich der Infarkt als peripherer, keilförmiger Schatten dar.

Gelegentlich ist ein kleiner hämorrhagischer Infarkt der Vorläufer einer fulminanten Lungenembolie. Man spricht dann von einem prämonitorischen Infarkt.

Histopathologische diagnostische Kriterien

1 **Hämorrhagische Nekrose der Lunge**
  a) Nekrose der Alveolarsepten: fehlende Kernzeichnung und verstärkte Zelleosinophilie als Zeichen einer frischen Nekrose.
  b) Intraalveoläre Erythrozyten: die Alveolarlichtungen sind prall mit zum Teil ausgelaugten (nur noch aus Zellmembran bestehenden) Erythrozyten angefüllt.

2 **Zeichen der Blutstauung im nicht infarzierten Lungengewebe.** Stauung im Bereich der Kapillaren und kleineren Lungengefäße. Vereinzelte siderinhaltige Makrophagen (»Herzfehlerzellen«) in den Alveolarlichtungen.

3 **Lungenarterienembolie.** Durch einen frischen Thrombus (in der Regel vom gemischten oder Gerinnungstyp) verlegte Lichtung eines mittelgroßen Pulmonalarterienastes im Infarkt oder in unmittelbarer Nähe.

4 **Begleitpleuritis.** Lungeninfarkte sind in der Regel keilförmig mit der Basis zu Pleura. Diese zeigt eine reaktive Fibrinausschwitzung nach Art einer fibrinösen Pleuritis.

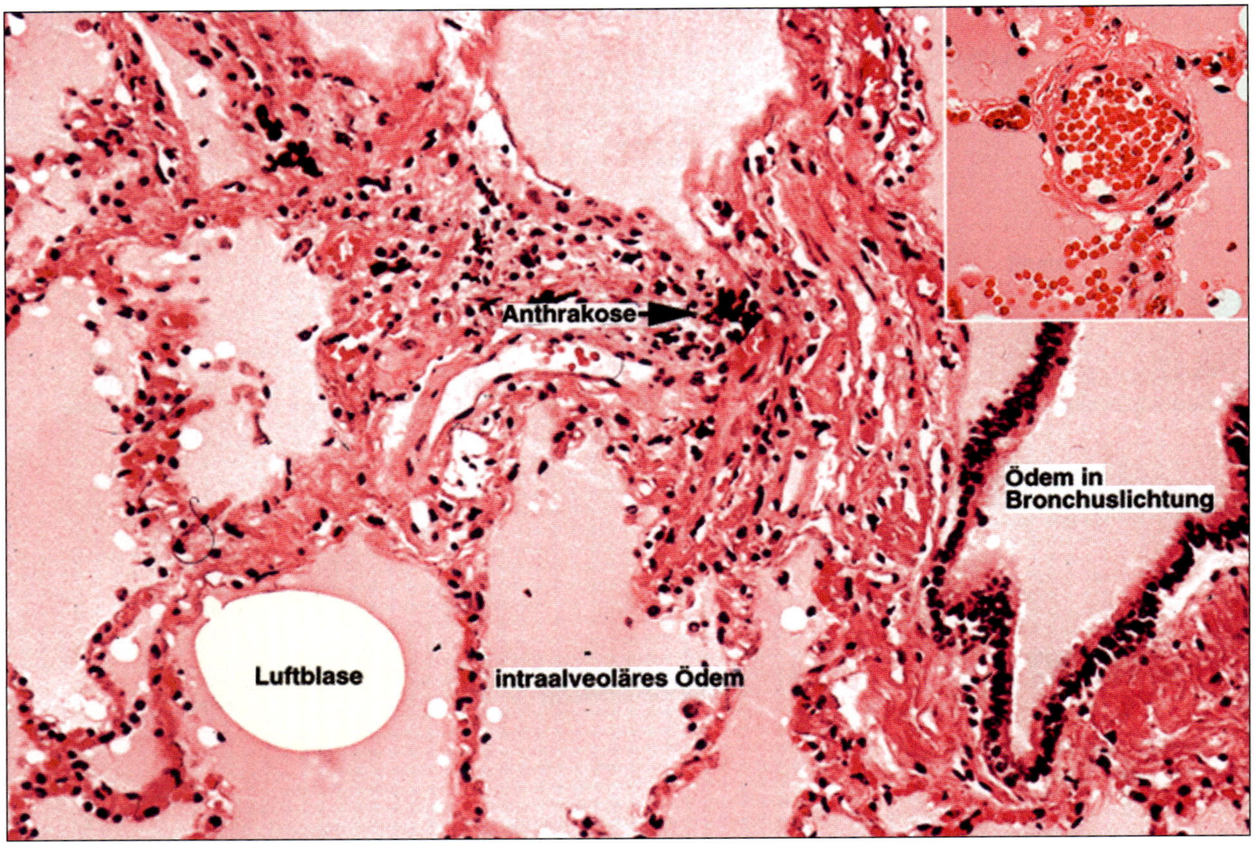

Abb. 20. Lungenödem. Das alveoläre Lungengerüst ist noch deutlich zu erkennen. Die Lichtung der Alveolen und Bronchien wird von einem homogenen eosinroten (eiweißreichen) Exsudat ausgefüllt. Optisch leere Hohlräume entsprechen kleineren Luftblasen. Als Zeichen einer Anthrakose speichert das Zwischengewebe Kohlepigment. **Inset:** Man sieht prall mit Erythrozyten angefüllte Kapillaren als Zeichen einer **akuten Blutstauung**.

Akutes intraalveoläres Lungenödem

Vorbemerkungen. Akut in die Alveolarlichtungen austretende Blutflüssigkeit durch eine Permeabilitätsstörung in der alveolokapillären Transitstrecke. Die häufigste Ursache eines intraalveolären Lungenödems ist eine akute Insuffizienz der linken Herzkammer, z. B. als Folge eines Myokardinfarktes, einer langandauernden Belastung (arterielle Hochdruckkrankheit) oder einer Myokarditis. Dabei handelt es sich um ein hämodynamisches Lungenödem, das durch Anstieg des hydrostatischen Druckes im kleinen Kreislauf und durch eine Permeabilitätsstörung der Alveolarkapillaren entsteht (daher eiweißreiches Exsudat in den Alveolen). Andere Ursachen, wie z. B. pulmonale Entzündungen, toxische Einwirkungen oder Urämie sind selten. Abzugrenzen ist das interstitielle Lungenödem. Hierbei kommt es zu einem Flüssigkeitsaustritt in das Zwischengewebe der Alveolarsepten oder in das peribronchiale Bindegewebe (häufig beim Schock). Ein akutes Lungenödem stellt ein dramatisches Krankheitsbild dar, bei dem die Atemnot im Vordergrund steht.

Histopathologische diagnostische Kriterien

1 **Fast zellfreies, eiweißreiches, intraalveoläres Exsudat.** Die Lichtung der Alveolen ist mit einer homogenen, eosinroten Masse ausgefüllt. Nur wenige Alveolen enthalten Luftblasen. Das Exsudat lässt sich auch in der Lichtung der Bronchien nachweisen.

2 **Zeichen einer akuten Hyperämie.** Die Kapillaren im Bereich der Alveolarsepten sind weit und mit Erythrozyten angefüllt. Die Alveolarsepten selbst sind schmal.

3 **Vereinzelte abgeschilferte Alveolarepithelien in den Alveolarlichtungen**. Entzündungszellen oder Erythrozyten fehlen.

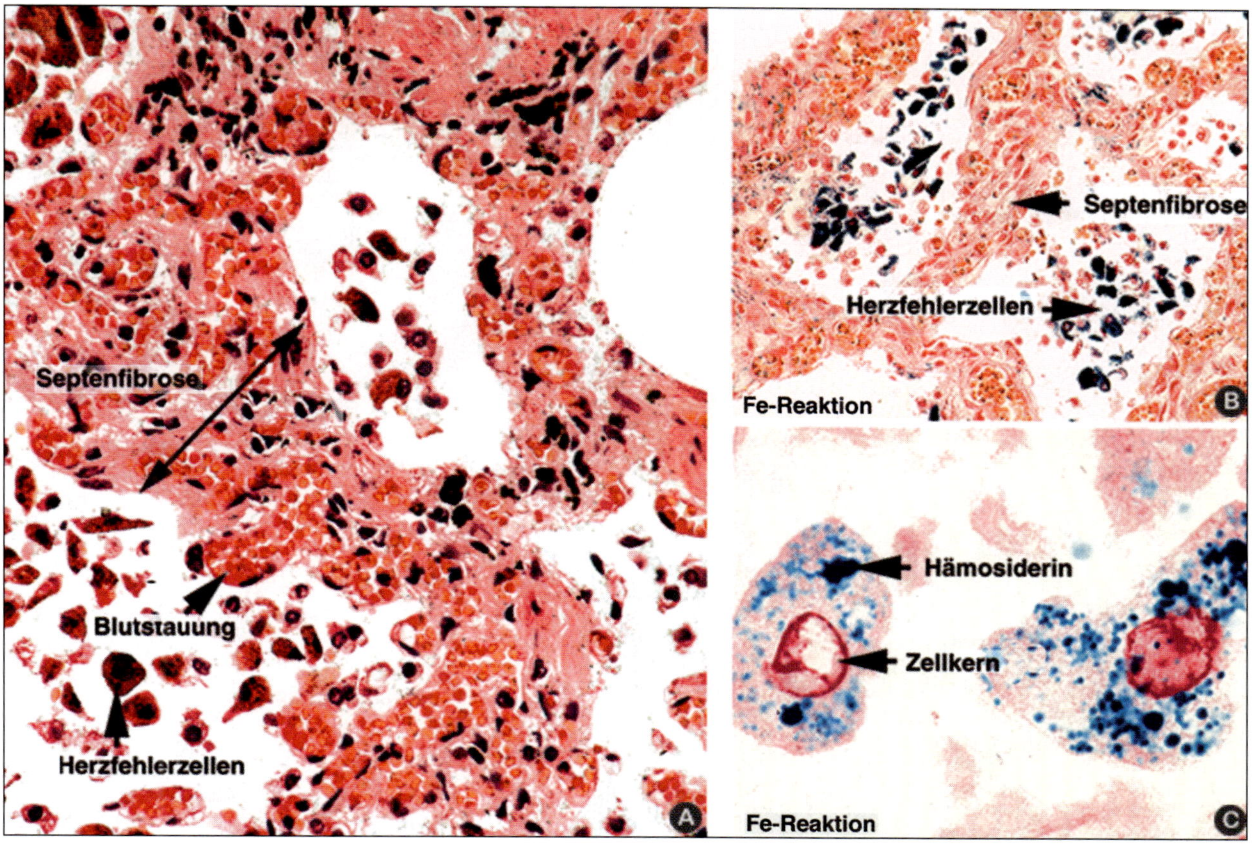

Abb. 21. Chronische Blutstauung. A: Die Abbildung zeigt Lungengewebe mit breiten Alveolarsepten, die prall mit Erythrozyten angefüllte Kapillaren einschließen. In den Alveolarlichtungen finden sich Makrophagen (Herzfehlerzellen), die ein bräunliches Pigment speichern. **B–C:** In der Eisenreaktion stellt sich dieses Pigment als **Hämosiderin** dar. Das Zytoplasma der Zellen schließt grobschollige, unterschiedlich große Pigmentkörner ein.

Chronische Blutstauung der Lunge

Vorbemerkungen. Infolge eines länger bestehenden Rückstaus von Blut aus dem linken Herzen entstehende Lungenveränderung, die mit einer Alveolarseptenfibrose, Siderose und Pulmonalarteriensklerose einhergeht und letztlich zu einer Leistungsschwäche des rechten Herzens (Cor pulmonale) führt. Fibrose und Siderinablagerungen sind das morphologische Substrat der braunen Stauungsinduration der Lunge. Stehen die Eisenablagerungen im Vordergrund, dann spricht man von einer Lungensiderose. Formalpathogenetisch kann die Lungensiderose primär als Ceelen-Gellerstedt-Krankheit (idiopathische Lungensiderose unbekannter Ätiologie) oder beim Goodpasture-Syndrom (Autoimmunerkrankung mit Lungensiderose und Glomerulonephritis) sowie sekundär bei einer chronischen Linksherzinsuffizienz oder eine Stenose der Mitralklappe auftreten. Folge einer länger bestehenden Blutstauung der Lungen ist eine Fibrose im Bereich der Alveolarsepten. Im Sputum finden sich reichlich mit Eisen beladene Makrophagen.

Histopathologische diagnostische Kriterien

1 **Fibrose der Alveolarsepten.** Die Alveolarsepten sind verdickt. Die Wegstrecke zwischen Alveolen und den Kapillarlichtungen ist verlängert, es resultiert eine Verschlechterung des O_2- und CO_2-Austausches. Steht die Septenfibrose im Vordergrund, spricht man von einer Stauungsinduration.

2 **Zeichen der chronischen intraalveolären Mikroblutung (Siderose).** In den Alveolarlichtungen finden sich rostbraune (HE-Fbg.) bzw. dunkelblaue (Fe-Reaktion) Pigmentablagerungen im Zytoplasma der Alveolarepithelien (»Herzfehlerzellen«). Dabei handelt es sich um Makrophagen, die das Siderin aus dem Hämoglobin der Erythrozyten bilden und speichern. Die Lunge nimmt eine braune Farbe an = braune Stauungsinduration.

3 **Zeichen der pulmonalen Hypertonie.** Die Wand der mittleren und kleinen Pulmonalarterien ist verdickt, die Lichtung ist eingeengt (Pulmonalarteriensklerose).

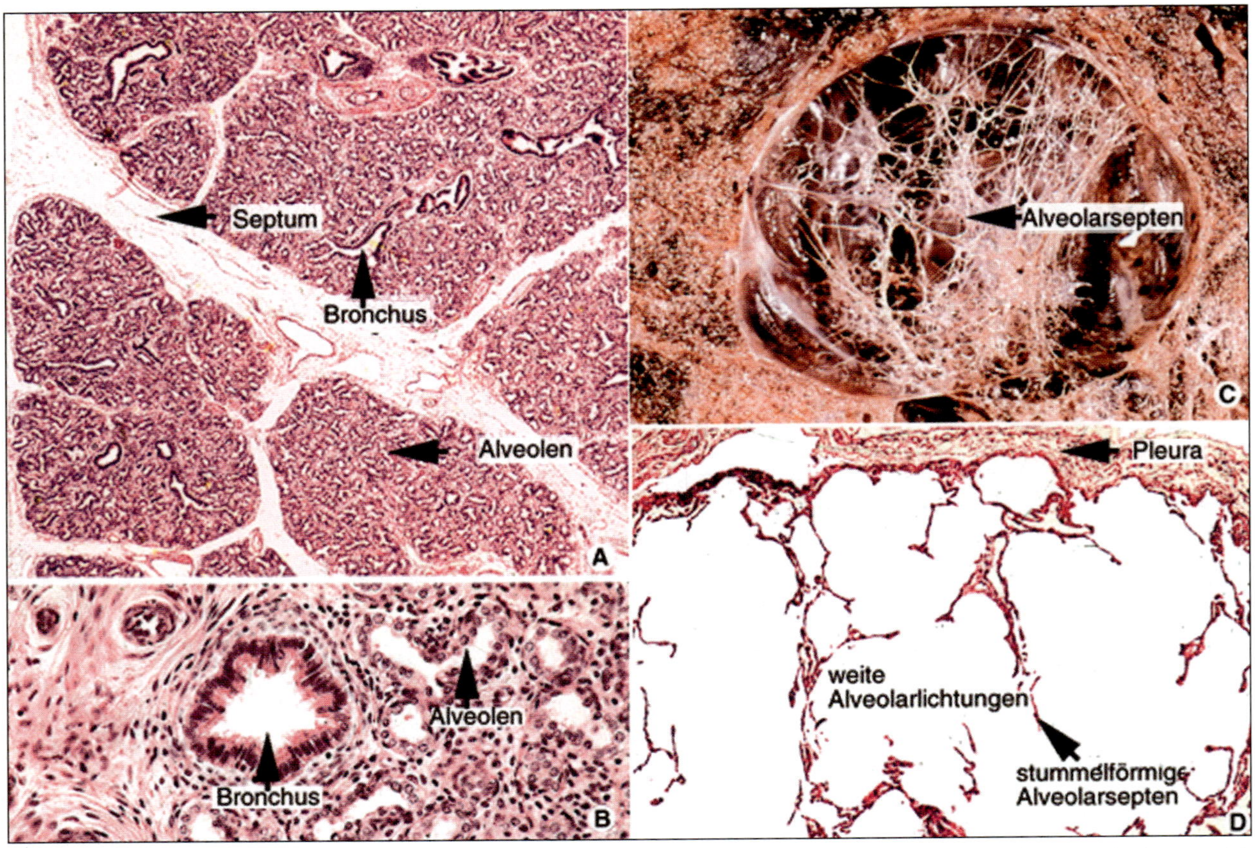

Abb. 22. A: Lungenatelektase. Das fetale Lungengewebe ist läppchenförmig aufgebaut. B: Die Alveolen sind nicht entfaltet oder belüftete; nur die Lichtung der Bronchien ist nachweisbar. **C: Emphysem.** Auf einem Großflächenschnitt (Auflichtfotografie) sieht man eine größere Emphysemblase, die von Resten der Alverolarsepten durchzogen wird. **D:** Im histologischen Präparat sind die Lichtungen der Lungenalveolen stark ausgeweitet; sie werden von schmalen, teilweise eingerissenen Septen begrenzt.

Lungenatelektase

Vorbemerkungen. Bei einer Atelektase bleibt die Belüftung der kollabierten fetalen Lunge (fetale Atelektase) aus oder eine vorher belüftete Lunge zeigt jetzt kein lufthaltiges Lungengewebe (erworbene Atelektase durch externe Kompression oder durch Luftresorption nach Verschluss eines Bronchus). Die klinische Manifestation einer Atelektase hängt von der Ursache und von der Größe des ausgefallen Lungenparenchyms ab.

Histopathologische diagnostische Kriterien

1 **Homogenes zellreiches Lungengewebe.** Bei schwacher Vergrößerung erscheint das Lungengewebe luftarm und zellreich.

2 **Keine Alveolarlichtungen.** Auch bei stärkerer Vergrößerung lassen sich Alveolen nicht mehr darstellen. Die ursprüngliche Lungenstruktur ist nur noch schattenhaft an den elastischen Fasern (in der EvG-Fbg) zu erkennen. Bei einer fetalen Atelektase findet man kleine Alveolarlichtungen, die von kubischen Alveolarepithelien ausgekleidet werden.

Lungenemphysem

Vorbemerkungen. Als Emphysem bezeichnet man eine Vermehrung der Luftfülle der Lungen, meist in den Alveolen (intraalveoläres Emphysem). Unter bestimmten pathologischen Bedingungen kann Luft auch im Zwischengewebe sowie subpleural lokalisiert sein (interstitielles Emphysem). Die **klinische Bedeutung** eines Lungenemphysems hängt von der Ursache und vom Ausmaß des Emphysems ab. Zu den **Komplikationen** zählen respiratorische Insuffizienz, pulmonale Hypertonie u. a.

Histopathologische diagnostische Kriterien

1 **Ausgeweitete Alveolarlichtungen.** Es besteht eine deutliche Vermehrung der Luft im Bereich der Alveolen.

2 **Untergang von Lungenparenchym (Parenchymrarefizierung).** Die Alveolarsepten sind schmal, eingerissen oder zerstört. Zum Teil ragen sie stummelförmig in die Alveolarlichtungen.

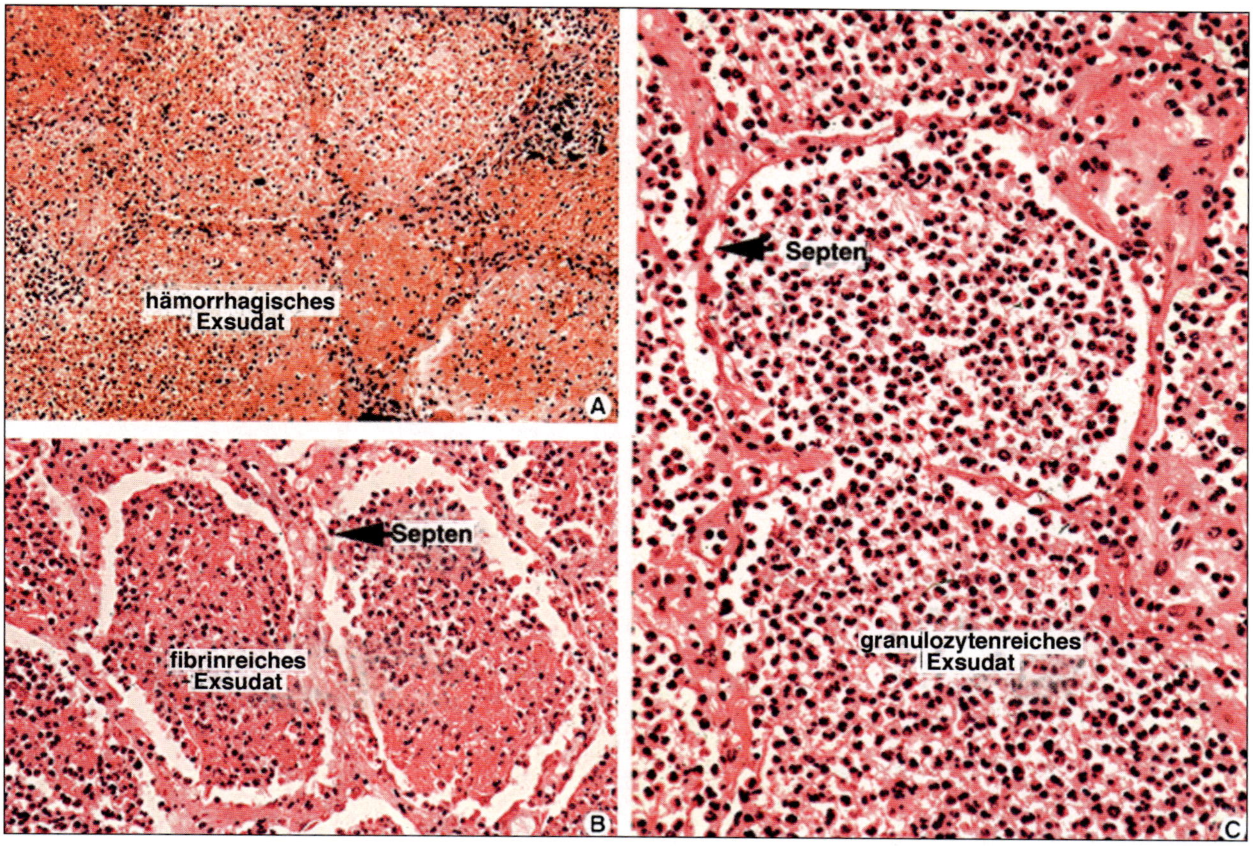

Abb. 23. Lobärpneumonie. A: Im Stadium der **roten Hepatisation** steht das hämorrhagische Exsudat in den Alveolarlichtungen deutlich im Vordergrund. **B:** Im Stadium der **grauen Hepatisation** werden die Erythrozyten durch ein fibrinreiches, eosinrotes, weitgehend homogenes Exsudat ersetzt, dieses schließt bereits einige segmentkernige Leukozyten ein. **C:** Im Stadium der **gelben Hepatisation** liegt ein sehr dichtes zelliges Exsudat aus neutrophilen (segmentkernigen) Granulozyten vor.

Lobärpneumonie

Vorbemerkungen. Durch Pneumokokken ausgelöste akute Lungenentzündung mit stadienhaftem Ablauf und gleichzeitigem Befall eines ganzen Lappens. Im Gegensatz zur Bronchopneumonie (meist eine Komplikation eines anderen Grundleidens) liegt bei der Lobärpneumonie eine primäre, eigenständige Erkrankung vor.

Histopathologische diagnostische Kriterien

1 **Intraalveoläre Entzündung.** Die Alveolarlichtungen sind gleichmäßig von einem entzündlich zelligen Exsudat ausgefüllt. Die zellige Zusammensetzung des Exsudats hängt vom Stadium ab. Die Alveolarsepten sind erhalten.

2 **Lobärer Befall.** Der ganze Lungenlappen ist gleichmäßig befallen. Der angrenzende Lungenlappen kann frei sein.

3 **Stadienhafter Ablauf** (Überlappungen kommen vor)
a) Anschoppung. Aktive Blutstauung in den Alveolarsepten, seröses Exsudat mit vereinzelten Leukozyten und abgelösten Alveolarmakrophagen in den Alveolarlichtungen.
b) Rote Hepatisation. Erythrozyten- und fibrinreiches Exsudat bei zunehmender Blutstauung (Hyperämie).
c) Graue Hepatisation. Fibrinreiches Exsudat mit zunehmender Beimengung von Leukozyten und Rückbildung der Hyperämie.
d) Gelbe Hepatisation. Reichlich, z.T. zerfallende, verfettende, pyknotische segmentkernige Granulozyten.

4 **Begleitveränderung.** »Fibrinöse Begleitpleuritis«: Die Oberfläche der Pleura visceralis zeigt oberhalb der Entzündung eine fibrinreiche Exsudation mit Entzündungszellen.

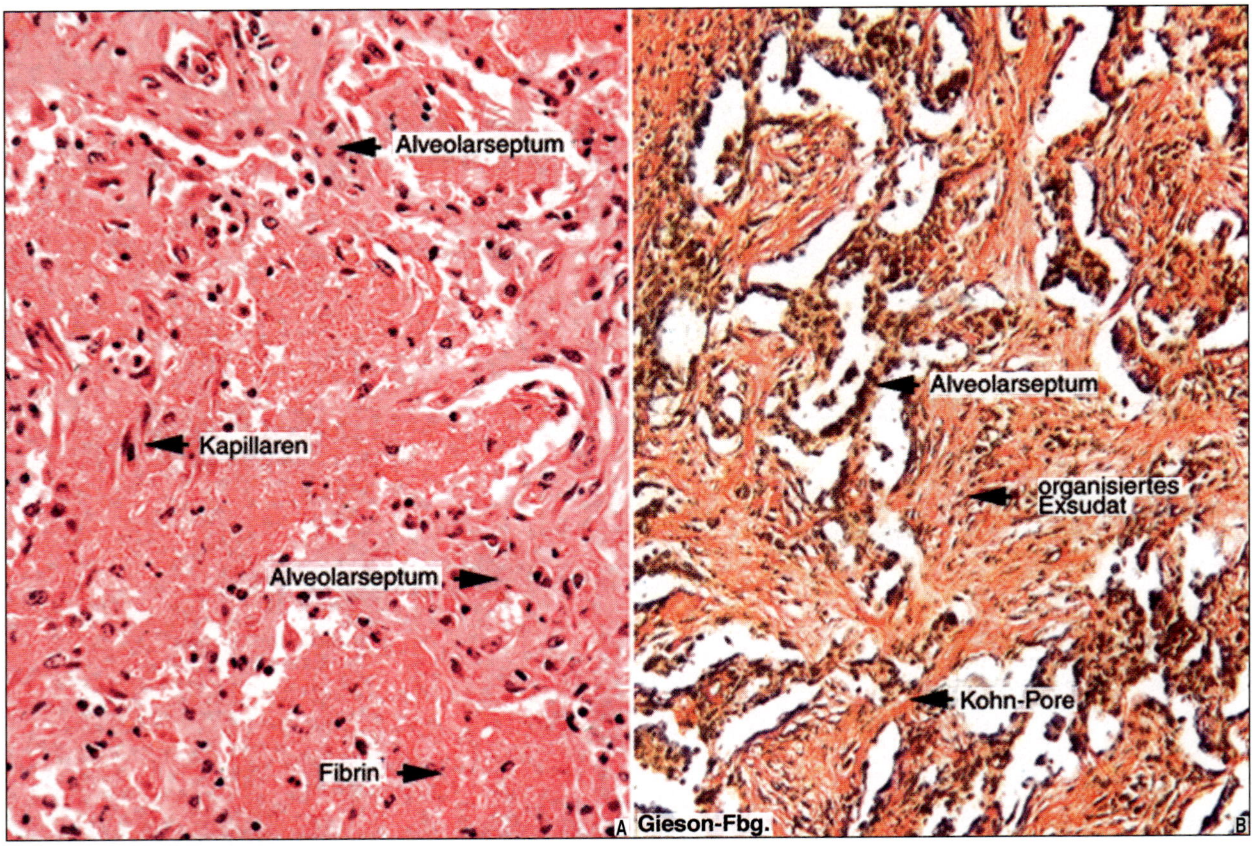

Abb. 24. Chronische Pneumonie. A: Ein kapillarreiches Granulationsgewebe füllt die Alveolarlichtungen aus und ersetzt hier das fibrinreiche Exsudat. Das ursprüngliche Alveolargerüst ist nur noch schwer erkennbar. **B:** In der Elastika-Gieson-Färbung lassen sich die Alveolarsepten und das kollagenfaserreiche (rote) Granulationsgewebe besser abgrenzen.

Chronische karnifizierte Pneumonie

Vorbemerkungen. Eine chronische karnifizierte Pneumonie entwickelt sich auf dem Boden einer nicht vollständig resorbierten Lobärpneumonie. Zu dieser Komplikation kommt es meist infolge einer schlechten allgemeinen Abwehrlage (Diabetes mellitus, Alkoholismus, Marasmus).

Das **klinische Bild** ist meist chronisch progredient. Eine Resitutio ad integrum ist nicht mehr möglich. Die klinischen Befunde hängen von der Größe des betroffenen Lungenlappens und von den weiteren Komplikationen (chronisch rezidivierende Entzündungen bis zur eitrigen Einschmelzung) ab.

Histopathologische diagnostische Kriterien

1. **Intraalveoläres Granulationsgewebe.** Die Lichtung der Alveolen wird von einem kapillar- und faserreichen Granulationsgewebe ausgefüllt. Ferner finden sich Reste des homogenen, eosinroten fibrinösen Exsudats der Lobärpneumonie. In der Gieson-Färbung sind die roten kollagenen Fasern und die gelben Fibrinreste gut zu erkennen.
2. **Aufgehobene Lungenzeichnung.** Die Alveolarlichtungen sind nicht mehr nachweisbar. Die Alveolarsepten sind in der HE-Färbung nur noch schwer zu erkennen. Sie lassen sich an dem in der EvG-Färbung gut darstellbaren elastischen Gerüst identifizieren.

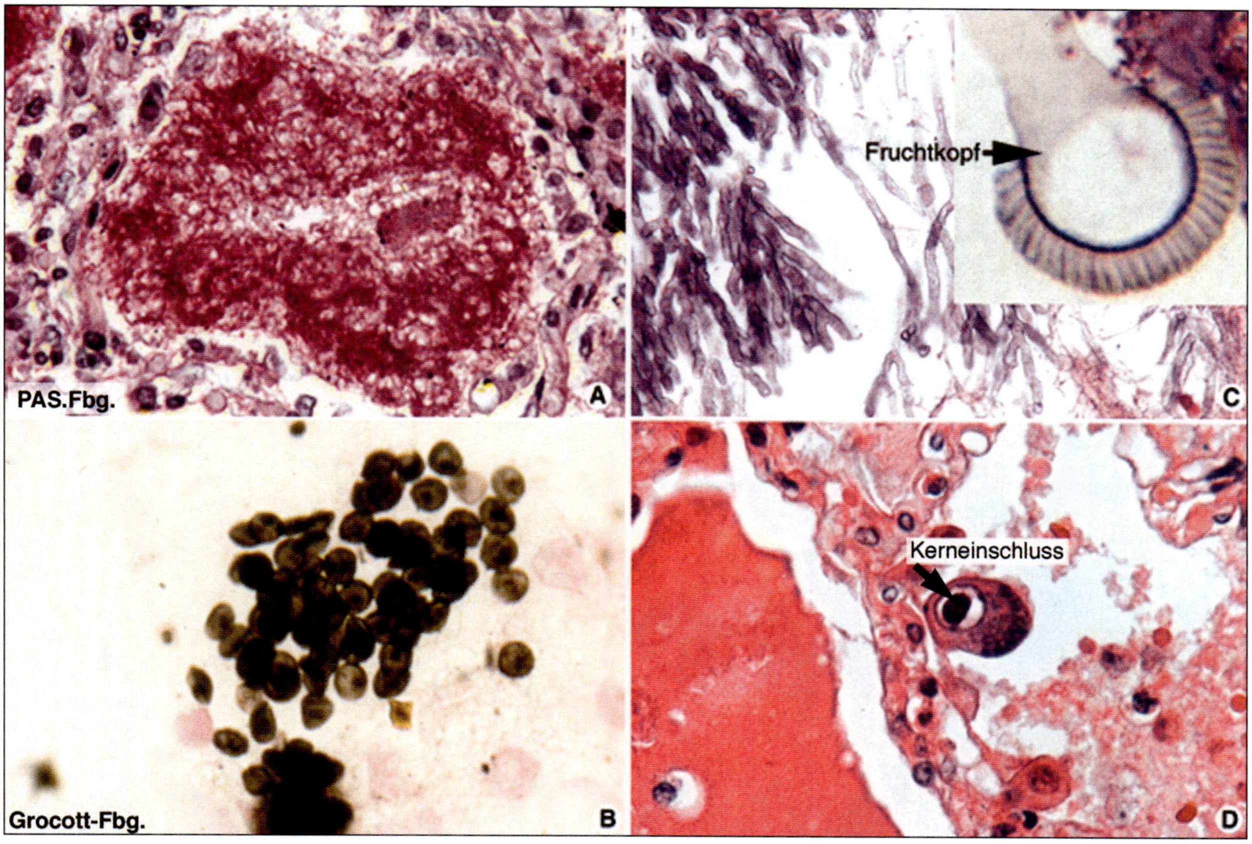

Abb. 25. Spezifische Pneumonien. A: Die **Interstitielle Pneumocystispneumonie** stellt sich in der PAS-Färbung als schaumiges intraalveoläres Exsudat dar. **B:** Mit der Grocott-Versilberung lassen sich die Erreger als kleine rundliche Kugeln nachweisen. **C: Aspergillose.** Im Vordergrund steht ein dichtes Geflecht (Myzelien), das gelegentlich auch kleine **Fruchtköpfe (Inset)** aufweist. **D:** Typisch für eine **Zytomegalie** sind große Zellen mit einem basophilen Kerneinschluss **(Eulenaugenzellen)**.

Spezifische Pneumonien

Vorbemerkungen. Neben der Tuberkulose kommen in der Lunge zahlreiche andere spezifische Entzündungen vor. Sie treten bevorzugt bei einer herabgesetzten Abwehrlage (Immuntherapie, AIDS) auf. Zu den Ursachen dieser Infektionskrankheiten zählen verschiedene parasitäre, virale und mykotische Erreger.

Histopathologische diagnostische Kriterien

1 **Pneumozystispneumonie.** Die Erkrankung wird durch den Erreger *Pneumocystis carinii* hervorgerufen und kommt bei Säuglingen (Epidemie in Kinderheimen) sowie bei Erwachsenen mit gestörter Immunabwehr vor. Das histologische Bild zeigt ein stark PAS-positives, leicht eosinrotes wabiges Exsudat, das die Lichtung der Alveolen ausfüllt. Der Erreger lässt sich selektiv durch Versilberung (Grocott-Fbg.) – z. B. in einer bronchoalveolären Lavage – als kleines rundliches Gebilde nachweisen.

2 **Aspergillose.** Erreger ist der Pilz *Aspergillus flavus*, der ein dichtes PAS-positives Geflecht (Myzel) bildet. Diese Pilzansammlungen kommen meist in einem vorgebildeten Hohlraum der Lungen (alte tuberkulöse Kavernen, Bronchiektasen) vor. Das Myzel erinnert an eine Kandidose. Typisch für den Aspergillus ist der Nachweis von »Fruchtköpfen«, die aber nur in einem sauerstoffhaltigen Milieu (bronchial drainierte Kaverne) vorkommen.

3 **Zytomegalie.** Die Erkrankung kommt bei Neugeborenen oder bei immungeschwächten Erwachsenen (z. B. bei AIDS, Immunsuppression wegen Organtransplantation) vor. Es handelt sich um eine Virusinfektion, die durch das Zytomegalievirus hervorgerufen wird. Typisch sind große, stark basophile Kerneinschlüsse, die zum typischen Bild der »Eulenaugenzelle« führen.

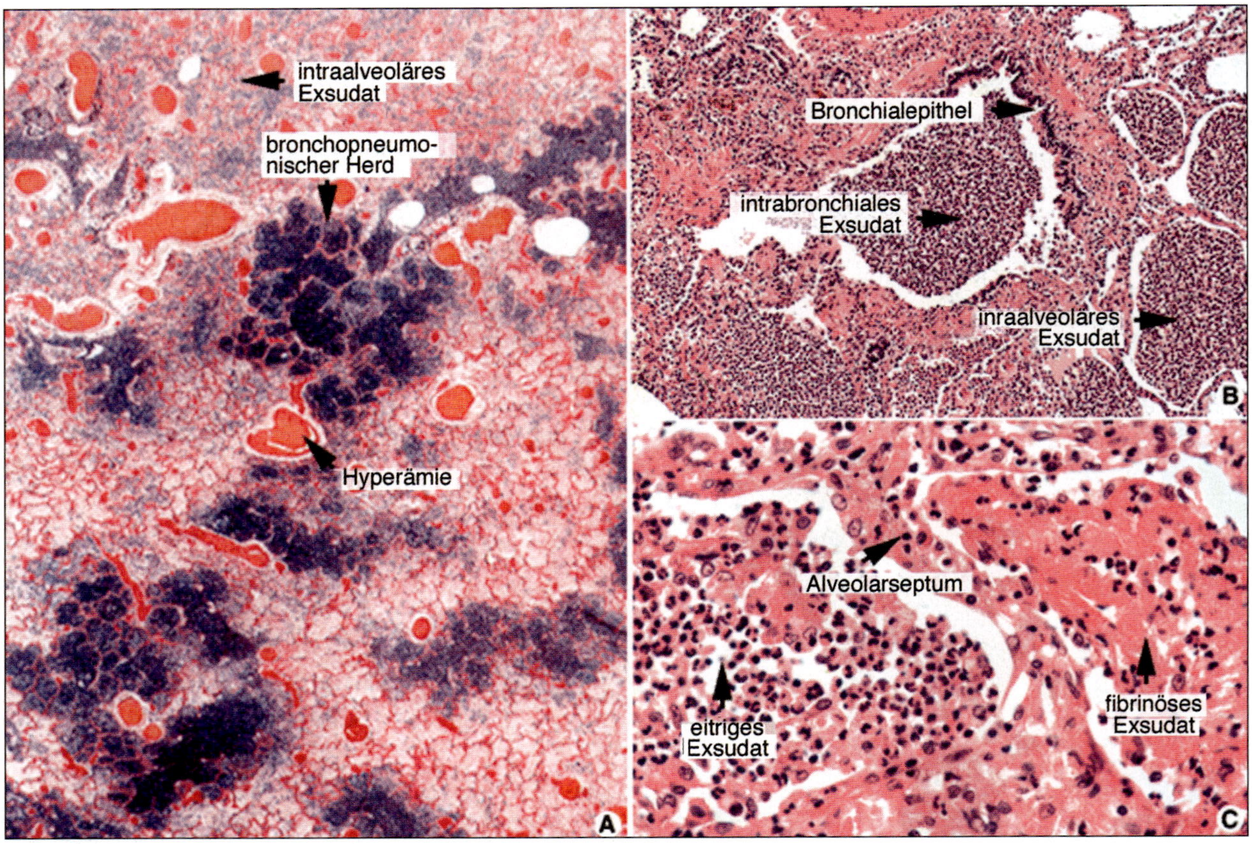

Abb. 26. Bronchopneumonie. A: Die Übersicht zeigt dunkelblaue herdförmige Ansammlungen von segmentkernigen Leukozyten. Ferner finden sich prall mit Blut angefüllte Gefäße (Hyperämie) sowie Alveolarlichtungen mit eiweißreichem Exsudat. **B:** Bei stärkerer Vergrößerung zeigen die Entzündungsherde im Zentrum einen Bronchus, der Leukozyten einschließt und von diesen umgeben wird. Die **Abbildung C** weist auf das peribronchiale entzündliche Exsudat in den Alveolarlichtungen hin.

Bronchopneumonie

Vorbemerkungen. Herdförmige bronchogene Lungenentzündung mit umgebendem intraalveolärem Exsudat. Die Entzündungsherde sind unterschiedlich alt (verschiedene Stadien kommen gleichzeitig vor!) und peripher unscharf begrenzt. Einzelne bronchopneumonische Herde können zu einer »konfluierten Lobulärpneumonie« zusammenfließen und somit einen größeren Teil des Lungenlappens einnehmen. Die Bronchopneumonie ist häufig eine zum Tode führende Zweiterkrankung (letale Komplikation).

Histopathologische diagnostische Kriterien

1 **Herdförmige Entzündung.** Unterschiedlich große, unscharf begrenzte Entzündungsherde

2 Das **entzündliche Exsudat** besteht aus:
a) einer **eitrigen Bronchitis** und **Bronchiolitis**. In der Lichtung der kleinen Bronchien und Endbronchiolen findet man segmentkernige Leukozyten mit pyknotisch umgewandeltem Kern (Eiterzellen). Die Zylinderepithelien liegen z.T. abgelöst in der Lichtung.
b) In den **benachbarten Alveolen** erkennt man ein fibrinös-eitriges Exsudat sowie ein perifokales entzündliches Ödem.

(eitrig, abszedierend)

Verlauf. Nach Auflösung des Fibrins (»Lysis«) tritt eine Restitutio ad integrum ein. Kommt es nicht zu einer vollständigen Fibrinauflösung, dann wird das Exsudat durch ein Granulationsgewebe abgebaut. Der Prozess geht in eine chronische Phase über (»karnifizierende Pneumonie«).

Weitere Komplikationen: Pleuraempyem, Begleitperikarditis, Lungenabszedierung, Sepsis, chronische Pneumonie. Reicht die Entzündung bis zur Pleura, dann kommt es zu einer begleitenden Pleuritis mit Fibrinausschwitzungen auf der Serosaoberfläche. Bei einer rezidivierenden Bronchopneumonie liegt ein bereits in Organisation befindliches intraalveoläres Exsudat (beginnende Karnifikation) vor.

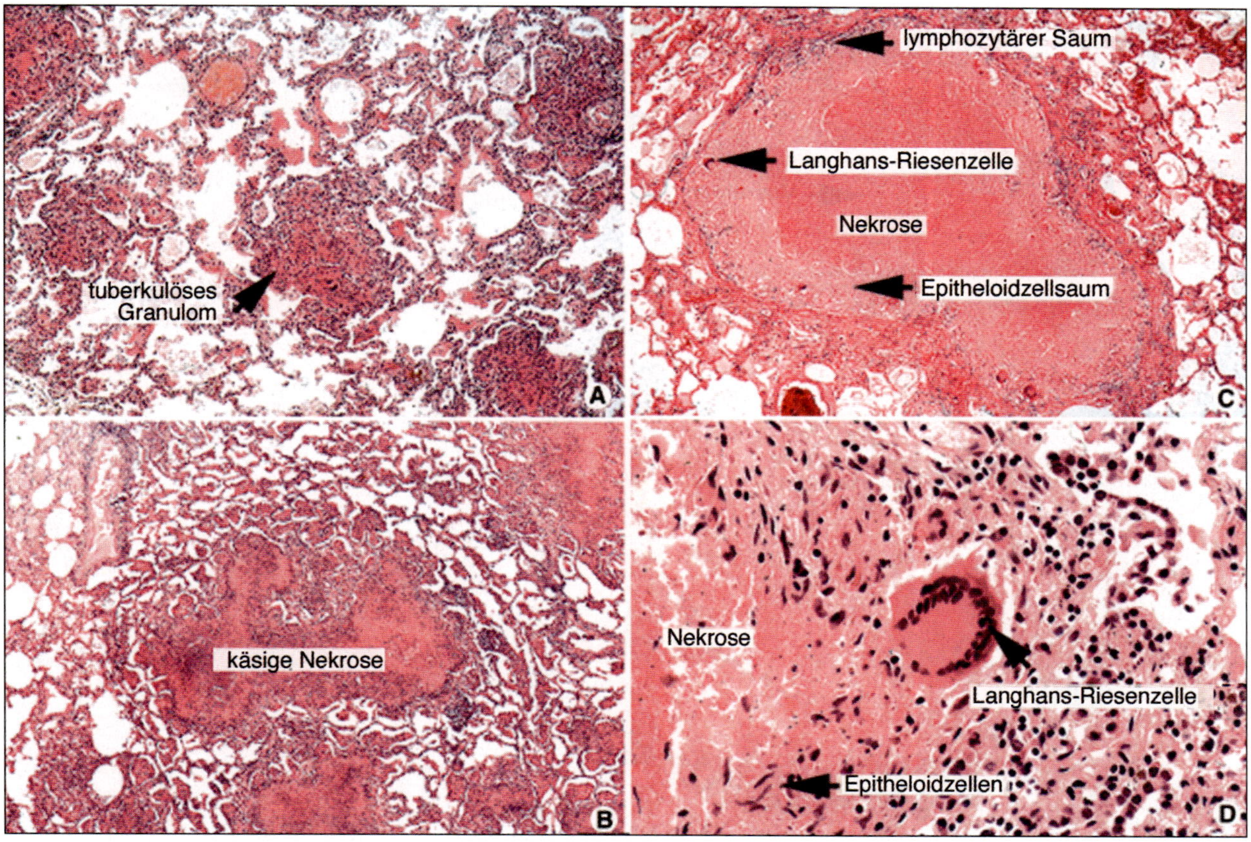

Abb. 27. Lungentuberkulose. A: Im Rahmen einer **Miliartuberkulose** lassen sich kleine, diffus angelegte Granulome finden. **B:** Bei einer **azinös-nodösen** Form zeigen die tuberkulösen Herde eine kleeblattförmige Gestaltung. Die zellige Granulomkomponente stellt sich dunkelblau, der exsudative Anteil **(käsige Nekrose)** eosinrot dar **C:** Diese beiden Reaktionsformen sind bereits bei mittlerer Vergrößerung deutlich zu sehen. **D:** Eine **Langhans-Riesenzelle** mit typischer Anordnung der Kerne sowie **Epitheloidzellen** und **käsige Nekrosen**.

Miliartuberkulose der Lunge

Vorbemerkungen. Massive hämatogene Aussaat von Tuberkelbakterien in die Lunge (und andere Organe) mit Ausbildung von zahlreichen 1 bis 2 mm großen tuberkulösen Herden. Je nach Abwehrlage überwiegt die exsudative (käsige Nekrosen) oder die produktive Komponente (tuberkulöses Granulom). Eine Miliartuberkulose ist Ausdruck einer allgemein geschwächten Abwehrlage mit hämatogener Streuung und besonders ausgeprägtem Befall der Lungen.

Histopathologische diagnostische Kriterien

1 **Gleichmäßiger knötchenförmiger Befall.** Multiple, diffus verstreute miliare Tuberkel (Milium = hirsekorngroß), die in einem fortgeschrittenen Stadium zu größeren Knoten konfluieren können.

2 **Hämatogene Aussaat.** Insbesondere die kleinen Tuberkuloseknötchen stehen nicht im Zusammenhang mit einer Bronchiallichtung.

3 **Aufbau der Tuberkuloseknötchen**
a) Zentrale, käsige Koagulationsnekrose, die aus einem eosinroten Material besteht. Bei frischeren Nekrosen findet man auch eingeschlossene Kerntrümmer (Detritus).
b) Tuberkulöses Granulom. In der Umgebung der Nekrosen sieht man Epitheloidzellen (große, zungenförmige Zellkerne) und mehrkernige Riesenzellen vom Langhans-Typ (hufeisenförmig angeordnete Kerne). Außen schließt sich ein Wall von Lymphozyten an. Segmentkernige Leukozyten, Plasmazellen und Kapillaren fehlen!

4 Das **umgebende Gewebe** ist an der Entzündung nicht beteiligt, das heißt es bleibt reaktionslos.

Azinös-nodöse Lungentuberkulose

Vorbemerkungen. Die azinös-nodöse Tuberkulose ist eine besondere bronchogene Ausbreitungsform der Lungentuberkulose, die meist von einer Lungenkaverne ausgeht.

Histopathologische diagnostische Kriterien

1 **Zentral nekrotisierenden granulomatösen Entzündung.** Eosinrote (verkäsende) Nekrosen mit einem spärlich angelegten Wall aus Epitheloidzellen, Lymphozyten, Langhans-Riesenzellen und Lymphozyten.

2 **Unregelmäßig verteilte, zusammenfließende Nekrosen.** Durch Beteiligung der Alveolen entsteht die typische kleeblattartige Gestaltung.

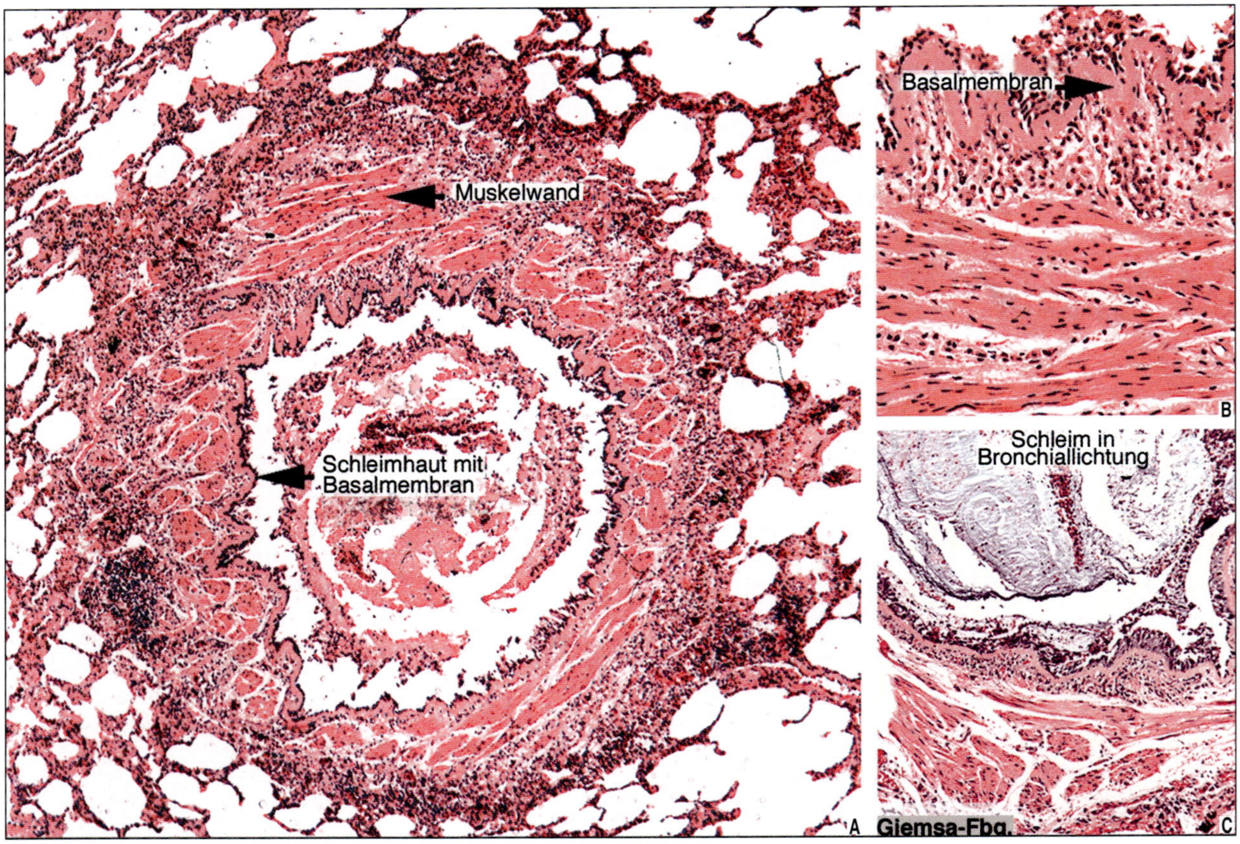

Abb. 28. Asthma bronchiale. A: Im Übersichtsbild ist ein mittelgroßer Bronchus im Querschnitt dargestellt. Die muskuläre Wand ist deutlich hypertrophiert und wird innen von einer bandförmig verdickten, eosinroten Basalmembran begrenzt. Die Bronchiallichtung wird teilweise durch Schleimmassen verlegt. **B:** Bei mittlerer Vergrößerung sieht man die Muskelwandhypertrophie und die verdickte Basalmembran. **C:** Im Giemsa-gefärbten Präparat kommt der blau gefärbte, vermehrte (Hyperkrinie) und eingedickte (Dyskrinie) Schleim zum Ausdruck. Außerdem sieht man Ansammlungen von eosinophilen Granulozyten.

Asthma bronchiale

Vorbemerkungen. Anfallsweise auftretende allergische Bronchitis mit Bronchokonstriktion und vermehrter Sekretion eines hochviskösen Bronchialschleims. Beim echten Asthma bronchiale handelt es sich um eine Überempfindlichkeitsreaktion disponierter Personen auf exogene Allergene (Pflanzenpollen, Hausstaub u. a.).

Infolge des Bronchialspasmus und der Hyper-/Dyskrinie kommt es zu einem »bronchostenotischen Emphysem« (Ventilmechanismus).

Histopathologische diagnostische Kriterien

1 **Hyper- und Dyskrinie.** Der Schleim in den Schleimhautdrüsen und in der Bronchiallichtung ist vermehrt (Hyperkrinie) und zäh (Dyskrinie). Manchmal sind die Schleimmassen wirbelartig aufgebaut (Curschmann-Spiralen). Man sieht sie bevorzugt im Sputum.

2 **Histologische Zeichen der allergischen Genese**
a) Im akuten Anfall findet man im Schleimhautstroma und in der Bronchiallichtung zahlreiche eosinophile Granulozyten. Im chronischen Stadium stehen die Plasmazellen im Vordergrund.
b) Durch Zerfall der eosinophilen Granulozyten entstehen die Charcot-Leyden-Kristalle (im Sputum nachweisbar).
c) Unter dem respiratorischen Bronchialepithel ist die **Basalmembran** bandförmig, homogen, eosinrot verdickt.

3 **Hypertrophie der Bronchialmuskulatur.** Die ringförmig angelegten glatten Muskelfasern sind verdickt.

4 **Plattenepithelmetaplasien in der Bronchialschleimhaut.** Infolge des chronischen entzündlichen Reizes kommt es zu einer Vermehrung der Reservezellen (Reservezellhyperplasie), die letztlich das flimmertragende Zylinderepithel ersetzen (Plattenepithelmetaplasie).

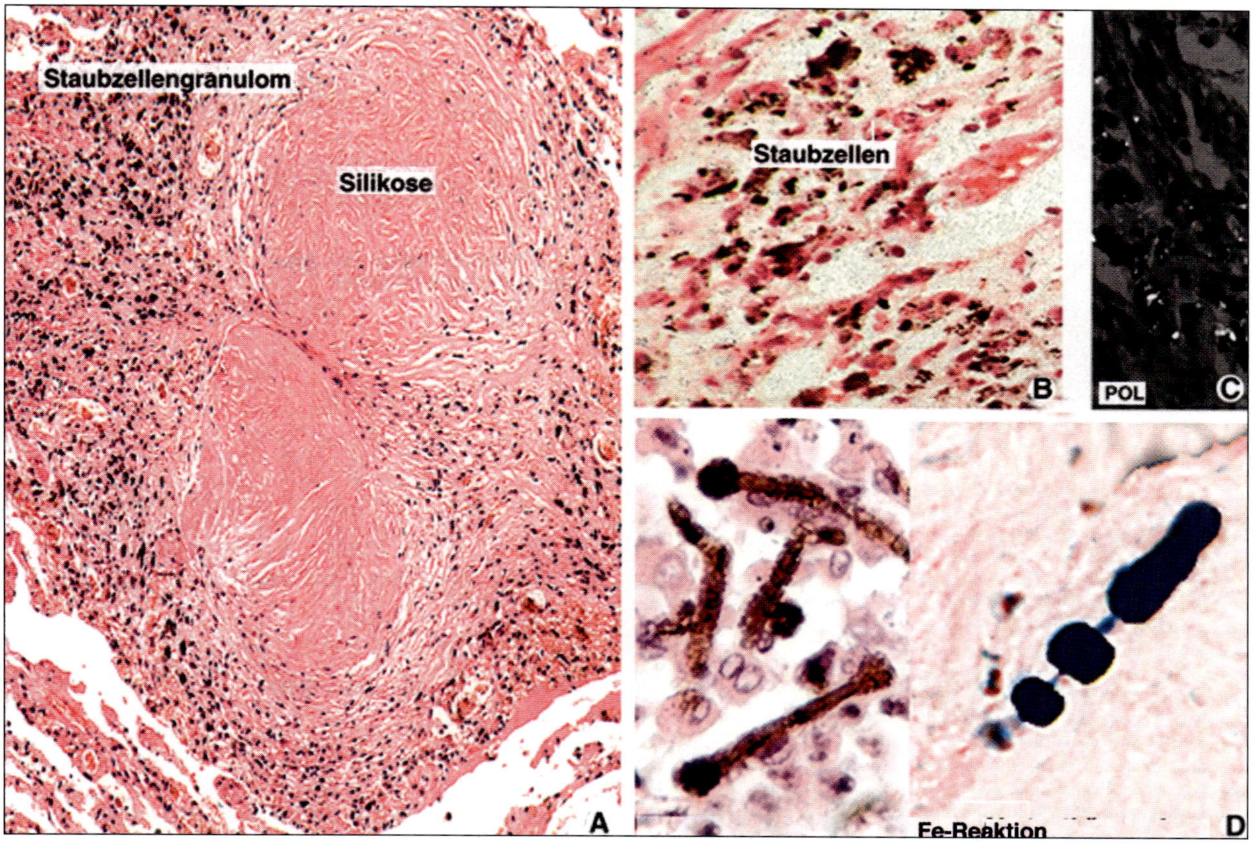

Abb. 29. Pneumokoniosen. A: Bei mittlerer Vergrößerung sind die **silikotischen Knötchen** mit dem typischen Aufbau zu sehen: innen die eosinrote Verschwielung, in der Peripherie Ansammlungen von Staubzellen. **B:** Bei mittlerer Vergrößerung stellen sich die mit braunschwarzem Staub (Anthrakose) beladenen Makrophagen dar. **C:** Im polarisierten Licht leuchten die Quarzkristalle auf dunklem Hintergrund auf. **D:** Typisch für eine **Asbestose** sind die eisenhaltigen Asbestkörperchen (rechts), die von den segmentierten, rostbraunen Pseudoasbestkörperchen (links) abzugrenzen sind.

Lungensilikose

Vorbemerkungen. Chronisch verschwielende Lungenerkrankung, die durch Einatmung von freier oder gebundener Kieselsäure (Silikate, Quarzstaub) entsteht und durch die Bildung interstitieller, später narbig schrumpfender Granulome gekennzeichnet ist.

Klinisch-pathologische Korrelation. Die Silikoseknötchen können konfluieren, zerstören Lungengewebe, rufen eine Bronchitis sowie ein Emphysem hervor und begünstigen so die Entstehung eines pulmonalen Hochdrucks (Cor pulmonale).

Histopathologische diagnostische Kriterien

1 **Nachweis der Silikosegranulome.** Im Lungenzwischengewebe lokalisierte runde, eosinrote Knötchen. Frische Staubgranulome bestehen aus Histiozyten, Fibroblasten, Staub (braunschwarze Pigment) und nur wenigen kollagenen Fasern. Ältere quarzhaltige Staubgranulome sind zentral verschwielt: Die kollagenen Fasern sind vermehrt und homogen eosinrot (bindegewebiges Hyalin).

2 **Perifokales Emphysem.** Die Lungenabschnitte in der unmittelbaren Nachbarschaft der Silikoseknötchen zeigen erweiterte Alveolarlichtungen und eingerissene Alveolarsepten.

3 **Nachweis von Quarzkristallen.** Im polarisierten Licht leuchten die im Staubgranulom eingeschlossenen Quarzkristalle weiß auf.

Lungenasbestose

Vorbemerkungen. Die Lungenasbestose ist die Folge einer langjährigen Asbestexposition im Rahmen einer Gewinnung (Bergbau) oder Bearbeitung (Herstellung von Bremsbelägen, Isolierstoffen) von asbesthaltigem Material. Die wichtigste **Komplikation** einer Asbestose ist das Pleuramesotheliom.

Histopathologische diagnostische Kriterien

1 **Interstitielle Lungenfibrose.** Subpleural betonte Verdickung der Alveolarsepten mit Verödung der Alveolarlichtungen.

2 **Eisenhaltige Körperchen (ferruginous bodies).** Eisenhaltige lang gestreckte Körperchen, die in den Alveolarlichtungen (Nachweis durch bronchoalveoläre Lavage) sowie im Zwischengewebe vorkommen und gelegentlich von mehrkernigen Riesenzellen phagozytiert werden.

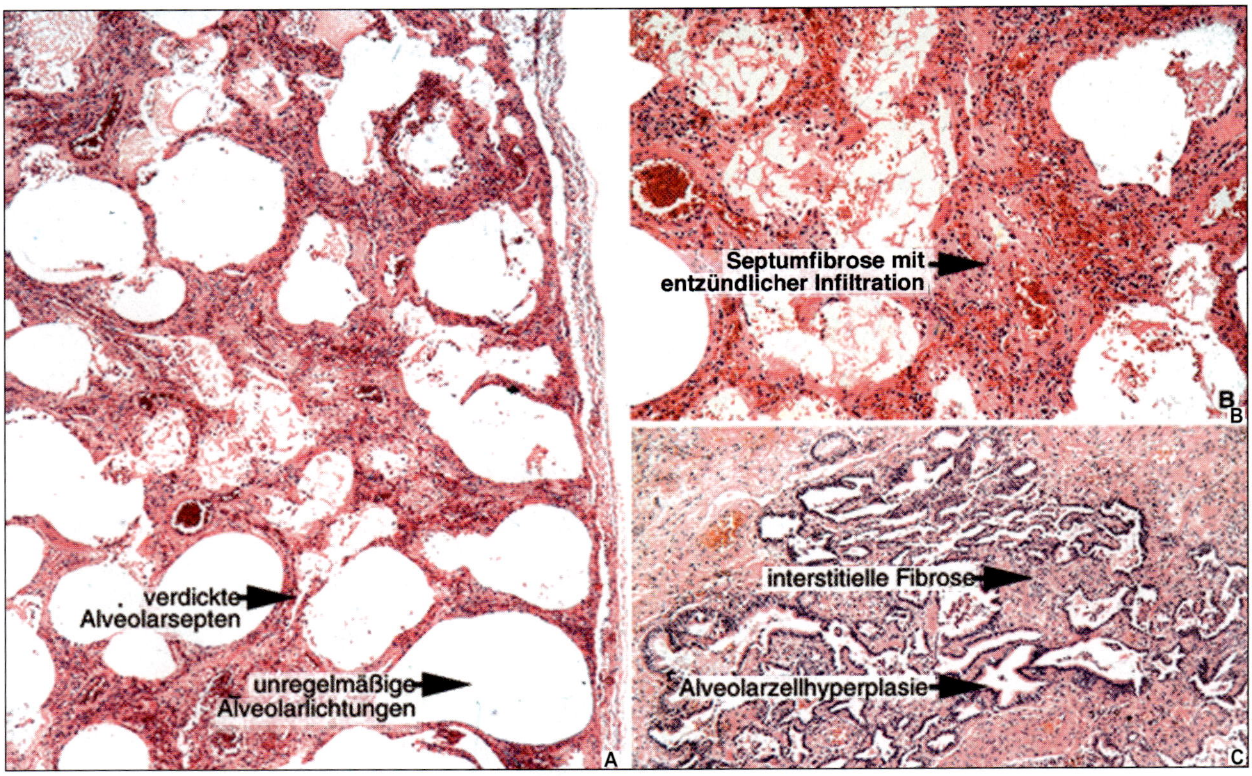

Abb. 30. Lungenfibrosen. A: Die Alveolarsepten sind fibrotisch verdickt; sie begrenzen die durch Druckbeatmung unregelmäßigen geformten Aveolarlichtungen. **B:** Die stärkere Vergrößerung zeigt die verdickten Alveolarsepten mit einer kollagenfaserreichen Fibrose und einer leichten entzündlichen Infiltration. Diese Veränderungen kommen symptomatisch nach Einwirkung verschiedener Noxen vor. **C:** Die idiopathische Form **(Hamman-Rich-Krankheit)** zeigt – neben einer interstitiellen Fibrose – Alveolarlichtungen, die von einem Zylinderepithel ausgekleidet werden.

Man unterscheidet Asbestkörperchen (eisenhaltige Körperchen mit einem zentralen Faden und kleinen Körpern) von Pseudoasbestkörperchen (zentralen, segmentierten Körper und sind an beiden Enden kolbenartig verdickt). Ihre rostbraune Farbe ist auf einen Eisenmantel zurückzuführen.

3 **Pleuraplaques.** Kollagenfaserreiche hyalinisierte Plaques im Bereich der Pleura parietalis und des Zwerchfells.

Interstitielle Lungenfibrose

Vorbemerkungen. Diffuse oder umschriebene Vermehrung der kollagenen Fasern im Lungeninterstitium mit Neigung zur Schrumpfung. Eine interstitielle Lungenfibrose wird durch eine Entzündung des Lungengerüsts hervorgerufen: Virusinfekte, Kollagenkrankheiten (Sklerodermie), allergische Reaktionen (Vogelexkremente, Milbenstaub), Bestrahlung, Einwirkung von Medikamenten (Appetitzügler), inhalative Aufnahme von exogen-aerogenen Noxen (Tabakrauch, Mischstaub, Hartmetalle) oder nach einem Schock mit Lungenbeteiligung IRDS, ARDS). Häufig bleibt die Ätiologie ungeklärt, so z. B. beim **Hamman-Rich-Syndrom**.

Die klinisch-röntgenologische Verdachtsdiagnose wird durch die Lungenbiopsie bestätigt. Oft gelingt nur histologisch die Bestimmung der Ursache, die von prognostischer und therapeutischer Bedeutung ist.

Histopathologische diagnostische Kriterien

1 **Interstitielle Entzündung.** Lymphoplasmazelluläre Infiltrate mit gewucherten Histiozyten und Fibroblasten in einem faserreichen Gewebe (verdickte Alveolarsepten und kollabierte Alveolen). Je nach Ursache ist die fibrosierende Alveolitis besonders ausgeprägt, so z. B. bei der Raucher- oder Kondensatalveolitis.

2 **Kompression** oder **kleinzystische Umwandlung der terminalen Lufträume**, die von einem kubisch-metaplastischen Alveolarepithel ausgekleidet werden.

3 **Adenomatoide Hyperplasie beim Hamman-Rich-Syndrom.** Es kommt zu einer wabig-adenomatoiden Transformation des Lungengewebes durch bronchioläre Hyperplasie.

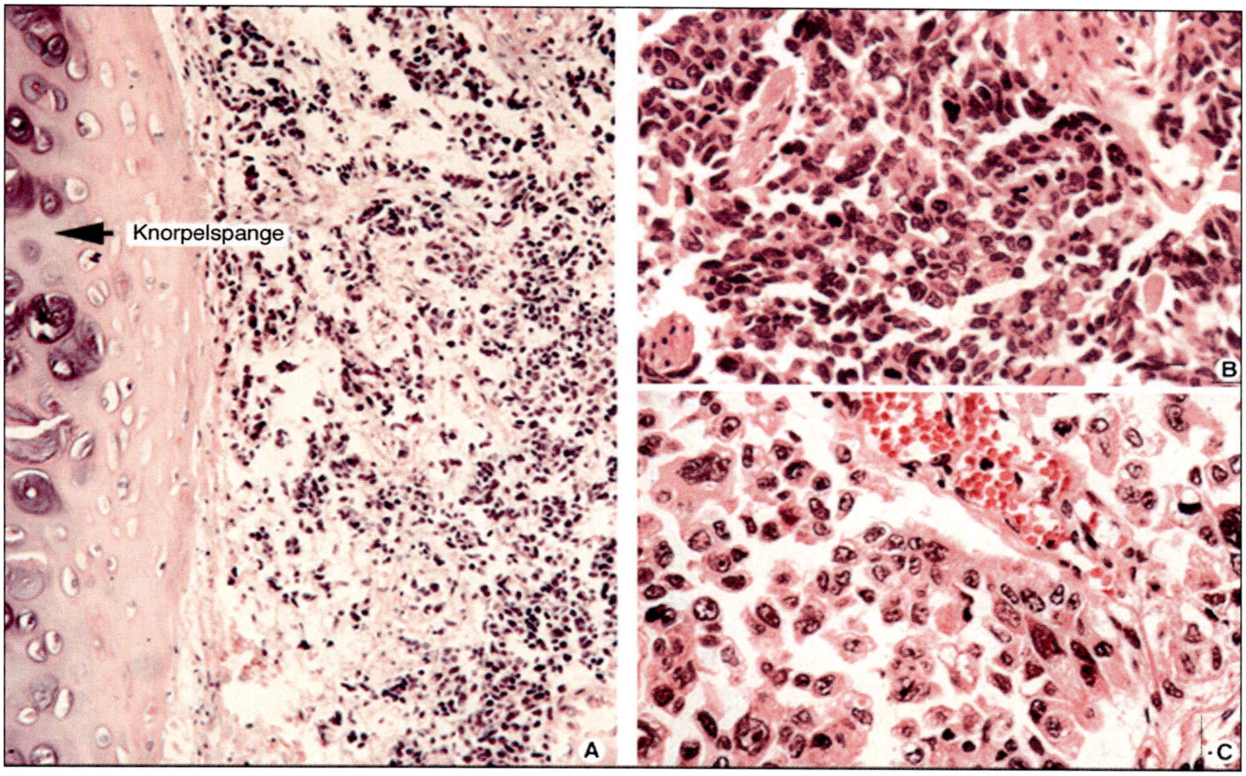

Abb. 31. Anaplastische Lungenkarzinome. A: Die Abbildung zeigt die Knorpelspange eines Bronchus, der von einem kleinzellig anaplastischen Karzinom infiltriert wird. **B:** Bei mittlerer Vergrößerung stellen sich die Tumorzellen als weitgehend nacktkernig dar. Der Kern ist rundlich bis oval und sehr chromatindicht. **C:** Die Abbildung stellt ein **großzellig anaplastisches Karzinom** mit zytoplasmareichen und sehr polymorphen Tumorzellen dar.

Anaplastisches Lungenkarzinom

Vorbemerkungen. Systematik der Lungenkarzinome: Jeweils 30% aller Lungenkarzinome sind kleinzellige Karzinome, Plattenepithelkarzinome oder entdifferenzierte Karzinome. Die restlichen 10% umfassen das drüsenbildende Adenokarzinom und das bronchioloalveoläre Karzinom. Bei genauer zytologischer und histologischer Differenzierung (Sonderfärbungen, Elektronenmikroskopie, Histochemie und Immunhistologie) nimmt die Häufigkeit der kleinzelligen Karzinome und der Plattenepithelkarzinome zu, die der undifferenzierten Karzinome ab. Das Lungenkarzinom stellt beim Mann den häufigsten bösartigen Tumor dar. Differenzialdiagnostisch ist die – ebenso häufig vorkommende – hämatogene Lungenmetastase abzugrenzen, insbesondere wenn sie röntgenologisch als isolierter Rundherd vorkommt.

Histopathologische diagnostische Kriterien

1 **Histologische Kriterien der Malignität.** Es handelt sich um einen infiltrierend wachsenden Tumor, der die Bronchuswand durchsetzt und auf die Alveolarlichtungen übergreift.

2 **Zytologische Befunde**
a) Kleinzelliges Bronchialkarzinom. Die Tumorzellen sind klein, fast nacktkernig und weisen einen rundlichen (lymphozytenähnlichen), spindelzelligen (haferzellähnlich) oder polygonalen, sehr chromatindichten Kern auf. Quetschungsartefakte (lang gestreckte fädige Kerne) sind sehr typisch.

b) Beim **großzellig anaplastischen Karzinom** sind die Tumorzellen groß und weisen reichlich Zytoplasma auf. Zell- und Kernpolymorphie sowie große Nukleolen beherrschen das zytologische Bild. Mehrkernige Tumorriesenzellen kommen vor.

3 **Entdifferenzierter Tumor.** Histologische oder zytologische Zeichen einer Differenzierung fehlen. Drüsen, Hornlamellen oder Verschleimung lassen sich nicht finden.

4 **Tumornekrosen.** In den zelldichten Tumoranteilen findet man häufiger eosinrote Nekrosen mit Kerntrümmern.

5 **Nachweismethoden.** Die immunhistologischen Marker sind inkonstant, dies trifft auch für epitheliale Marker zu. Häufiger positiv ist beim kleinzelligen Karzinom MAK, beim großzelligen Karzinom CEA. Ferner lassen sich in den Tumorzellen nicht selten Hormone und hormonartige Substanzen (ACTH, Serotonin, Kalzitonin, Parathormon u. a. = endokrine Paraneoplasien) immunhistologisch nachweisen.

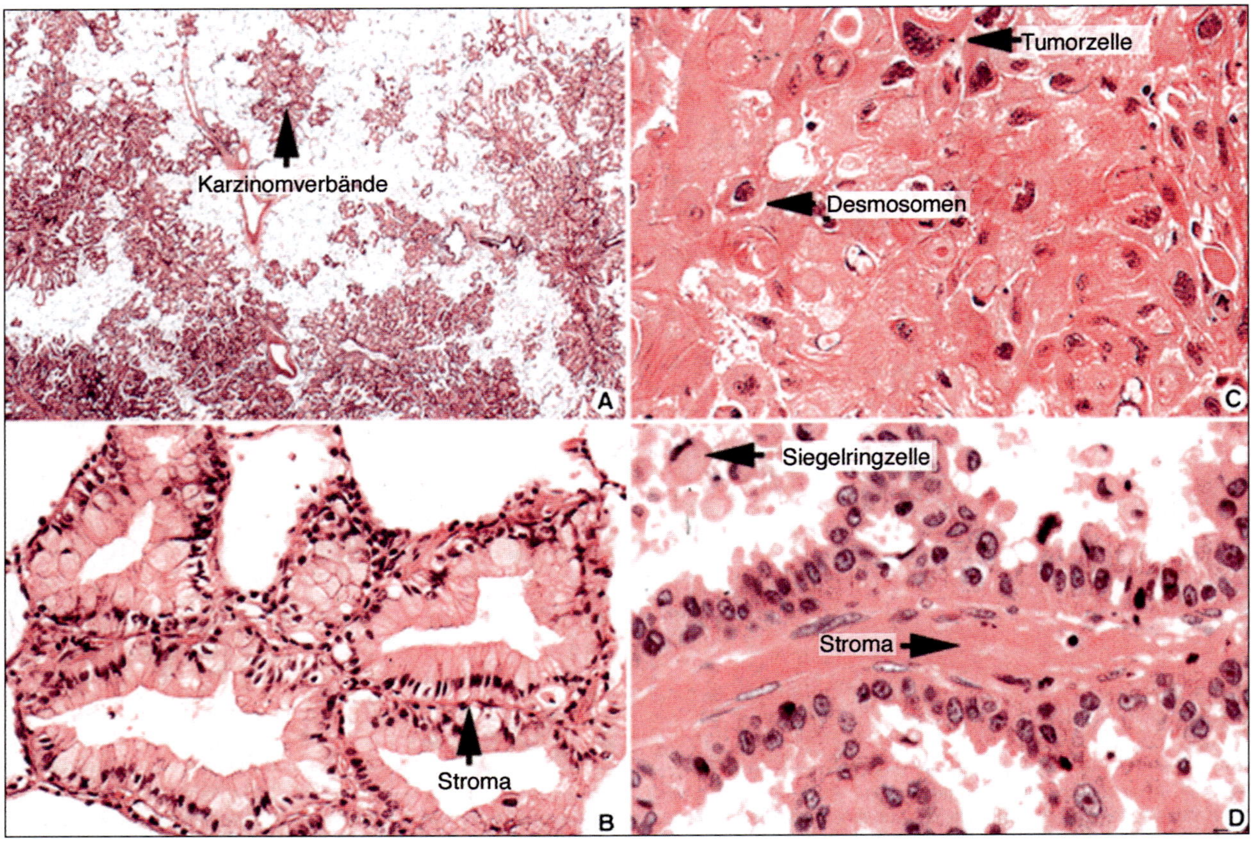

Abb. 32. Differenzierte Lungenkarzinome. A: Die Abbildung zeigt ein **bronchioloalveoläres Karzinom** in der Übersicht. Typisch sind die herdförmige Anordnung der Tumorverbände und die hohen Tumorzellen **(B)**, die die Alveolarlichtungen austapezieren. In **Abbildung C** ist ein **leicht verhorntes Plattenepithelkarzinom** mit Desmosomen zwischen den Tumorzellen zusehen. **D:** Das **Adenokarzinom** besteht aus Tumorgewebe mit drüsigen Strukturen, die papillär angeordnet sein können. Das Tumorstroma ist reichlich vorhanden.

Differenzierte Lungenkarzinome

Vorbemerkungen. Neben den anaplastischen Karzinomen treten in der Lunge auch Adenokarzinome, bronchioloalveoläre Karzinome und Plattenepithelkarzinome auf. Adenokarzinome kommen bei Frauen und Nichtrauchern häufiger vor. Bronchioloalveoläre Karzinome (frühere Bezeichnung »Alveolarzellkarzinom«) liegen multizentrisch vor und bleiben zunächst auf die Lungen beschränkt. Plattenepithelkarzinome gehören zu den häufigsten Lungenneubildungen; sie bilden große Primärtumoren, die zentral nekrotisch zerfallen können.

Klinisch-pathologische Korrelation. Die Abgrenzung der verschiedenen Tumorarten ist prognostisch und therapeutisch relevant. Bei den anaplastischen Karzinomen ist die Prognose schlecht (frühzeitige Metastasierung, häufige Rezidive); sie sprechen auf Chemotherapie an. Bronchioloalveoläre Karzinome bleiben über längere Zeit lokal und setzen erst spät lokale Lymphknotenmetastasen.

Histopathologische diagnostische Kriterien

1 **Bronchioloalveoläres Karzinom.** Der Tumor bildet multiple kleine, diffus verteilte Herde in der Lunge, die makroskopisch und röntgenologisch eine Miliartuberkulose vortäuschen. Bei stärkerer Vergrößerung sieht man einen Tumor aus Zylinderepithelien (Abkömmlinge der Pneumozyten Typ II), die die Alveolarlichtungen austapezieren. Neubildungen, die von den Clara-Zellen ausgehen, weisen eine leichte apikale PAS-positive Verschleimung auf.

2 **Plattenepithelkarzinom.** Die Neubildung zeigt eine ausgeprägte Zell- und Kernpolymorphie sowie Mitosen. Die genaue histogenetische Einordnung setzt voraus, dass eine Verhornung und/oder Interzellularbrücken zwischen den Tumorzellen nachgewiesen werden.

3 **Adenokarzinom.** Das Adenokarzinom der Lunge bildet unterschiedlich große Hohlräume und reichlich Stroma zwischen den Karzinomverbänden. Es kommen auch papilläre Formationen vor, die in die Lichtungen ragen. Die Tumorzellen bilden PAS-positiven Schleim; abgeschilferte Tumorzellen stellen sich als Siegelringzellen dar.

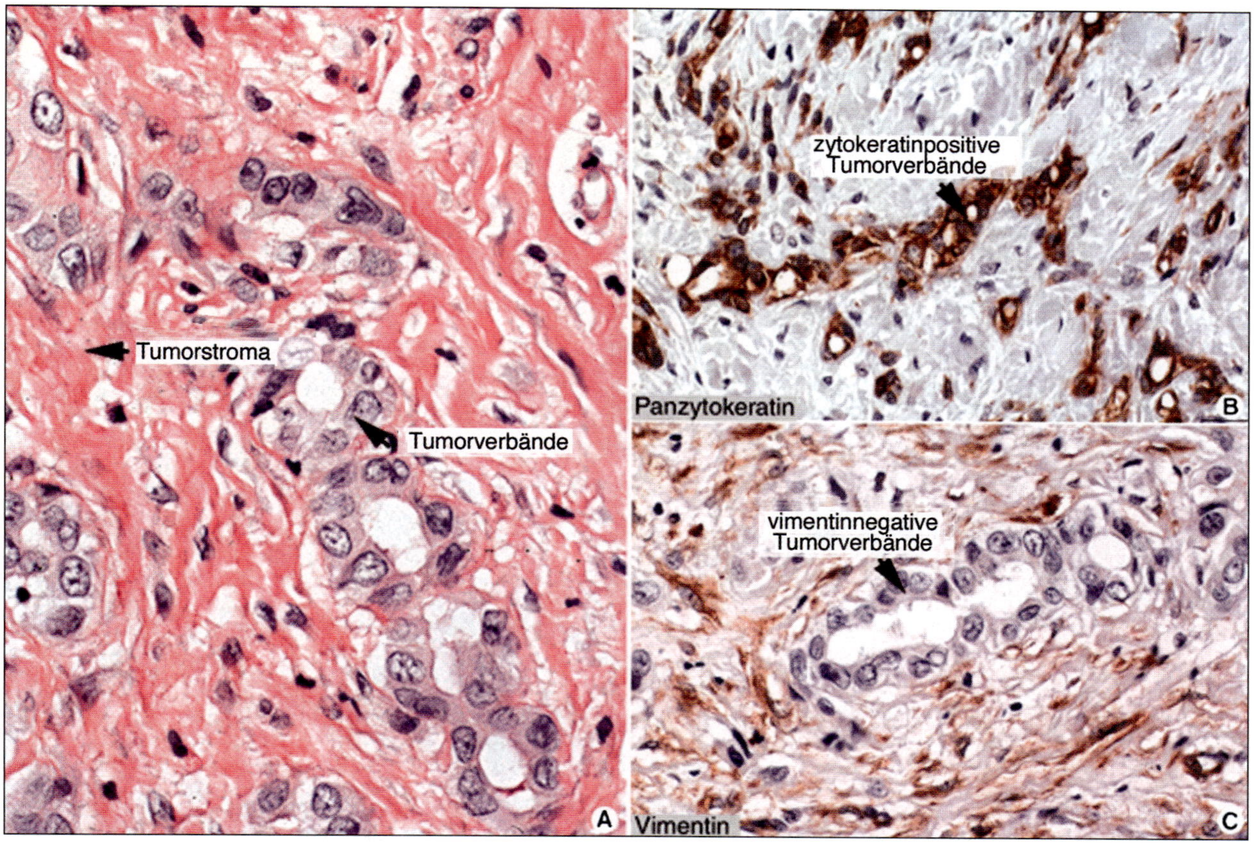

Abb. 33. Pleuramesotheliom vom biphasischen Typ. A: In einem faserreichen Stroma liegen Tumorverbände mit einem drüsigen Aufbau. Sie erinnern an ein Adenokarzinom. Die Zellkerne sind polymorph und schließen große Nukleolen ein. **B:** Der drüsige Anteile ist immunhistochemisch Panzytokeratin-positiv. **C:** Der Stromaanteil lässt sich selektiv mit Vimentin darstellen, die Tumorzellen sind negativ.

Pleuramesotheliom

Vorbemerkungen. In der Pleura kommen gut- und bösartige Mesotheliome sowie Metastasen vor. Die Primärtumoren können mesothelialen (Mesotheliome) oder submesothelialen Ursprungs (Fibrome, Fibrosarkome) sein. Die Asbestose zählt zu den wichtigsten Ursachen eines Pleuramesothelioms, allerdings meist erst Jahrzehnte nach der Exposition. Pleuramesotheliome sind seltene Neubildungen.

Kausalpathogenetisch ist immer zunächst an eine Asbestose zu denken. Die Asbestkörperchen sind nicht in der Pleura, sondern im Lungenparenchym zu suchen (Lungenbiopsien, operativ gewonnenes Lungengewebe, Obduktion).

Eine besondere Form eines Pleuratumors ist das Fibrom/Fibrosarkom. Diese Neubildungen werden sehr groß und können mit einer paraneoplastischen Hypoglykämie einhergehen.

Histopathologische diagnostische Kriterien

1 **Gutartige fibrosierte Pleuramesotheliome** sind isolierte, an der Oberfläche der Pleura visceralis sich vorwölbende Neubildungen, die sehr kollagenfaserreich sind. Ähnliche Plaques treten auch auf der pleuralen Seite des Zwerchfells auf.

2 Das **maligne Pleuramesotheliom** breitet sich flächenhaft aus und ummauert die Lunge. Histologisch unterscheidet man folgende Sonderformen:

a) Epitheliale Mesotheliome zeigen einen tubuloalveolären Aufbau und erinnern an ein Lungenadenokarzinom.

b) Sarkomatöse Mesotheliome sind sehr zell- oder kollagenfaserreich.

c) Biphasische Mesotheliome bestehen aus einer epithelialen und einer sarkomatösen Komponente.

3 **Immunhistologisches Muster.** Pleuramesotheliome sind Zytokeratin- (100%), EMA- (80%) und Vimentin-positiv (40%) sowie CEA-negativ (70% der Adenokarzinome sind dagegen positiv).

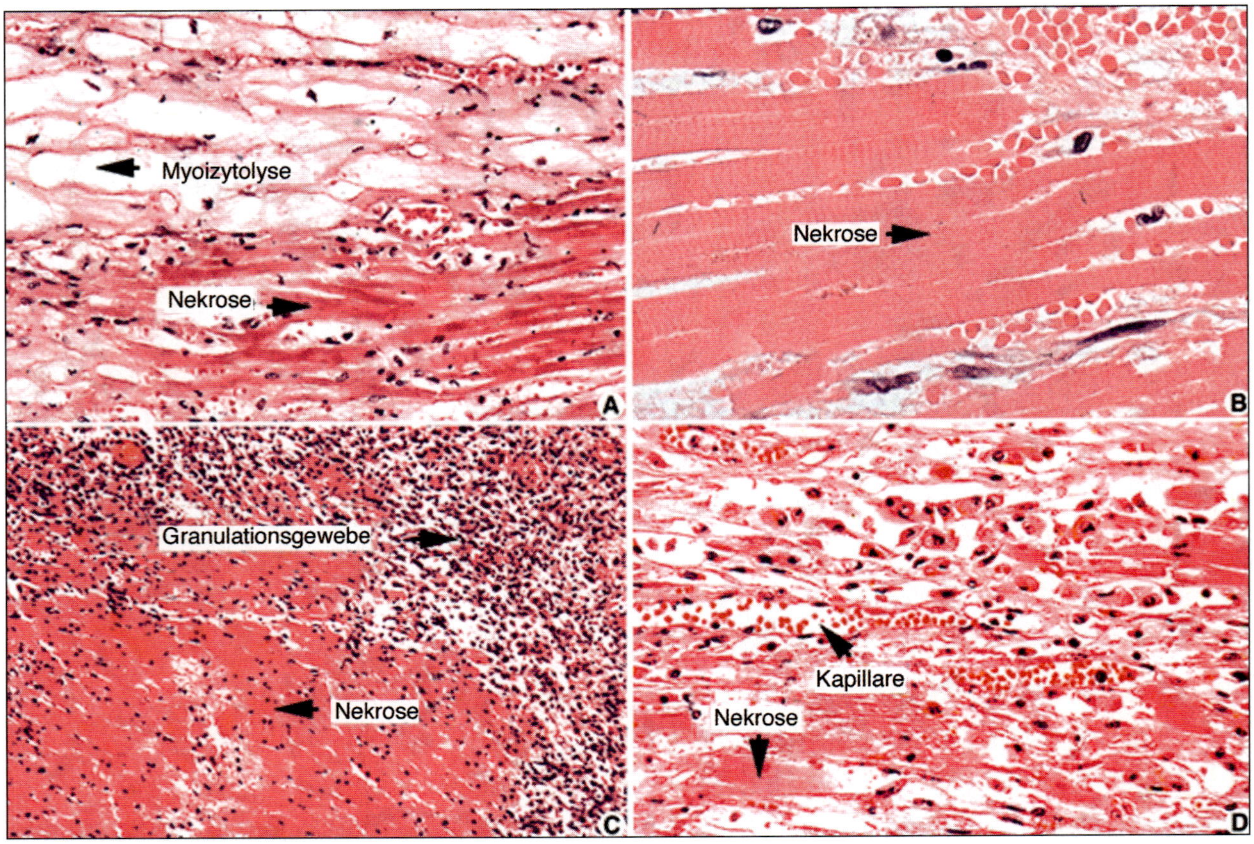

Abb. 34. Myokardinfarkt. A–B: Man sieht einen frischen Myokardinfarkt mit kernlosen, verstärkt eosinroten Myokardfasern und Myokardiozytolysen. In **Abbildung C** wird die eosinrote Nekrose von einem leukozytenreichen Wall demarkiert. In **Abbildung D** sind die nekrotischen Fasern weitgehend durch ein kapillarreiches Granulationsgewebe abgebaut.

Myokardinfarkt

Vorbemerkungen. Anämische Koagulationsnekrose der Herzmuskulatur durch einen kritischen Sauerstoffmangel, der eine bestimmte Dauer überschreitet. Man unterscheidet die kleinfleckigen, isolierten oder multiplen Nekrosen von den größeren, kompakten, evtl. transmuralen (»echten«) Infarkten. Letztere gehen in bis zu 90% der Fälle mit einer deutlichen, meist arteriosklerotisch bedingten Einengung des versorgenden Kranzarterienastes einher. Kleine Herzmuskelnekrosen können auch bei CO-Intoxikation, Septikopyämie und anderen entzündlichen Grunderkrankungen vorkommen. Der Untergang von einzelnen Muskelfasern wird als »Myozytolyse« bezeichnet. Zu den **Frühkomplikationen** zählen: Schock, Herzrhythmusstörungen, Wandperforation mit Blutung in die Perikardhöhle (Herzbeuteltamponade) oder nach Links-Rechts-Shunt nach Ventrikelperforation, Abriss eines Papillarmuskels mit Herzklappeninsuffizienz.

Histopathologische diagnostische Kriterien

1 **Histologische Zeichen der frischen Gewebenekrose**
a) Verlust der Kernzeichnung. Die Kerne sind vollständig aufgelöst oder nur noch schattenhaft darstellbar.
b) Verlust der Querstreifung des Sarkoplasma. Das Zytoplasma (Sarkoplasma) der Herzmuskelfasern ist homogen.
c) Die **verstärkte Azidophilie des Sarkoplasma** ist typisch für eine Koagulationsnekrose.
d) Bei der **Myozytolyse** wird der Zellinhalt (Sarkoplasma) herausgelöst, sodass nur noch optisch leere Schläuche zurückbleiben. Die Kernzeichnung kann noch nachweisbar sein.

2 **Hyperämische Randzone oder leukozytäre Demarkation der Nekrose.** Der Infarkt wird von hyperämischen Gefäßen sowie von Erythrozyten umgeben. Später wird dieser hämorrhagische Randsaum durch dichte Ansammlungen von segmentkernigen Leukozyten ersetzt (leukozytäre Demarkation).

3 **Beginnende Organisation (nach dem 3. bis 5. Tag).** Proliferation von Fibroblasten und Kapillaren im Randbereich. Die nekrotischen Muskelfasern zerfallen und sind nur noch als kleine eosinrote Zellreste nachweisbar.

4 **Koronarsklerose/-thrombose** (siehe Präparat 46)

Differenzialdiagnose: Kleinere Parenchymnekrosen kommen bei verschiedenen Formen einer Myokarditis (Diphtherie, septikopyämische Abszesse) vor.

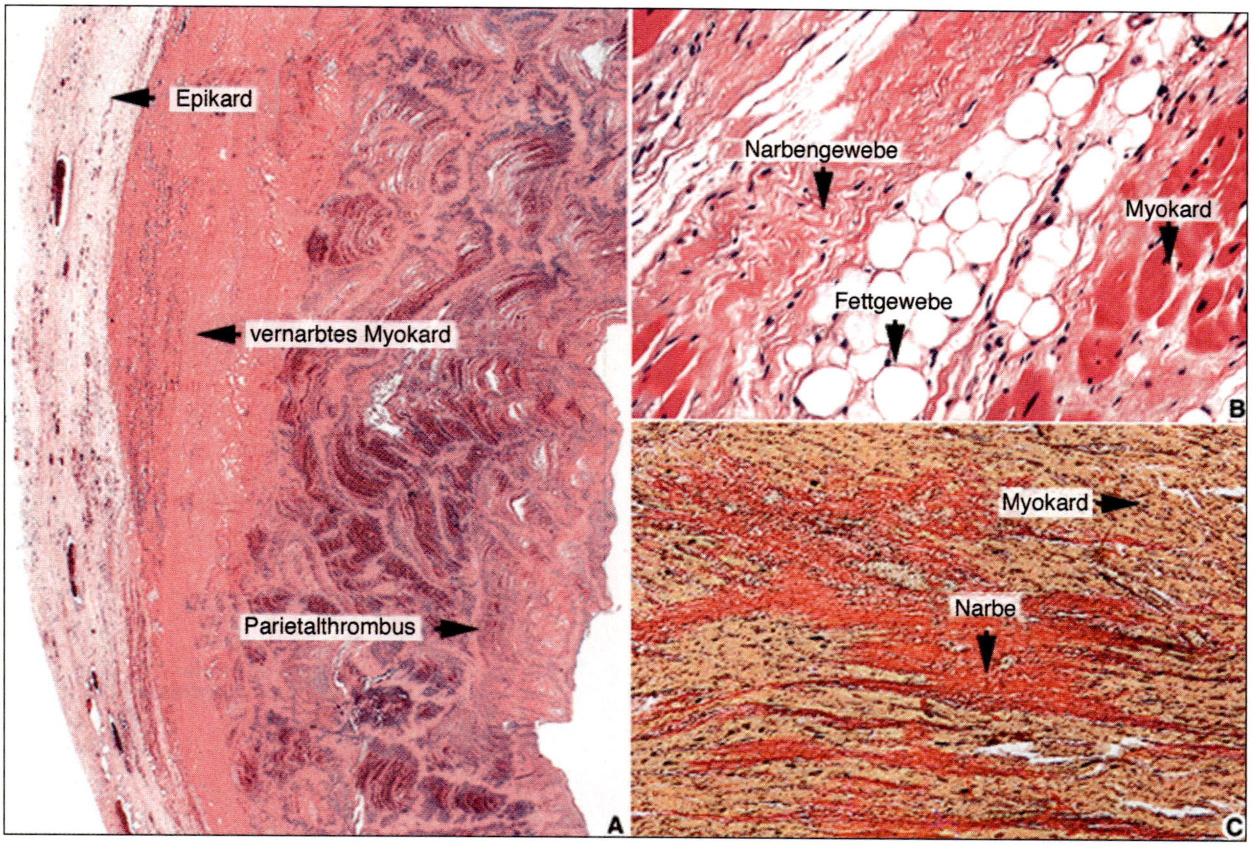

Abb. 35. Spätveränderungen eines Myokardinfarktes. A: Querschnitt durch die linke Herzkammerwand. Außen das verdickte Epikard, in der Mitte das kollagenfasereiche Narbengewebe, das das Myokard weitgehend ersetzt und innen (rechts) ein geschichteter Parietalthrombus. **B: Alte Infarktnarben** bestehen aus einem kollagenfaserreichen Bindegewebe, das Fettzellen einschließt. **C:** Besonders deutlich ist die narbige Kollagenfaserneubildung in der Gieson-Färbung: Das ortsständige Muskelgewebe stellt sich gelb, die Narbe rot dar.

Myokardinfarktnarbe

Vorbemerkungen. Kollagenfaserreiche und zellarme Narbe im Herzmuskel als Restzustand eines Myokardinfarktes. Nach einer Herzmuskelnekrose (Infarkt) kommt es zur Organisation. Das nekrotische Gewebe wird durch ein Granulationsgewebe (Kapillaren, Entzündungszellen und Fibroblasten) aufgelöst, abgebaut und in ein Narbengewebe umgewandelt. Dieser Prozess dauert – je nach Infarktgröße – Wochen bis Monate. Die Granulationsfront schiebt sich wöchentlich ca. 1 mm gegen die Nekrose vor.

Auch im Stadium einer Myokardinfarktvernarbung können **Komplikationen** auftreten, so z. B. die Ausbildung eines chronischen Herzwandaneurysmas mit parietalen Thromben (Quelle von Embolien im großen Kreislauf). Die Herzwand ist stark verschmälert und besteht nur noch aus Epikard (außen) und verdicktem Endokard (innen). Dazwischen liegt die Myokardnarbe aus kollagenfaserreichen Bindegewebe. Die Innenfläche der Narbe wird häufiger von einem Abscheidungsthrombus ausgefüllt.

Histopathologische diagnostische Kriterien

1 **Narbe.** Ersatz des Parenchyms (Muskelfasern) durch ein kollagenfaserreiches, zellarmes Bindegewebe. Diese Narben sind unterschiedlich groß (schon mit bloßem Auge erkennbar) und zackig begrenzt. Die neugebildeten kollagenen Fasern sind wellenförmig gestaltet. Ältere Narben schließen Fettzellen ein. Die Narbe stellt sich Gieson-rot dar.

2 **Muskelfaserhypertrophie.** Die noch erhaltenen Muskelfasern in der Umgebung der Narbe sind hypertrophiert, das heißt sie sind verdickt und weisen einen tonnenförmigen, hyperchromatischen Zellkern auf.

3 **Endokardveränderungen.** Das benachbarte Endokard kann verdickt sein (Vermehrung der kollagenen und elastischen Fasern = Endokardfibrose). Unter dem Endokard findet man häufiger noch vereinzelte erhaltene Muskelfasern: Sie werden von der Lichtung her »per diffusionem« ernährt. Auf der Endokardoberfläche lassen sich gelegentlich alte, narbig organisierte Parietalthromben nachweisen.

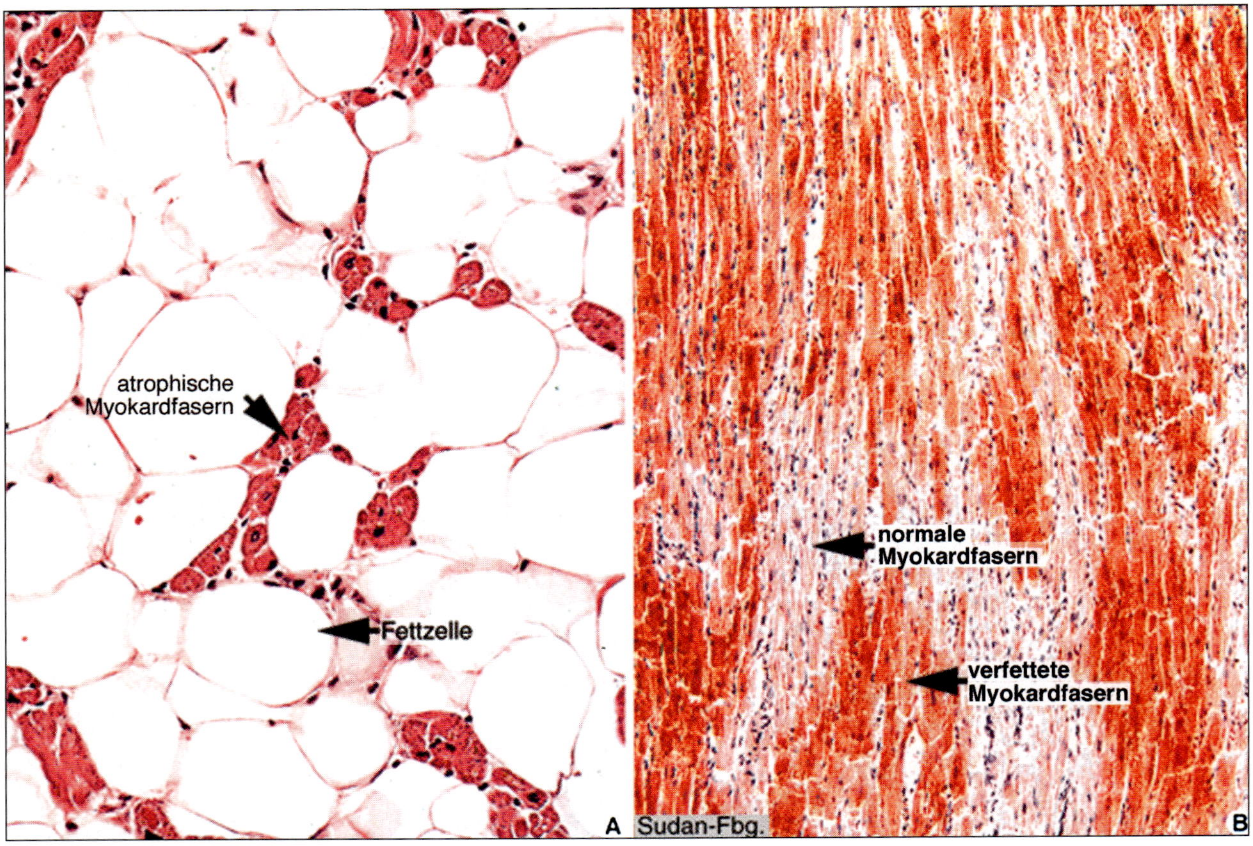

Abb. 36. Lipomatose. A: Ausgeprägte **Fettzelldurchwachsung** des Myokards. Zwischen den Fettzellen mit der großen, optisch leeren Zytoplasmavakuole finden sich vereinzelte weitgehend atrophische Myokardiozyten. **B: Verfettung der Herzmuskelfasern**. Die verfetteten Muskelfasern zeigen in der Sudanfärbung eine orangerote Farbe.

Myokard: Lipomatose – Tigerung

Vorbemerkungen. Als Lipomatose (Fettzelldurchwachsung oder Adipositas cordis) bezeichnet man eine Vermehrung von Fettzellen zwischen den Muskelfasern. Normalerweise ist das Fettgewebe nur subepikardial – über der Vorderwand des rechten Ventrikels sowie entlang des Sulcus coronarius – gut entwickelt. Unter pathologischen Bedingungen findet man vermehrt Fettzellen auch in der Wand des linken Herzens. Die Fettzellausbreitung kann bis unter das Endokard reichen. Bei einer Verfettung der Myokardfasern lassen sich sudanpositive Fetttropfen in den Kardiomyozyten nachweisen.

Eine Lipomatosis cordis ist meist Ausdruck einer allgemeinen Fettsucht. Der Befund ist in der Regel nicht von klinischer Bedeutung. Eine ausgeprägte Fettzelldurchwachsung der Wand des linken Ventrikels wird als mögliche Ursache einer Herzinsuffizienz diskutiert. Der Nachweis einer Herzmuskeltigerung ist Ausdruck eines schweren chronischen Sauerstoffmangels im Rahmen einer ausgeprägten Anämie, seltener als Zeichen einer CO-Intoxikation.

Histopathologische diagnostische Kriterien

1 **Fettzelldurchwachsung.** Histologisch sieht man reifes Fettgewebe, das das Myokard durchsetzt. Bei ausgeprägten Fällen sind nur kleine Gruppen von gering atrophischen Herzmuskelfasern nachzuweisen. Umschriebene Ansammlungen von Fettzellen werden in alten Myokardnarben beobachtet.

2 **Die Verfettung der Herzmuskelfasern** manifestiert sich in der Sudanfärbung als streifenförmige orangegelbe Verfärbungen. Dazwischen liegen normale, das heißt fettfreie Myokardiozyten. Das Verteilungsmuster hängt vom Verlauf der versorgenden Blutgefäße ab.

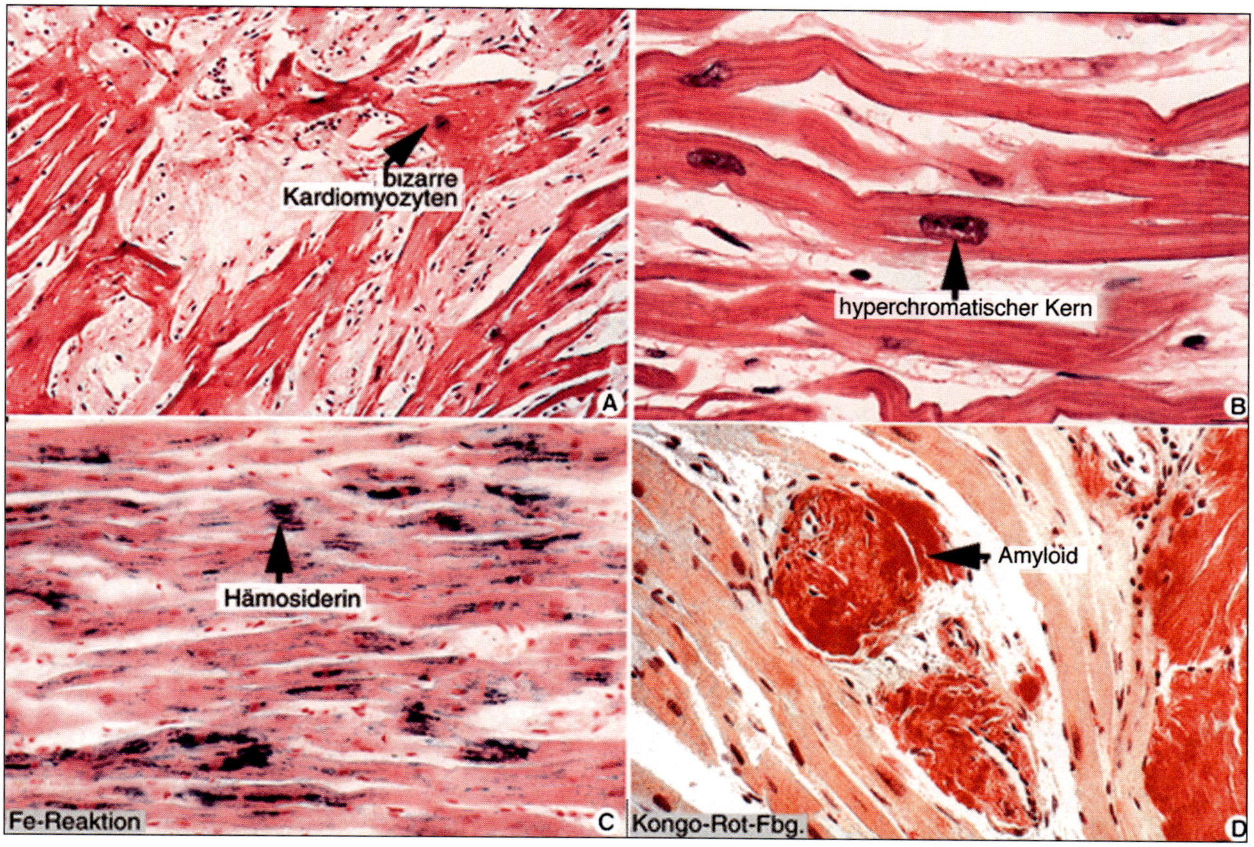

Abb. 37. Kardiomyopathien. A: Primäre Kardiomyopathie vom obstruktiven Typ. Die Muskelfasern sind sehr bizarr (teilweise Y-förmig) gestaltet. **B:** Bei der **dilatativen primären Kardiomyopathie** zeigen die Kardiomyozyten einen großen, hyperchromatischen, tonnenförmig gestalteten Kern und ein schmales Zytoplasma. **C:** Zu den **sekundären Kardiomyopathien** zählt die **Myokardsiderose**. Dabei kommt es zu Hämosiderinablagerungen (blau in der Berliner-Blau-Reaktion) im Zytoplasma. **D:** Auch die **Herzamyloidose** ist eine sekundäre Kardiomyopathie. In der Kongo-Rot-Färbung stellen sich die Amyloidablagerungen im Zwischengewebe orangerot dar.

Kardiomyopathien

Vorbemerkungen. Es handelt sich um Myokardveränderungen, die nicht durch Entzündungen, Sauerstoffmangel oder Hypertonie hervorgerufen werden. Sie können primär idiopathisch entstehen oder sekundär als Folge einer Stoffwechselstörung morphologisch und klinisch manifest werden. **Klinisch** wird eine Kardiomyopathie durch eine allgemeine Vergrößerung des Herzens (Kardiomegalie) manifest, die auf eine Massenvermehrung bevorzugt im Bereich der Ventrikelwand oder durch ventrikuläre Dilatation (dilatative Kardiomyopathie) hervorgerufen wird.

Histopathologische diagnostische Kriterien

1 Primäre Kardiomyopathien

a) Bei der **obstruktiven Kardiomyopathie** treten sehr bizarr, zum Teil Y-förmige gestaltete Kardiomyozyten auf. Das Zwischengewebe zeigt eine diffuse Vermehrung der kollagenen und elastischen Fasern, besonders subendokardial.

b) Bei der **dilatativen Kardiomyopathie** liegen Veränderungen vor, die einer Herzmuskelhypertrophie entsprechen: Die Kerne sind groß, hyperchromatisch und tonnenförmig gestaltet. Die Herzmuskelfasern sind jedoch nicht verdickt, sodass keine Korrelation zwischen den großen Kernen und dem eher schmalen Sarkoplasma besteht.

c) Die **restriktive Kardiomyopathie** geht mit einer Einengung der Ventrikellichtung durch eine fibroelastische Endokardverdickung einher. Die Veränderung ist besonders deutlich in der EvG-Färbung zu erkennen.

2 Beispiele einer sekundären Kardiomyopathien (formale Pathogenese bekannt)

a) Myokardsiderose. Im Vordergrund stehen ausgedehnte Eisenablagerungen in den Kardiomyozyten, die besonders deutlich in der Berliner-Blau-Reaktion zu erkennen sind. Als Ursache liegt meist eine primäre Siderophilie (Hämochromatose) vor. Eine klinische Manifestation besteht nur bei einem Befall des Reizleitungssystems.

b) Herzamyloidose. Amyloidablagerungen kommen bei generalisierten Formen vor. Isolierte Amyloidosen des Herzmuskels liegen bei der senilen Form vor. Histologisch sieht man im Zwischengewebe umschriebene Ablagerungen eines eosinroten homogenen Materials. Dieses färbt sich mit Kongo-Rot metachromatisch an und zeigt eine gelbgrüne Doppelbrechung im polarisierten Licht.

c) Weitere bekannte Ursachen sind Kalkablagerungen (metastatische Kalzinose [Hyperparathyreoidismus]), Adriamycin (Chemotherapie maligner Tumoren), chronischer Alkoholismus, Kaliumstoffwechselstörungen, Fettzelldurchwachsung, Speicherkrankheiten (Glykogenose) u. a.

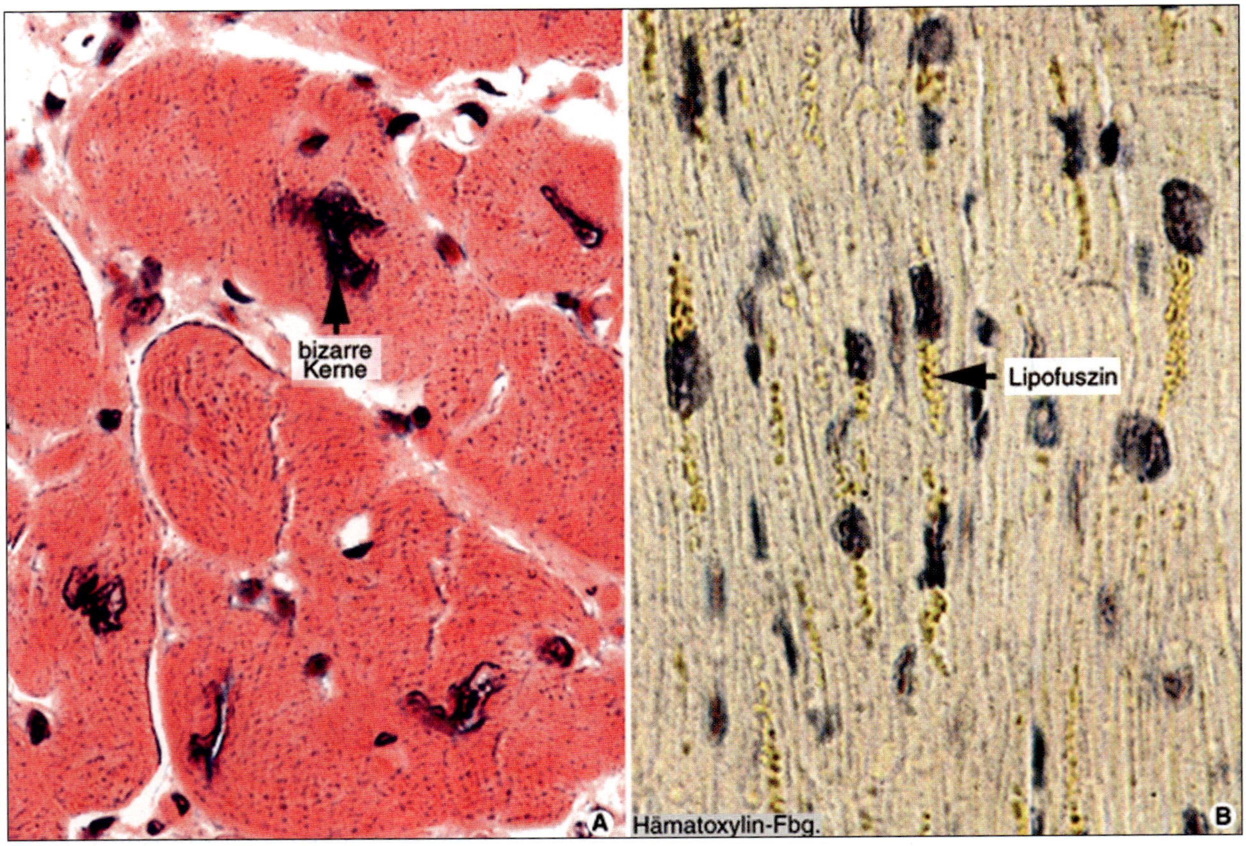

Abb. 38. A: Myokardhypertrophie. Bei einer Belastung des Myokards kommt es zu einer **Hypertrophie der Myokardfasern**. Diese erscheinen deutlich verdickt und schließen einen bizarren, hyperchromatischen Zellkern ein. **B:** Typisch für eine **Myokardatrophie** sind die verschmälerten Myokardiozyten. In Kernnähe zeigen sie Ablagerungen von Lipofuszin, ein goldgelbes, grobscholliges Pigment, das besonders gut zu erkennen ist, wenn man auf die Eosin-Färbung verzichtet.

Myokardhypertrophie

Vorbemerkungen. Eine verstärkte Anforderung an die Herzleistung kann sich nur durch eine Hypertrophie, d. h. Größenzunahme der einzelnen Kardiomyozyten manifestieren. Eine Hyperplasie (numerische Zellvermehrung) spielt keine oder nur eine untergeordnete Rolle. Eine Herzmuskelhypertrophie kann Folge einer Volumenbelastung (vermehrtes Füllvolumen eines Ventrikels bei Klappeninsuffizienz = exzentrische Hypertrophie) oder einer Druckbelastung (konzentrische Hypertrophie) bei Stenose der Aorten- und Pulmonalklappen sein. Zu den häufigsten Ursachen einer linksventrikulären konzentrischen Hypertrophie zählen: Hochdruckkrankheit, Aortenklappenstenose, Aortenisthmusstenose. Rechtsventrikuläre konzentrische Herzhypertrophien sind meist Folge eines pulmonalen Hochdrucks (z. B. im Rahmen einer Mitralstenose). Ursachen einer exzentrischen Hypertrophie sind links eine organische, rechts eine funktionelle Herzklappeninsuffizienz.

Histopathologische diagnostische Kriterien

1 **Hypertrophie der Herzmuskelfasern.** Die Myokardiozyten sind deutlich verbreitert. Bei einem Gewicht von mehr als 500 g kommt es zu einer Vermehrung des interstitiellen Bindegewebes (Fibrose).

2 **Polyploidisierung der Kerne der Myokardiozyten.** Die Kerne sind groß, hyperchromatisch und – auf einem Querschnitt – bizarr gestaltet. Kernhypertrophie und Hyperchromasie sind die Korrelate einer Polyploidisierung des DNS-Gehaltes, sodass Werte von 8c bis 32c und mehr vorkommen.

Myokardatrophie

Vorbemerkungen. Als Herzatrophie bezeichnet man einen Verlust an Herzgewicht (Werte unter 250 bis 300 g; bei einer posthypertrophischen Atrophie können die Werte höher sein). Eine Atrophie kommt im fortgeschrittenen Alter als Involution vor. Ferner ist der Begriff Atrophie von einer angeborenen Hypoplasie (kommt bei bestimmten komplexen Herzmissbildungen vor) abzugrenzen. Die klinische Bedeutung einer Herzatrophie hängt von der Ursache (Involution, allgemein verminderte Herzleistung oder Zeichen einer Kachexie) ab.

Histopathologische diagnostische Kriterien

1 **Atrophie der Myokardiozyten.** Verschmälerung der Herzmuskelfasern, sodass die Kerne »zusammenrücken«.

2 **Myokardlipofuszinose.** Im Sarkoplasma in Kernnähe wird ein goldgelbes, feinkörniges eisenfreies Pigment gespeichert.

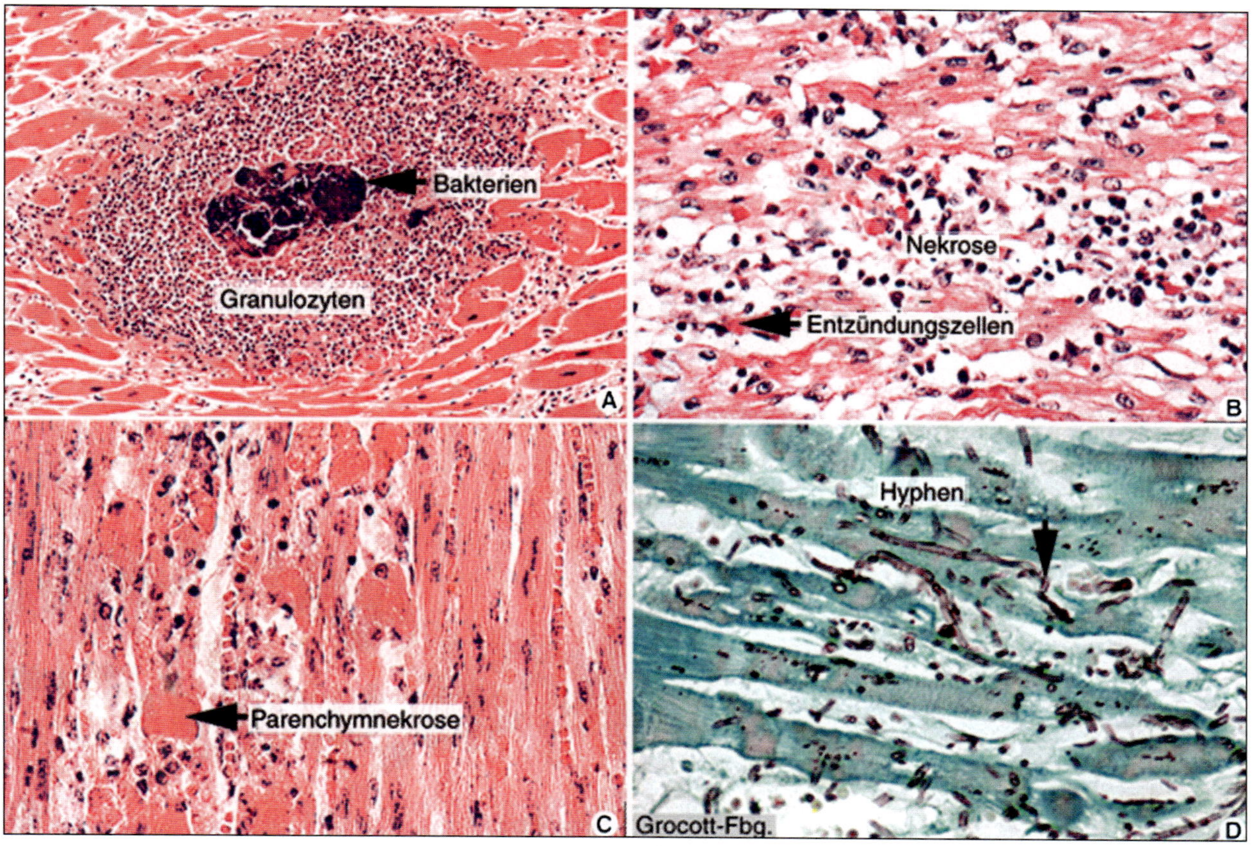

Abb. 39. Myokarditis. A: Bei einer **Septikopyämie** kommt es zu Ausscheidungsabszessen im Myokard. Man sieht herdförmige Ansammlungen von segmentkernigen Granulozyten, die sich um stark dunkelblau gefärbte Bakterienhaufen lagern. **B:** Bei einer **interstitiellen meist viralen Myokarditis** steht der Zerfall der Myokardiozyten im Vordergrund. Die Nekrose ruft eine zellige Reaktion hervor. **C:** Die **toxische parenchymatöse Myokarditis** ist durch ausgedehnte Nekrosen der Herzmuskelfasern charakterisiert. **D:** Zu den spezifischen Myokarditiden zählt die **Kandidamyokarditis**. *Candida albicans* (Myzelien) lässt sich selektiv in der Grocott-Färbung darstellen.

Myokarditis

Vorbemerkungen. Im Herzmuskel kommen akute und chronische, spezifische und unspezifische Entzündungen vor. Sie können lokal durch einen Erreger oder durch toxische Wirkung (parenchymatöse Myokarditis bei Diphtherie) entstehen. Eine eitrige Myokarditis manifestiert sich meist durch Mikroabszesse, die durch Absiedlung hämatogen verschleppter Eitererreger – im Rahmen einer Septikopyämie – entstehen. Als Erreger kommen grampositive Kokken (Strepto- und Staphylokokken) sowie gramnegative Stäbchen *(Escherichia coli, Proteus, Pseudomonas)*, seltener Pneumo- und Meningokokken in Frage. Auch Pilze (Kandida oder Aspergillus) können hämatogen streuen und im Myokard auftreten. Die interstitielle Myokarditis ist bevorzugt virusbedingt (Coxsackie-Infektion). Bei einer toxischen oder toxisch-infektiösen Myokarditis (Hypersensitivitätsmyokarditis, Begleitmyokarditis) stehen die Zelluntergänge im Vordergrund.

Bei unklaren Herzbeschwerden ist eine Endomyokardbiopsie zur weiteren diagnostischen Abklärung angebracht. Sie erlaubt eine Abgrenzung von entzündlichen oder ischämische Erkrankungen bzw. die Erfassung einer Kardiomyopathie. Mit der Diagnose »chronische Myokarditis« sollte der Pathologe zurückhaltend sein: Der Nachweis vereinzelter Lymphozyten im Zwischengewebe rechtfertigt noch nicht diese Diagnose.

Histologische diagnostische Kriterien

1. **Metastatisch-eitrige Myokarditis bei Septikopyämie**
   a) Mikroabszesse. Herdförmige, aber nicht abgekapselte Ansammlungen von segmentkernigen Leukozyten.
   b) Gewebeeinschmelzung im Bereich der Leukozytenansammlungen.
   c) Bakterienrasen. Dichte, aus kleinsten dunkelblauen Kugeln bestehende Bakterienansammlungen.
2. **Akute interstitielle Myokarditis bei Virusinfektion**
   a) Rundzellige Infiltration des Zwischengewebes.
   b) Zerfall von Muskelfasern, die als kleine eosinrote Massen zu erkennen sind.
3. **Parenchymatöse Myokarditis.** Es kommen Nekrosen von einzelnen oder Gruppen von Fasern vor. Diese stellen sich als eosinrote, homogene verklumpte Massen dar.
4. Zu den **spezifischen Myokarditiden** zählt der Herzmuskelbefall bei einer Pilzsepsis (z. B. Kandidose). Mit Spezialfärbungen (Grocott- oder PAS-Fbg.) lassen sich die Hyphen selektiv darstellen. Die entzündliche Reaktion im Zwischengewebe ist gering.

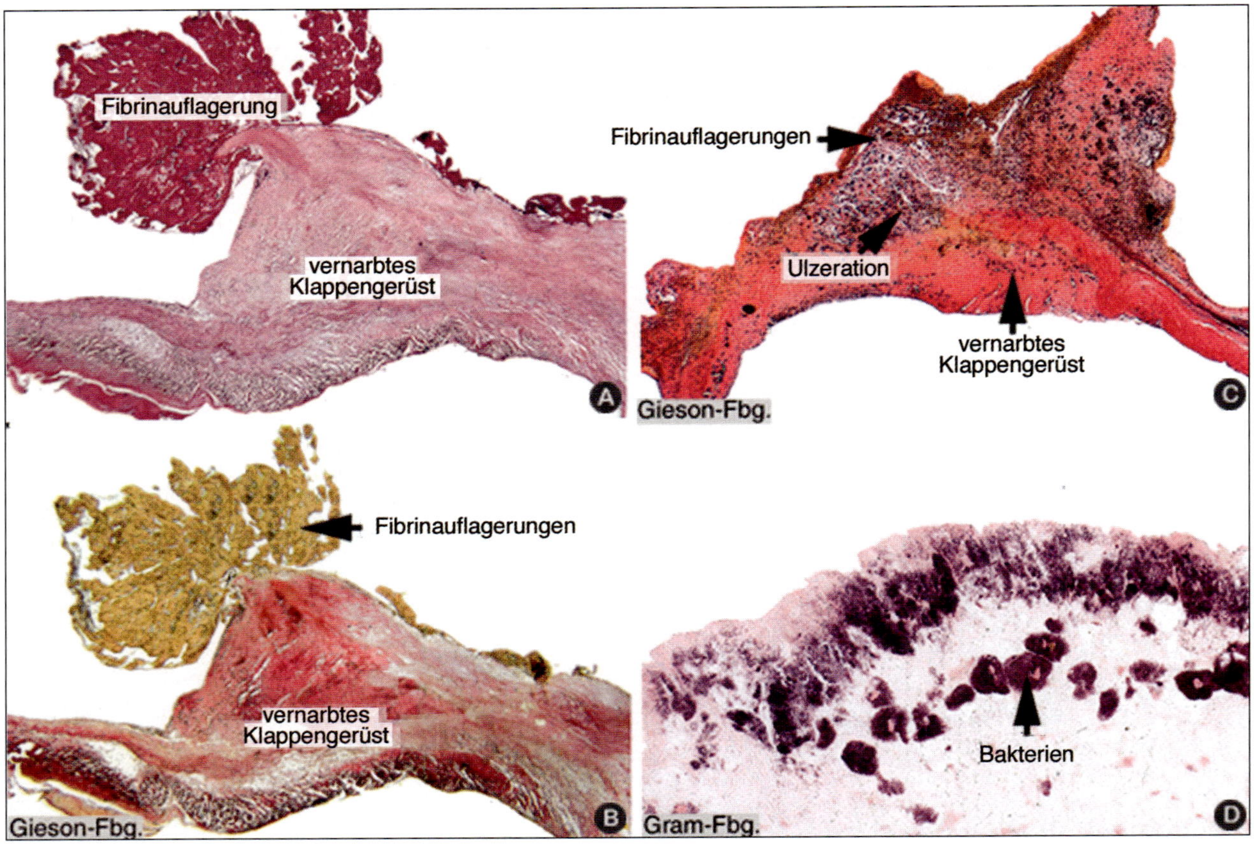

Abb. 40. Endokarditis. A: Die **abakterielle Endokarditis** zeigt verruköse, aus Fibrin und Thrombozyten bestehende Auflagerungen. Als Ausdruck einer rezidivierenden Entzündung ist die narbige Verdickung des Klappengrundgerüstes zu deuten. **B:** In der Gieson-Färbung sind das gelbe Fibrin und das rote Kollagen selektiv dargestellt. **C:** Bei der **bakteriellen Endokarditis** weisen die Auflagerungen auch Bakterien auf. Außerdem kommt es zu einer Zerstörung des Klappengrundgerüstes. **D:** Die Erreger (Bakterienkolonien) sind an der Oberfläche und im Stroma in der Gram-Färbung deutlich zu erkennen.

Endokarditis

Vorbemerkungen. Zu den Entzündungen des Endokards zählen bakterielle und abakterielle Formen. Typisch für eine abakterielle Endokarditis ist die Endocarditis verrucosa rheumatica. Bakteriell bedingte Endokarditiden gehen mit Geschwürsbildung (E. ulcerosa), thrombotischen Auflagerungen (E. polyposa) und Bakterienrasen einher. Erreger (Bakterien, Pilze oder Rickettsien) gelangen über eine Eintrittspforte in den Blutkreislauf und siedeln sich – häufiger auf einer bereits vorgeschädigten – Herzklappe (Missbildung, Endocarditis rheumatica) ab. Dies trifft besonders für die subakut verlaufende Endocarditis lenta (Streptokokken der Gruppe viridans) zu, während bei den akuten Formen durch Strepto- und Staphylokokken auch normale Klappen befallen sind.

Eine akute floride Endokarditis kann zu lokalen **Komplikationen** (Herzklappenfehler, Klappenperforation, Sehnenfadenruptur) führen. Ferner kann eine Endokarditis der Ausgangspunkt von Embolien (Niere, Milz, Gehirn), die sich bei einer bakteriellen Endokarditis als **Septikopyämie** manifestieren kann. Auch eine abgelaufene, weitgehend vernarbte Endokarditis kann Ursache von Krankheitssymptomen sein (Herzklappenfehler).

Histopathologische diagnostische Kriterien

1 **Abakterielle Endocarditis verrucosa**
  a) Frische eosinrote, Gieson-gelbe **Fibrinauflagerungen** auf der Klappenoberfläche.
  b) Häufig finden sich die **Zeichen einer Klappenvorschädigung**.

2 **Bakterielle Endocarditis ulcero-polyposa**
  a) Klappenulkus. Das fibröse Klappengerüst ist zerstört und von Leukozyten infiltriert. Die frische Nekrose ist homogen, eosinrot und kernlos.
  b) Thrombotische Auflagerungen. Auf der Oberfläche erkennt man weitgehend homogene, eosinrote Fibrinauflagerungen.
  c) Bakterienrasen. Teils herdförmige, teils lang gestreckte Ansammlungen von dunkelblau gefärbten Bakterien (Kokken).

3 **Zeichen einer Klappenvorschädigung.** Das Klappengrundgerüst ist narbig verdickt, kollagenfaserreich und zellarm. Es kann eine Vaskularisation im Klappenansatz mit vereinzelten neugebildeten Kapillaren in der Basis der Klappen vorliegen. Diese Veränderungen sind meist Ausdruck einer alten abgelaufenen Endocarditis rheumatica.

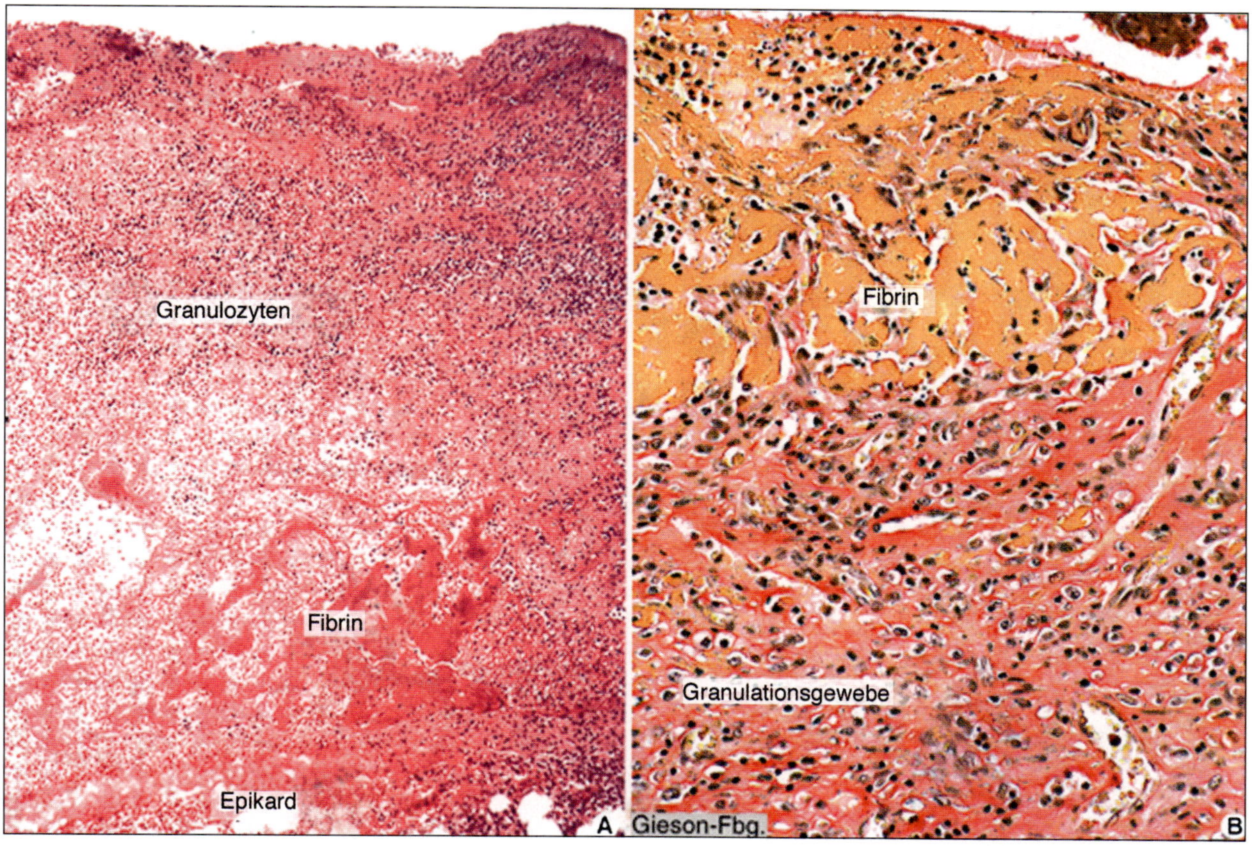

Abb. 41. Perikarditis. In **Abbildung A** sind die Epikardauflagerungen aus Fibrin und Granulozyten zu erkennen. Die **Abbildung B** zeigt eine fibrinöse Perikarditis mit den Zeichen der **Organisation**. Unten sieht man das Granulationsgewebe mit neugebildeten Kapillaren und roten kollagenen Fasern, oben die Reste des gelb gefärbten Fibrins.

Perikarditis

Vorbemerkungen. Die Entzündung der Perikardblätter geht meist mit einer fibrinösen Exsudation einher. Die Fibrinausschwitzungen werden im weiteren Krankheitsverlauf organisiert und durch flächenhafte und strangförmige Vernarbungen ersetzt. Ähnliche Veränderungen kommen auch in der Pleura vor.

Die häufigste **Ursache eines Zottenherzens** ist die Urämie. Eine fibrinöse Entzündung kommt auch bei einer Pancarditis rheumatica vor. Eine fibrinös-hämorrhagische Perikarditis kann bei einer Organisation des Fibrins entstehen; ferner sollten ein maligner Tumor (Perikardkarzinose) oder eine Tuberkulose ausgeschlossen werden.

Histopathologische diagnostische Kriterien

1 Akute fibrinös-eitrige Perikarditis
Auf der Epikardoberfläche sieht man ein fibrinreiches Exsudat mit breiten, bandförmigen eosinroten (Gieson-gelben) Einlagerungen. Als Ausdruck einer eitrigen Komponente sind dichte Ansammlungen von segmentkernigen Leukozyten mit pyknotischem Zerfall zu sehen. Auch das darunter liegende Epikard ist entzündlich zellig infiltriert.

2 Perikarditis in Organisation
Das eosinrote, Gieson-gelbe Fibrin wird durch ein Granulationsgewebe abgebaut. Dieses besteht aus neugebildeten Kapillaren. Dazwischen liegen Entzündungszellen sowie kollagenen Fasern als Zeichen einer beginnenden narbigen Organisation.

Differenzialdiagnose. Fibrinöse Perikarditis (Urämie oder Pankarditis rheumatica), fibrinös-hämorrhagische Perikarditis (Karzinommetastasen, Mesotheliom, Kapillarrupturen bei Organisation einer Entzündung oder eines Infarktes).

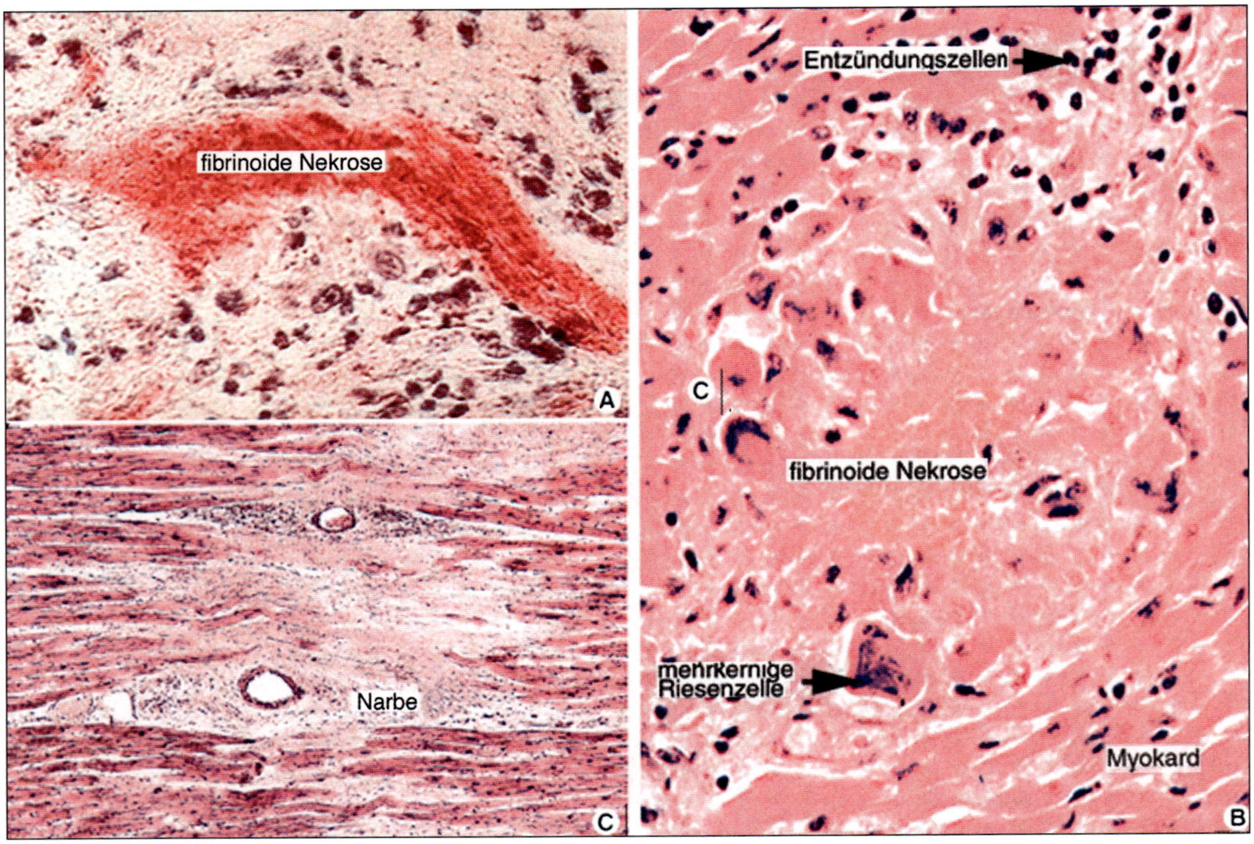

Abb. 42. Rheumatische Myokarditis. A: In der **akuten Phase** liegt eine homogene eosinrote fibrinoide Nekrose im Zwischengewebe vor. **B:** In der **floriden Phase** kommt es mit der Bildung eines Granuloms zu einer zelligen Reaktion. Sie ist in der Umgebung der jetzt nicht mehr nachweisbaren fibrinoiden Nekrose lokalisiert. **C:** Typisch für eine **alte vernarbte Myocarditis rheumatica** sind spindelförmige Narben um kleine Blutgefäße.

Rheumatische Myokarditis

Vorbemerkungen. Es handelt sich um eine immunologisch bedingte Myokarditis, die sich nach einer Infektion mit ß-hämolysierenden Streptokokken der Gruppe A entwickelt. Die Myokarditis rheumatica ist eine Manifestationsform der Pancarditis rheumatica (Perikard = Pericarditis fibrinosa, Myokard = Myokarditis mit Aschoff-Knötchen, Endokard = Endocarditis verrucosa). Im Myokard sind in der Regel nur spindelförmige Narben, die sich um ein kleines Gefäß lagern zu erkennen. Fibrinoide Nekrosen und Aschoff-Knötchen werden nur selten nachgewiesen (Obduktion oder bei einer Herzklappenoperation im operativ entfernten Herzohr).

Histopathologische diagnostische Kriterien

1 **Frühveränderungen.** Der Prozess beginnt mit einer flüchtigen homogenen, eosinroten fibrinoiden Nekrose im Zwischengewebe. Die Nekrose lässt sich besonders deutlich als azanrote Veränderung darstellen.
2 **Das Aschoff-Knötchen** stellt das typische morphologische Substrat der rheumatischen Myokarditis dar. Die Veränderung ist spindelförmig gestaltet und besteht aus einer Ansammlung von Aschoff-Zellen (mit dem charakteristischen Raupenkern oder Caterpillar nucleus) und den mesenchymalen Anitschkow-Zellen mit einem balkenförmig kondensierten Kernchromatin. Im Zentrum des Knötchens können noch Reste der fibrinoiden Nekrose vorliegen.
3 **Rheumatische Narbe.** In einem Spätstadium bildet sich die zellige Reaktion zurück, sodass nur noch eine kleine, perivaskuläre spindelförmige Narbe zwischen den Herzmuskelfasern bestehen bleibt.
4 Bei einem **Rezidiv** kommt es erneut zu einer fibrinoiden Nekrose.

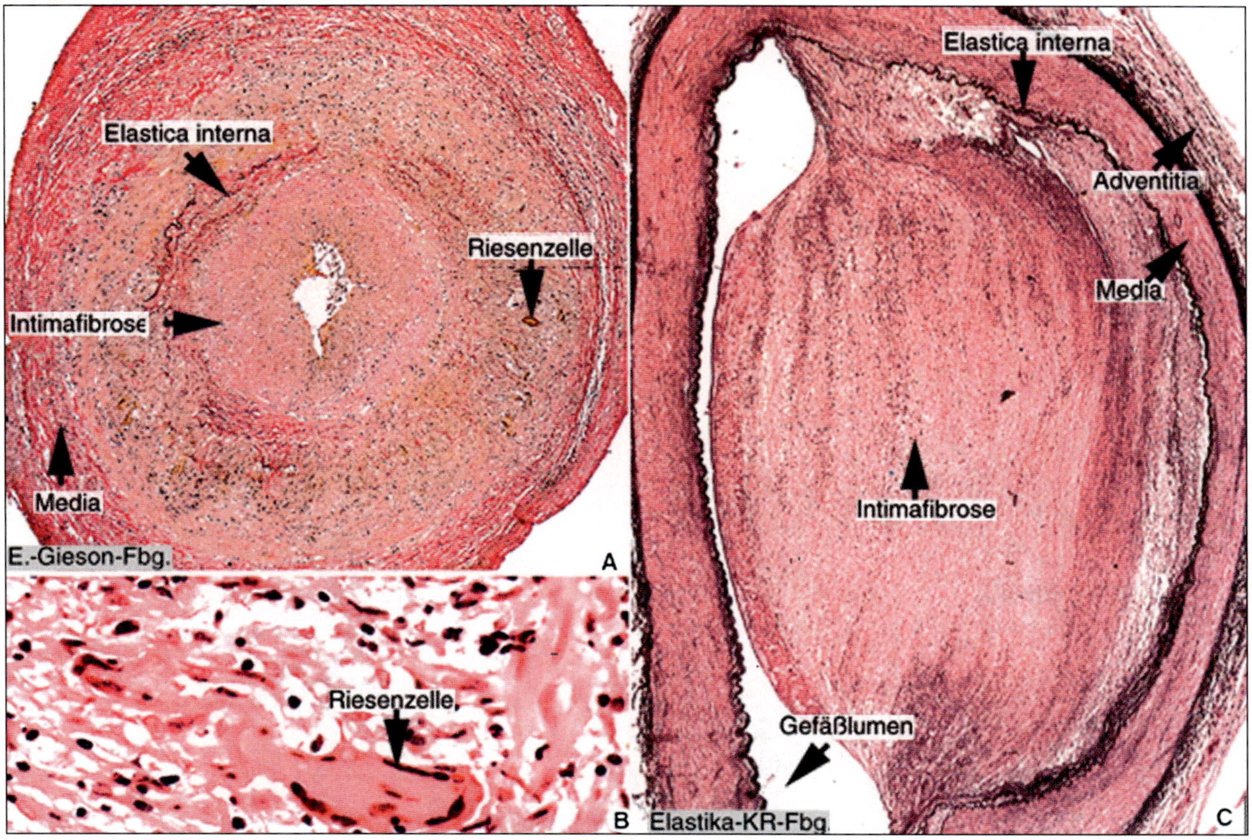

Abb. 43. Angiitis. A: Floride Arteriitis temporalis mit Intimafibrose, die die Lichtung einengt. Die Elastica interna ist aufgesplittert. **B:** In der Media finden sich **mehrkernige Riesenzellen vom Fremdkörpertyp**. **C: Thrombangiitis obliterans.** Die Lichtung des Gefäßes wird von einer polsterförmigen kollagenfaserreichen Intimaproliferation eingeengt.

Angiitis

Vorbemerkungen. Im Bereich der verschiedenen Abschnitte des Gefäßsystems treten Entzündungen auf: Angiitis (Sammelbegriff für die Entzündung der Gefäße), Arteriitis (Arterien), Phlebitis (Venen), Lymphangiitis (Lymphgefäße). Ferner kommen eigenständige Krankheitsbilder vor, die durch eine besondere Morphologie gekennzeichnet sind, so z. B. die Thrombangiitis obliterans, die Riesenzellenarteriitis und die Mesaortitis luica.

Der Nachweis einer Angiitis als eigenständiges Krankheitsbild ist prognostisch und therapeutisch relevant. Dies trifft besonders für den weiteren Krankheitsverlauf mit den möglichen Komplikationen (Gangrän der unteren Extremitäten bei Thrombangiitis obliterans oder Erblindung bei Riesenzellenarteriitis) zu.

Histopathologische diagnostische Kriterien

1 Riesenzellenarteriitis temporalis Horton
Die Diagnose wird durch den Nachweis einer Aufsplitterung der Elastica interna mit Fremdkörperreaktion gesichert. Man sieht mehrkernige Riesenzellen vom Fremdkörpertypus, die Fragmente von elastischen Fasern speichern. In einer Spätphase zeigt die betroffene Arterie eine ausgedehnte Intimafibrose, die zu einer Einengung der Gefäßlichtung führt.

2 Thrombangiitis obliterans Winiwarter-Buerger
In der akuten Phase liegen entzündliche Infiltrate (Lymphozyten, Plasmazellen, vereinzelte Granulozyten) in allen Wandschichten des Gefäßes vor. Anschließend kommt es zu einer Verlegung der Gefäßlichtung durch eine Thrombose, die rasch organisiert wird und so zu einer polsterförmigen Intimaverdickung mit Einengung der Lichtung führt. Die Elastica interna bleibt weitgehend erhalten, sodass die Intimafibrose leicht von der Gefäßmedia abzugrenzen ist. Auch die peripheren Arterienabschnitte zeigen eine umschriebene Intimaverdickung, die als »Füllgewebe« oder »Vakatwucherung« bezeichnet wird.

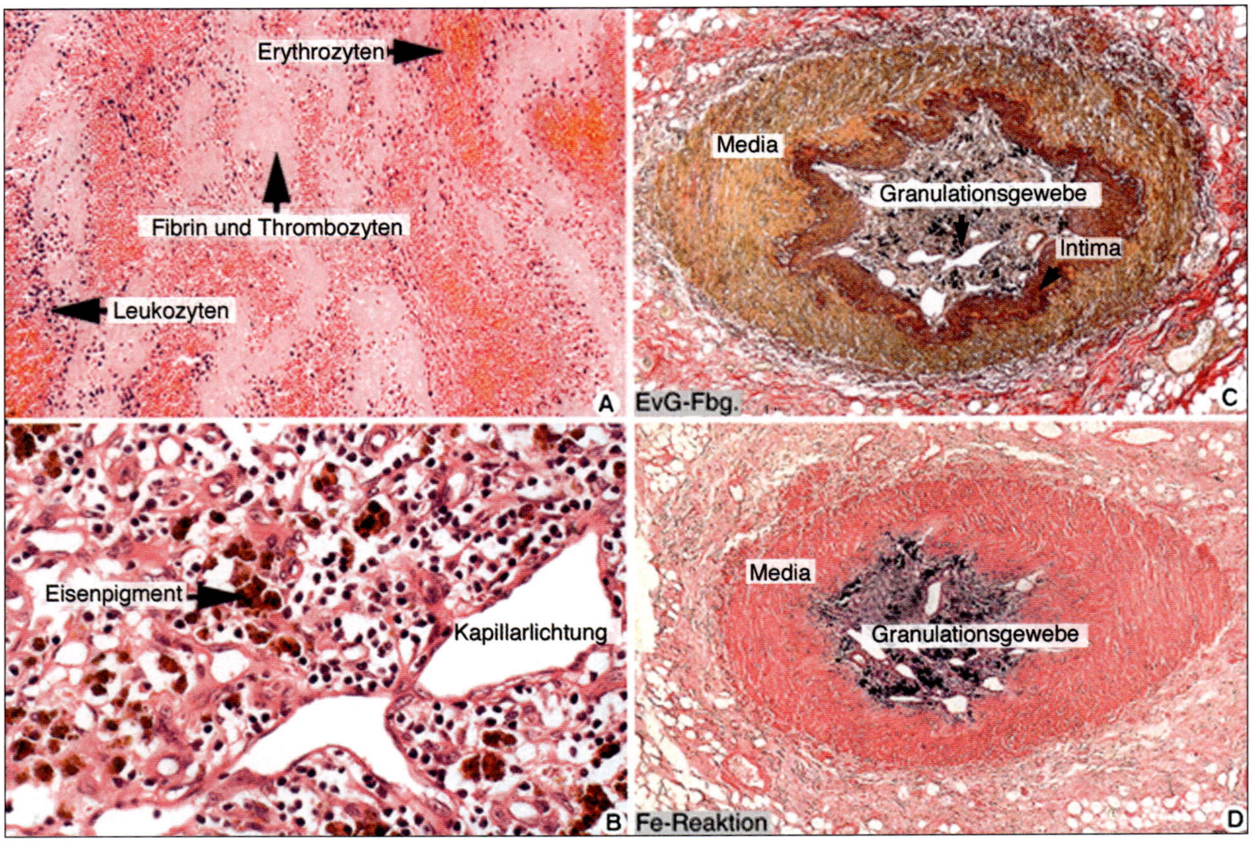

Abb. 44. Gefäßthrombose. A: Abscheidungsthrombus mit eosinroten Fibrin- und Thrombozytenablagerungen, hämatoxylinblauen Granulozyten und orangeroten Erythrozyten. **B:** Im weiteren Verlauf wird der Thrombus durch ein zell-, kapillar- und später kollagenfaserreiches **Granulationsgewebe** abgebaut. Als Reste des Thrombus sind eisenhaltige Hämosiderinablagerungen zu finden. Diese Veränderungen lassen sich besonders deutlich in der Elastika-Gieson-Färbung **(C)** sowie in der Berliner-Blau-Reaktion **(D)** darstellen.

Frischer Thrombus – organisierter Thrombus

Vorbemerkungen. Die Thrombose ist eine intravitale, intravaskuläre Blutgerinnung, die in allen Abschnitten des Kreislaufsystems auftreten kann: im Herzen (Parietalthrombus über einem Myokardinfarkt oder als Kugelthrombus im linken Vorhof bei Mitralstenose), in den Arterien (Parietalthrombus bei Arteriosklerose), in den Venen (Gerinnungsthrombus bei Phlebothrombose) und in den Kapillaren (hyaline Thromben bei Schock). Ein Thrombembolus ist ein lokal losgelöster und auf dem Blutwege verschleppter Thrombus. Die **Bedeutung einer Thrombose** hängt von der Lokalisation des betroffenen Gefäßes und von den möglichen Komplikationen (Embolie) ab. Bei Endarterien (Herz, Milz, Nieren, Arterien) kann es zu einer Ischämie und somit zu einem anämischen Infarkt (Myokardinfarkt, Hirninfarkt) kommen. Embolien entstehen bevorzugt auf dem Boden einer Phlebothrombose der Venen der unteren Extremitäten (Lungenembolie) oder gehen von einer Parietalthrombose (Parietalthromben in einem Herzwandaneurysma oder über einem atherosklerotischen Plaque in der Aorta) aus.

Histopathologische diagnostische Kriterien

1 Frischer Thrombus

a) Nur korpuskuläre Bestandteile des Blutes; kein Stroma, keine Gefäße.

b) Gerinnungsthrombus. Die korpuskulären Blutelemente sind wie im strömenden Blut verteilt und liegen in einem zartes Fibrinnetz.

c) Abscheidungsthrombus. Orangerote Erythrozyten, Thrombozytenaggregate, Leukozyten und Fibrin werden in Schichten abgelagert. Die Thrombozytenansammlungen stellen sich als feinstgranuliertes, hellrotes Material dar. Die Fibrinbalken sind homogen, eosinrot, Giesongelb.

2 Thrombose in Organisation

a) Obliteration der Gefäßlichtung. Die Gefäßlichtung wird weitgehend durch den ursprünglichen Thrombus (oder Embolus) und dem Organisationsgewebe verlegt. Die verschiedenen Wandanteile des Gefäßes lassen sich besonders deutlich in der EvG-Färbung abgrenzen.

b) Granulationsgewebe. Die Organisation besteht aus einem kapillarreichen Granulationsgewebe innerhalb der Elastica interna des thrombosierten Gefäßest.

c) Eisenhaltige Makrophagen. Ferner finden sich Zellen, die in ihrem Zytoplasma ein grobscholliges, braunes Pigment speichern. Dabei handelt es sich um Hämosiderin, das sich in der Berliner-Blau-Reaktion blau darstellt und ein Abbauprodukt der Erythrozyten darstellt.

d) Rekanalisation. Als Spätveränderung kommt es zu einer Dilatation der neugebildeten Kapillaren, die die Gefäßkontinuität wieder herstellen.

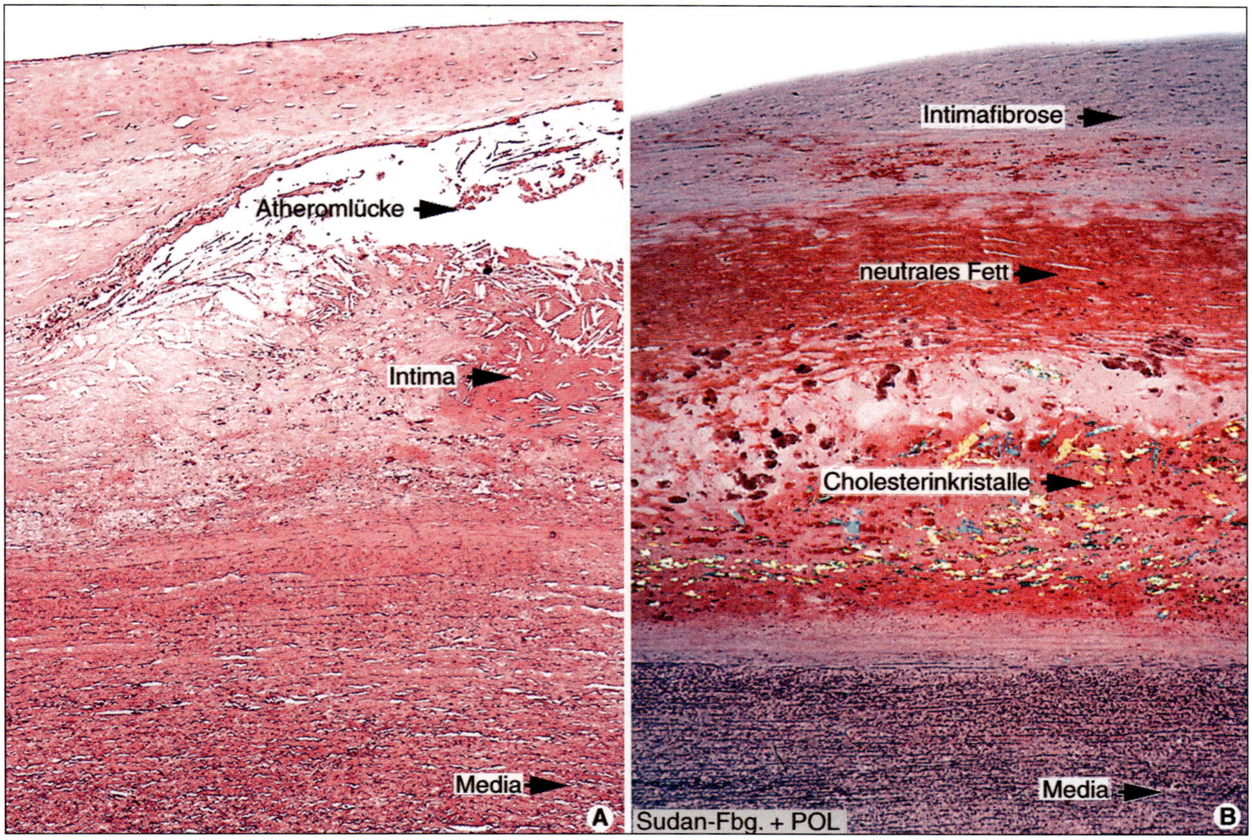

Abb. 45. Atheromatose. A: In der HE-Färbung sind die Grenzen zwischen der fibrös verdickten Intima und der Media unscharf. In der Intima findet sich ein optisch leerer Herd mit teilweise herausgelöstem Inhalt (Fett). sodass **Atheromlücken** entstehen. **B:** In der Sudanfärbung stellt sich das erhaltene **Fett** braunrot dar. Im polarisierten Licht leuchten die **Cholesterinkristalle** mit einem gelben Farbton auf. Der Atheromherd wird an der Oberfläche (Gefäßlichtung) durch Bindegewebe begrenzt.

Atheromatose der Aorta

Vorbemerkungen. Die Atheromatose ist eine chronische in Schüben fortschreitende Erkrankung der Arterien mit Ablagerung pathologischer Stoffwechselprodukte in der Gefäßintima (atheromatöser Herd) und nachfolgendem Wandumbau. Dieses multifaktorielle Leiden wird in seiner Entstehung durch Stoffwechselstörungen, (Diabetes mellitus, Hyperlipidämien u. a.), Hypertonie sowie durch exogene Faktoren (Bewegungsmangel, Zigarettenrauchen, Adipositas) begünstigt. **Formalpathogenetisch** stehen Perfusionsstörungen der Gefäßwand mit Ablagerungen von Blutbestandteilen sowie Inkorporation von flachen parietalen Thromben im Vordergrund.

Histopathologische diagnostische Kriterien

1 **Diffus oder beetförmig verdickte Intima.** Ödem, schaumzellig umgewandelte Myozyten. Nicht zellgebundene Lipoidtropfen und Neutralfette (nur in der Sudanfärbung als orangerote Tropfen erkennbar), Fibrin, Zelldetritus (durch Zellnekrose und -zerfall), Vermehrung und Verbreiterung kollagener Fasern (Fibrosklerose).

2 **Mediaveränderungen:** Atrophie (Verschmälerung) und Fibrosklerose der Media.

3 **Sudanfärbung.** Rot oder orangerot gefärbte Neutralfette als tropfenförmige Intimaablagerungen. Im polarisierten Licht leuchten die Cholesterinkristalle in verschiedenen Farben auf.

4 **Perivaskuläre Rundzellinfiltrate in der Gefäßadventitia** als Ausdruck einer resorptiven Entzündung.Die Atheromatose stellt eine häufige Erkrankung der Aorta dar, die durch Komplikationen klinisch manifest wird. Zu diesen zählen das sackförmige Aneurysma, das bevorzugt im Bereich der Bauchaorta vorkommt und bei einer Ruptur zu einer schweren inneren Blutung führt, Fernembolie, die von Parietalthromben ausgehen und der Verschluss von Organarterien (Nierenarterien, Mesenterialarterien).

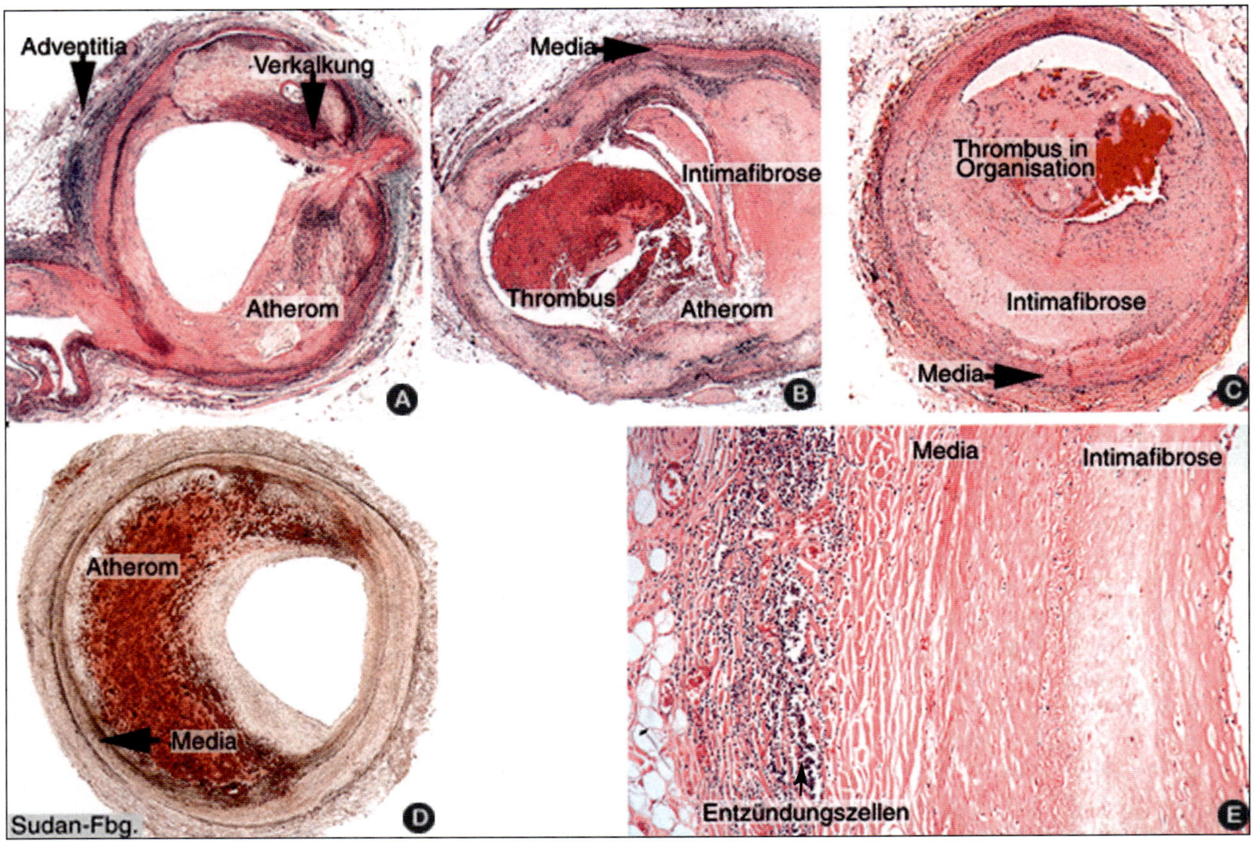

Abb. 46. Koronarsklerose. In einem fortgeschrittenen Stadium der Koronarsklerose führt das Atherom zu einer exzentrischen Einengung der Gefäßlichtung **(A,D)**. Als Komplikation kann sich eine **lokale Thrombose** bilden **(B)**, die später organisiert wird **(C)**. In der Sudanfärbung sieht man das Fett im Atherom. Bei stärkerer Vergrößerung **(E)** zeigt die HE-Färbung in der Gefäßwand eine Intimafibrose mit Atheromlücken sowie eine unspezifische entzündliche Reaktion im Bereich der Vasa vasorum.

Koronararteriensklerose

Vorbemerkungen. Die Koronarsklerose ist eine Manifestationsform der Arteriosklerose, bei der es zu einer beet- oder halbmondförmigen Intimafibrose mit Fetteinlagerungen kommt. Die bereits eingeengte Gefäßlichtung kann durch einen thrombotischen Verschluss der Lichtung kompliziert werden. Der Myokardschaden durch die Koronararteriensklerose hängt von dem Grad der Einengung der Lichtung, von dem Verhältnis Sauerstoffangebot/-bedarf sowie von der Ausbildung einer Kollateralversorgung ab. Lokalisation und Ausmaß einer Koronarsklerose lassen sich intravital durch bildgebende Verfahren erfassen. Diese Untersuchung ist die Voraussetzung für eine operative Korrektur (By-pass-Operation).

Histopathologische diagnostische Kriterien

1 **Gefäßstenose.** Auf dem Querschnitt erscheint die Lichtung der Koronararterie exzentrisch und halbmondförmig eingeengt. Die Koronarsklerose kann durch ein Thrombose kompliziert werden.

2 **Intimafibrose.** Die Intima ist zirkulär, auf der einen Seite verstärkt polsterförmig verdickt. Sie besteht aus einem kollagenfaserreichen und zellarmen Bindegewebe.

3 **Atheromatöses Beet.** In der HE-Färbung stellen sich die Lipid- und Neutralfetteinlagerungen als optisch leere Lücken dar. Das auskristallisierte Cholesterin bildet lang gestreckte, spitze Lücken. In der Sudanfärbung erkennt man orangerote Tropfen (vergleiche mit den Fettzellen in der Adventitia).

4 **Mediaatrophie.** Die Media (lang gestreckte, eosinrote Muskelfasern) ist verschmälert.

5 **Verkalkungen.** Häufig findet man lamellenartige, hämatoxylinblaue Kalkeinlagerungen.

6 **Unspezifische entzündliche Infiltrate** in der Adventitia, besonders in der Umgebung der Vasa vasorum.

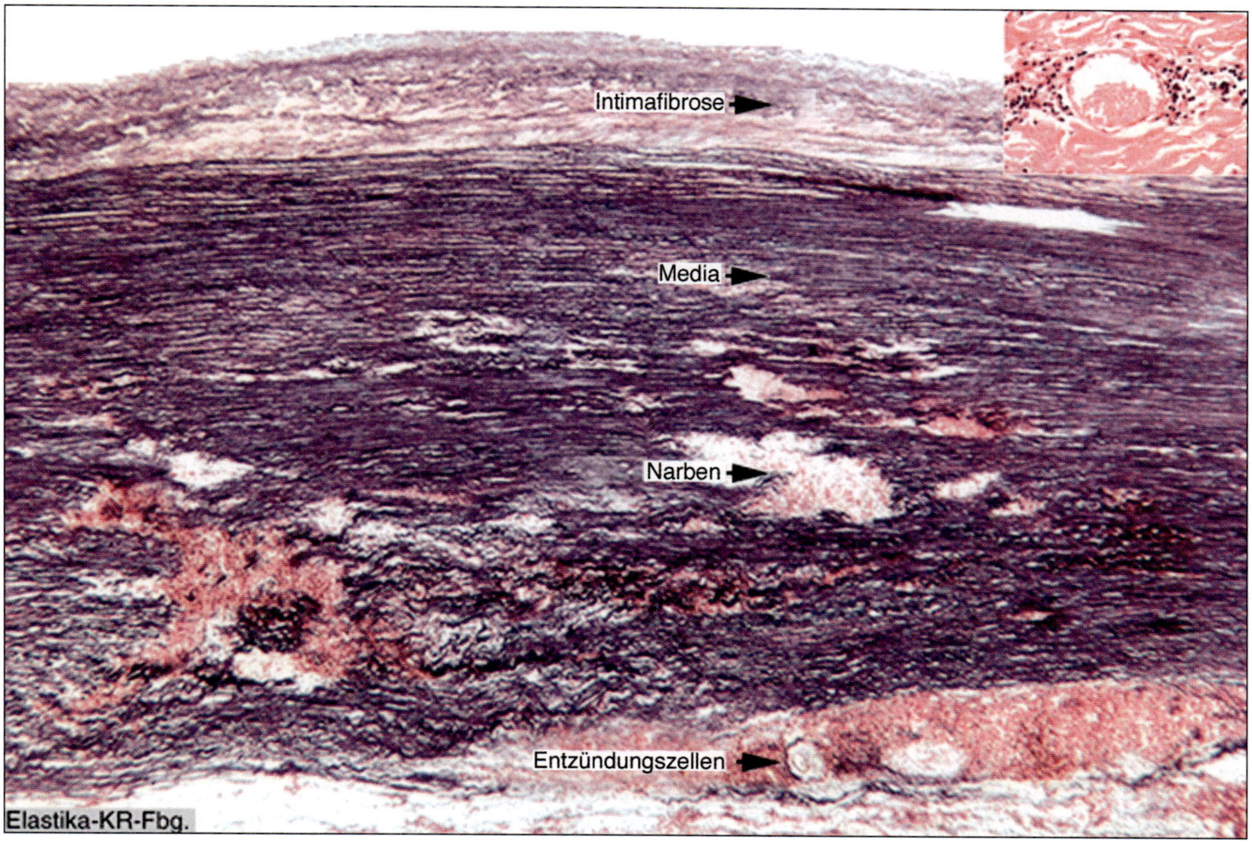

Abb. 47. Mesaortitis luica. Alle Wandschichten der Aorta zeigen feingewebliche Veränderungen. Die Intima ist fibrös verdickt. Die Media schließt unterschiedlich große Narben ein, die die ausgefallenen elastischen Fasern ersetzen. In der Adventitia werden die kleinen Arterien von einem lymphoplasmazellulären Mantel umgeben, der in der HE-Fbg **(Inset)** zu erkennen ist.

Mesaortitis luica

Vorbemerkungen. Im Tertiärstadium der Lues auftretende Entzündung an den Vasa vasorum der Aortenadventitia mit sekundärer Zerstörung und Vernarbung der elastischen Fasern der Media. Die Veränderungen in der Aorta werden als Überempfindlichkeitsreaktion aufgefasst. Der Verschluss der kleinen Adventitiagefäße führt zur Zerstörung der Media und zu Vernarbungen. Als Folgen kommen Ektasie, Aneurysma und Gefäßwandruptur vor. Bevorzugt befallen ist – im Gegensatz zur Arteriosklerose – der thorakale Anteil der Aorta. Die Mesaortitis luica ist heute eine sehr seltene Erkrankung. Daher ist davon auszugehen, daß auch ein Aneurysma der Brustaorta arteriosklerotisch und nicht luetisch bedingt ist.

Histopathologische diagnostische Kriterien

1 **Entzündliche Infiltrate der Vasa vasorum.** In der Umgebung der kleineren Arteriolen in der Aortenadventitia erkennt man ganz vereinzelte, mantelförmig angelegte lymphoplasmazelluläre Infiltrate.

2 **Narben in der Media.** Mottenfraßähnliche Zerstörung der elastischen Fasern der Media, die durch ein kollagenfaserreiches, zellarmes Narbengewebe ersetzt werden.

3 **Intimafibrose**. Sekundäre, polsterförmige, aus kollagenen Fasern bestehende Intimaverdickung.

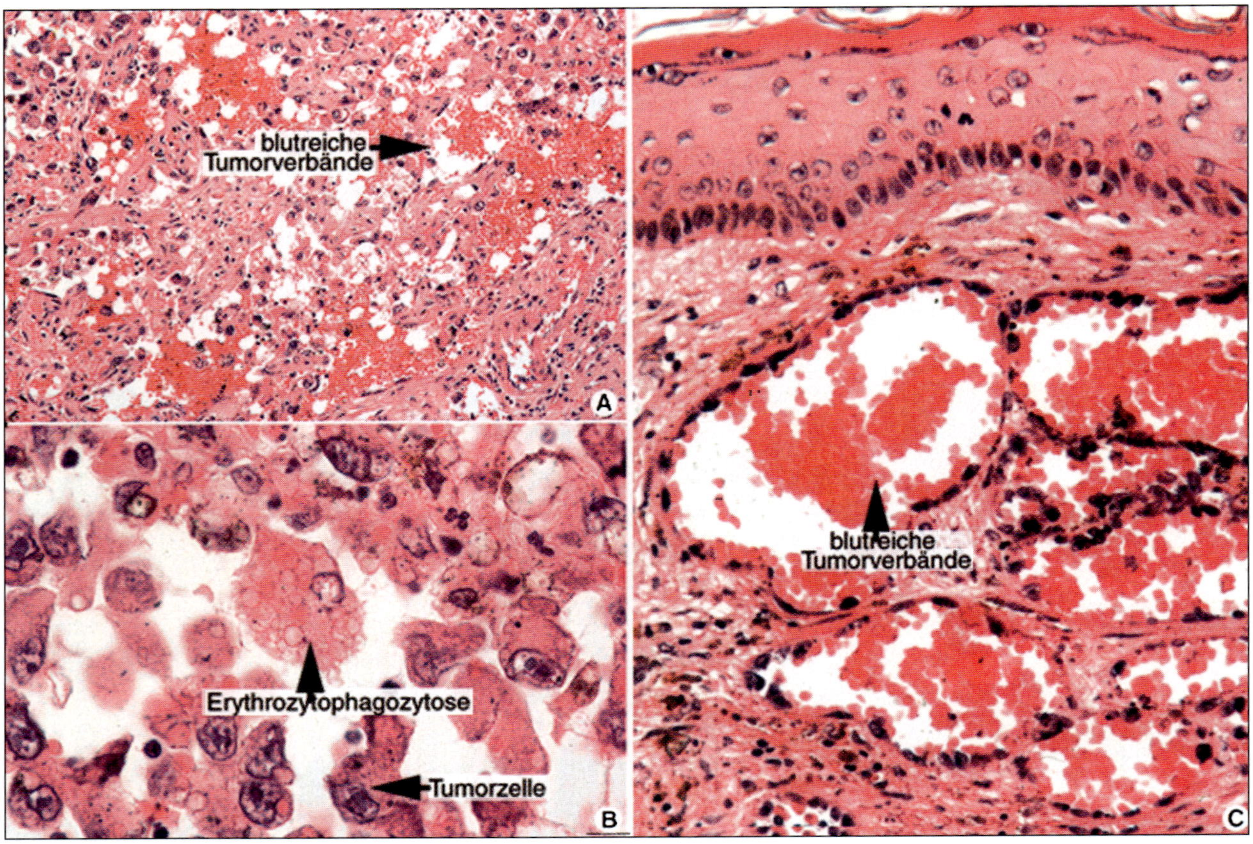

Abb. 48. Gefäßtumoren. A: Das **Hämangiosarkom (maligne Hämangioendotheliom)** besteht aus gewucherten atypischen Tumorzellen, die kleinere mit Erythrozyten angefüllte Hohlräume bilden. **B:** Bei stärkerer Vergrößerung sieht man die polymorphen Tumorzellen. Typisch ist die Phagozytose von Erythrozyten (Erythrozytophagie). **C: Kaposi-Tumor.** Der Tumor kommt bevorzugt in der Haut vor; er besteht aus großen, blutreichen Hohlräumen, die von atypischen Zellen begrenzt werden.

Bösartige Gefäßtumoren

Vorbemerkungen. Zu den hochmalignen Neubildungen zählt das Hämangiosarkom. Diese Bezeichnung wird in der WHO-Nomenklatur auch für das maligne Hämangioendotheliom verwendet. Ähnliche Veränderungen können auch von den Lymphgefäßen – als Lymphangiosarkom – vorliegen.

Eine weitere Neubildung, die meist in der Haut diagnostiziert wird, ist das Kaposi-Sarkom. Diese Tumorart wird heute etwas häufiger – als AIDS-Komplikation – diagnostiziert.

Vaskuläre Sarkome sind von hoher Malignität da sie frühzeitig Fernmetastasen setzen.

Histopathologische diagnostische Kriterien

1 **Hämangiosarkom.** Die Neubildung setzt sich histologisch aus unterschiedlich großen Hohlräumen zusammen, die von atypischen Endothelien ausgekleidet werden und reichlich Blut einschließen. Mitosen kommen häufig vor. Besonders charakteristisch für das Angiosarkom ist der Nachweis von phagozytierten Erythrozyten im Zytoplasma der Tumorzellen (= Erythrozytophagozytose).

2 **Kaposi-Tumor.** Unter einer erhaltenen Epidermis findet man unterschiedlich große Hohlräume, die mit Blut angefüllt sind. Die auskleidenden Tumorzellen zeigen einen großen hyperchromatischen Kern. Mitosen kommen vor, insgesamt ist die Zellanaplasie nicht so ausgeprägt wie bei einem Angiosarkom.

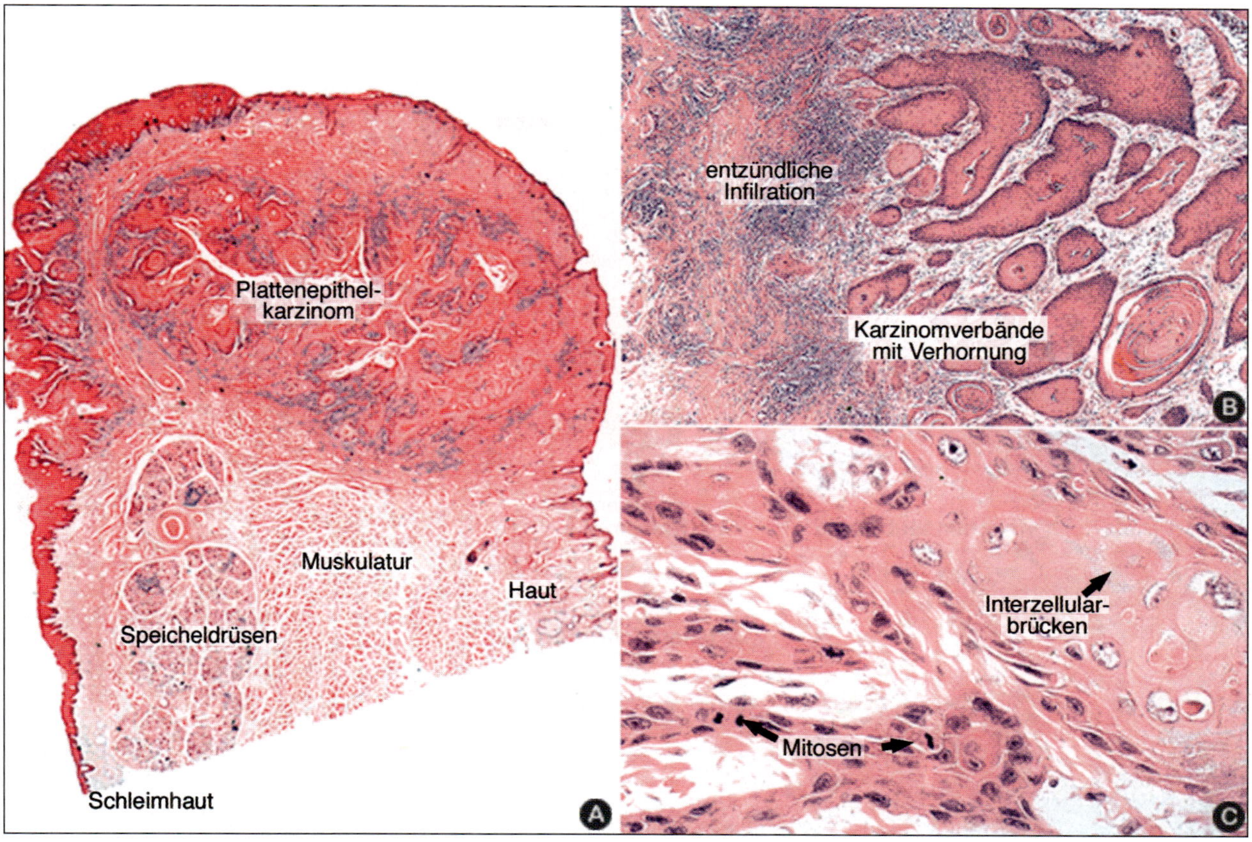

Abb. 49. Plattenepithelkarzinom der Lippe. Im Übersichtsbild **(A)** erkennt man einen infiltrierend wachsenden Tumor, der auf der linken Seite von Schleimhaut, auf der rechten Seite von Epidermis begrenzt wird. Die mittlere Vergrößerung **(B)** zeigt das infiltrative Wachstum in einem entzündlich infiltrierten Stroma. Es finden sich für das **Plattenepithelkarzinom** typische konzentrisch geschichtete Hornkugeln. **C:** Bei stärkerer Vergrößerung lassen sich auch **Mitosen** sowie **Interzellularbrücken** darstellen.

Plattenepithelkarzinom der Lippe

Vorbemerkungen. Es handelt sich um einen bösartigen epithelialen Tumor, der von der Epidermis bzw. Schleimhaut abgeleitet wird. Ganz allgemein können Plattenepithelkarzinome aus ortsständigem Epithel (Mundhöhle, Zunge, Ösophagus, Vagina) oder aus einer Plattenepithelmetaplasie hervorgehen (Bronchus, Harnblase).

Zu den **Vorstufen** (Präkanzerosen) eines Plattenepithelkarzinoms zählen schwere Dysplasien, das Carcinoma in situ (Morbus Bowen) sowie proliferierende Leukoplakien mit Atypien.

Das **Plattenepithelkarzinom** stellt die häufigste bösartige Neubildung des oberen Respirationstraktes und der Mundhöhle dar. Betroffen ist bevorzugt die Unterlippe. Zu den wichtigsten kausalpathogenetischen Faktoren zählt das Pfeifenrauchen. Bei den Oberlippentumoren handelt es sich meist um Basaliome.

Histopathologische diagnostische Kriterien

1. **Zytologische Kriterien der Malignität.** Es finden sich eine deutliche Zell- und Kernpolymorphie sowie vermehrte, teilweise atypische Mitosen.
2. **Histologische Kriterien der Malignität.** Der Tumor zeigt ein invasives Wachstum. Aus dem Tumorverband lösen sich kleine Gruppen von gewucherten Plattenepithelien, die die tieferen Gewebeschichten infiltrieren und dabei Muskulatur und örtliche Drüsen durchsetzen.
3. **Plattenepitheldifferenzierung.** Typisch für ein reifes oder hochdifferenziertes Plattenepithelkarzinom ist der Nachweis einer Verhornung. Diese kommt meist als konzentrisch geschichtete Hornkugel in den Karzinominseln vor. Ein weiteres diagnostisches Kriterium ist der Nachweis von Interzellularbrücken zwischen den Tumorzellen.
4. **Stromainfiltration.** Die infiltrierend wachsenden Karzinomverbände werden von einer rundzelligen, lymphoplasmazellulären Reaktion begleitet. Ortsständiges Gewebe (Muskulatur, Drüsen) werden durch das invasive Wachstum zerstört.

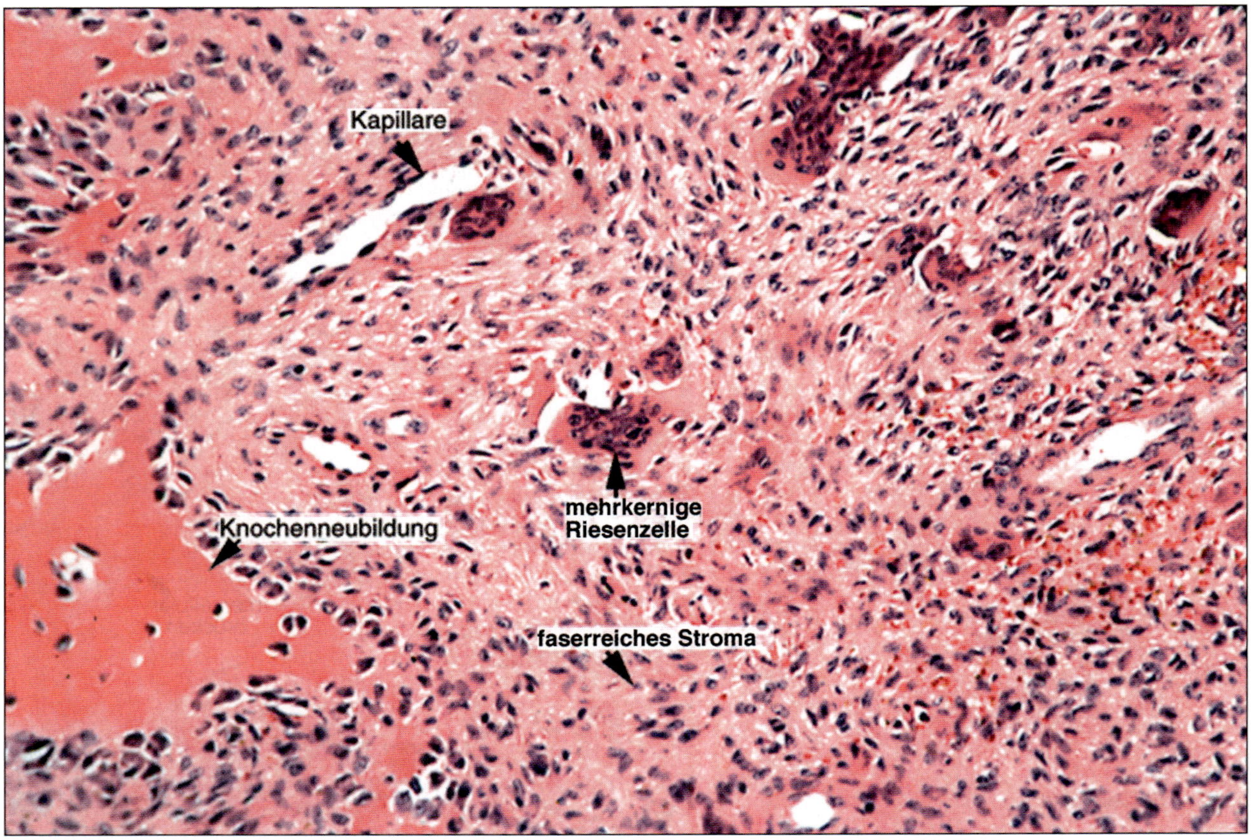

Abb. 50. Epulis. Die Abbildung zeigt die verschiedenen Komponenten einer **Epulis fibromatosa, gigantocellulare et osteoplastica:** ein zellreiches Stroma, unregelmäßig aufgebaute mehrkernige Riesenzellen und ein homogenes eosinrotes Osteoid. Typisch sind die an Kapillaren angelagerten Riesenzellen.

Epulis

Vorbemerkungen. Als Epulis bezeichnet man gutartige knotenförmige Veränderungen der Gingiva. Meist handelt es sich um ein reparatives Granulom, das sich zwischen den Zähnen entwickelt. Die Veränderung ist als gutartig anzusehen. Wichtig ist jedoch die differenzialdiagnostische Abgrenzung gegenüber einem Hyperparathyreoidismus (mehrkernige Riesenzellen vom osteoklastären Typ).

Histologische diagnostische Kriterien

Eine Epulis besteht aus einem Granulom mit entzündlicher Infiltration, Riesenzellen und Knochenneubildung. Unter Berücksichtigung dieser Zusammensetzung unterscheidet man verschiedene Varianten:

1. **Epulis fibromatosa**
   Die Veränderung zeigt ein zell- und faserdichtes Stroma.
2. **Epulis granulomatosa**
   Im Vordergrund steht ein zell- und gefäßreiches Granulationsgewebe.
3. **Epulis gigantocellularis**
   Im Stroma eingeschlossen finden sich mehrkernige Riesenzellen, die in unmittelbarer Nachbarschaft von Kapillaren auftreten.
4. **Epulis osteoplastica**
   Im Stroma finden sich kleine Inseln aus neugebildeten, eosinroten Knochenbälkchen.

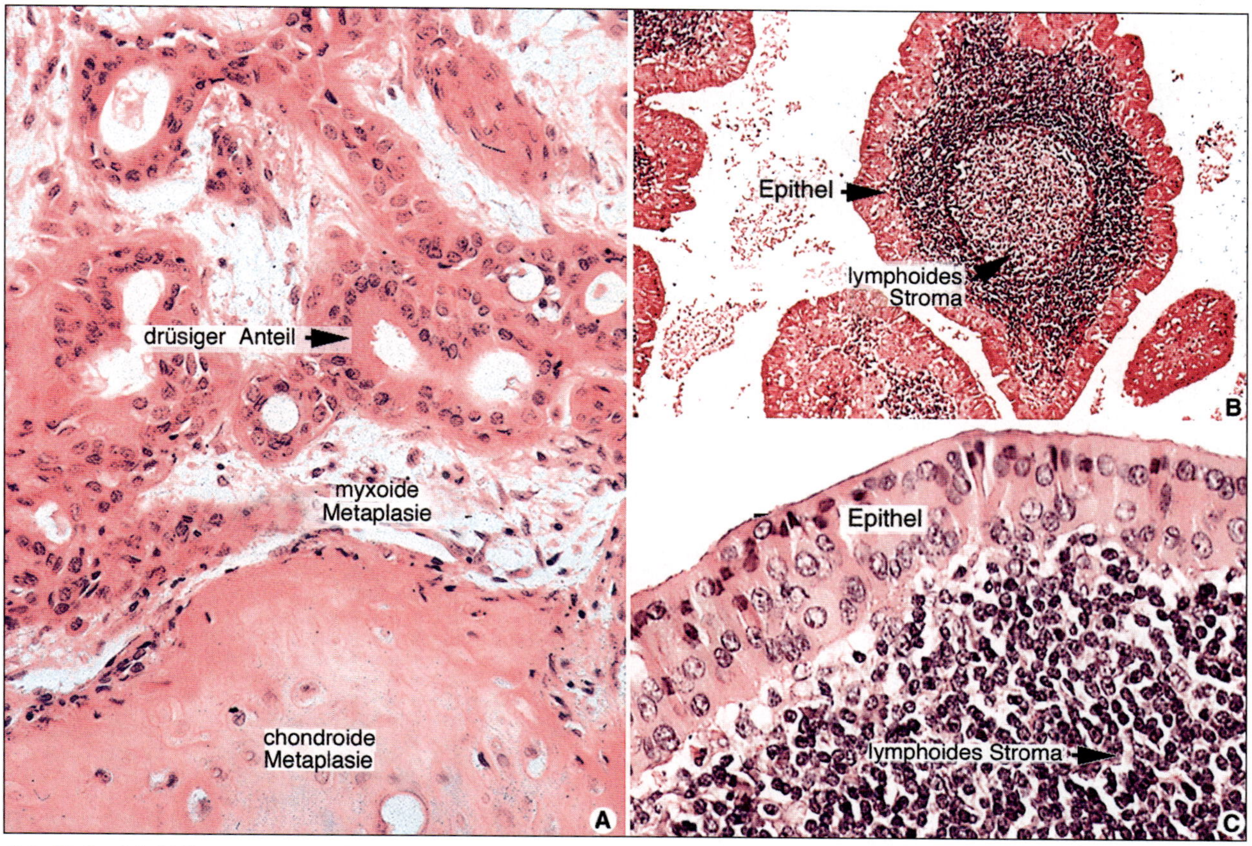

Abb. 51. Speicheldrüsentumoren. A: Pleomorphes Adenom. In der oberen Bildhälfte sind die tubulären Anteile des Adenoms zu sehen. Sie liegen in einem myxoid aufgelockerten Stroma. Charakteristisch für die Tumorpleomorphie ist der Nachweis einer chondroiden Komponente, die als knorpelähnliches Stroma in der unteren Bildhälfte zu erkennen ist. **B:** Beim **Adenolymphom** handelt es sich um einen Mischtumor mit einer epithelialen und einer lymphatischen Komponente. Das Epithel (**C**) ist eosinrot und zylindrisch. Der lymphatische Anteil besteht aus gut differenzierten Lymphozyten, die auch Keimzentren bilden.

Gutartige Speicheldrüsentumoren

Vorbemerkungen. Umschriebener, gutartiger, epithelialer Speicheldrüsentumor. Es handelt sich nicht um einen echten Mischtumor, das heißt um eine Neubildung mit Anteilen der drei Keimblätter, sondern um ein Adenom, das von den Epithelien der Speichelgänge abgeleitet wird. Bei diesen Speichelgängen sind die Myoepithelien (Zellen der äußeren Schicht) pluripotent und bilden schleimartige Massen, die sich zu einer myxoiden und chondroiden Grundsubstanz verdichten. Der Speicheldrüsenmischtumor wurde früher zu den »semimalignen Geschwülsten« (= lokal rezidivierende, nicht metastasierende Tumoren) gezählt, da er nach operativer Entfernung häufiger rezidiviert. Dabei handelt es sich aber nicht um echte Rezidive, sondern um Pseudorezidive: Infolge der fingerförmigen Ausbreitung wird der Tumor nicht selten unvollständig entfernt. Bei ausreichender Therapie ist das pleomorphe Speicheldrüsenadenom sicher gutartig. Zu der **häufigsten Lokalisation** zählt die Glandula parotis. Bei einem Pseudorezidiv kann eine bestehende Vernarbung den Eingriff erschweren, zu den **Komplikationen** zählt die Verletzung des N. facialis. Die seltener befallen kleinen Speicheldrüsen (Gaumen) können mit einem lokal aggressiven Wachstum (Infiltration) einhergehen.

Histopathologische diagnostische Kriterien

Pleomorphes Adenom

1. **Gutartiger epithelialer Tumor.** Man findet unterschiedlich große Zellnester, mit soliden oder tubulär aufgebauten Epithelverbänden, die sich netzförmig im Stroma auflösen.
2. Die **tubulären Epithelstrukturen** entsprechen in ihrem Aufbau den Speichelgängen und bestehen aus einer inneren Zellschicht mit kubischen, radiär angeordneten Epithelien und aus einer äußeren Schicht mit lang gestreckten, tangential gelagerten Myoepithelien.
3. **Tumorstroma.** Das übrige Tumorgewebe besteht aus einem schleimdurchtränkten Bindegewebe mit myxom- und knorpelartiger Differenzierung. Im Stroma eingeschlossen findet man die netzförmig aufgebauten Myoepithelien.
4. **Fingerförmige Tumorausbreitung.** Die Tumorausläufer können – durch die Bindegewebekapsel – in das umgebende ortsständige Gewebe reichen.

Adenolymphom (Warthin-Tumor)

1. **Lymphozytenreiches Tumorstroma**
2. **Eosinrotes mehrschichtiges Epithel**

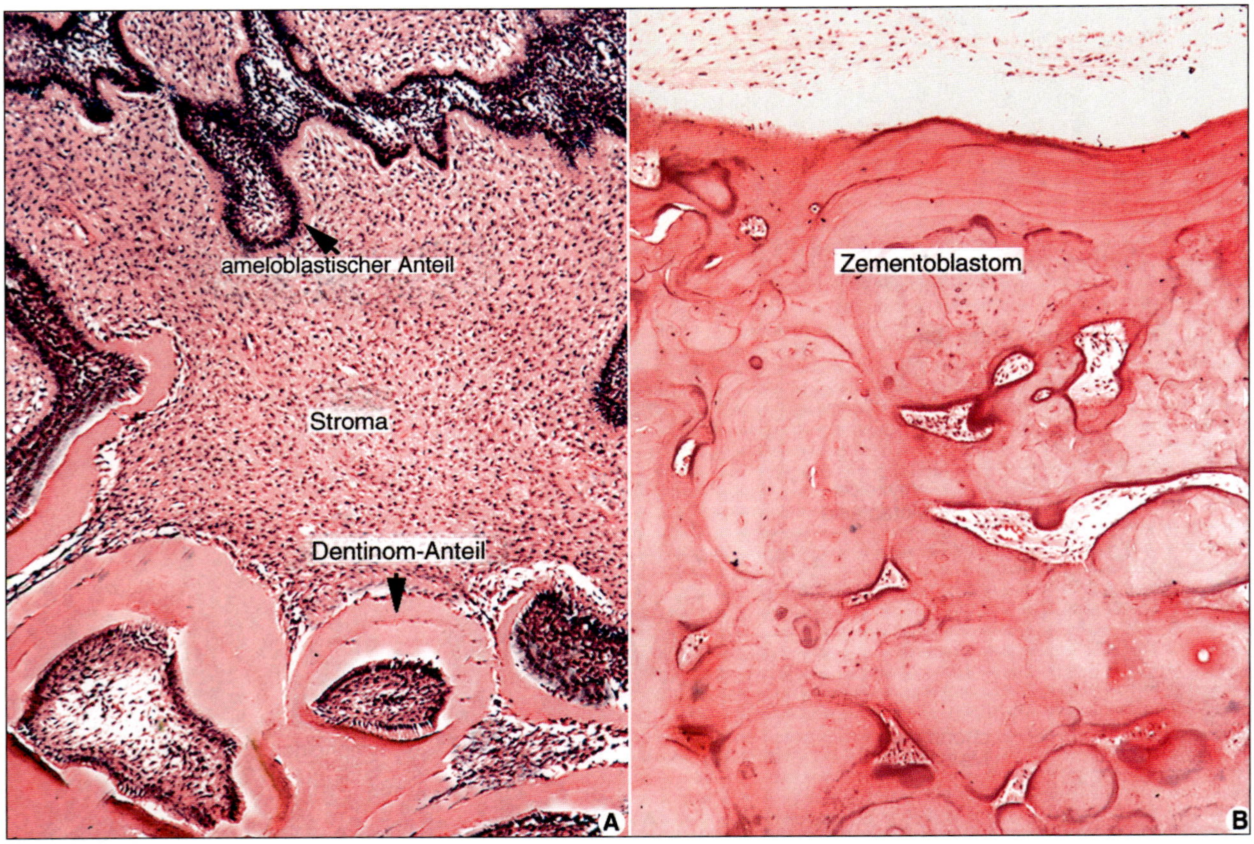

Abb. 52. Zahntumoren. In Abbildung **A** ist ein **ameloblastisches Fibrodentinom** dargestellt. Der komplexe Zahntumor setzt sich aus einem aufgelockerten Stroma mit Strängen eines Ameloblastoms zusammen. Dieser Tumoranteil besteht aus basophilen Zellen, die in der Peripherie palisadenartig aufgebaut sind. Im unteren Bilddrittel finden sich solide, eosinrote Anteile eines **Dentinoms**. **B:** Das **Zementoblastom** besteht aus einem kompakten, eosinroten Gewebe mit zarten basophilen Kittlinien.

Odontogene Tumoren

Vorbemerkungen. Echte Zahntumoren sind sehr seltene Neubildungen, die verschiedene Zahnstrukturen nachahmen. Zahntumoren sind in der Regel von örtlicher Malignität (lokal destruktives Wachstum, Rezidive).

Histopathologische diagnostische Kriterien

1 **Ameloblastisches Fibrodentinom**
Bei diesem komplexen Tumor kommen verschiedene Strukturen vor, die für odontogene Neubildungen recht charakteristisch sind. In einem faserreichen Stroma lassen sich kleine Inseln nachweisen, die in der Peripherie palisadenartig gestellte, dunkle Zellen zeigen und im Zentrum myxoid aufgelockertes Gewebe einschließen. Diese Veränderungen entsprechen einem Ameloblastom. Daneben kommen Areale vor, die aus einem weitgehend homogenen eosinroten Gewebe aufgebaut sind und an Dentin erinnern.

2 **Zementoblastom**
Diese Tumorart setzt sich aus einem eosinroten, zellarmen Gewebe mit typischen, leicht basophilen Kittlinien zusammen.

Barrettkarzinom → Adenokarzinom

Refluxösophagitis

Vorbemerkungen. Es handelt sich um die häufigste entzündliche, progredient oder schubweise verlaufende Erkrankung des Ösophagus. Formalpathogenetisch ist sie durch einen Reflux von Magensaft in den Ösophagus bedingt. Die Sicherung der Diagnose »Refluxösophagitis« und der Nachweis des Krankheitsstadium sind für die Prognose und Therapie von Bedeutung. Die gastroösophageale Erkrankung (GERD: Gastro-Esophageal Disease) begünstigt die Entstehung einer drüsigen Metaplasie in der Ösophagusschleimhaut (Barrett-Syndrom, Barrett-Ösophagus). Diese Veränderung stellt eine Präkanzerose dar, also den Boden eines Barrett-Karzinoms (Adenokarzinom im unteren Ösophagus). *

Histologische diagnostische Kriterien

Histologisch lassen sich – je nach Schweregrad bzw. Krankheitsstadium – unterschiedliche Veränderungen im Ösophagus nachweisen:

- **Stadium Ia:** Oberflächliche Koagulationsnekrosen im auskleidenden Plattenepithel. Vereinzelte intraepitheliale Leukozyten.

* Metaplasie: Umwandlung von einem reifen in ein anderes reifes Gewebe.

auch: Zug auf Narbe: Fibroblasten → Osteoblasten

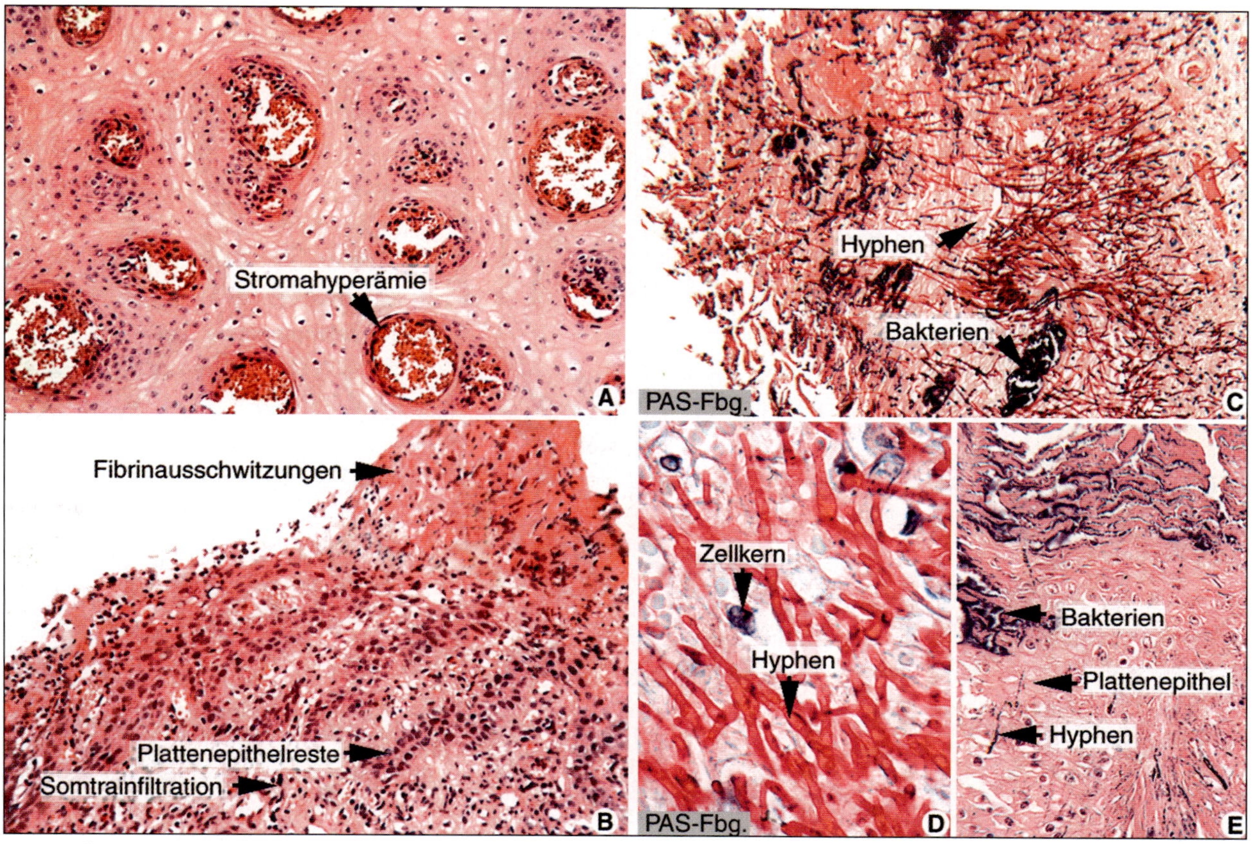

Abb. 53. Ösophagitis. A: Refluxösophagitis Grad Ib: Die Papillengefäße zeigen die Zeichen einer akuten Hyperämie. Das bedeckende Plattenepithel ist intakt. **B:** Beim **Schweregrad IV** kommt es zu Plattenepitheldefekten, die von Fibrin bedeckt werden. **C:** Bei der **Kandidaösophagitis** wird das glykogenreiche Plattenepithel von netzartig angeordneten Hyphen durchsetzt. Diese lassen sich besonders deutlich in der PAS-Färbung **(D)** nachweisen. Nicht selten kommt es zu einer sekundären bakteriellen Besiedelung **(E)**.

- **Stadium Ib:** Hyperregeneratorische Ösophagopathie mit Basalzellenhyperplasie und Hyperämie (Kapillarektasie) im Bereich der Papillen
- **Stadium II:** Erosion der oberen Schleimhauthälfte mit ausgeprägter leukozytärer Infiltration.
- **Stadium III:** Tiefe Schleimhauterosionen. Nur noch eine schmale Basalzellenschicht ist erhalten. Dichte Leukozyteninfiltration des Stromas.
- **Stadium IV:** Peptisches Ulkus. Die Schleimhautnekrose reicht bis zum Stroma. An der Oberfläche wird der Schleimhautdefekt von einem fibrinreichen Schorf bedeckt.

Ösophaguskandidose

Vorbemerkung. Die Kandidaösophagitis wird durch einen Saprophyten der Mundhöhlenschleimhaut *(Candida albicans)* unter bestimmten Bedingungen (reduzierter Allgemeinzustand, Immundefizienz, hochdosierte Antibiotika- und/oder Kortisontherapie) hervorgerufen. Bei Säuglingen und Kleinkindern ist die Kandidose – besonders im Mundbereich – häufig und harmlos. Bei Erwachsenen stellt sie nicht selten eine Begleiterkrankung eines schweren Leidens (Leukämie, Immundefizienz) dar und geht mit Schleimhautnekrosen einher.

Histopathologische diagnostische Kriterien

1 **Erreger** *(Candida albicans)*. Der Pilz lässt sich als dichtes Geflecht (Myzel) nachweisen, das in der HE-Färbung nur schlecht zu erkennen ist. In der PAS-Färbung stellen sich die Pilzzellen (Hyphen) intensiv purpurrot dar. Ihr Nachweis gelingt auch mit der Versilberung nach Grocott. Zunächst ist nur das Plattenepithel befallen. In einem fortgeschrittenen Krankheitsstadium greift der Erreger auf das Stroma und auf hier liegende Blutgefäße über.

2 **Plattenepithelveränderungen.** Das auskleidende Plattenepithel geht zugrunde, sodass die kernlosen Zellen nur noch schattenhaft zu erkennen sind. Bei schwerem Pilzbefall kommt es zu einer Superinfektion: Es lassen sich stark hämatoxylinblaue Ansammlungen von Bakterien finden.

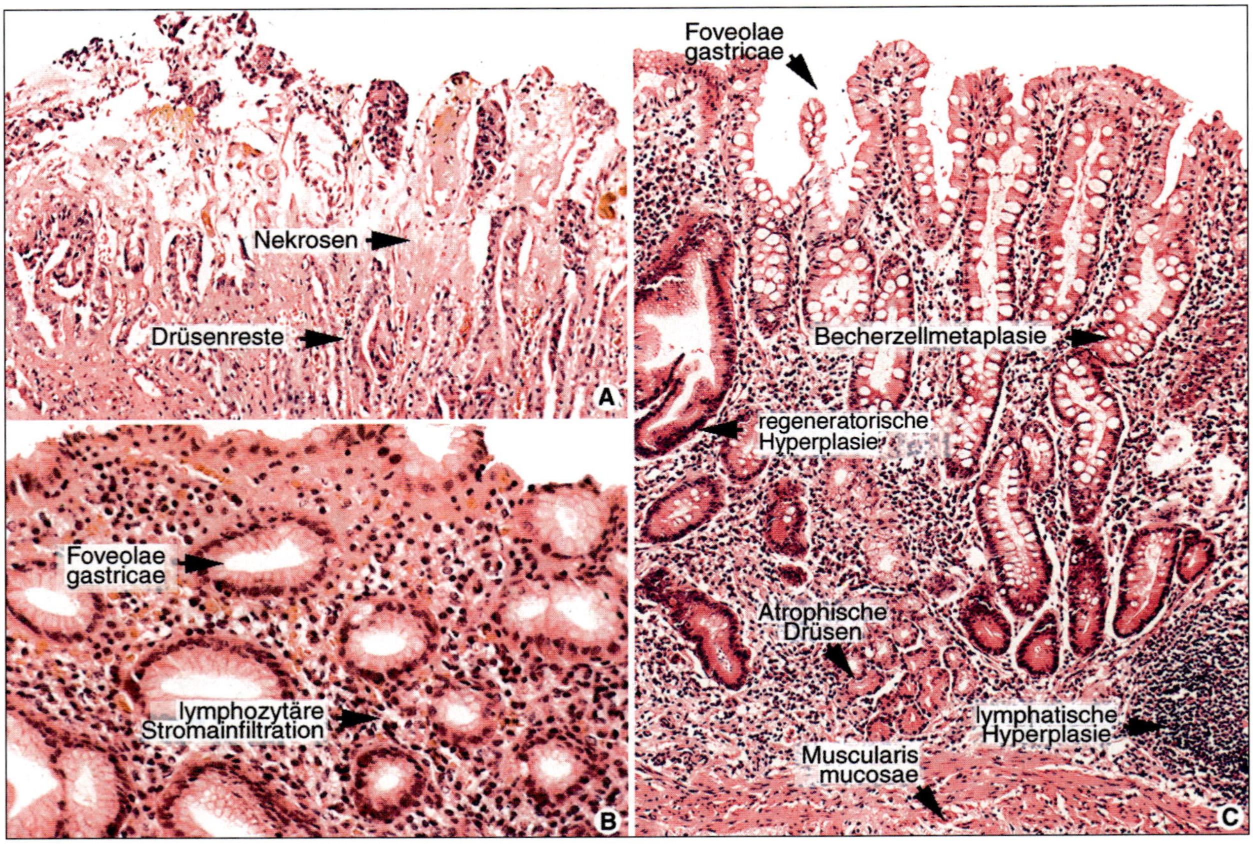

Abb. 54. Gastritis. A: Bei einer **erosiven Gastritis** kommt es zu einer Nekrose der oberflächennahen Leistenspitzen. Der nekrotische Anteil ist eosinrot und kernlos. Die darunter liegenden Drüsenanteile sind noch erhalten. **B:** Die **chronische Oberflächengastritis** ist gekennzeichnet durch eine rundzellige Infiltration des Stromas zwischen den Foveolae gastricae (Magengrübchen). Das Epithel ist intakt. **C:** Die **chronische Gastritis mit beginnender Schleimhautatrophie** zeigt deutlich ausgeweitete Foveolae gastricae, sodass ein papillärer Schleimhautaufbau vorgetäuscht wird. Die Epithelien weisen reichlich Vakuolen (Becherzellmetaplasie) auf. Die tieferen Drüsenanteile sind teilweise atrophisch bzw. regeneratorisch hyperplastisch mit Paneth-Zellen. Das Stroma ist entzündlich infiltriert.

Magenerosion

Vorbemerkungen. Als Erosion bezeichnet man eine umschriebene Zerstörung des Schleimhautepithels ohne Beteiligung der Submukosa. Verschiedene endogene und exogene Noxen können diese Veränderungen hervorrufen (Stress, Alkohol, verschiedene Medikamente). Besonders bei Stresssituationen können sich stark blutende Erosionen in der Magenschleimhaut bilden. In der Regel heilen sie narbenlos aus.

Histopathologische diagnostische Kriterien

1 **Nekrose.** Ein umschriebenes Areal der Magenschleimhaut zeigt eosinrote, kernlose Zellen. Dieser Gewebeabschnitt ist meist gallig imbibiert, das heißt gelblich verfärbt. Die Muscularis mucosae bleibt intakt.

2 **Geringe Zeichen einer entzündlichen Reaktion.**

Chronische Gastritis

Vorbemerkungen. Chronische Entzündung der Magenschleimhaut, die mit einem zunehmenden Schwund der spezifischen Drüsen und einer Verschmälerung der Schleimhaut einhergeht. Zu den wichtigsten Ursachen zählen heute die Schleimhautbesiedelung durch *Helicobacter pylori* und die Antikörper gegen Belegzellen.

Histopathologische diagnostische Kriterien

1 **Foveoläre Hyperplasie.** Verlängerung der Magengrübchen. Durch die Erweiterung der Foveolae wird eine Faltenbildung der Magenschleimhaut vorgetäuscht.

2 **Schleimhautatrophie.** Trotz der foveolären Hyperplasie ist die Magenschleimhaut infolge der Verkürzung der Magendrüsen verschmälert.

3 **Regeneratorische Hyperplasie.** Verstärkte Basophilie der Grübchenepithelien als Ausdruck einer gesteigerten Regeneration und einer verminderten Schleimbildung.

4 **Enterale Metaplasie.** Ersatz der Grübchenepithelien durch Becherzellen, in der Grübchentiefe durch Paneth-Zellen (Zellen mit leuchtend eosinroten Zytoplasmagranula).

5 **Entzündliche Infiltration – lymphatische Hyperplasie.** Vorwiegend Plasmazellen im Schleimhautstroma. Keine entzündlichen Veränderungen in der Submukosa. Herdförmige Vermehrung der Lymphozyten in der Submukosa mit Ausbildung von Keimzentren.

1) ~~Auto~~ Corpus betonte Typ A Gastritis (Autoimmun)
2.) Typ B (H. pylori) Antrumbetont

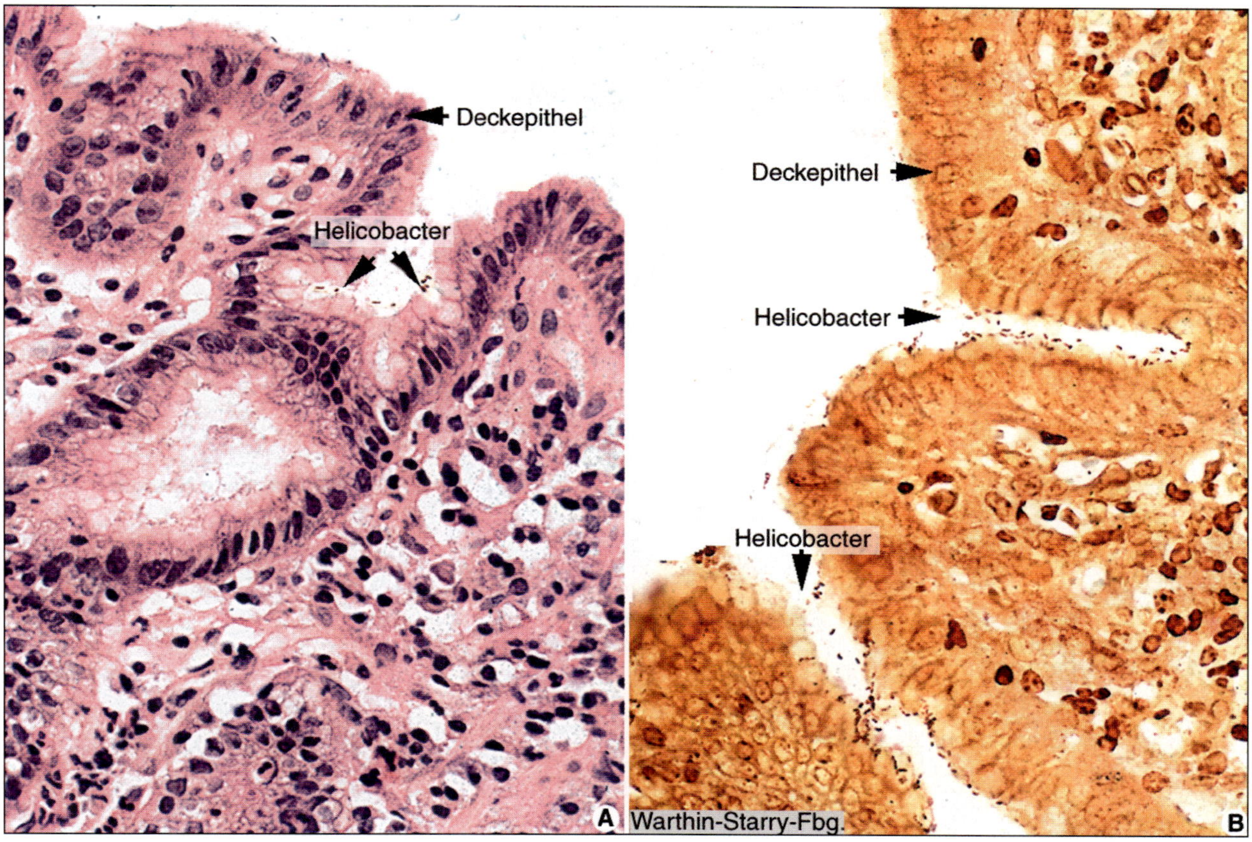

Abb. 55. *Helicobacter pylori*. A: In der **HE-Färbung** sind die Erreger als kleine, basophile Stäbchen nur schwer zu erkennen. Sie liegen in den Magengrübchen, meist auf dem Deckepithel. **B:** Selektiv lassen sich die Bakterien als versilberte Stäbchen in der **Warthin-Starry-Färbung** nachweisen.

Helicobacter pylori

Vorbemerkungen. Der Erreger *Helicobacter pylori* spielt heute eine wichtige Rolle in der Pathogenese der chronischen Gastritis, des Ulcus pepticum und wahrscheinlich auch des Magenkarzinoms. Neben klinisch-chemischen Untersuchungsmethoden kommt der histologischen Untersuchung – als Nachweismethode – eine besondere Rolle zu. Der Nachweis einer Helicobacter-Besiedelung der Magenschleimhaut ist für die Pathogenese und Therapie (Helicobacter-Eradikation) der chronischen Gastritis und des peptischen Ulkus von Bedeutung.

Histopathologische diagnostische Kriterien

In der **HE-Färbung** ist der Erreger nur schwer nachzuweisen. Am sichersten gelingt die Darstellung der Bakterien durch immunhistologische Methoden oder durch **Versilberung nach Warthin-Starry**: Man sieht kleine, kurze, dunkle Stäbchen, die sich bevorzugt in den Magengrübchen, in unmittelbarer Nähe des Zylinderepithels nachweisen lassen.

3) Typ C - Gastritis (chemisch)
Refluxbedingt, NSAIDs

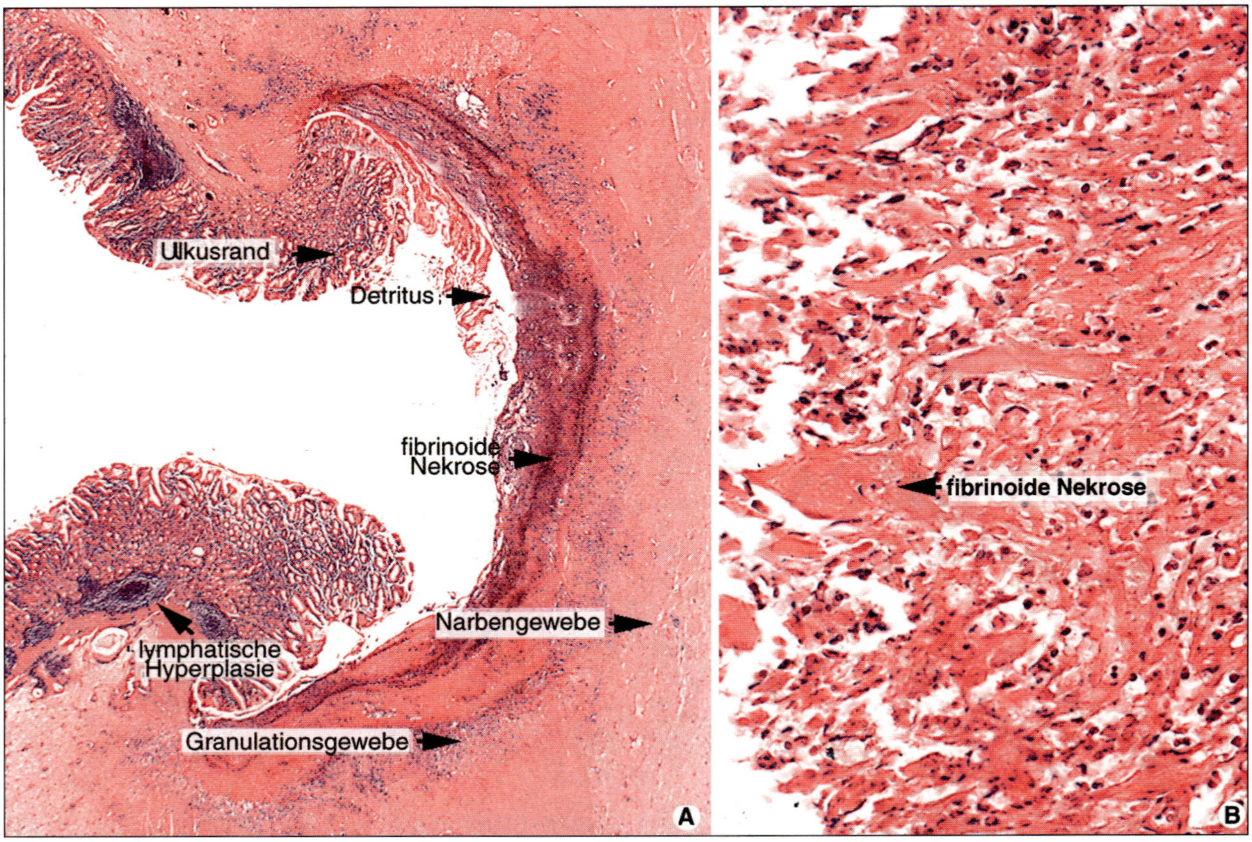

Abb. 56. Magenulkus. A: In der Übersicht zeigt das **Ulcus pepticum ventriculi** einen größeren Defekt der Magenschleimhaut, der seitlich von der erhaltenen Schleimhaut begrenzt wird. Der Defekt wird von Fibrin und Zellresten bedeckt. Darunter finden sich eosinrote **fibrinoide Nekrosen (B)**. Die äußeren Magenwandschichten sind kollagenfaserreich (vernarbt) und zellarm. Die Vernarbung kann auch auf die Muskelwand übergreifen.

Peptisches Magenulkus

Vorbemerkungen. Chronisches, rezidivierendes Geschwür der Magenwand infolge eines Missverhältnisses zwischen den aggressiven (schleimhautandauenden) und defensiven (schleimhautschützenden) Faktoren. Das chronische Ulcus pepticum ist ein multifaktorielles Leiden. Eine Überproduktion von Pepsin und HCl (Vagusreizung, Histamin, Serotonin, gastrinbildende Tumoren), verlängerte Verweildauer des Magensaftes sowie verminderte defensive Faktoren (Hemmung der Schleimbildung oder der Regenerationspotenz des Oberflächenepithels bei Einwirkung von Kortikosteroiden oder Salizylsäure) kommen als formalpathogenetische Faktoren in Frage. Kausalpathogenetisch wird heute dem Erreger *Helicobacter pylori* eine wesentliche Rolle zugeschrieben. Die Diagnose »Ulcus pepticum« wird mit bildgebenden Verfahren (meist Gastroskopie) gestellt und durch die histologische Untersuchung der entnommen Gewebeproben gesichert. Wichtig ist dabei die Abgrenzung von einem ulzerierten Magenkarzinom (eine maligne Entartung eines Magenulkus wird heute als die Ausnahme gesehen). Zum Ausschluss einer malignen Neubildung sollten mehrere Gewebeproben – außer den üblichen Biopsien – aus dem Ulkusrand und aus dem Ulkusgrund entnommen werden.

Histopathologische diagnostische Kriterien

Magenwanddefekt mit typischer Schichtung (Askanazy-Schichten). Von innen (Lichtung) nach außen:

1 **Die Detritusschicht** besteht aus kleinen, dunkelblauen Kerntrümmern.

2 **Fibrinoide Verquellung und Nekrose.** Durch HCl-Einwirkung bedingte Verquellung der kollagenen Fasern (verstärkte Eosinophilie) und Fibrinausschwitzungen.

3 **Granulationsgewebe.** Neugebildete Kapillaren, Infiltration von Fibroblasten und Entzündungszellen.

4 **Narbengewebe.** Sehr kollagenfaserreiches Bindegewebe, das größere Gefäße mit Intimafibrose (gelegentlich auch mit thrombosierter Lichtung) einschließt.

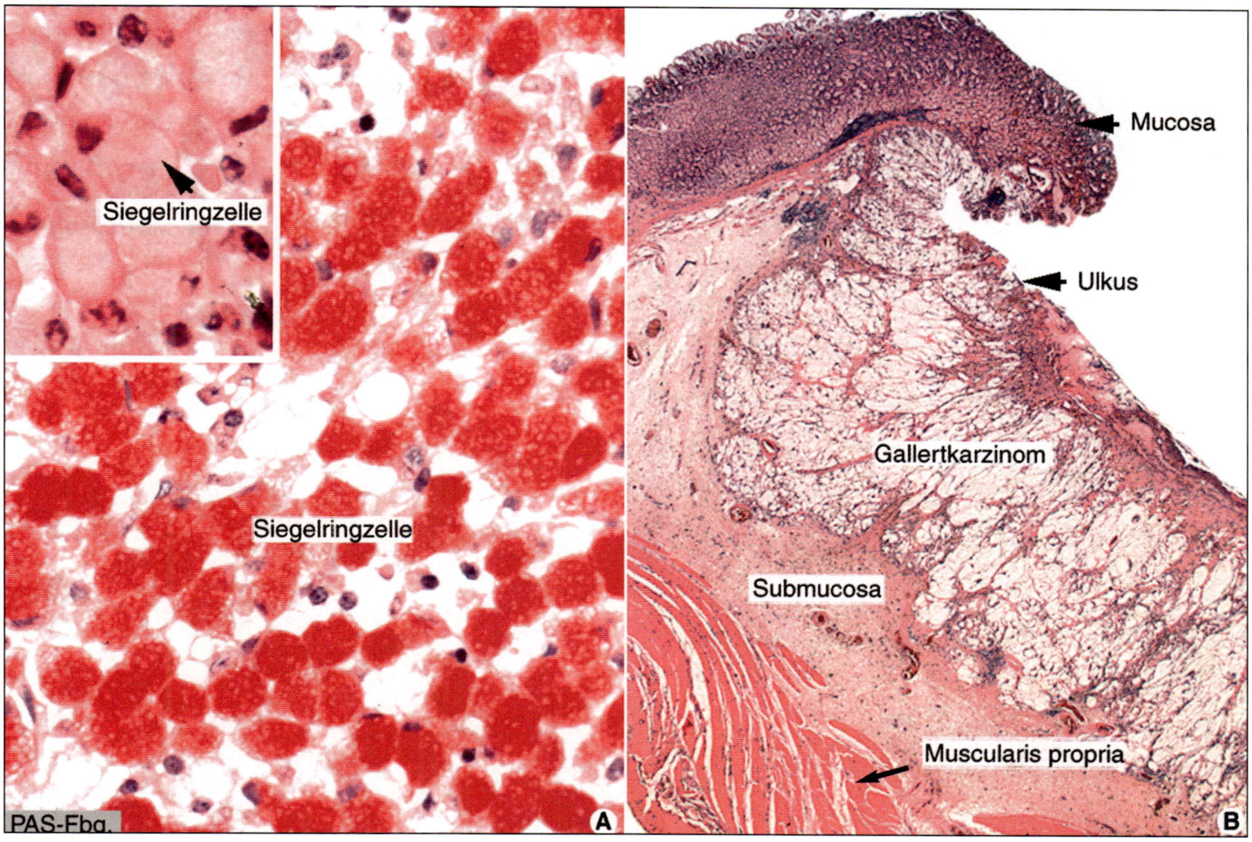

Abb. 57. Magenkarzinom. A: Siegelringzellenkarzinom. Der maligne Tumor besteht aus **Siegelringzellen**, Zellen mit einem zentral aufhellten (Schleimvakuole) Zytoplasma und einem exzentrischen Kern **(Inset)**. In der PAS-Färbung stellen sich diese Zellen purpurrot dar.

B: Gallertkarzinom. Die Abbildung zeigt einen größeren Defekt (ulzeriertes Karzinom) mit einem stark verschleimten (hellen) Karzinom, das die Muscularis propria durchbricht und die Submukosa infiltriert.

Magenfrühkarzinom (gezeigt im Kurs)

Magenkarzinome

Vorbemerkungen. Die Einteilung eines Magenkarzinoms erfolgt unter Berücksichtigung seiner Ausbreitung und seines feingeweblichen Aufbaus.

Als Frühkarzinom bezeichnet man Neubildungen, die die Submukosa nicht überschreiten.

Kommt es zu einer Infiltration der Tunica muscularis, dann spricht man von einem invasiven Magenkarzinom. Frühkarzinome bestehen häufig aus Siegelringzellen; invasive Karzinome können drüsig differenziert oder entdifferenziert sein bzw. mit einer stärkeren Verschleimung nach Art eines Gallertkarzinoms einhergehen.

Histopathologische diagnostische Kriterien

1 **Frühkarzinom.** Die Neubildung besteht aus dichten Ansammlungen von PAS-positiven Siegelringzellen (Zellen mit einer großen Schleimvakuole und einem zur Peripherie verdrängten Kern). Es können auch drüsige Strukturen vorkommen. Beim Mukosatyp wird die Muscularis mucosae nicht durchbrochen, beim Submukosatyp lassen sich Tumorzellen auch in der Submukosa finden.

2 **Invasives Karzinom.** Diese Neubildungen können drüsig aufgebaut (intestinaler Typ) oder entdifferenziert sein und mit einer stärkeren Kollagenfaserneubildung einhergehen (szirrhöses Karzinom). Beim Gallertkarzinom steht die extrazelluläre, PAS-positive Schleimbildung im Vordergrund. Der Tumor ist zentral schüsselförmig ulzeriert und wird von der peripheren erhaltenen Schleimhaut wallartig begrenzt.

3 **Kriterien der Malignität.** Tumorgewebe und Tumorzellen weisen die histologischen und zytologischen Zeichen der Malignität auf: Invasives Wachstum, unregelmäßig aufgebaute Drüsen, deutliche Zell- und Kernpolymorphie.

Dysplasie: ungeordnetes Epithel

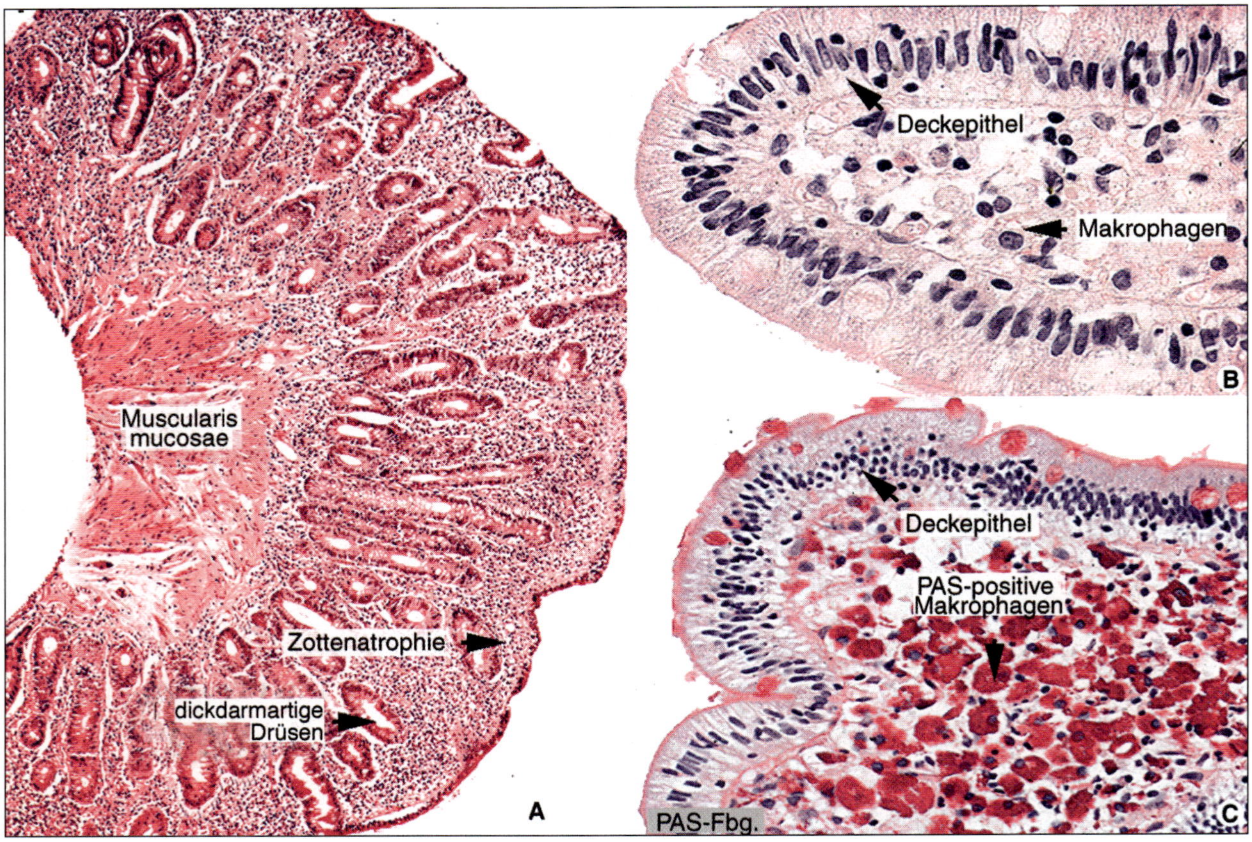

Abb. 58. A: Zöliakie: Die Abbildung zeigt Anteile der Dünndarmschleimhaut mit Muscularis mucosae. Typisch für diese Krankheit ist die Aufhebung der Zottenstruktur, sodass der feingewebliche Aufbau an Dickdarmschleimhaut erinnert. **B:** Die **Whipple-Krankheit** wird durch den Nachweis von PAS-positiven Makrophagen im Zottenstroma diagnostiziert. Diese Zellen sind in der **HE-Färbung (B)** nur schwer zu erkennen. **C:** In der PAS-Färbung stellen sie sich als purpurrote Zellen mit zentralem Kern dar.

Zöliakie – Whipple-Krankheit

Vorbemerkungen. Die Dünndarmerkrankungen Zöliakie und Whipple-Krankheit gehen mit Stoffwechselstörungen einher.

Bei der Glutenenteropathie (einheimische Sprue, Zöliakie) liegt eine angeborene immunologisch bedingte Erkrankung vor, bei der das in der Nahrung vorkommende Gluten (toxische Komponente Gliadin) zu einer Schädigung der Dünndarmschleimhaut und somit zu einer Verdauungsinsuffizienz führt.

Der Whipple-Krankheit (intestinale Lipodystrophie) ist eine Systemerkrankung mit intestinaler Manifestation, die auf eine Infektion mit grampositiven Korynebakterien zurückzuführen ist. Durch die histologische Untersuchung von Gewebeproben aus der Dünndarmschleimhaut sind die Diagnose und der Krankheitsgrad bzw. die Therapiewirkung zu bestimmen.

Histopathologische diagnostische Kriterien

1 **Zöliakie.** Die Dünndarmschleimhaut (besonders im Duodenum und im oberen Jejunum) zeigt eine Verkürzung der Zotten, die bis zur totalen Atrophie reichen kann. Gleichzeitig kommt es zu einer Verlängerung der Krypten mit reichlich Becherzellen. Die Veränderungen erinnern an eine Dickdarmschleimhaut (kolonartige Metaplasie).

2 **Whipple-Krankheit.** Histologisch sieht man plumpe Schleimhautfalten. Im Stroma finden sich Makrophagen mit PAS-positiven Zytoplasmaeinschlüssen (elektronenmikroskopisch Whipple-Bakterien).

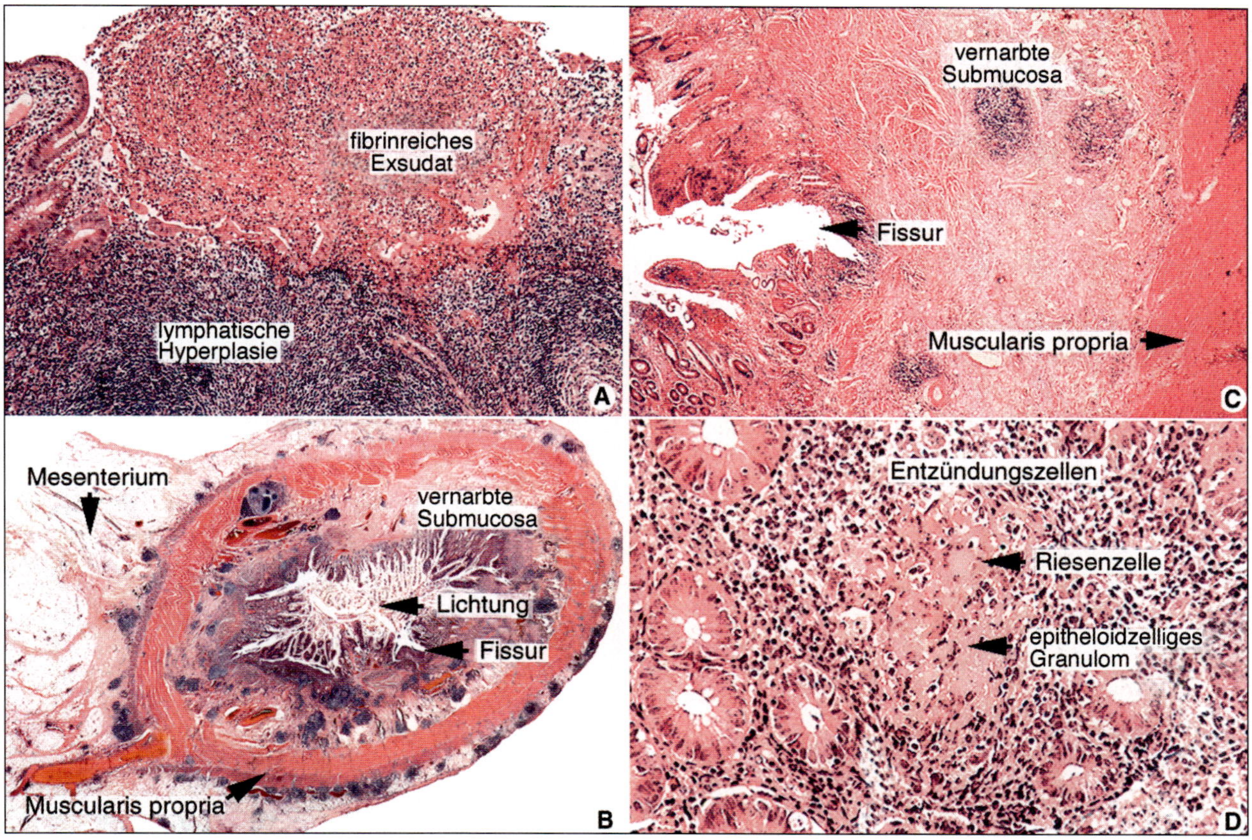

Abb. 59. Enteritis. A: Yersiniose. Die Abbildung zeigt eine pseudomembranös-nekrotisierende Enteritis, wie sie unter anderem bei Yersiniose vorkommt. Man erkennt einen Schleimhautdefekt, der von Fibrin bedeckt wird. In den darunter liegenden Wandschichten findet sich eine ausgeprägte lymphatische Hyperplasie. **B:** Die **Crohn-Krankheit** weist in einem fortgeschrittenen Stadium eine narbig verbreiterte Submukosa mit einer lymphatischen Hyperplasie auf. **C:** In der Schleimhaut kommen **fissurartige Defekte** vor, die bis auf die äußeren Wandschichten übergreifen können. **D:** Typisch ist auch der Nachweis von kleinen Inseln aus Epitheloidzellen.

Enteritis: Yersiniose – Crohn-Krankheit

Vorbemerkungen. Als Enteritis bezeichnet man eine Entzündung des Dünndarms, die in der akuten Phase meist mit einer Beteiligung des Magens (Gastroenteritis) oder des Dickdarms (Enterokolitis) einher geht. Als Ursache werden belebte Erreger (Kokken, Salmonellen, Shigellen, Klostridien) oder Toxine (Nahrungsmittelvergiftung) nachgewiesen. Die enterale Yersiniose wird durch *Yersinia enterocolitica* oder durch *Y. pseudotuberculosis* hervorgerufen.

Die Crohn-Krankheit (Ileitis granulomatosa, Ileitis terminalis) ist eine diskontinuierliche, granulomatöse Entzündung des Gastrointestinaltraktes mit Schwerpunkt im terminalen Ileum. Bei einer Dickdarmbeteiligung ist eine Colitis ulcerosa auszuschließen.

Histopathologische diagnostische Kriterien

Yersiniose

1 Bei **Yersinia-enterocolitica-Infektionen** kommen diffuse oder segmentale exsudative Dünndarmentzündungen vor. Betroffen sind die Peyer-Plaques, die stark hyperplastisch erscheinen. Es kommt zu aphthoiden Ulzera und Kryptenabszessen, dabei wird das Oberflächenepithel zerstört und von einem fibrinreichen Exsudat bedeckt.

2 Die **Yersinia-pseudotuberculosis-Infektion** ist eine transmurale ulzerierende Dünndarmentzündung mit kleinen Epitheloidzellknötchen (Pseudocrohn). Die Erkrankung wird von einer retikulohistiozytär abszedierenden Lymphadenitis begleitet.

Crohn-Krankheit

1 **Frühveränderungen.** Flache Schleimhauterosionen (aphthoide Läsionen), die teilweise oberhalb von Lymphfollikeln liegen. Zunächst besteht ein Ödem, später eine entzündlich zellige Infiltration.

2 Im **floriden Stadium** stehen unregelmäßige, längsgerichtete Ulzera im Vordergrund. Die tiefen Wanddefekte greifen auf sämtliche Wandschichten des Dünndarms über und gehen mit der Ausbildung von Epitheloidzellgranulomen mit Riesenzellen einher.

3 Im **Spätstadium** wird das morphologische Bild durch Narben und Fisteln beherrscht.

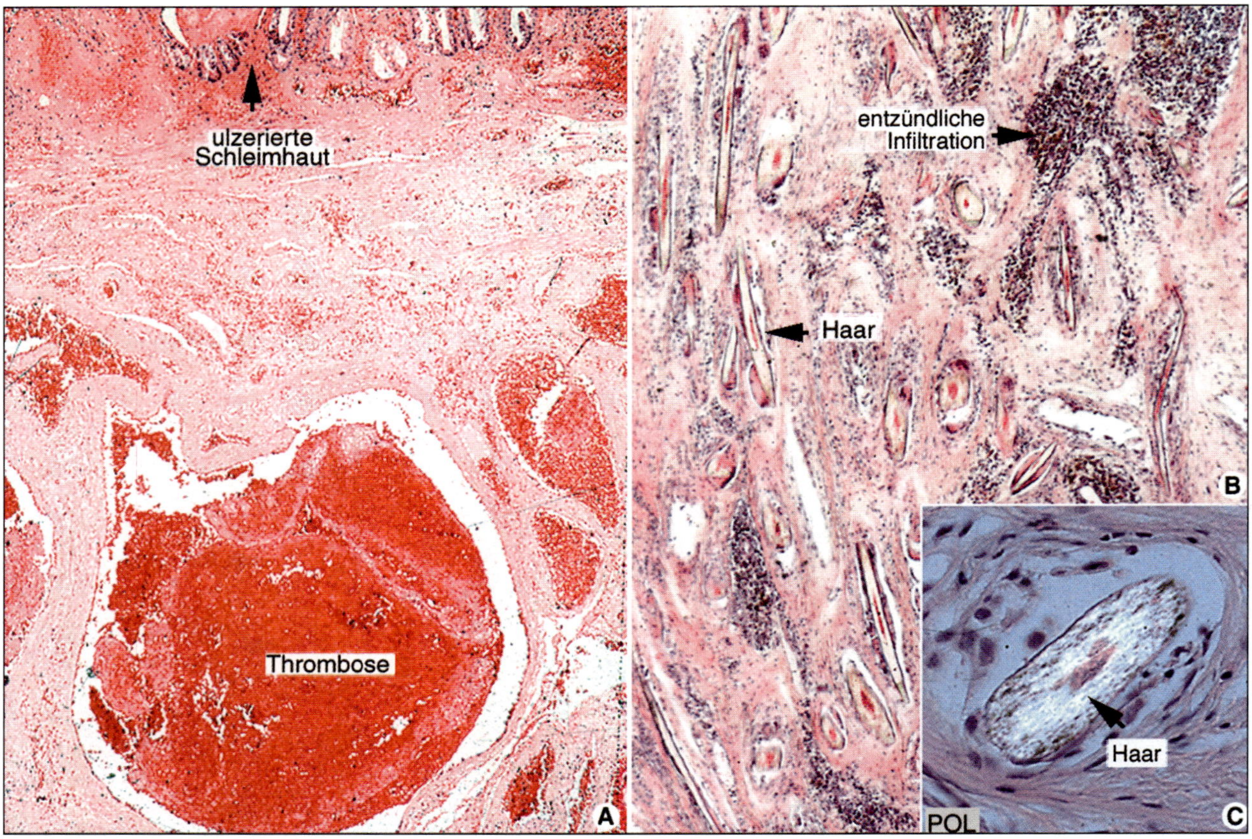

Abb. 60. Varixknoten. A: Die Abbildung zeigt unter einer teilweise ulzerierten Dickdarmschleimhaut größere Hohlräume, die von Endothel ausgekleidet sind und reichlich Blut enthalten, das gelegentlich thrombosiert ist. **B: Pilonidalsinus.** Diese Krankheit ist durch eine stärkere Vernarbung mit entzündlicher Reaktion in der Steißbeinregion charakterisiert. Die Diagnose wird durch den Nachweis von angeschnittenen Haaren gesichert. **C:** Diese lassen sich im polarisierten Licht als hell aufleuchtende Gebilde darstellen.

Hämorrhoidalknoten – Pilonidalsinus

Vorbemerkungen. Zu den typischen Erkrankungen der Anal- und Sakralregion gehören die Hämorrhoiden (bzw. Varixknoten) und der Pilonidalsinus.

Innere Hämorrhoiden stellen eine Hyperplasie des arteriovenösen Schwellkörpers des Mastdarms dar, während die äußeren Hämorrhoiden thrombosierte Varixknoten des Plexus haemorrhoidalis inferior sind. Hämorrhoiden werden klinisch manifest durch ihre Komplikationen (Blutungen bei der Defäkation, Schmerzen bei Thrombosierung).

Der **Pilonidalsinus** (Sakral-Steißbeindermoid, Haarnest, Jeep-Disease) stellt eine chronisch rezidivierende Entzündung dar, die mit kleinen Fistelbildungen einhergeht. Beim Pilonidalsinus liegt eine ausgeprägte chronisch granulierende und vernarbende Entzündung vor, die durch eingeschlossene Haare (örtliche Mikrotraumatisierung, besonders bei Autofahrern oder Reitern) hervorgerufen wird.

Histopathologische diagnostische Kriterien

1 **Hämorrhoidalknoten.** Unter einer teilweise noch erhaltenen Schleimhaut sieht man große, prall mit Blut angefüllte Hohlräume, die von Endothel ausgekleidet werden. Die Lichtung wird teilweise durch einen frischen oder einen organisierten Thrombus verlegt.

2 **Pilonidalsinus.** Histologisch liegt eine ausgeprägte chronisch granulierende Entzündung im Kutis- und Subkutisbereich vor. Im Bindegewebe eingeschlossen lassen sich Haare – meist im Querschnitt – finden. Im polarisierten Licht weisen die Haare eine mäßiggradige Doppelbrechung auf.

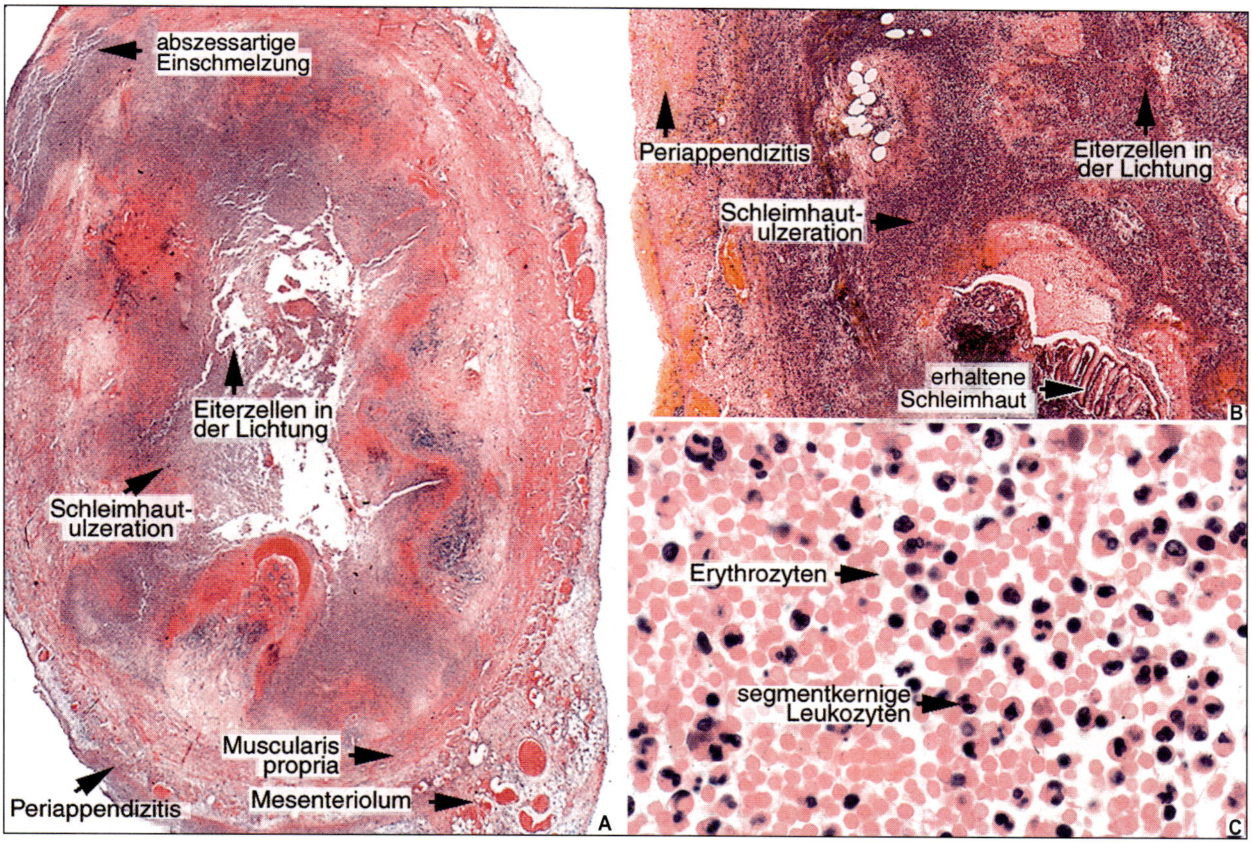

Abb. 61. Akute Appendizitis. A: Akute phlegmonös-eitrige Appendizitis. Die Schleimhautauskleidung ist fast vollständig zerstört alle Wandschichten sind dicht und schrankenlos von segmentkernigen Leukozyten durchsetzt. Stellenweise kommt es zu einer abszessartigen Einschmelzung. Im Mesenteriolum sind die Blutgefäße stark hyperämisch. **B:** Die Schleimhaut ist nur noch teilweise erhalten. Die Appendixlichtung ist mit **Eiterzellen** angefüllt. Auf der Serosa findet sich ein fibrinreiches Exsudat **(Periappendizitis)**. **C:** Das eitrige Exsudat in der Appendixlichtung besteht aus Granulozyten und Erythrozyten (hämorrhagische Komponente).

Akute Appendizitis

Vorbemerkungen. Akute Entzündung des Wurmfortsatzes infolge einer enterogenen Infektion (*E. coli*, Streptokokken, Klostridien). Die phlegmonöse Appendizitis stellt ein akutes Krankheitsbild dar, das in der Regel zum sofortigen operativen Eingriff führt um die wichtigste **Komplikation** (Perforation in die freie Bauchhöhle) zu verhindern.

Auch wenn der klinische Befund und das makroskopische Bild eindeutig sind, sollte das operativ entfernte Organ histologisch untersucht werden, um die klinische Diagnose und den therapeutischen Eingriff zu dokumentieren.

Wenn die entfernte Appendix nicht die appendizitischen Symptome erklärt, sollte an eine Entzündung eines Meckel-Divertikels (im Dünndarm etwa 100 cm von der Ileozäkalklappe entfernt) gedacht werden.

Histopathologische diagnostische Kriterien

1 **Ulzerophlegmonöse Entzündung.** Die auskleidende Schleimhaut ist teilweise zerstört (Ulkus). In der Lichtung erkennt man dichte Ansammlungen von segmentkernigen Leukozyten, die auch Erythrozyten einschließen (eitriges Exsudat mit hämorrhagischer Komponente). Sämtliche Wandschichten – insbesondere die Muscularis propria – sind stark ödematös aufgelockert. Hier sieht man eine schrankenlose Ausbreitung der Entzündungszellen (Phlegmone).

2 **Periappendizitis.** Die Entzündung greift auf die Serosa über, die ein fibrinös-eitriges Exsudat (in eosinrotem Fibrinnetz eingeschlossene segmentkernige Leukozyten) zeigt. Ferner dehnt sich die Entzündung auch auf das Mesenteriolum aus.

3 **Sonderformen.** Bei der **gangränösen Appendizitis** wird das histologische Bild durch die nekrotisierende Entzündung (hohe Erregervirulenz: Klostridieninfektion) beherrscht. Ausgedehnte Nekrosen kommen auch bei einer entzündlich bedingten Thrombose der Gefäßlichtungen im Mesenteriolum vor.

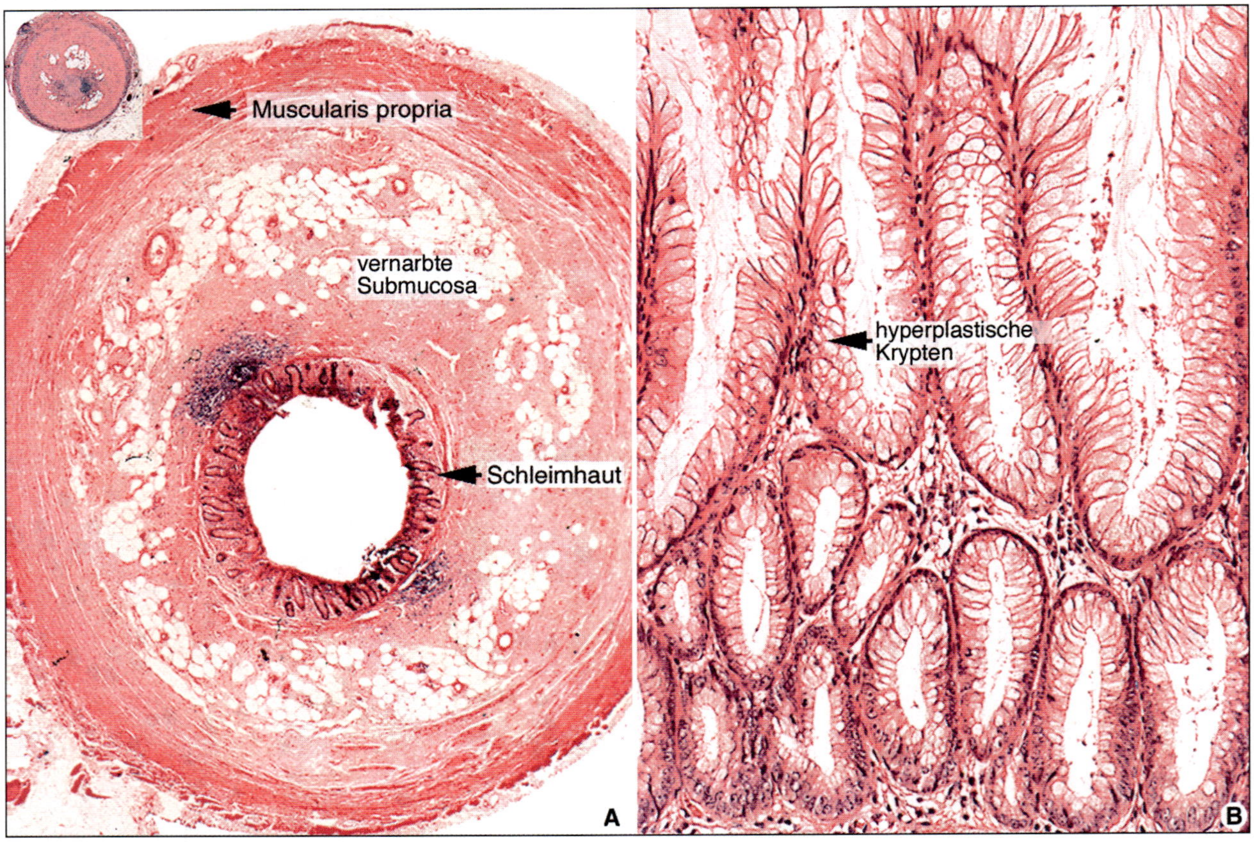

Abb. 62. A: Chronisch vernarbte Appendix. Nach Rückbildung der akuten Entzündungszeichen bleibt eine ausgeprägte Vernarbung zurück, besonders in der Submukosa. Hier kommt es zu Einlagerungen von Fettzellen. In einem fortgeschrittenen Stadium kann es zu einer vollständigen narbigen Obliteration der Appendixlichtung kommen **(Inset)**. **B:** Findet die Obliteration nur im Basisbereich vor, dann kommt es zu einer Retention von Schleim mit einer Druckatrophie der Schleimhaut **(Mukozele)**. Diese kann aber auch verdickt sein und aus vermehrten Becherzellen bestehen **(hyperplastische Mukozele)**.

62 Appendixobliteration – Mukozele

Vorbemerkungen. Die chronische Appendizitis als eigenständiges Krankheitsbild ist umstritten. Nur selten lassen sich chronische appendizitische Beschwerden im rechten Unterbauch durch eine chronische Appendizitis erklären. Letztere muss eine Ausschlussdiagnose (Enteritis, Kolitis, Divertikulitis, Verwachsungen, Adnexitis) sein. Häufig werden Narben – als Zeichen einer abgelaufenen akuten Entzündung – nachgewiesen. Die Vernarbung kann bis zur vollständigen Obliteration der Appendixlichtung reichen. In diesen Fällen kommt es zu einer Schleimretention im distalen Bereich der Appendixlichtung (Mukozele).

Eine Mukozele kann klinisch manifest werden durch eine **Komplikation**: Die Ruptur einer Mukozele kann zu einer Pseudomyxoma peritonei führen. Differenzialdiagnostisch ist ein villöses Appendixadenom auszuschließen, das im Gegensatz zur Mukozele eine villös gestaltete Schleimhautoberfläche zeigt.

Histopathologische diagnostische Kriterien

1 **Vernarbte Appendix.** Besonders im Bereich der Submukosa liegt eine ausgeprägte narbige Kollagenfaserneubildung vor. Die Appendixlichtung wird durch die verbreiterte Submukosa eingeengt, die Schleimhautauskleidung bleibt aber erhalten. Typisch für alte Narben sind ausgedehnte Fettzelleinlagerungen. Im Narbengewebe finden sich gelegentlich kleine hyperplastische Nerven (nach Art von Narbenneuromen = **Appendicitis neurogene**). Eine sehr ausgedehnte Ulzeration im Rahmen der akuten Appendizitis hat eine vollständige narbige Verlegung der Appendixlichtung (Obliteration) zur Folge.

2 **Mukozele.** Bei einer einfachen obstruktiven Schleimretention in der Appendixlichtung kommt es zu einer Druckatrophie der Schleimhaut (atrophische Mukozele). Eine hyper-/metaplastische Mukozele zeigt eine hyperplastische Verdickung der Schleimhaut mit ausgeprägter Vermehrung von Becherzellen.

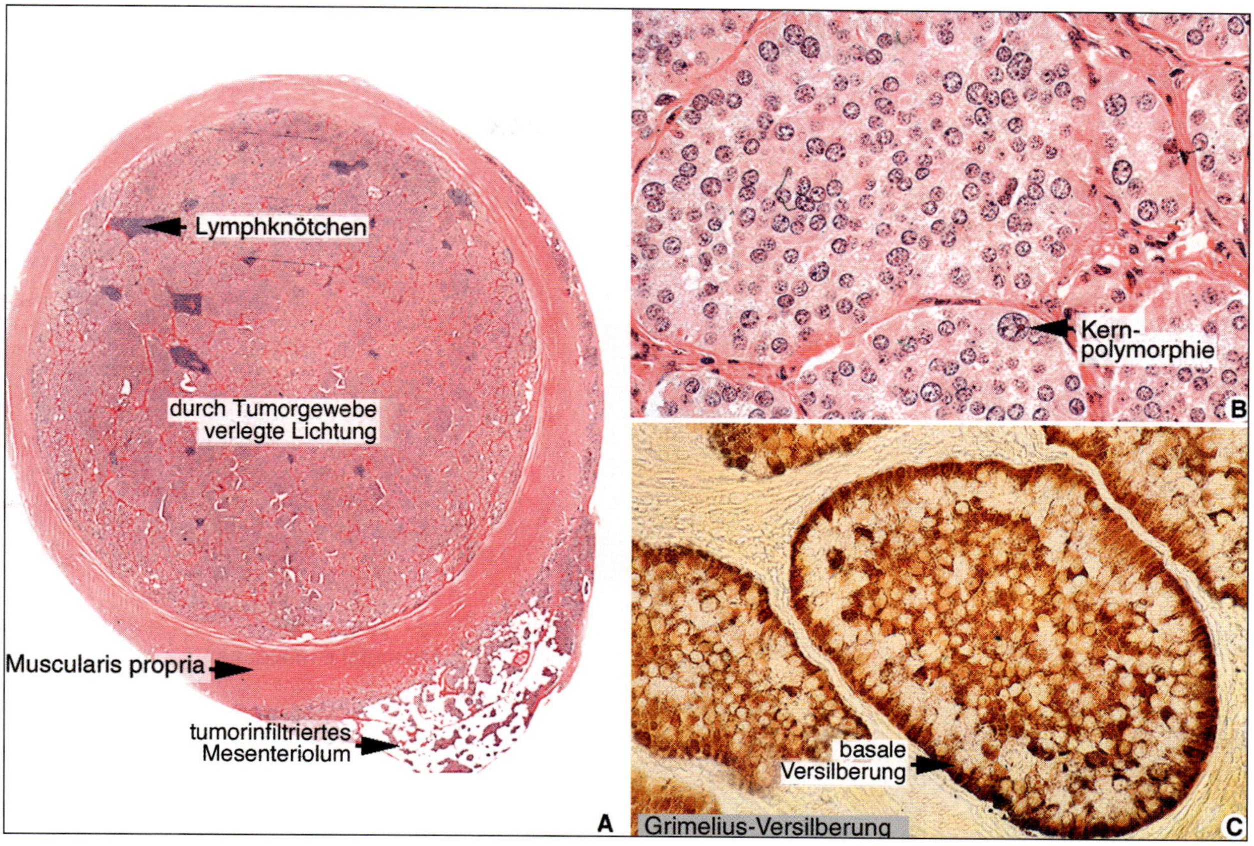

Abb. 63. Karzinoid der Appendix. Die Abbildung **A** zeigt eine Appendix im Querschnitt mit einer vollständig verlegten Lichtung. Nur noch die muskuläre Wand ist als ursprünglich Organstruktur erkennbar. In der Übersicht sieht man auch eine Infiltration des Mesenteriolum. **B:** Bei stärkerer Vergrößerung erkennt man die inselförmige Anordnung der zytoplasmareichen Tumorzellen mit einem unterschiedlich großen Zellkern. Mitosen fehlen. **C:** Die Diagnose »Karzinoid« wird durch den Nachweis einer **Versilberung (Grimelius) der Tumorzellen** gesichert. Typisch ist basale Ablagerung von Silber in den Tumorzellen.

Karzinoidtumor der Appendix

Vorbemerkungen. Als Karzinoidtumor(= karzinomähnlich) bezeichnet man eine Neubildung, die ein »ruhiges« zytologisches Bild zeigt, aber diffus wächst. Diese Neubildungen wurden früher als »semimaligne Geschwülste« beurteilt, heute werden sie als »niedrigmaligne Karzinome« kodiert.

Ein Karzinoidtumor der Appendix ist meist klinisch stumm und wird zufällig im Rahmen der histologischen Untersuchung einer operativ entfernten Appendix diagnostiziert. Obwohl die Neubildung ein stark infiltratives Wachstum zeigt (Durchsetzung aller Wandschicht und Übergreifen auf das Mesenteriolum), ist sie gutartig. Im Gegensatz zu gleichartigen Tumoren anderer Lokalisationen (immer maligne: z. B. Ileum) setzen Appendixkarzinoide keine Metastasen.

Histopathologische diagnostische Kriterien

1 Ein **diffus wachsender Tumor** verlegt die Appendixlichtung vollständig und breitet sich in allen Wandschichten des Organs aus. Auch das Mesenteriolum kann infiltriert sein. In der Tumormasse finden sich noch kleinere Ansammlungen von ortsständigen Lymphozytenknötchen.

2 Der Tumor zeigt einen **inselförmigen Aufbau** und besteht aus Zellen mit unscharfen Zellgrenzen. Die Kerne sind unterschiedlich groß und gelegentlich leicht hyperchromatisch. Mitosen kommen nur sehr selten vor.

3 Die Diagnose »**Karzinoid**« stützt sich auf Spezialfärbungen und immunhistologische Reaktionen. Typisch ist die Versilberung nach Grimelius: Dabei kommt es zur Darstellung von braunschwarzen intrazytoplasmatischen Granula, die besonders in den Inselperipherie-Zellen basal betont lokalisiert sind. Unter den immunhistologischen Reaktionen ist besonders der positive Nachweis von Chromogranin hervorzuheben.

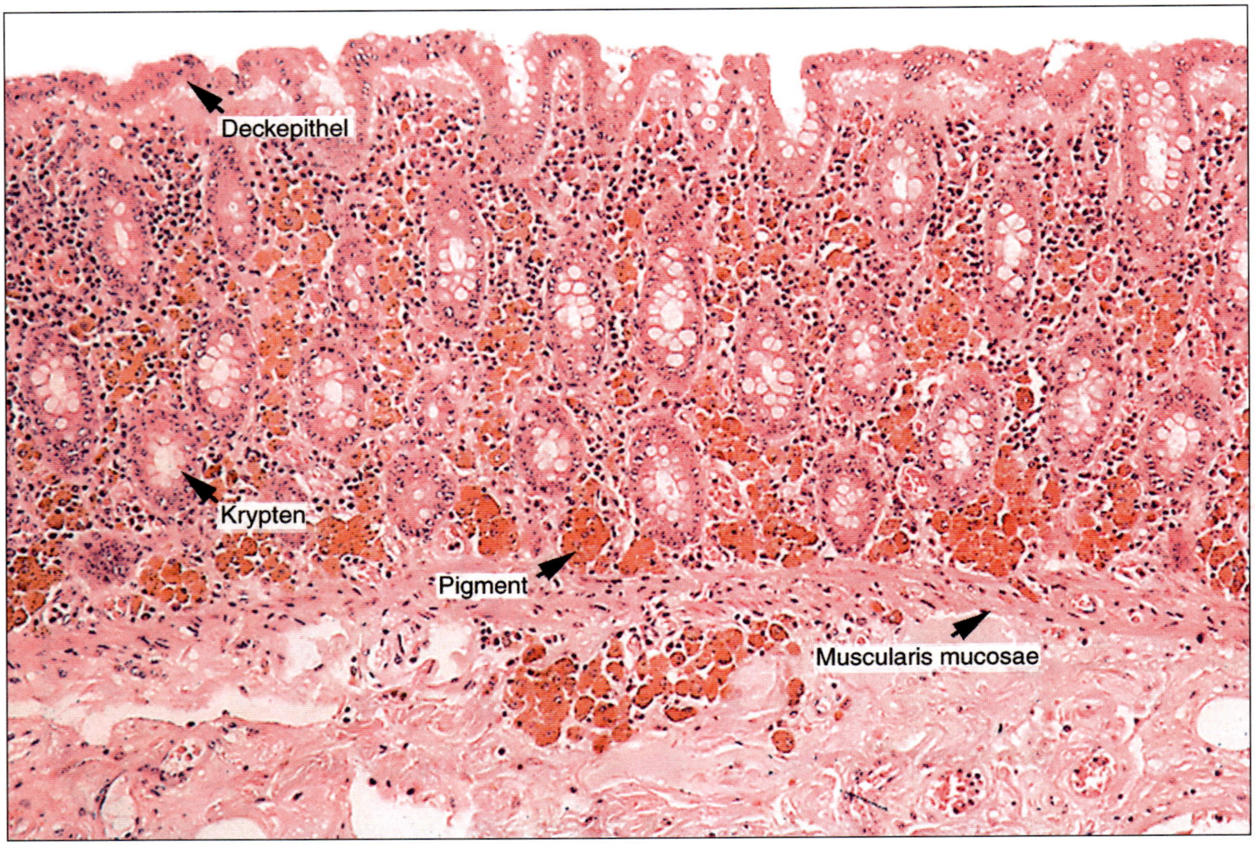

Abb. 64. Pseudomelanosis coli. Die Abbildung zeigt eine Dickdarmschleimhaut bei mittlerer Vergrößerung. An der Oberfläche sieht man das Deckepithel, im darunter liegenden Stroma das Epithel der Krypten. Im Stroma der Mukosa und der Submukosa lassen sich orangegelb bis braun pigmentierte Zellen finden, die für die Pseudomelanosis coli typisch sind.

Pseudomelanosis coli

Vorbemerkungen. Die Pseudomelanosis coli ist eine Stoffwechselstörung mit einer lipofuszinähnlichen Pigmentablagerung, die der Dickdarmschleimhaut eine dunkelbraune bis schwarze Farbe verleiht. Als Ursache wird gelegentlich ein Laxanzienabusus festgestellt. Eine Pseudomelanosis coli stellt einen koloskopischen, operativen oder autoptischen Zufallsbefund dar, der keine klinischen Beschwerden hervorruft.

Histopathologische diagnostische Kriterien

Histologisch sieht man ausgedehnte muköse und submuköse Ablagerungen eines intrazytoplasmatischen braunen Pigments. Dieses eisenfreie Pigment ist in Makrophagen gespeichert.

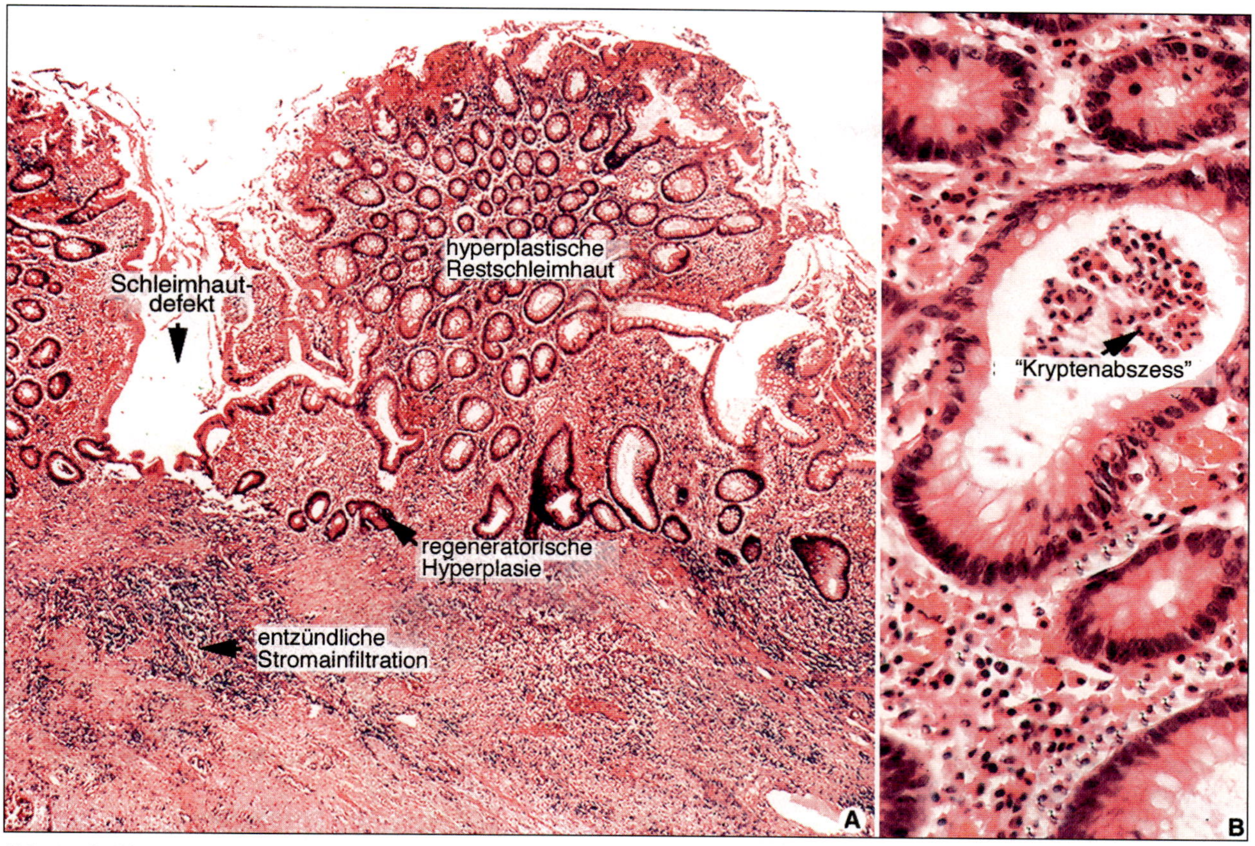

Abb. 65. Colitis ulcerosa. A: Typisch für diese Krankheit sind flache Schleimhautdefekte, die nicht über die Muscularis mucosae hinausgehen. Zwischen den Ulzera erscheint die noch erhaltene Schleimhaut polypös verdickt. Die tiefen Kryptenepithelien sind – als Ausdruck einer regeneratorischen Hyperplasie – stärker basophil. Die Submukosa ist entzündlich zellig infiltriert. **B:** Zu den typischen Veränderungen zählen auch so genannte **Kryptenabszesse**: Ansammlungen von Granulozyten in der Kryptenlichtung.

Colitis ulcerosa

Vorbemerkungen. Chronische, in Schüben verlaufende, mit Schleimhautdefekten einhergehende und im allgemeinen auf die Mukosa und Submukosa begrenzte Entzündung des Colon, die vom Rektum aus kontinuierlich auf höhere Dickdarmabschnitte übergreift. Die Colitis ulcerosa ist vom Morbus Crohn (Enterocolitis granulomatosa) abzugrenzen. Hier handelt es sich um eine chronische, in Schüben verlaufende, segmentäre (diskontinuierliche), fissurale, ulzerös-granulomatöse Entzündung des Magendarmtrakts mit Beteiligung der Lymphknoten. Typisch für den M. Crohn sind schmale, tiefe, fissurartige Ulzera (später Ausbildung von Fisteln!) sowie epitheloidzellige Granulome in allen Wandschichten des Darms und in den Lymphknoten. Weitere differenzialdiagnostische Kriterien einer Colitis ulcerosa sind: Ödem und Fibrose der Submukosa, Lymphangiektasien, aber keine stärkere Hyperämie.

Histopathologische diagnostische Kriterien

1. **Schleimhautdefekte.** Schmale oder breitflächige Ulzera mit überhängenden Schleimhauträndern.
2. **Entzündliche Infiltration.** Dichte Ansammlungen von Entzündungszellen (besonders Plasmazellen und eosinophile Leukozyten) im Bereich der Mukosa, von hier übergreifend auf die innere Submukosa, seltener auch auf die Muscularis propria.
3. **Kryptenabszesse.** Ansammlungen von segmentkernigen Granulozyten in den Kryptenlichtungen mit Zerstörung des auskleidenden Epithels.
4. **Hyperregeneratorisches Epithel.** Insbesondere das Oberflächenepithel ist stärker basophil, die Becherzelldifferenzierung deutlich vermindert.
5. **Lymphatische Hyperplasie.** Das lymphatische Gewebe in der Schleimhaut ist vermehrt.

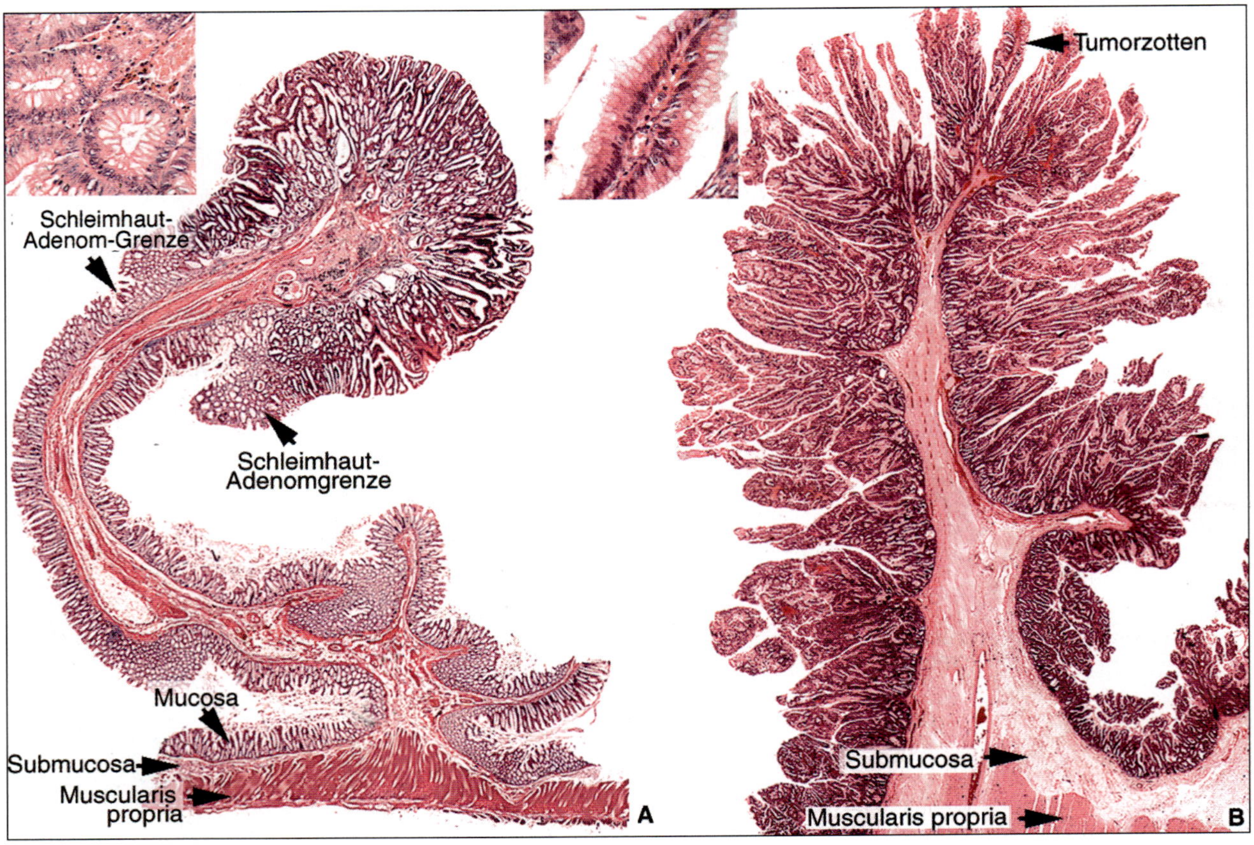

Abb. 66. Dickdarmadenome. A: Tubuläres Adenom. Die Abbildung zeigt eine gestielte, im Bereich der Spitze kolbenförmig aufgetriebene Neubildung. Unten im Bild die normale Dickdarmwand. Der Tumoranteil besteht aus kleinen dickdarmähnlichen Drüsen mit einer regelmäßigen rundlichen Lichtung **(Inset)**.

B: Typisch für das **papilläre Adenom** ist der zottige breitbasige Aufbau. Ein fibrovaskuläres Stroma wird von einem Zylinderepithel bedeckt **(Inset)**. Ein Stiel ist nicht zu erkennen. Die Muscularis mucosae ist intakt.

Dickdarmadenome

Vorbemerkungen. Adenome sind gutartige Neubildungen, die von Drüsen oder einem resorptiven Epithel ausgehen. Im Dickdarm kommen sie relativ häufig vor. Man unterscheidet tubuläre Adenome, die isoliert oder multipel vorkommen, von villösen Neubildungen, die meist solitär sind. Wenn über 100 Adenome gleichzeitig vorkommen, spricht man von einer Adenomatosis coli, die genetisch verankert ist und zur malignen Entartung führt (Mutation des Tumorsuppressorgens FAP).

Die Bedeutung der Dickdarmadenome liegt in der Adenom-Karzinom-Sequenz im Dickdarm. Dickdarmkarzinome gehen meist aus einem Adenom hervor. Entscheidendes diagnostisches Kriterium ist der Nachweis einer Durchbrechung der Muscularis mucosae mit Infiltration der Submukosa. Fehlt diese, dann sind die Atypien der Zellen und Drüsen lediglich als Dysplasien zu werten. Villöse Rektumkadenome können mit einem hohen Elektrolytverlust einhergehen.

DD: Adenom ↔ Karzinom

Histopathologische diagnostische Kriterien

1. **Tubuläres Adenom.** Es handelt sich um ein gestielte Neubildung mit einer kleinen Implantationsbasis. Das distale Ende ist kolbenförmig aufgetrieben und stellt die eigentliche Neubildung dar. Der Stiel besteht aus ausgezogener Dickdarmmukosa mit Muscularis mucosae. Das Adenom setzt sich aus tubulären Formationen zusammen: Innen ist eine rundliche Lichtung zu sehen, die von Dickdarmepithelien mit basalem Kern und apikaler Schleimvakuole begrenzt wird. Mitosen oder Atypien sind selten.
2. **Villöses Adenom.** Die Neubildung zeigt eine breite Implantationsbasis und einem zottigen Aufbau. Man sieht Zotten, die aus einem gefäßtragenden Stroma und bedeckenden Zylinderepithelien mit leichter apikaler Verschleimung bestehen.
3. Bei der **Adenomatosis coli** finden sich – als Frühveränderungen – kleine tubuläre Neubildungen, die der Schleimhaut knospenartig aufsitzen.

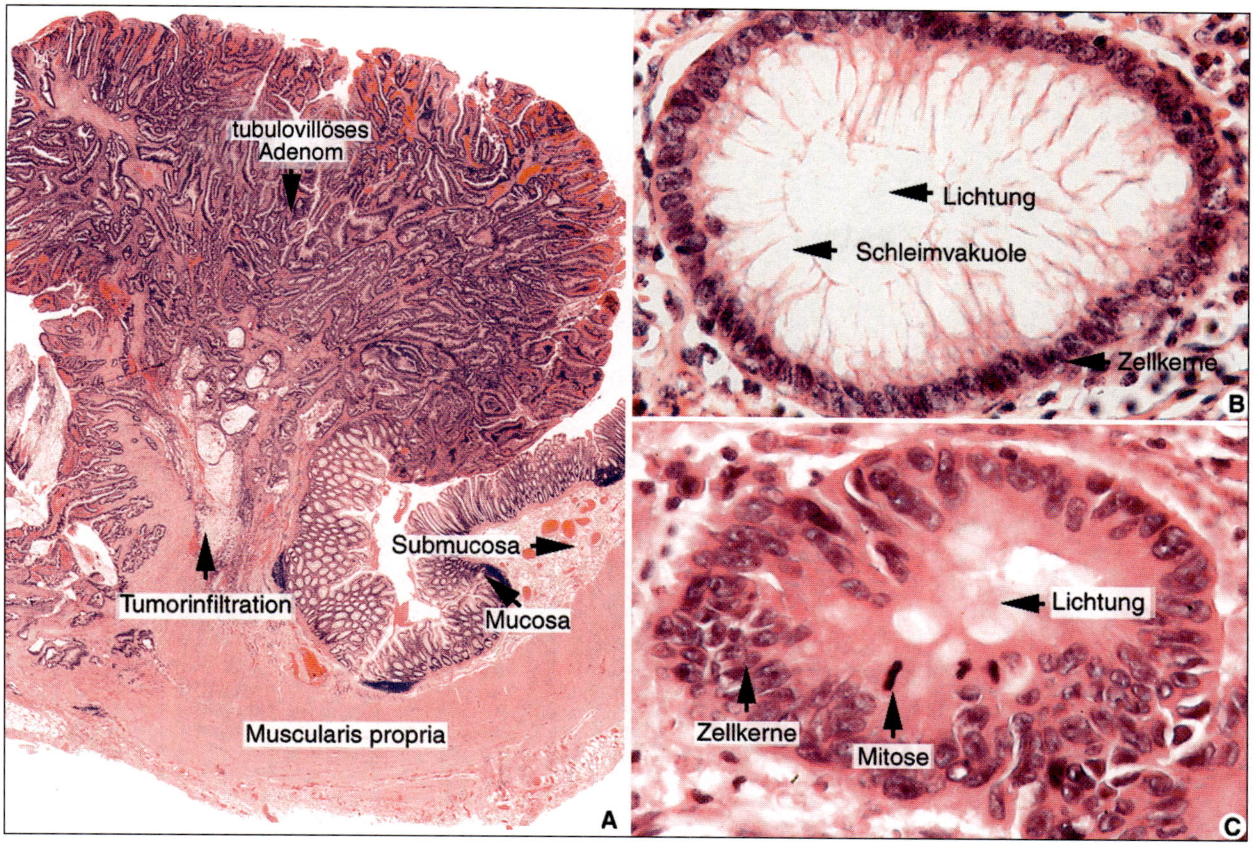

Abb. 67. Adenokarzinom des Dickdarms. A: Im Übersichtsbild erkennt man eine Neubildung, die sich an der Darmoberfläche vorwölbt und in der Tiefe die Muscularis mucosae durchbricht. Der Tumor besteht aus drüsigen Strukturen, die aber morphologisch von **normalen Drüsen (B)** abweichen. **C:** Die Lichtung der **neugebildeten Drüsen** ist klein und unregelmäßig. Die normale Epithelschichtung ist aufgehoben (unregelmäßig verteilte Zellkerne). Außerdem kommen Mitosen vor.

67 Adenokarzinom des Dickdarms

Vorbemerkungen. Adenokarzinome des Dickdarms sind häufige Neubildungen. Sie entstehen nicht selten auf dem Boden eines Dickdarmadenoms (Adenom-Karzinom-Sequenz). Histologisch liegt meist ein drüsenbildendes Karzinom vor, andere Varianten (anaplastische, kleinzellige oder Gallertkarzinome) werden seltener diagnostiziert.

Bei einer histologischen Untersuchung eines Dickdarmkarzinoms ist die Infiltrationstiefe (pTNM-Stadium) – als prognostisch relevanter Befund – sorgfältig zu bestimmen.

Bestimmte histologische Differenzierungsmuster (medullär, muzinös) sowie eine dichte lymphozytäre Infiltration des Tumorstromas sind Hinweise für eine erbliche Tumorprädisposition (**HNPCC** = Hereditary Non-Polyposis Colorectal Cancer).

Histopathologische diagnostische Kriterien

1 **Infiltratives Wachstum.** Bei schwacher Vergrößerung sieht man ein infiltratives Wachstum, das heißt die Muscularis mucosae wird von Karzinomverbänden durchbrochen.

2 **Atypische Drüsen.** Das Karzinom bildet Drüsen, die sich aber von den normalen Dickdarmkrypten unterscheiden. Die Drüsenlichtungen sind klein und unregelmäßig. Die auskleidenden Epithelien zeigen keinen streng basal lokalisierten Kern mehr. Die Becherzelldifferenzierung fehlt, sodass das Gewebe eine verstärkte Anfärbbarkeit aufweist. Mitosen treten gehäuft auf.

3 **Sonderform.** Beim Gallertkarzinom steht die Schleimbildung im Vordergrund. Der Schleim kann extrazellulär, frei liegen oder in Zellen gespeichert (Siegelringzellen) werden.

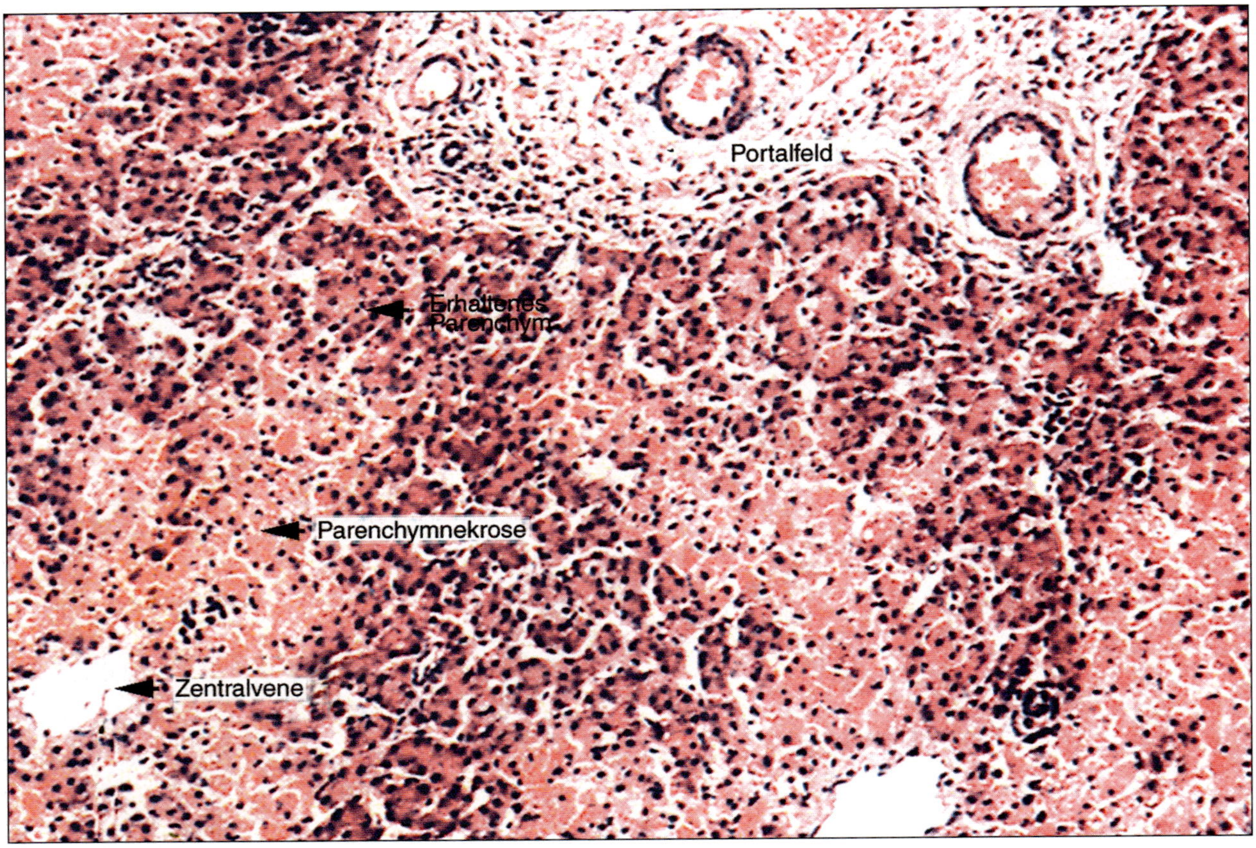

Abb. 68. Hypoxämische Lebernekrosen. Am oberen Bildrand sieht man ein Portalfeld, am unteren Rand zwei Zentralvenen. Zwischen diesen beiden Strukturen liegt Leberparenchym, das nur noch in der Umgebung des Portalfeldes erhalten ist. Die läppchenzentralen Abschnitte sind weitgehend nekrotisch: Die Hepatozyten zeigen eine verstärkte Zytoplasmaazidophilie und sind kernlos. Zeichen der Blutstauung fehlen.

Hypoxämische Lebernekrosen

Vorbemerkungen. Bei länger bestehender Hypoxie (z. B. bei einer schweren Anämie) entwickeln sich in der Leber degenerative Veränderungen, die bis zur Nekrose reichen. Am ausgeprägtesten sind die Nekrosen läppchenzentral, da diese Region die geringste Sauerstoffkonzentration im Blut zeigt. In der Peripherie (Umgebung der Portalfelder) ist die Sauerstoffkonzentration im Blut höher, sodass hier meist keine Zellveränderungen auftreten. Zwischen diesen beiden Regionen finden sich degenerative Übergangsveränderungen in Form einer Verfettung. Die Diagnose »hypoxämische Nekrose« spielt in der täglichen Diagnostik keine wesentliche Rolle.

Histopathologische diagnostische Kriterien

1 **Läppchenzentrale Nekrosen.** In der Umgebung der Zentralvenen zeigen die Leberbälkchen eosinrote, kernlose nekrotische Hepatozyten. Ähnliche Veränderungen kommen auch bei einer chronischen Blutstauung vor, hier fehlen jedoch die Stauungszeichen.

2 **Normales Lebergewebe.** In der Umgebung der Portalfelder sind die Leberzellen regelrecht.

3 **Intermediäre Verfettung.** In der Intermediärzone – zwischen Läppchenperipherie und Läppchenzentrum – finden sich die Zeichen einer feintropfigen Leberzellverfettung. In der HE-Färbung lassen sich kleine intrazytoplasmatische, optisch leere Vakuolen finden, die sich in der Sudanfärbung orangerot darstellen.

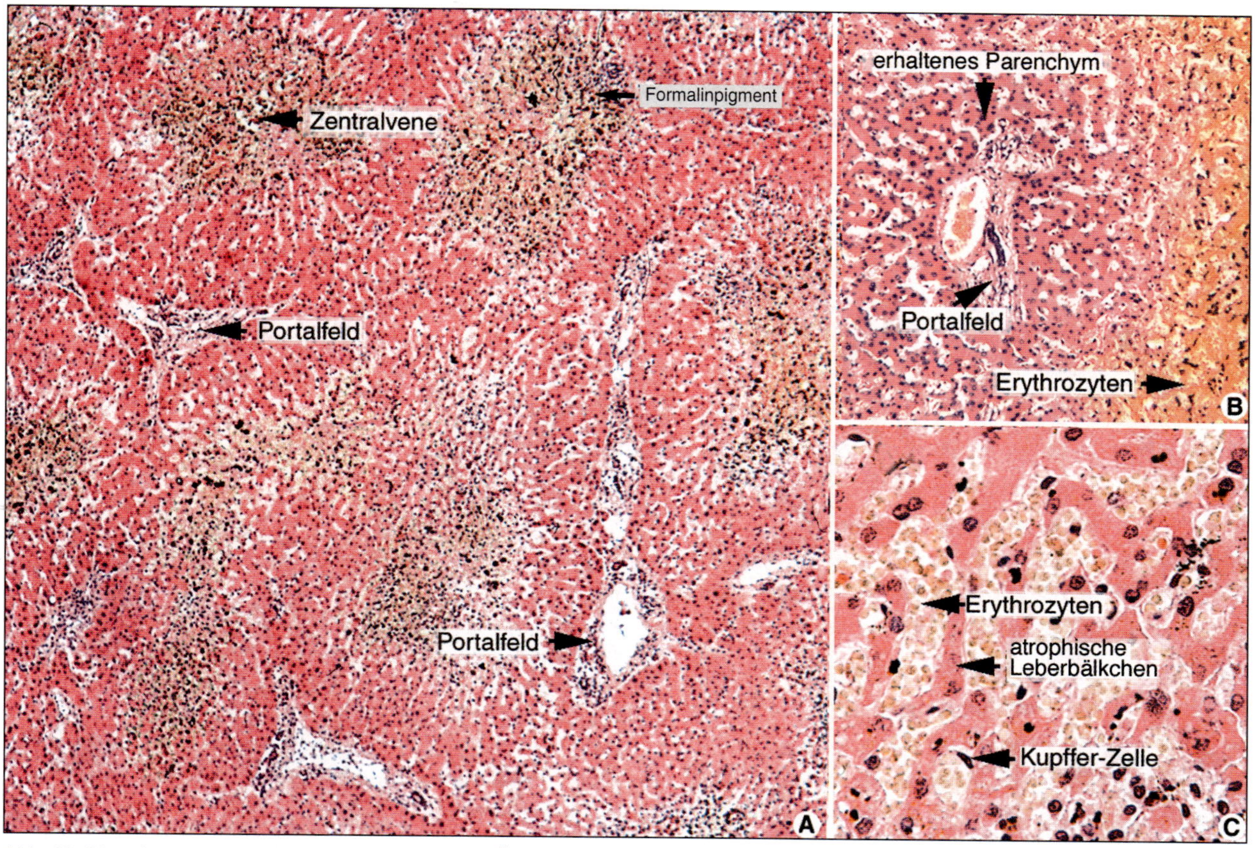

Abb. 69. Chronische Blutstauung der Leber. A: In der Übersicht erkennt man trabekulär gestaltetes Lebergewebe, das in der Umgebung der Portalfelder noch erhalten ist. Im Azinuszentrum (läppchenzentral) wird das Parenchym durch dichte Ansammlungen von orangeroten Erythrozyten ersetzt. **Abbildung B** zeigt diese Veränderungen in der mittleren Vergrößerung. In **Abbildung C** steht die Vermehrung von Erythrozyten im Bereich der Sinus als Zeichen der Blutstauung im Vordergrund. Gleichzeitig kommt es zu einer Verschmälerung (Druckatrophie) der Leberzelltrabekel.

Chronische Blutstauung der Leber

Vorbemerkungen. Durch einen chronischen Blutrückstau kommt es zu einer Atrophie der Leberzellen im Bereich des venösen Schenkels der Sinusoide (Peripherie des Rappaport-Läppchens) mit nachfolgendem Parenchymuntergang und perisinusoidaler Fibrose.

Eine chronische Blutstauung der Leber kommt bevorzugt bei einer chronischen Insuffizienz der rechten Herzkammerwand (z. B. beim chronischen Cor pulmonale) vor. Ferner tritt sie auch bei einem Hindernis zwischen Leber und dem rechten Vorhof auf: Thrombose der Lebervenen (Budd-Chiari-Syndrom) oder beim Panzerherz. Eine Pericarditis constrictiva führt zur diastolischen Füllungsinsuffizienz. Die Diagnose »hypoxämische Nekrose« spielt in der täglichen Diagnostik keine wesentliche Rolle.

Histopathologische diagnostische Kriterien

1 **Läppchenzentrale Erythrozytenvermehrung.** Die Erythrozyten im Bereich der Zentralvene und der benachbarten Sinus sind vermehrt. Erweiterung zentraler Sinusoide.

2 **Ausbildung von Stauungsstraßen.** Die Zentralvenen sind untereinander durch Stauungsstraßen verbunden, die aus Blut bestehen. So bildet sich eine Umkehr der Leberstruktur: In einem Stauungsring findet man eingeschlossenes Leberparenchym.

3 **Verfettung, Atrophie und Untergang des Leberparenchyms im Bereich der Stauung.** Die Leberbälkchen sind durch den venösen Rückstau verschmälert. Bei länger bestehender Stauung entwickelt sich – durch Sauerstoffmangel – eine Leberzellverfettung. Später geht das läppchenzentrale Leberparenchym zugrunde. Die Hepatozyten lösen sich aus dem Trabekelverband, runden sich ab, weisen eine verstärkte Zytoplasmaeosinophilie und einen kleinen, dunklen (pyknotischen) Zellkern auf.

4 **Formalinpigment.** In einem sehr blutreichen Gewebe (z. B. bei einer bestehenden Blutstauung) kommt es nicht selten zur Ablagerung eines körnigen, dunkelbraunen bis schwarzen Pigmentes. Dabei handelt es sich um Formalin, das bei der histologischen Bearbeitung (ungenügende Entwässerung der Untersuchungsprobe nach Formalinfixierung) entsteht und somit ein Kunstprodukt darstellt. Dieses Pigment lässt sich durch Behandlung mit H_2O_2 (Kadasewitch-Reaktion) nachträglich entfernen.

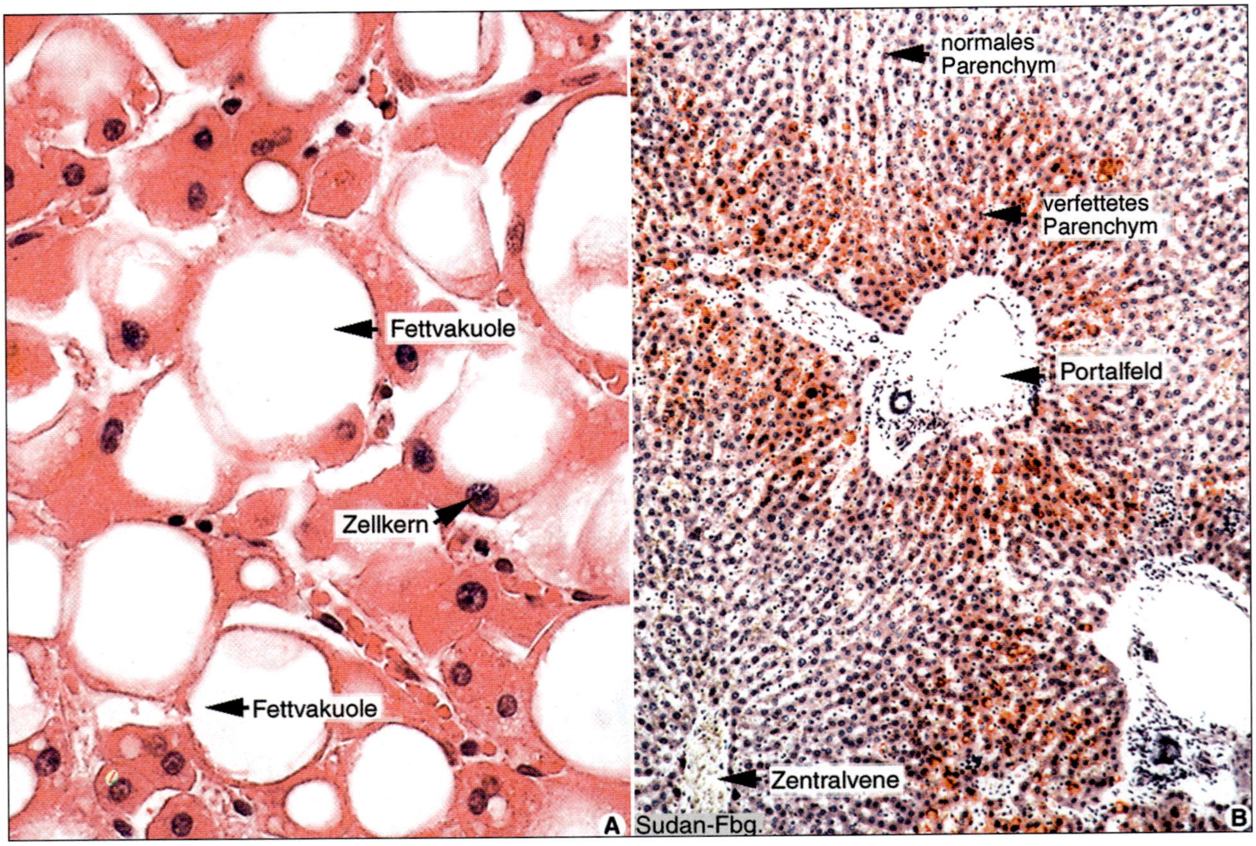

Abb. 70. Leberzellverfettung. Abbildung A zeigt eine mittelgroße bis großtropfige **Verfettung der Hepatozyten** bei stärkerer Vergrößerung. Die Hepatozyten schließen in ihrem Zytoplasma unterschiedlich große, optisch leere Vakuolen (bei der Gewebeeinbettung herausgelöstes Fett) ein. Der Kern wird zur Peripherie verdrängt. In **Abbildung B** ist die **Leberzellverfettung** in der Sudanfärbung dargestellt. Das läppchenperiphere verfettete Leberparenchym stellt sich orangerot dar. In der Umgebung der Zentralvene ist das Lebergewebe weitgehend fettfrei.

Leberverfettung

Vorbemerkungen. Eine Verfettung kommt in den Leberzellen als Ausdruck einer Stoffwechselstörung (Adipositas, diabetische Stoffwechsellage), eines länger bestehenden Sauerstoffmangels oder einer toxischen Einwirkung (z. B. Alkohol) vor.

Man unterscheidet unterschiedliche Formen einer Verfettung unter Berücksichtigung des Ausmaßes, der Größe und der Lokalisation der Fetttropfen. Der Grad einer Verfettung wird grob prozentual (Zahl der befallen Hepatozyten pro 100 Zellen) geschätzt. Liegt eine über 50%ige Verfettung vor, dann spricht man von einer Fettleber. Ferner ist anzugeben, ob es sich überwiegend um eine feinst-, fein- oder grobvakuoläre Verfettung handelt. Die Lokalisation der verfetteten Leberareale kann einen groben Hinweis zur Pathogenese liefern: Zentrale Verfettungen sind überwiegend hypoxämisch bedingt, periphere Verfettungen kommen meist als Folge einer Intoxikation (Tetrachlorkohlenstoffvergiftung) vor, Intermediärverfettungen treten bei einer chronischen Blutstauung oder bei chronischem Sauerstoffmangel auf, während unregelmäßig verteilte verfettete Hepatozyten bei verschiedenen Hepatitisformen (Fettleberhepatitis) beobachtet werden. Im Rahmen einer Hyperlipidämie sind auch die Sternzellen verfettet. Der histologische Nachweis einer Verfettung und die Bestimmung der Lokalisation des verfetteten Parenchyms (zentral, peripher, diffus) stellen wichtige Befunde dar. Eine Verfettung kann ein morphologischer Befund schwerer Erkrankungen (Diabetes mellitus, Fettleberhepatitis) sein.

Histopathologische diagnostische Kriterien

1. **Zeichen einer Verfettung.** Das Zytoplasma der Hepatozyten zeigt unterschiedlich große, optisch leere Vakuolen, die zu einer großen Vakuole zusammenfließen können und den Kern in die Peripherie verdrängen. Das gespeicherte Material »Fett« wird anhand einer Sudanfärbung identifiziert.
2. **Lokalisation der verfetteten Hepatozyten.** Die bevorzugt verfetteten Hepatozyten können läppchenzentral (in der Umgebung der Zentralvene), intermediär (Läppchenmitte) oder läppchenperipher (in der Umgebung der Portalfelder) vorkommen.
3. **Begleitveränderungen.** Unter Berücksichtigung der Pathogenese können Begleitveränderungen vorkommen, wie z. B. Zeichen einer chronischen Blutstauung, Einzelzellnekrosen, Eisenablagerungen u. a.

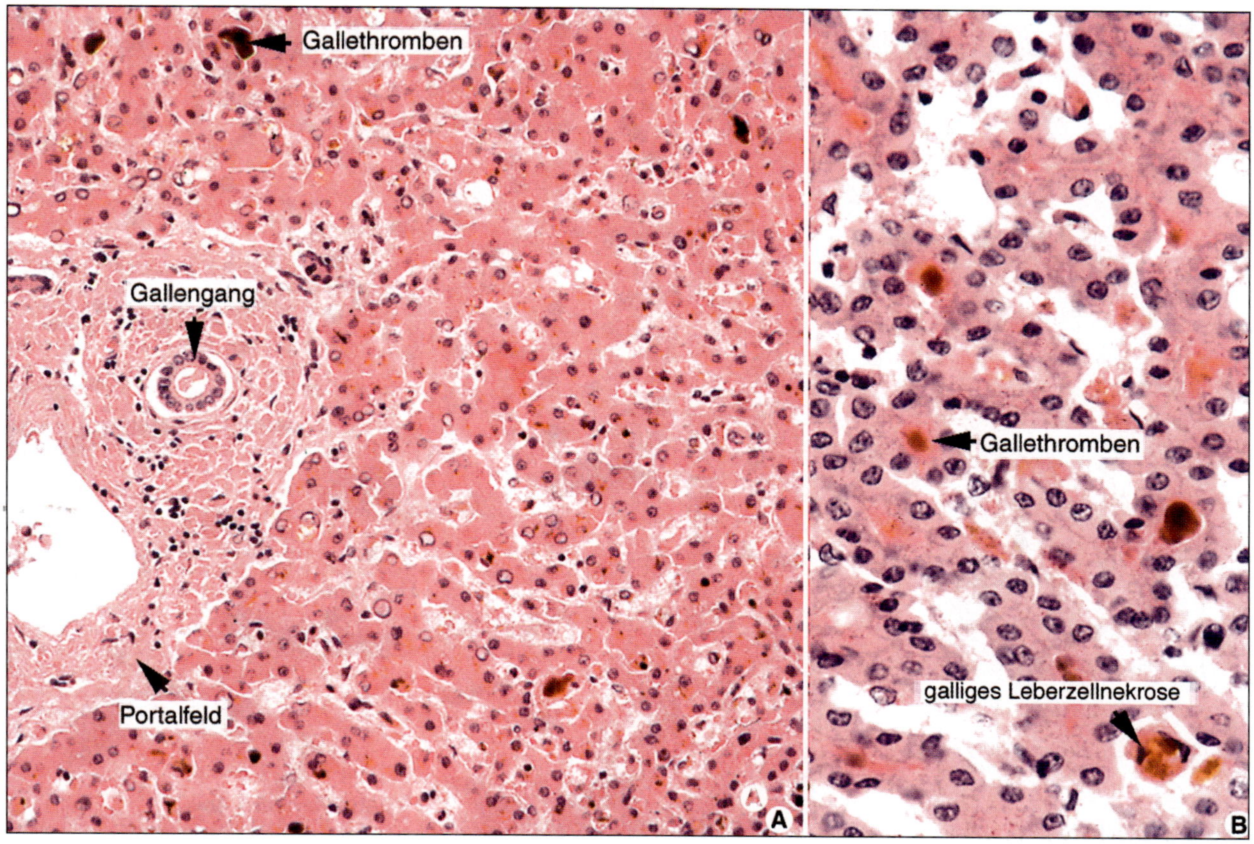

Abb. 71. Leberikterus. In **Abbildung A** ist Lebergewebe mit einem Portalfeld und umgebenden Leberzellen dargestellt. Zwischen den Leberbälkchen liegen kleine hell- bis dunkelgelbe Gallenthromben. Diese sind in **Abbildung B** bei stärkerer Vergrößerung besonders deutlich zu erkennen. Nekrotische Leberzellen sind gallig imbibiert, das heißt das Zytoplasma färbt sich mit Gallenfarbstoff gelb an.

Cholestase der Leber

Vorbemerkungen. Beim posthepatozellulären Ikterus kommt es infolge einer mechanischen Abflussbehinderung in den großen Gallengängen zu einem Gallenstau (Cholestase). Bei einem Ikterus ungeklärter Pathogenese kann die histologische Untersuchung zum Nachweis der Ursache (Galleninfarkt bei Verschlussikterus, intrahepatische Gallengangsatresie beim Neugeborenenikterus) beitragen. Eine Leberpunktion bei Ikterus kann mit einem erhöhten allgemeinen Risiko einhergehen.

Histopathologische diagnostische Kriterien

1 **Cholestase.** Vorwiegend läppchenzentral lokalisiertes Gallepigment:
a) Gallethromben sind rundliche, gelbbraune amorphe Massen, die zwischen den Leberbälkchen vorkommen.
b) Galletropfen sind kleinste, rundliche, gelbbraune Gallemassen im Zytoplasma der Hepatozyten.
c) Gallig verfärbte Zellen. Die Kupffer-Sternzellen und nekrotische Hepatozyten färben sich diffus galliggelb an.

2 **Schwellung und Netznekrosen der Hepatozyten.** Besonders läppchenzentral zeigen die Hepatozyten ein wabignetzig umgewandeltes Zytoplasma. Diese Degeneration führt zu netzartigen Leberzellnekrosen.

3 **Entzündliche Reaktion.** Histiolymphozytäre Infiltration der Portalfelder. In der Umgebung von Leberzellnekrosen finden sich vereinzelte segmentkernige Leukozyten.

4 Portale und periportale **Fibrose** als Ersatzfibrose (ausgefallene Hepatozyten), Ödemfibrose (um die Gallengänge) und cholangiogene Fibrose (fibroduktuläre Reaktion).

5 **Galleinfarkt.** Pathognomonisch für einen obstruktiven Ikterus (kommt aber nur selten vor), ist die Ruptur der Gallengänge mit Austritt von Galle in das benachbarte Parenchym und Ausbildung von Keilnekrosen.

Pathogenese

1 **Prähepatozellulärer Ikterus** (hämolytischer Ikterus)

2 **Hepatozellulärer Ikterus** (durch Aufnahme-, Konjugations-, Sekretions- oder Ausscheidungsstörung).

3 **Posthepatozellulärer Ikterus** (Obstruktion der großen Gallengänge durch Stein, Tumor oder Narbengewebe).

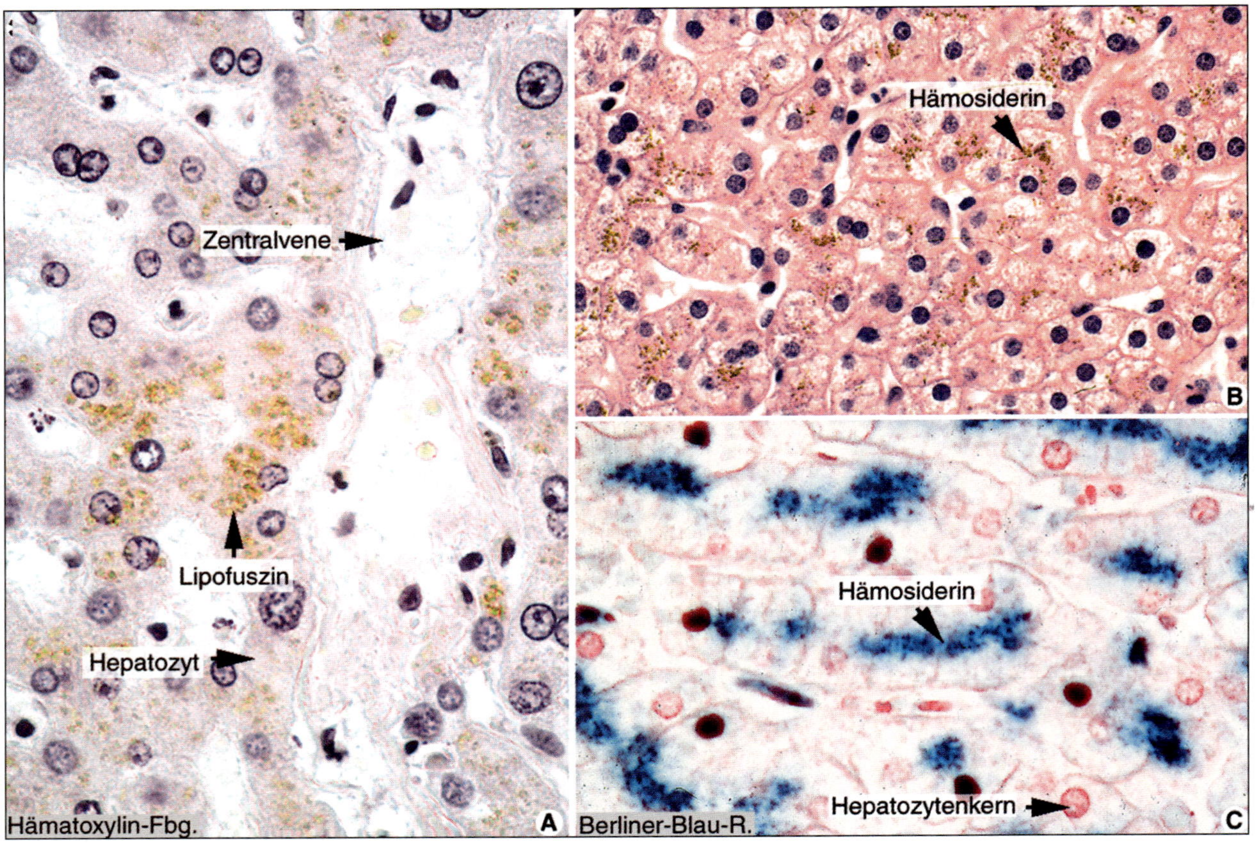

Abb. 72. Pigmente der Leber. A: Lipofuszinose der Leber. Färbt man das histologische Präparat nur mit Hämatoxylin, dann stellt sich das goldgelbe, feinkörnige, intrazytoplasmatische **Lipofuszin** besonders deutlich dar. **B: Hämosiderose**. Auch das eisenhaltige Pigment liegt als goldgelbe Ablagerungen intrazytoplasmatisch lokalisiert. **C:** Im Gegensatz zum Lipofuszin ist die **Berliner-Blau-Reaktion** stark positiv. Die Zellkerne und das eisenfreie Zytoplasma färben sich mit Kernecht-Rot hellrot an.

Lebersiderose

Vorbemerkungen. Als Lebersiderose bezeichnet man eine verstärkte Ablagerung von Eisen. Meist stammt das Eisen aus dem Abbau des Erythrozytenhämoglobins, dementsprechend spricht man von einer Hämosiderose. Die Veränderung kann Folge eines erhöhten Angebots an Eisen, z. B. nach Hämolyse oder im Rahmen einer Hämochromatose auftreten. Folgen einer langjährigen Leberhämosiderose sind die Leberfibrose und die Pigmentzirrhose. Der wichtigste morphologische Leberbefund bei bekannter, länger bestehender Siderose ist der Ausschluss einer Zirrhose bzw. eines hepatozellulären Karzinoms.

Histopathologische diagnostische Kriterien

1 **Nachweis von Hämosiderin in den Hepatozyten.** Es handelt sich um ein fein- bis grobscholliges Pigment von rostbrauner Farbe, das bevorzugt intrazellulär vorkommt. Nach Zellzerfall kann es auch frei im Zwischengewebe liegen. Hämosiderin wird selektiv durch die Berliner-Blau-Reaktion nachgewiesen.

2 **Zirrhotischer Umbau** erst in einer Spätphase der Erkrankung.

3 **Differenzialdiagnose der Pigmente.** Siehe Seite 170.

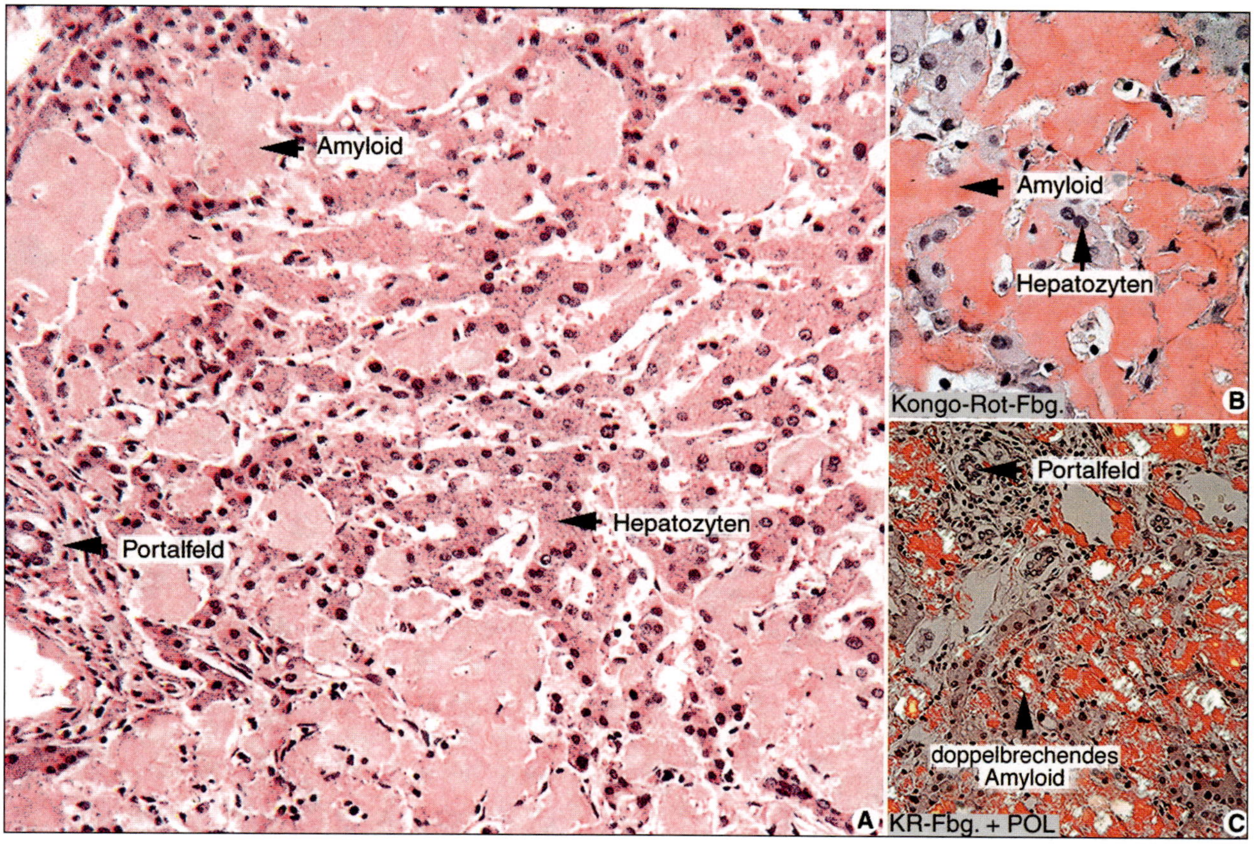

Abb. 73. Amyloidose. Abbildung A zeigt bei mittlerer Vergrößerung Lebergewebe mit einem Portalfeld und erhaltenem trabekulär aufgebautem Parenchym. Zwischen den Leberbälkchen kommt es zur Ablagerung von Amyloid, das sich als extrazelluläre, homogene, eosinrote Masse darstellt. **B:** Das Amyloid färbt sich mit **Kongo-Rot metachromatisch** leuchtend rot an und zeigt im polarisierten Licht **(C)** eine typische gelbgrün aufleuchtende **Doppelbrechung.**

Leberamyloidose

Vorbemerkungen. Im Rahmen einer generalisierten Amyloidose ist auch die Leber betroffen. Das Organ ist deutlich vergrößert und von fester Beschaffenheit. Amyloidablagerungen in der Leber gehen mit nur geringen funktionellen Störungen einher.

Histopathologische diagnostische Kriterien

1 Ablagerung von Amyloid mit Leberzellatrophie
Zwischen den Leberbälkchen sieht man ein homogen eosinrotes Material. Amyloid kommt immer extrazellulär vor. Zwischen den Amyloidmassen wird das Leberparenchym druckatrophisch, das heißt die Leberbälkchen erscheinen verschmälert.

2 Histologischer Nachweis von Amyloid
- Amyloid ist in der HE-Färbung homogen eosinrot
- Amyloid ist in der Gieson-Färbung homogen gelb
- Amyloid zeigt bei bestimmten Färbungen (Kongo-Rot) metachromatische Eigenschaften, das heißt es nimmt eine andere Farbe als die des Farbstoffes (z. B. orangerot mit Kongo-Rot) an.
- Doppelbrechung. Kongo-Rot-gefärbtes Amyloid ist im polarisierten Licht doppelbrechend (auf dunklem Hintergrund leuchtet es hell bzw. grün auf).

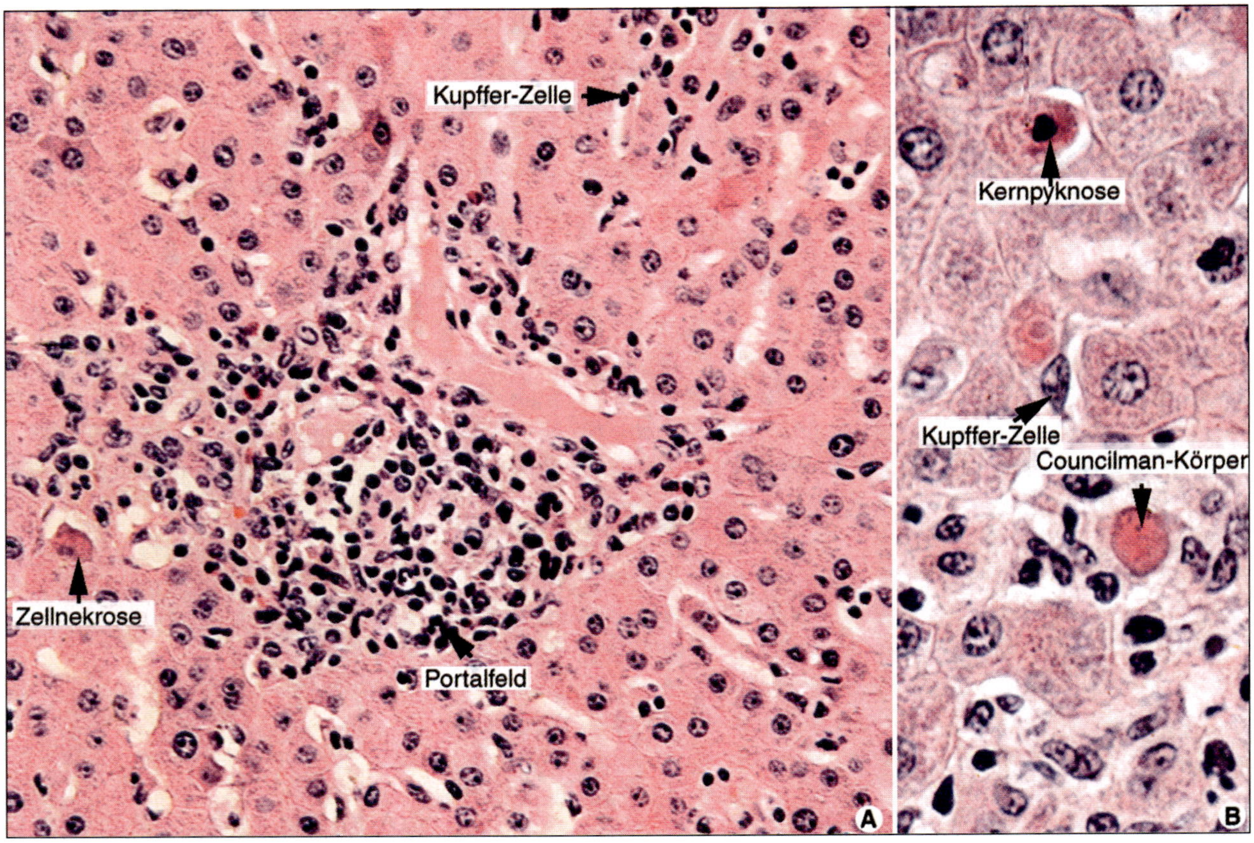

Abb. 74. Akute Virushepatitis. Die mittlere Vergrößerung **(A)** zeigt Lebergewebe in einer floriden Krankheitsphase mit entzündlicher Reaktion und Leberzellschaden. In den Portalfeldern liegt eine dichte entzündliche Infiltration vor. Die Kupffer-Zellen sind vermehrt und vergrößert als Zeichen einer reaktiven Hyperplasie. Außerdem erkennt man vereinzelte Leberzellnekrosen (Kernpyknosen). **B: Councilman-Körper**. Einzelzellnekrose eines kernlosen Hepatozyten mit einem homogenen eosinroten Zytoplasma.

Akute Hepatitis

Vorbemerkungen. Zu den virusbedingten Hepatitisformen gehören die Virushepatitis A, B und C, die seltener vorkommenden Formen D und E sowie die Hepatitis bei Mononukleose, Gelbfieber oder bei Zytomegalie. Zu den schwersten Verlaufsformen zählt die fulminante Virushepatitis mit ausgedehnten Nekrosen (akute gelbe Leberdystrophie), die sich in einem subakuten Stadium mit abgeräumten Nekrosen und hyperämischen Blutgefäßen als subakute rote Leberdystrophie manifestiert.

Ähnliche Veränderungen können auch toxisch bedingt sein (Amanitin und Phalloidin des Knollenblätterpilzes). Die histologische Untersuchung eines Leberpunktatzylinders sichert die Diagnose Virushepatitis und erlaubt eine immunhistologische Differenzierung. Ferner wird feingeweblich der Grad der Leberschädigung sowie durch Kontrolluntersuchungen die Progredienz der Erkrankung bestimmt.

Histopathologische diagnostische Kriterien

1 **Zellnekrose.** In der akuten Phase einer Virushepatitis stehen Untergang von Hepatozyten und die entzündliche Reaktion im Vordergrund. Die Leberzellen sind zunächst hydropisch geschwollen (Ballonzellen). Später lösen sie sich aus dem trabekulären Verband und gehen zugrunde: Der Zellkern ist pyknotisch, später aufgelöst (Karyolysis). Das Zytoplasma ist stark eosinrot und homogen. Diese abgerundeten nekrotischen Hepatozyten werden als Councilman-Körper bezeichnet. Große nekrotische Leberareale treten beim fulminanten Hepatitisverlauf (Leberdystrophie) auf.

2 **Entzündliche Reaktion.** Im Bereich der Portalfelder kommt es zu einer lymphoplasmazellulären Infiltration. Ferner treten zeroid- und siderinhaltige Makrophagen als Abräumreaktion auf. Die Kupffer-Zellen sind deutlich vergrößert und herdförmig proliferiert (Sternzellknötchen).

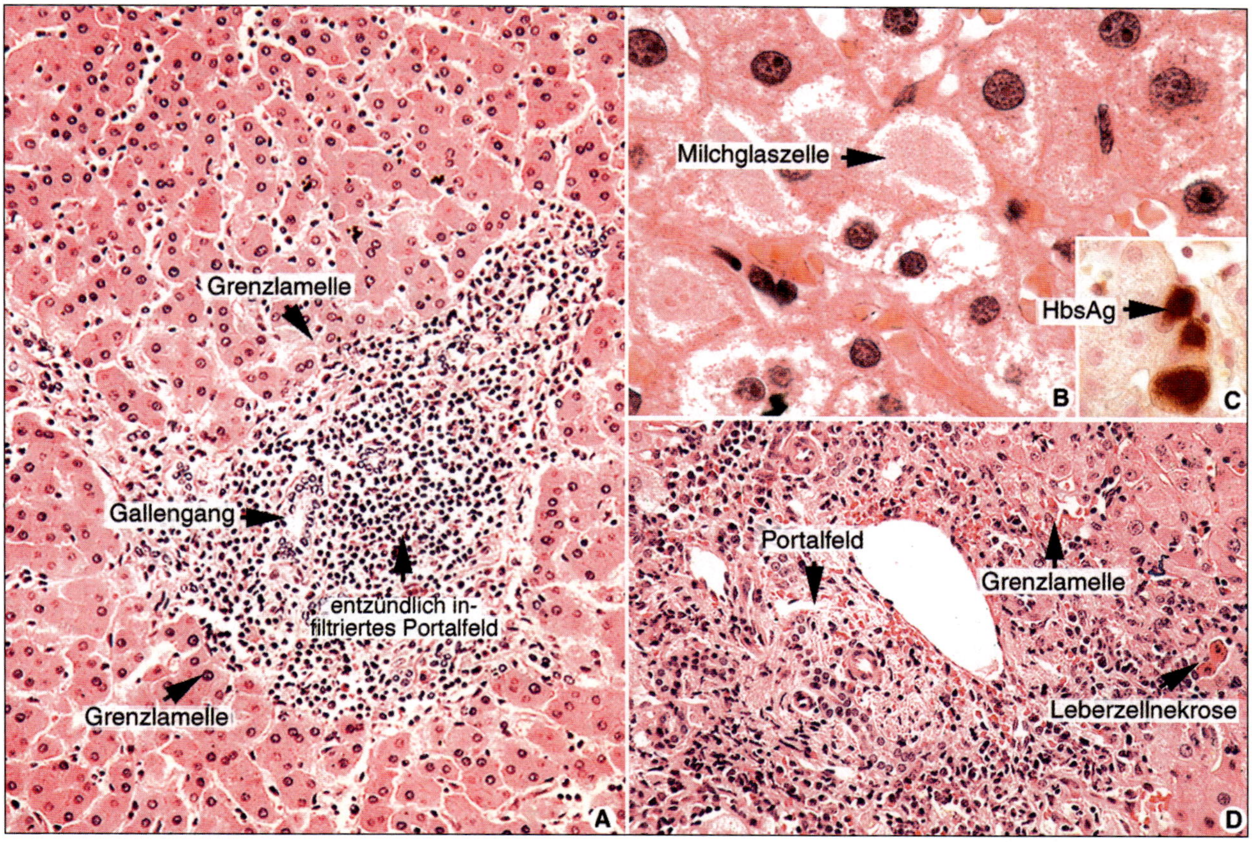

Abb. 75. Chronische Hepatitis. A: Die **chronisch persistierende Hepatitis** zeigt dicht entzündlich zellig infiltrierte Portalfelder. Das unmittelbar benachbarte Leberparenchym (Grenzlamelle) ist intakt. B: Als Zeichen der Virusinfektion findet man Hepatozyten mit einem zentral leicht aufgehellten Zytoplasma (Milchglaszellen). **C:** Dabei handelt es sich um gespeichertes **HBs-Antigen. D:** Bei einer **chronisch aktiven** oder **aggressiven Hepatitis** liegt eine entzündliche Infiltration der Portalfelder vor, die die Grenzlamelle zerstört (»Mottenfraßnekrosen«). Zwischen Portalfeldern und Zentralvenen entwickeln sich Brückennekrosen.

Chronische Hepatitis

Vorbemerkungen. Eine chronische Hepatitis wird diagnostiziert, wenn klinische und morphologische Befunde länger als sechs Monate bestehen. Man unterscheidet chronisch persistierende und chronisch aggressive oder aktive Formen. Ferner kommen reaktive Entzündungen vor, die verschiedene Grunderkrankungen (Enteritis, Kolitis) begleiten können. Abzugrenzen sind auch die Rückbildungsformen einer akuten Virushepatitis, die Gewebeveränderungen nach Art einer chronischen Hepatitis zeigen können (Kontrolluntersuchungen!). Wird klinisch und laborchemisch die Diagnose »chronische Hepatitis« gestellt, dann ist sie durch eine histologische Untersuchung zu sichern. Ferner sind Form, Pathogenese und Grad der Progredienz zu bestimmen sowie ein zirrhotischer Umbau auszuschließen. Folgeuntersuchungen sichern die Effektivität der Therapie.

Histopathologische diagnostische Kriterien

1 **Chronisch persistierende Hepatitis.** Diese Veränderung kommt als Folge einer Virushepatitis B oder C, seltener bei der D-Form vor. Man sieht verbreiterte und dicht entzündlich infiltrierte Portalfelder. Das entzündliche Infiltrat besteht vorwiegend aus Lymphozyten und Plasmazellen. Die Grenzplatte (Hepatozytentrabekel, die das Portalfeld begrenzen) ist intakt. Die Kupffer-Zellen bilden kleine Knötchen. Eine geringe Fibrose der Portalfelder ist vorhanden.

2 **Chronisch aktive** oder **aggressive Hepatitis.** Meist handelt es sich um einen Folgezustand einer Hepatitis B oder C, aber auch andere Lebererkrankungen (Autoimmunhepatitis, Hepatitis nach Einwirkung von Medikamenten sowie die Frühstadien einer Wilson-Krankheit, einer Hämochromatose oder einer primären biliären Leberzirrhose) können ähnliche Befunde aufweisen. Histologisch sind die Portalfelder lymphoplasmazellulär infiltriert, dabei können sich kleine Lymphfollikel bilden. Zwischen Portalfeldern und Zentralvene entwickeln sich Brückennekrosen, die durch Bindegewebe ersetzt werden. Die Grenzplatte ist weitgehend zerstört (Mottenfraßnekrose), sodass die Umrisse der Portalfelder unscharf werden. Bei einer schubweise verlaufenden chronischen Hepatitis findet man im Rahmen der Verschlimmerung Hepatozytennekrosen.

3 **Immunhistologische Befunde.** In ca. 70% der Fälle kann HBsAg im Zytoplasma der Leberzellen nachgewiesen werden. Häufig ist dieser Befund schon in der HE-Färbung zu sehen: Das Zytoplasma der Hepatozyten zeigt eine feingranulierte, eosinrote Homogenisierung (Milchglaszellen).

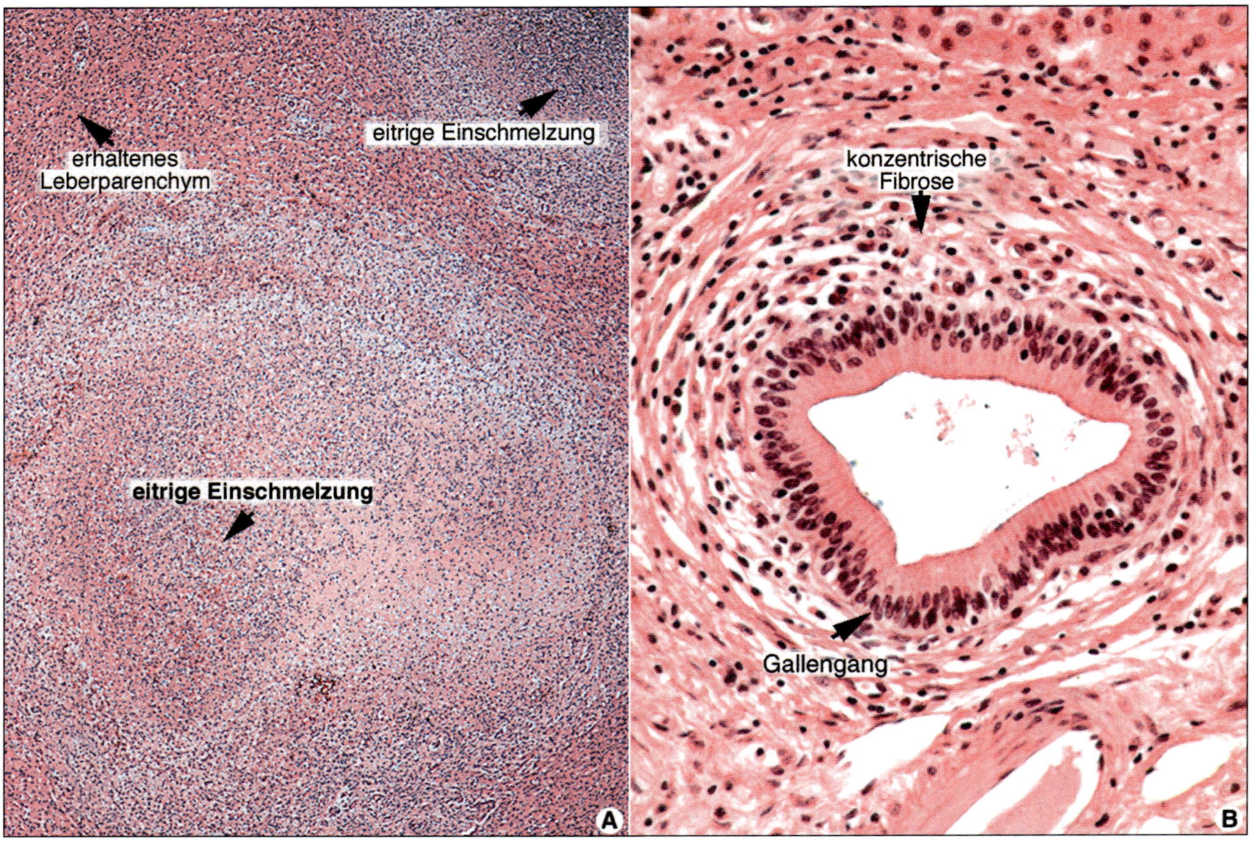

Abb. 76. Cholangitis. A: Abszedierende Cholangitis. In dieser Phase der Erkrankung ist der kanalikuläre Ursprung der Entzündung nicht mehr nachweisbar. Man sieht dichte Ansammlungen von segmentkernigen Granulozyten sowie weitgehend eingeschmolzenes Leberparenchym. **B:** Die **chronische Pericholangitis** ist durch eine **entzündliche Infiltration** in unmittelbarer Nachbarschaft der portalen Gallengänge gekennzeichnet. Anschließend kommt es zu einer **periduktalen Fibrose** aus konzentrisch geschichteten neugebildeten kollagenen Fasern.

Cholangitis

Vorbemerkungen. Als Cholangitis bezeichnet man die Entzündung der Gallengänge, die durch belebte Erreger (bakteriell bedinge eitrig-abszedierende Cholangitis) hervorgerufen wird oder als Manifestation einer Autoimmunerkrankung (chronische nicht eitrige destruierende Cholangitis) vorliegt. Auch die primär sklerosierende Cholangitis ist häufig mit einer Immunthyreoiditis oder einer Colitis ulcerosa vergesellschaftet. Durch die feingewebliche Untersuchung sind die verschiedenen Formen einer Cholangitis zu differenzieren, außerdem ist ein zirrhotischer Umbau auszuschließen.

Histopathologische diagnostische Kriterien

1 **Eitrig-abszedierende Cholangitis.** Meist handelt es sich um eine Komplikation eines Erkrankung der extrahepatischen Gallenwege (Cholezystolithiasis, Pankreaskopftumor, Operationsfolgen). Histologisch kommt es zunächst zu einer leukozytären (segmentkernige Granulozyten) Infiltration der Lichtung der Gallengänge. Gleichzeitig besteht ein perikanalikuläres Ödem. Die Gallengangsepithelien sind geschädigt, häufig nekrotisch, sodass eine eitrig einschmelzende Entzündung auf das umgebende portale Stroma übergreifen kann. Es entstehen größere abszedierende, zusammenfließende Entzündungsherde. In einer chronischen Phase steht eine konzentrische periduktale Fibrose im Vordergrund.

2 **Chronische nicht eitrige destruierende Cholangitis.** Diese Autoimmunerkrankung junger Frauen zeigt in einer floriden Phase Nekrosen im Bereich der Gallengangsepithelien, periduktales Ödem und entzündliche Portalinfiltrate. In ca. 80% der Fälle kommen Epitheloidzellgranulome vor. In der Phase der duktulären Proliferation finden sich gewucherte Cholangiolen, eine fibrotische Verbreiterung der Portalfelder, eine periportale Fibrose und Mottenfraßnekrosen. In der Phase der Vernarbung kommt es zu einem Rückgang der Entzündungszeichen und zu einer Progredienz der Vernarbung. Die letzte Krankheitsphase ist gekennzeichnet durch eine biliäre Leberzirrhose.

3 Die **primär sklerosierende Cholangitis** zeigt eine ausgeprägte Bindegewebevermehrung und eine lymphoplasmazelluläre Infiltration im Bereich der Portalfelder. Endzustand ist eine biliäre Leberzirrhose.

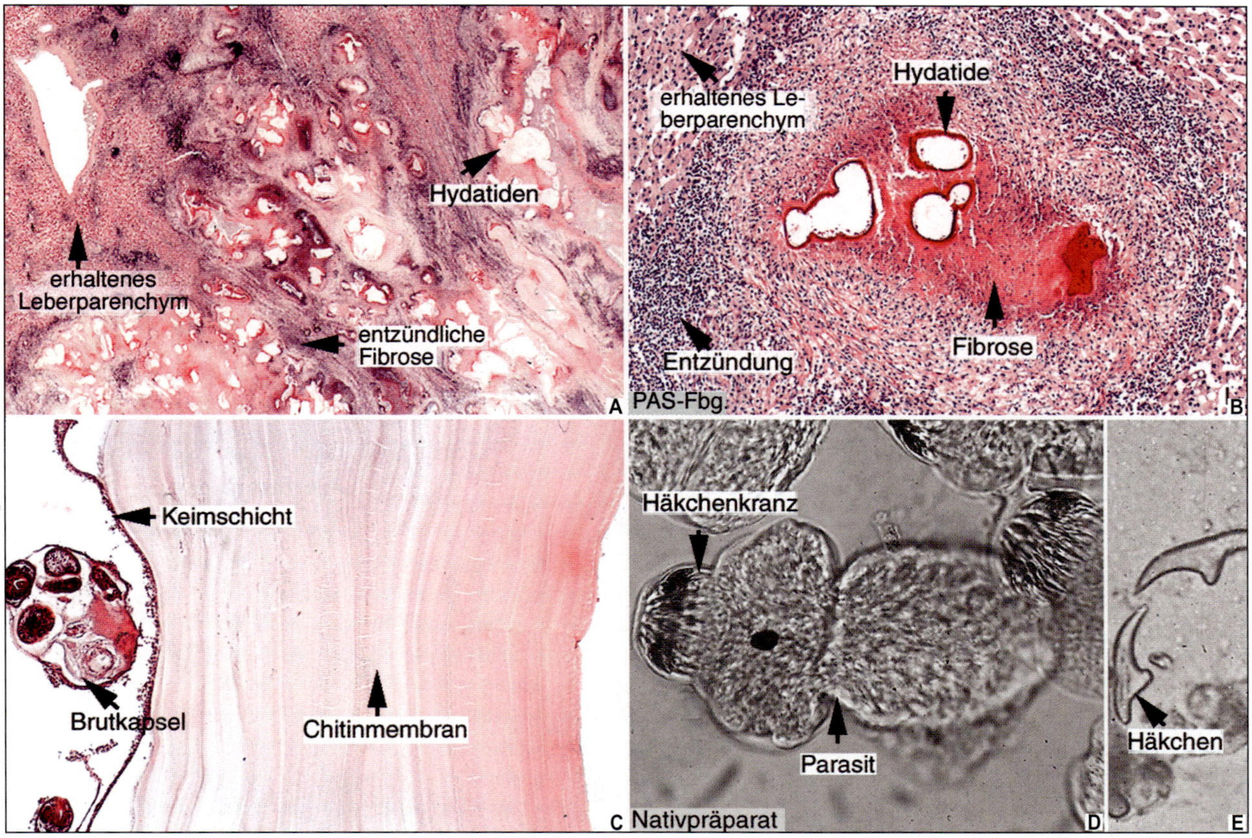

Abb. 77. Leberechinokokkose. Abbildung A zeigt bei schwächerer Vergrößerung multiple **Echinokokkusblasen** (Hydatiden) in einem vernarbten Lebergewebe, die außen von einer Chitinmembran begrenzt werden. **B:** Die **Chitinmembran** ist als parasitärer Anteil ist stark **PAS-positiv**. Typisch für eine parasitäre Infektion ist der Nachweis von eosinophilen Granulozyten. **C:** Die **Chitinmembran** ist lamelliert und leicht basophil. Die Innenbegrenzung einer vitalen Blase besteht aus einer Keimschicht mit Brutkapseln. **D** und **E:** Im ungefärbten Ausstrichpräparat einer konzentrierten Hydatidenflüssigkeit lassen sich **Parasiten** sowie **Häkchen** nachweisen.

Leberechinokokkose

Vorbemerkungen. Beim Menschen wird die Erkrankung durch die Finne des Hundebandwurms oder des Fuchsbandwurms hervorgerufen. Zu den bevorzugten Lokalisationen der Erkrankung zählt die Leber. In Endemiegebieten können aber auch andere Organe (Lunge, Herz, Knochen) betroffen sein. Der Mensch stellt bei der Echinokokkose einen akzidentellen Zwischenwirt dar. In 98% der Echinokokkosen liegt die großzystische Form der Erkrankung (durch *Echinococcus granulosus* oder *cysticus*) vor. Nur in 2% der Fälle entwickelt sich eine kleinzystische Form mit ausgeprägter fibrotischer Reaktion (durch *Echinococcus alveolaris* oder *multilocularis*).

Die Echinokokkose manifestiert sich klinisch als raumfordernder Prozess, der sich mit bildgebenden Verfahren darstellen lässt. Die kleinzystische Form zeigt einen bösartigen lokal destruierenden Verlauf, der in seiner Dignität einem örtlich malignen Tumor entspricht.

Histopathologische diagnostische Kriterien

1 **Parasit.** In den meisten Fällen ist der Parasit bereits abgestorben, sodass nur noch der parasitäre Hohlraum (Echinokokkusblase = Hydatide) nachzuweisen ist. Dieser wird von einer lamellär aufgebauten, leicht eosinroten, stark PAS-positiven Chitinmembran (Kutikula) begrenzt. Eine vitale Hydatide zeigt auf der Innenseite der Kutikula eine Keimschicht, aus der sich zunächst Brutkapseln, später die reifen Parasiten entwickeln. In der Flüssigkeit zeigt der Parasit einen Kopf mit seinem Häkchenkranz. In sterilen Hydatiden sind meist nur noch abgelöste Häkchen zu beobachten.

2 **Leberveränderungen.** Bei der zystischen Form der Echinokokkose weist das umgebende Leberparenchym die Zeichen der Druckatrophie auf. Besonders ausgeprägte Gewebereaktionen treten bei der multilokulären Form auf: Die Hydatiden sind in einem vernarbten und dicht entzündlich veränderten Gewebe eingebettet (makroskopisch wird ein bösartiger Tumor vorgetäuscht). Typisch für diese parasitäre Erkrankung sind dichte Ansammlungen von eosinophilen Granulozyten.

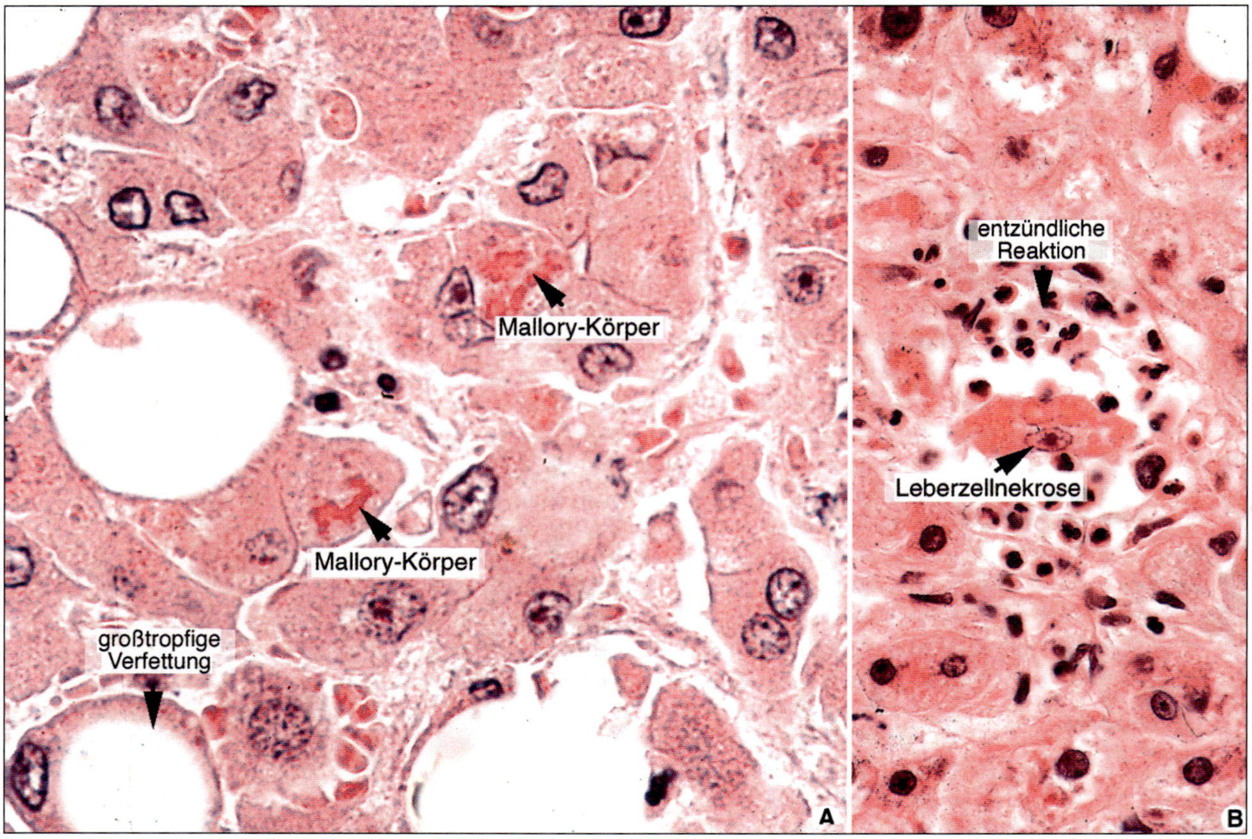

Abb. 78. Fettleberhepatitis. Die Abbildung zeigt die beiden wichtigsten Befunde: eine Leberzellverfettung und eine entzündliche Reaktion mit Leberzellschaden. Die Verfettung besteht aus unterschiedlich großen, intrazytoplasmatischen, optisch leeren Vakuolen in den Hepatozyten. Als Hinweis auf einem alkoholisch bedingten Schaden sind kleine intrazytoplasmatische hirschgeweihartig verdichtete Zytoplasmastrukturen **(Mallory-Körperchen)**. **B:** Der fortgeschrittene Parenchymschaden besteht aus **Nekrosen** (kernlose Hepatozyten mit verstärkter Zytoplasmaazidophilie).

Fettleberhepatitis

Vorbemerkungen. Lebererkrankung, die in der Regel durch eine chronische Alkoholschädigung hervorgerufen wird und histologisch mit parenchymatösen und mesenchymalen Veränderungen einhergeht. Die Fettleberhepatitis geht bei kontinuierlichem Alkoholabusus in eine Leberzirrhose über. Bei absoluter Alkoholkarenz können sich die Gewebeveränderungen – insbesondere die Leberzellverfettung – rasch zurückbilden. **Differenzialdiagnostisch** sind die Virushepatitis, medikamentös bedingte Leberschäden u. a. zu berücksichtigen. Die klinische Diagnose ist durch eine histologische Untersuchung der Leber zu bestätigen, da sie von prognostischer (Übergang in eine Leberzirrhose) und therapeutischer (Alkoholkarenz) Relevanz ist.

Histopathologische diagnostische Kriterien

1. **Großtropfige Leberzellverfettung.** Unterschiedlich große, in der HE-Fbg. optisch leere, runde Zytoplasmavakuolen, die den Kern zur Peripherie verdrängen. Die herdförmig verfetteten Hepatozyten sind nicht an bestimmte Läppchenstrukturen gebunden.
2. **Hydropische Schwellung der Hepatozyten.** Vorwiegend die läppchenzentralen Hepatozyten sind geschwollen und aufgelockert.
3. **Mallory-Bodies.** Intrazytoplasmatische, pfützenartige, eosinrote Verdichtungen sind Zeichen einer Zytoplasmateilnekrose: »alkoholisches Hyalin«.
4. **Entzündliche Reaktion um Zellnekrosen.** Eosinrote, kernlose Hepatozyten werden von segmentkernigen Granulozyten umgeben.
5. **Körnige Schwellung der Hepatozyten.** Diffuse Vergrößerung der Mitochondrien (Riesenmitochondrien).
6. **Periportalfibrose.** Bindegewebsvermehrung in den Portalfeldern, die spinnenförmig auf das benachbarte Leberparenchym ausstrahlt, angrenzende Portalfelder und Zentralvenen verbindet und somit das Lebergewebe aufsplittert. Entzündungszellen und Pseudogallengänge kommen vor.
7. **Zentrolobuläre Maschendrahtfibrose.** Im Bereich der läppchenzentralen Leberzellnekrosen kommt es zu einer »perizellulären Fibrose«.
8. **Cholestase.** Gelbbraune Gallenthromben zwischen und in den Hepatozyten.
9. **Siderose.** Ablagerung eines eisenhaltigen rostbraunen Pigmentes in den Hepatozyten und in den Kupffer-Sternzellen.

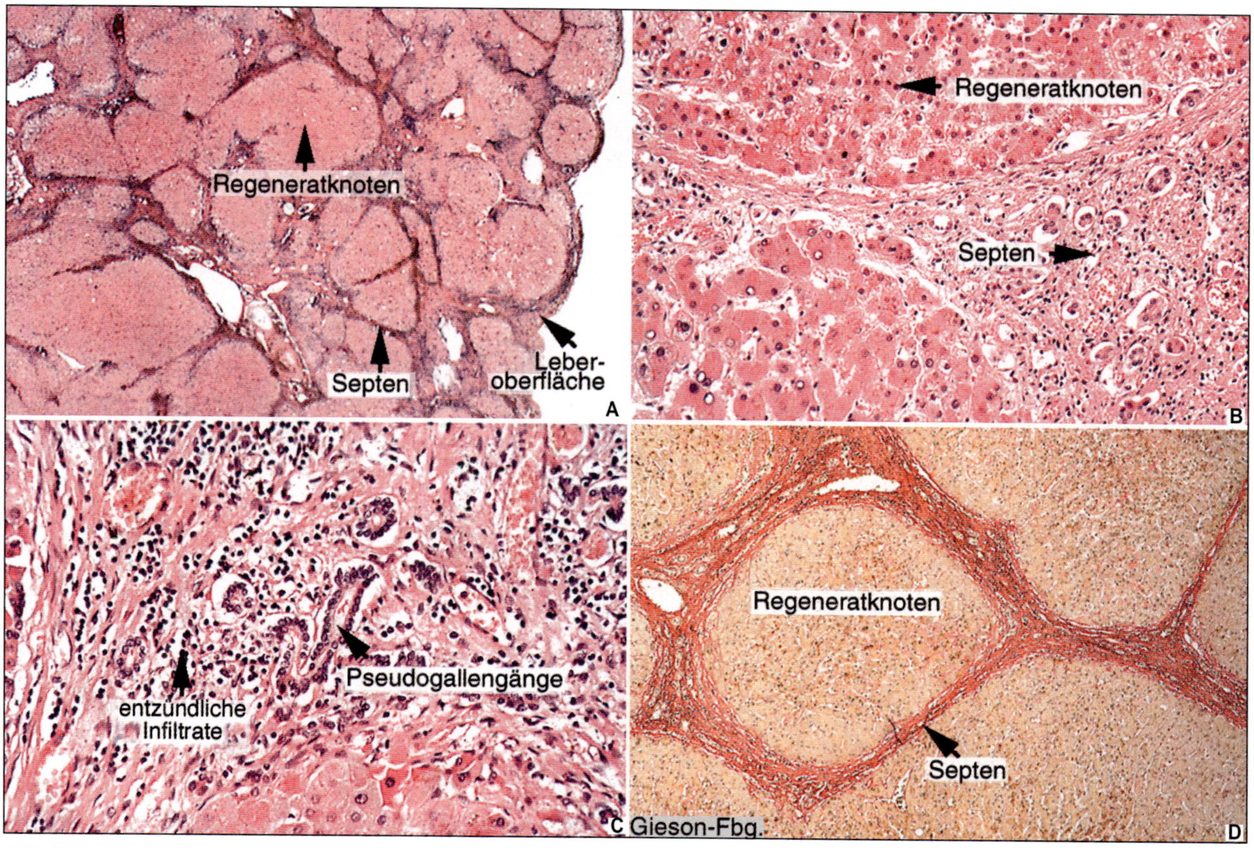

Abb. 79. Leberzirrhose. A: Die **kleinknotige portale Leberzirrhose** zeigt schmale bindegewebige Septen, die das Parenchym inselförmig aufteilen. **B:** In diesen Septen finden sich Entzündungszellen sowie gewucherte Pseudogallengänge **(C)**. In den Parenchymknoten ist im Rahmen einer Regeneration die normale trabekuläre Gestaltung aufgehoben. **D:** In der **Gieson-Färbung** ist der knotige Umbau des Leberparenchyms (gelb) durch die bindegewebigen Septen (rot) besonders deutlich nachzuweisen.

Portale Leberzirrhose

Vorbemerkungen. Chronisch progrediente Lebererkrankung, die nach Entzündungen und/oder Nekrosen einsetzt und gekennzeichnet ist durch einen Parenchymumbau (Pseudolobuli und knotige Regenerate), durch entzündliche, läppchenzerstörende Fibrose und durch intrahepatische Durchblutungsstörungen. Bei der septalen Leberzirrhose bilden sich bindegewebige Septen, die von einem Portalfeld zu der Zentralvene und zu benachbarten Portalfeldern ziehen und so das Gewebe zerlegen.

Klinische, sonographische und laborchemische Befunde führen zur Diagnose »Leberzirrhose«. Die histologische Untersuchung einer Leberprobe liefert folgende Informationen: Bestätigung der klinischen Diagnose, Pathogenese (Ursache), Grad der Progredienz (floride oder stationäre [ausgebrannte] Leberzirrhose) und Komplikationen (maligne Entartung = hepatozelluläres Karzinom).

Histopathologische diagnostische Kriterien

1. **Pseudolobuli.** Regeneratknoten, die keine oder exzentrische Zentralvenen einschließen.
2. **Septen.** Kollagenfaserreiche Bindegewebestreifen, die die Portalfelder untereinander oder mit der Zentralvene verbinden.
3. **Entzündungszeichen.** Rundzellige Infiltration in den Septen und in den noch erhaltenen Portalfeldern.
4. **Zeichen der Progredienz.** Unscharfe Grenzen zwischen Septen und Parenchym mit örtlich verstärkter entzündlicher Infiltration.
5. **Proliferation von Pseudogallengängen (Cholangiolen).** In den Portalfeldern und Septen vermehrte, teilweise solide Proliferationen von Gallengangsepithelien.
6. **Weitere Zell- und Gewebeveränderungen** (Verfettung, Siderose, Mallory-Körperchen, Cholestase u.a.) treten in Abhängigkeit von der Ursache auf.

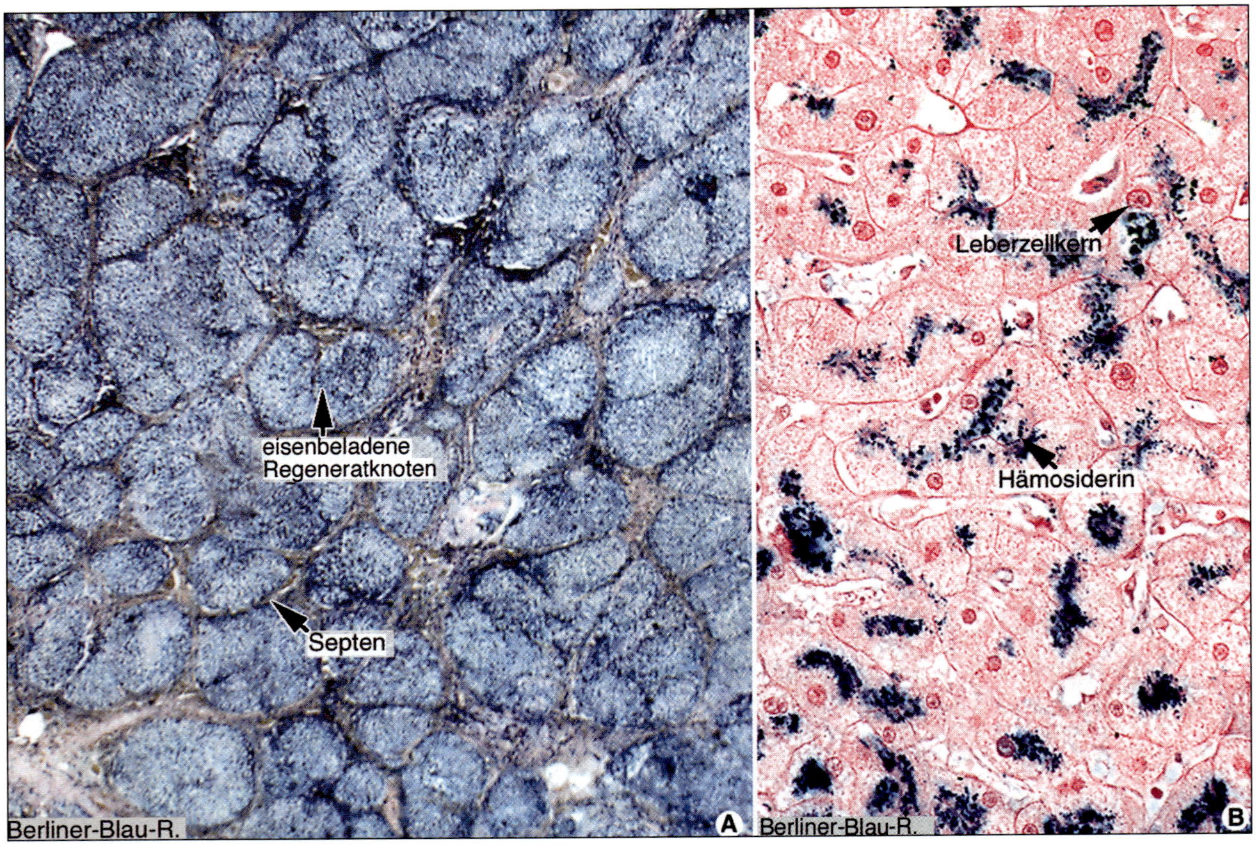

Abb. 80. Pigmentzirrhose. A: Das Übersichtsbild zeigt den knotigen Umbau des sehr eisenhaltigen Leberparenchyms durch schmale bindegewebige Septen. **B:** Bei stärkerer Vergrößerung erkennt man das eisenhaltige Hämosiderin im Zytoplasma der Hepatozyten. Eisenfreies Zytoplasma und Kerne färben sich rosarot in der Kernecht-Rot-Gegenfärbung an.

Pigmentzirrhose

Vorbemerkungen. Es handelt sich um eine Leberzirrhose, die als Folge einer exzessiven Eisenspeicherung entsteht. Die Pigmentzirrhose tritt besonders im Rahmen einer Hämochromatose auf. Dabei handelt es sich um eine Stoffwechselstörung, bei der es zu einer verstärkten Eisenresorption und -ablagerung kommt. Diese lässt sich nicht nur in der Leber, sondern auch in Myokard, Pankreas, endokrinen Drüsen, Nieren und anderen Organen nachweisen. Im Herz führen die Veränderungen zu einer Myokardose, im Pankreas zu einer endokrinen Insuffizienz. Ferner kommt es zu verstärkten Melaninablagerungen in der Haut. Diese Veränderungen bestimmen das klinische Bild der Hämochromatose = Pigmentzirrhose + Bronzediabetes. Siderosen der Leber werden bei chronischen Hämolysen, nach wiederholten Bluttransfusionen sowie beim chronischen Alkoholismus beobachtet. Die genaue Zuordnung der Leberzirrhose (Pigmentzirrhose) ist besonders prognostisch relevant, da diese Form mit einem höheren Entartungsrisiko einhergeht. Eine Hämochromatose kann durch regelmäßige Aderlässe (Entfernung von Eisen) behandelt werden. Wird die Diagnose frühzeitig gestellt (genetische Testung), können Organschäden durch Eisenüberladung verhindert werden.

Histopathologische diagnostische Kriterien

1 **Leberzirrhose vom portalen Typ:** kleine bis mittelgroße Regeneratknoten aus Leberparenchym, die durch schmale Septen begrenzt werden.

2 **Hämosiderose.** Massive Hämosiderinablagerung. Das Pigment ist vorwiegend intrazellulär (Hepatozyten und Gallengangsepithelien) lokalisiert, von grobscholligem Aufbau und von rostbrauner Eigenfarbe. In der Berliner-Blau-Reaktion stellt es sich als eisenhaltiges, dunkelblaues Pigment dar.

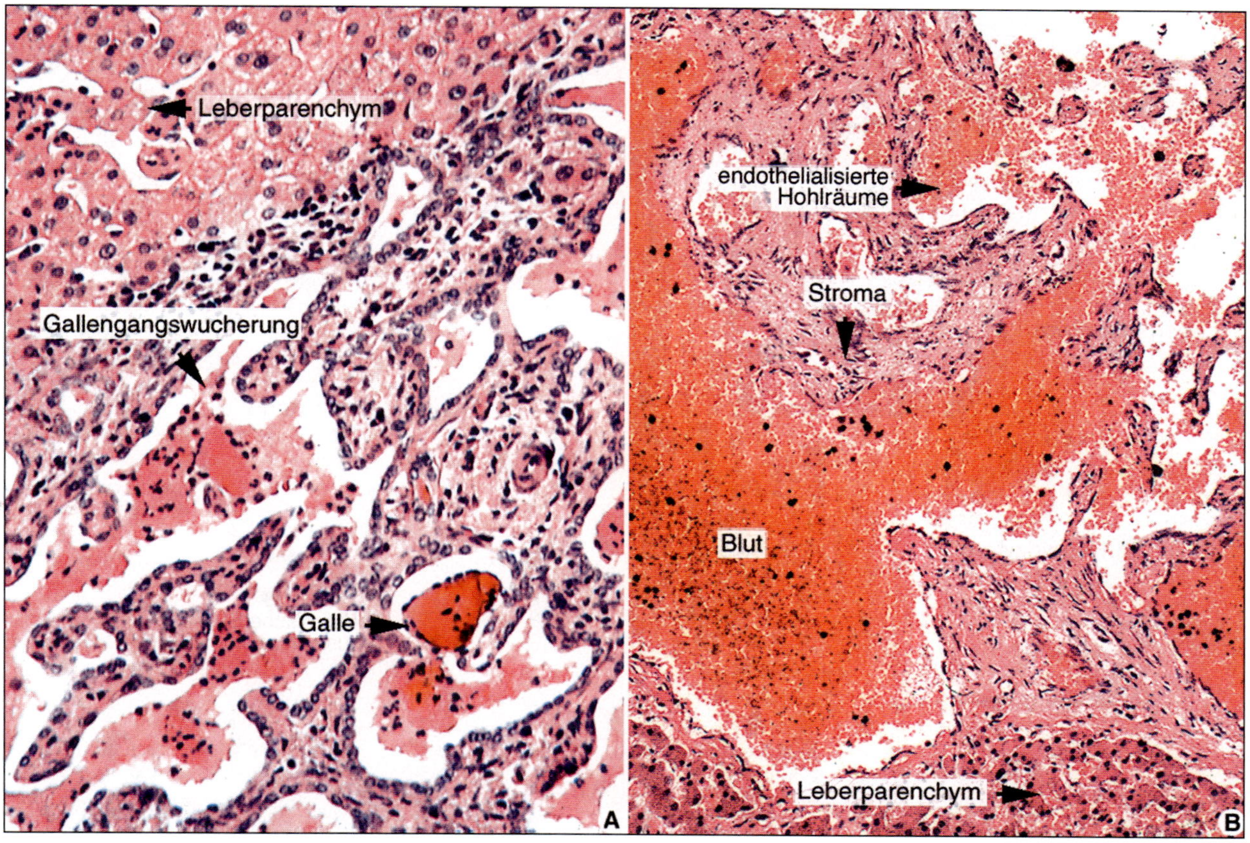

Abb. 81. Gutartige tumorartige Leberveränderungen. A: Das **Gallengangsadenom** bildet kleine Knötchen, die reaktionslos (keine Entzündung, kein Atrophie) im Parenchym liegen. Sie bestehen aus gewucherten Gallengängen mit einem kubischen Epithel als Auskleidung. Die Lichtung kann Galle enthalten. **B:** Das **Kavernom** der Leber ist ein Hamartom, das aus gewucherten, kavernös gestalteten Kapillaren besteht. Die Lichtungen der Hohlräume werden von Endothelien ausgekleidet und sind mit Blut angefüllt.

Gallengangsadenom

Vorbemerkungen. Es handelt sich um eine umschriebene, nicht abgekapselte Gallengangswucherung mit faserreichem Stroma. Diese Veränderung gehört in den Formenkreis der Hamartome (= tumorartige Wucherung aus ortsständigem Gewebe). Gallengangadenome treten solitär oder multipel als Meyenburg-Komplexe auf. Da sie häufig subkapsulär lokalisiert sind, können sie makroskopisch (z. B. im Rahmen einer Laparotomie) Metastasen vortäuschen. In der Regel sind sie jedoch als harmloser Zufallsbefund zu deuten.

Histopathologische diagnostische Kriterien

1 **Neubildung – Hamartom.** Die Veränderung besteht aus kleinen kubischen Zellen, die an Gallengangsepithelien erinnern. Sie bilden Schläuche mit unterschiedlich weiter Lichtung, die manchmal eine homogen gelbe Galle einschließt.

2 Das **umgebende Leberparenchym** bleibt reaktionslos. Eine Kapsel liegt nicht vor.

Kavernöses Leberhämangiom

Vorbemerkungen. Auch das kavernöse Hämangiom (Kavernom) zählt zu den Hamartomen. Es kommt meist isoliert, bevorzugt subkapsulär vor. Die Veränderung ist gutartig und wird meist zufällig (Sonographie, Laparotomie, Obduktion) entdeckt. Die klinische Bedeutung der histologischen Untersuchung liegt in der Abgrenzung von einer Metastase. **Komplikationen** (Ruptur nach Bauchtrauma) sind selten.

Histopathologische diagnostische Kriterien

1 **Hämangiom.** Es handelt sich um eine umschriebene, aber nicht abgekapselte Neubildung, die aus gewucherten Kapillaren besteht. Diese weisen eine stark ausgeweitete Lichtung auf, die von regelrechten Endothelien begrenzt wird und reichlich Erythrozyten einschließt. Zwischen den Kapillaren erkennt man ein unterschiedlich stark entwickeltes kollagenfaserreiches Zwischengewebe.

2 **Leberparenchym.** Das umgebende Lebergewebe bleibt reaktionslos.

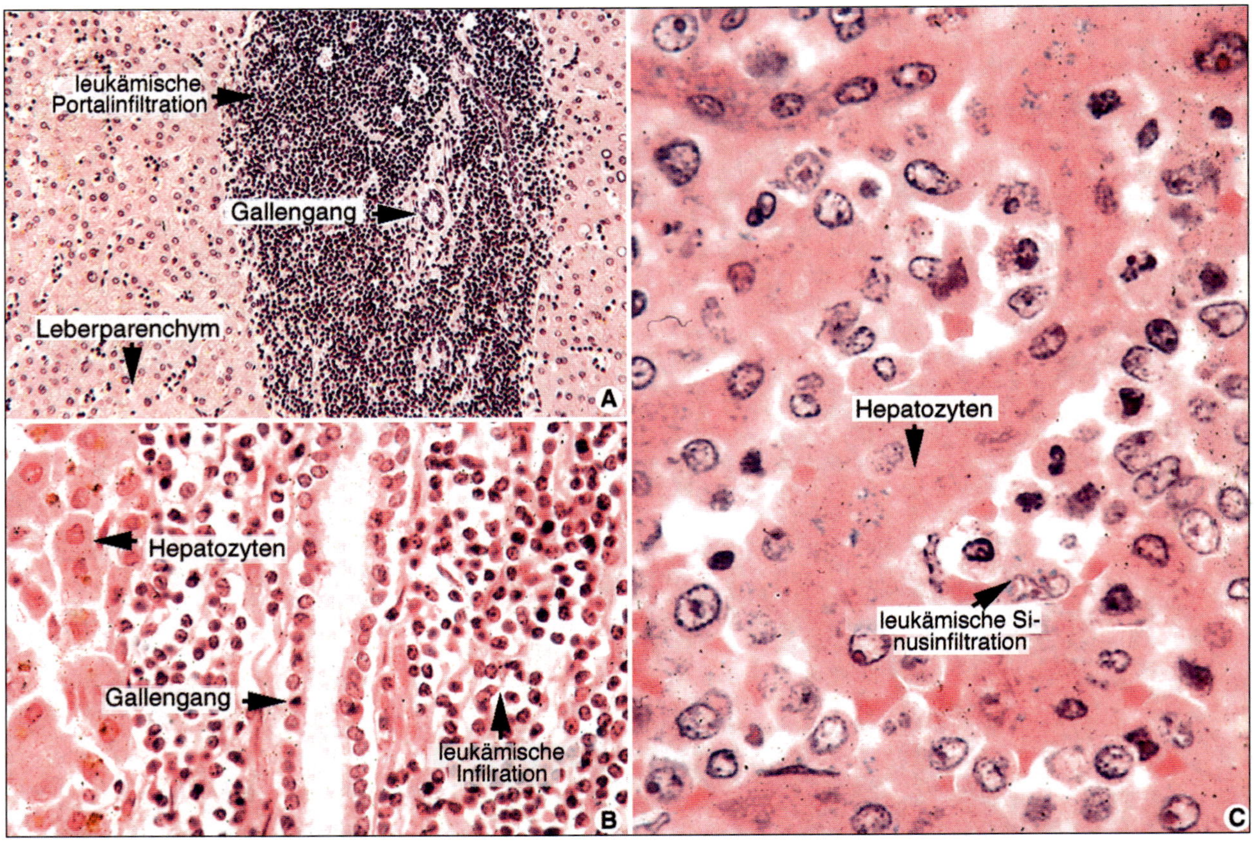

Abb. 82. Maligne systemische Leberkrankheiten. A: Bei einer **chronischen lymphatischen Leukämie** liegt eine dichte Infiltration der Portalfelder vor. Diese besteht aus kleinen reifen Lymphozyten. **B:** Bei stärkerer Vergrößerung sind die fast nacktkernigen rundlichen **Lymphozyten** mit chromatindichtem Kern zu sehen. **C:** Bei einer **chronischen myeloischen Leukämie** kommt es zu einer diffusen leukämischen Infiltration des Leberparenchyms. Zwischen den Leberbälkchen sind die Vorstufen der Myelopoese zu finden.

Lymphatische Leukämie

Vorbemerkungen. Im Rahmen einer chronischen lymphatischen Leukämie kommt es zu einer Infiltration der Leber, die – besonders im Bereich der Portalfelder – dichtzellig infiltriert ist.

Histopathologische diagnostische Kriterien

1 **Histologische Kriterien.** Es besteht eine fokal betonte Infiltration mit bevorzugtem Befall der Portalfelder. Auch in der Lichtung der Sinus lassen sich vermehrt Lymphozyten finden.

2 **Zytologische Kriterien.** Bei der chronischen Lymphadenose liegen Zellen vor, die morphologisch einem reifen Lymphozyten entsprechen. Die Zellen sind etwas kleiner als Erythrozyten, weisen einen chromatindichten Zellkern auf und erscheinen fast nacktkernig. Mitosen oder Atypien lassen sich nicht finden.

3 Das **Leberparenchym** weist keine wesentlichen Veränderungen auf.

4 **Zusatzuntersuchungen.** Immunhistologisch ist der allgemeine Marker für lymphatisches Gewebe (LCA) positiv. Ferner ist zu bestimmen, ob es sich um B- oder T-Zellen handelt.

Myeloische Leukämie

Vorbemerkungen. Auch bei einer chronischen myeloischen Leukämie zeigt die Leber eine Infiltration. Die histologisch Nachweis einer Leberinfiltration stellt einen Nebenbefund im Rahmen der Gesamtdiagnose »Leukämie« dar.

Histopathologische diagnostische Kriterien

1 **Histologische Kriterien.** Es liegt eine diffuse Durchsetzung der Leber vor, wobei die Zellen in der Lichtung der Sinusoide zu finden sind. Die Portalfelder sind frei.

2 **Zytologische Kriterien.** Das morphologische Zellbild der Infiltrate ist sehr unterschiedlich, entsprechend der verschiedenen Stufen der Myelopoese. Es finden sich rundzellige sowie gelapptkernige Zellen mit und ohne Granula.

3 **Zusatzuntersuchungen.** Die reifen Zellen der Myelopoese lassen sich enzymhistochemisch erfassen. Insbesondere die Naphthol-Chlorazetatesterase ist deutlich positiv. Auch immunhistologische Untersuchungen finden ihre Anwendung.

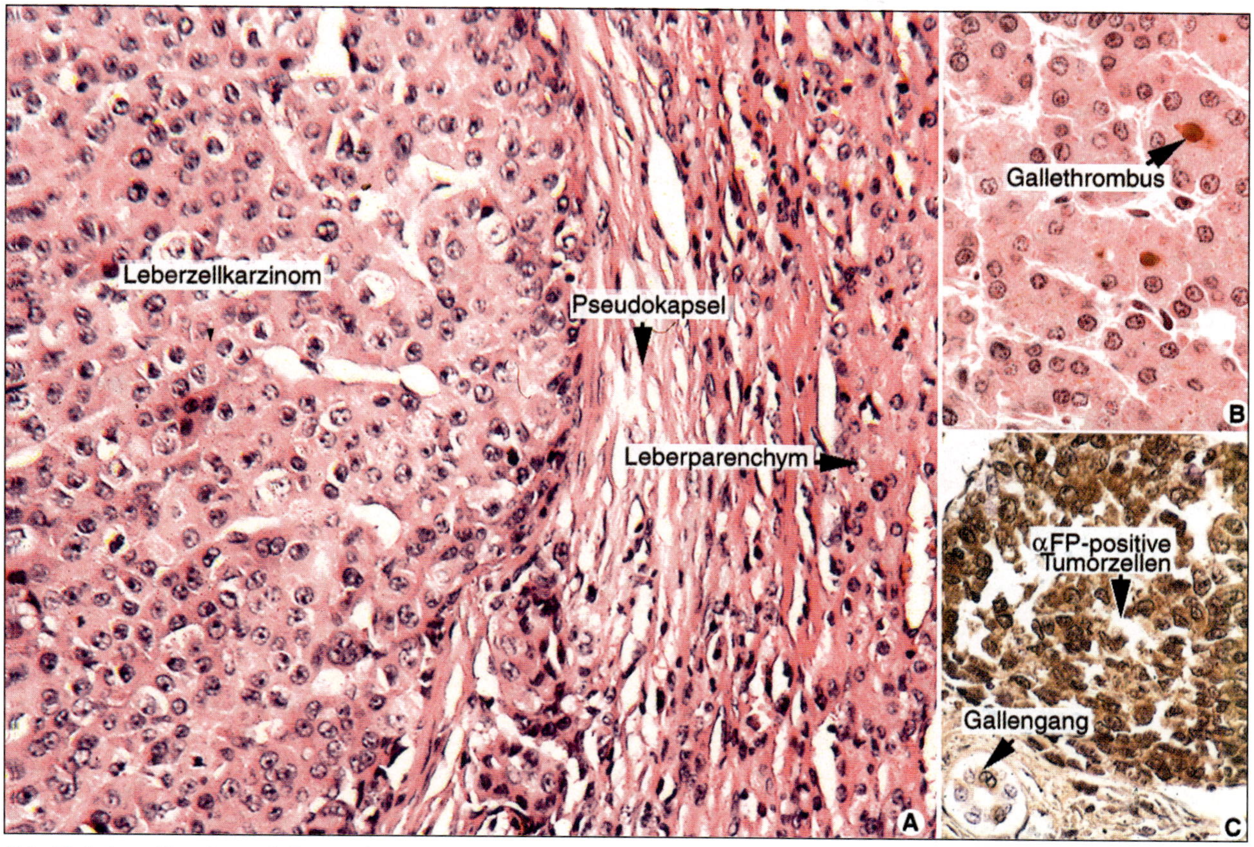

Abb. 83. Leberzellkarzinom. A: Das **maligne Hepatom** zeigt Tumorzellen, die an Leberzellen erinnern. Sie bilden unterschiedlich große Knoten ohne organoiden Aufbau. Das Tumorstroma ist spärlich angelegt, Mitosen kommen häufiger vor. Im tumorfreien Lebergewebe finden sich meist die Zeichen einer Zirrhose. **B:** Gelegentlich lassen sich **Gallethromben** zwischen den Tumorzellen finden. **C:** Die Diagnose wird durch den immunhistochemischen Nachweis von **Alpha-Fetoprotein** gesichert.

Leberzellkarzinom

Vorbemerkungen. In der Leber kommen gut- und bösartige, epitheliale, mesenchymale sowie gemischte Tumoren vor. Unter den bösartigen Neubildungen treten am häufigsten Metastasen (hämatogene Absiedlungen über die Pfortader oder über die Arteria hepatica propria) auf. Primäre Leberkarzinome können von den Hepatozyten (hepatozelluläres Karzinom, malignes Hepatom oder Leberzellkarzinom) bzw. von den Gallengangsepithelien (cholangiozelluläres Leberkarzinom oder malignes Cholangiom) ausgehen. Das hepatozelluläre Karzinom entsteht in über 80% der Fälle auf dem Boden einer Leberzirrhose. Zu den **bekannten Ursachen** zählen Hepatitis-B- und Hepatitis-C-Infektionen, Hämochromatose, Pestizide u. a. Ferner wurden Leberzellkarzinome und Leberhämangiosarkome (maligne Gefäßtumoren) auch nach Applikation von Thorotrast (ß-strahlendes Thoriumdioxyd) und nach chronischer Arsenvergiftung nachgewiesen. Beim Leberzellkarzinom handelt es sich um einen bösartigen Tumor, der früh metastasiert. Typisch ist der Einbruch in Blutgefäße, dabei kann es zu einem tumorembolischen Verschluss der Pfortader kommen. Das klinische Korrelat ist ein therapieresistenter Aszites, der sich plötzlich – bei bekannter Leberzirrhose – einstellt.

Histopathologische diagnostische Kriterien

1. **Zytologische Zeichen der Malignität.** Man erkennt einen sehr polymorphen epithelialen Tumor. Die Zellen sind unterschiedlich groß und dunkler angefärbt als die Hepatozyten. Besonders auffällig sind die z. T. stark vergrößerten und chromatindichten Kerne. Die Neubildung kann auch eine glykogenreiche, hellzellige Differenzierung (wie bei einem hypernephroiden Nierenkarzinom) zeigen.
2. **Histologische Kriterien der Malignität.** Der Tumor besteht aus abgerundeten, vorwiegend trabekulär gestalteten und nur vereinzelt angedeutet drüsig aufgebauten Knoten.
3. **Tumorgefäßinvasion.** In der Lichtung kleinerer Blutgefäße erkennt man Verbände des Karzinoms.
4. **Leberzirrhose.** Das Lebergewebe weist größere bindegewebereiche Narbenfelder auf, die kleine Regeneratknoten aus Hepatozyten (meist heller als die Karzinomverbände), Karzinomgewebe und gewucherten Cholangiolen einschließen.
5. **Immunhistologie.** 80% der hepatozellulären Karzinome sind immunhistologisch Alpha-Fetoprotein positiv. Der zuverlässigste Marker ist Hepar-1.

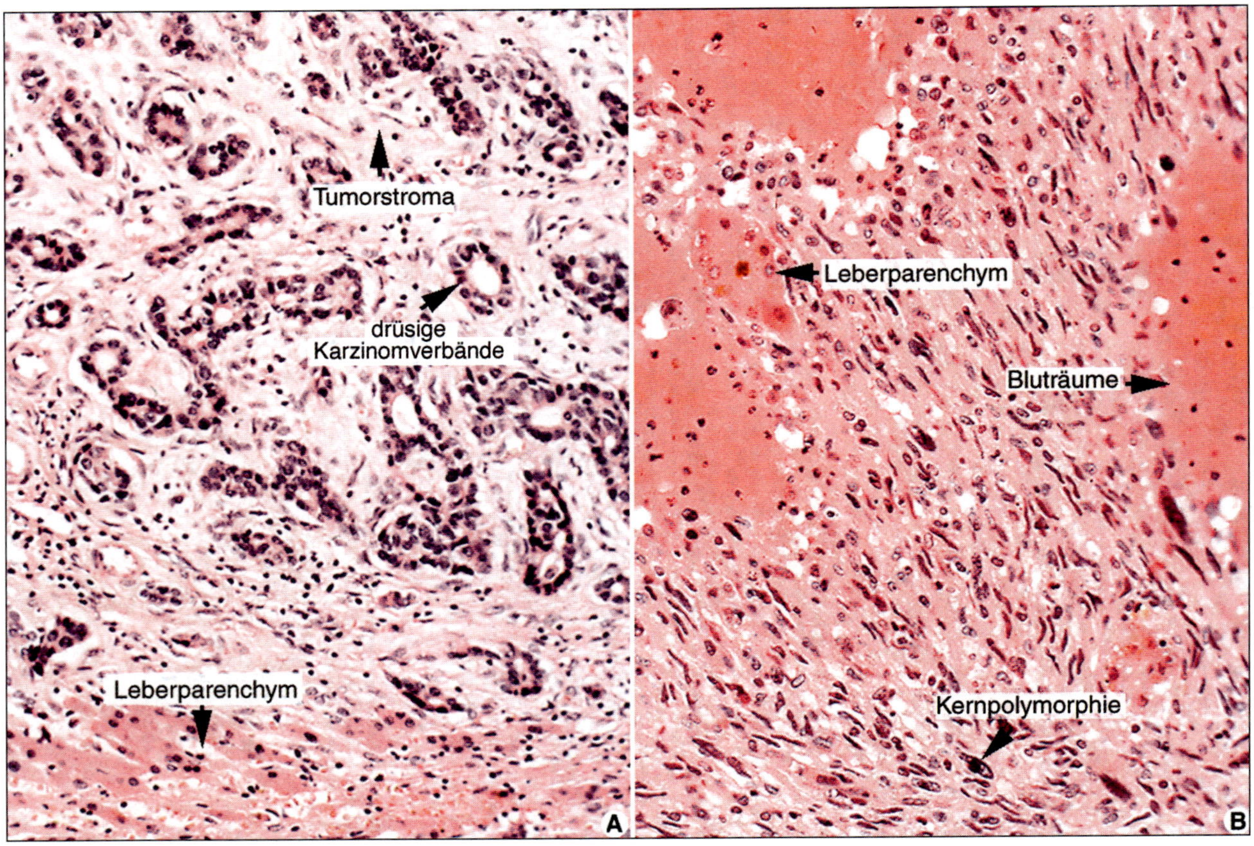

Abb. 84. Maligne Lebertumoren. A: Das **maligne Cholangiom** oder **intrahepatische Gallengangskarzinom** besteht aus kleinen drüsigen Strukturen, die in einem sehr faserreichen Stroma liegen. Das tumorfreie Lebergewebe zeigt die Zeichen einer ausgeprägte Cholostase, aber keinen zirrhotischen Umbau. **B:** Das **maligne Hämangiosarkom** besteht aus gewucherten atypischen Endothelien (Kernpolymorphie, -hyperchromasie, Mitosen), die als solide Zellformationen vorkommen oder kleine blutreiche Hohlräume bilden. Zwischen den Tumorzellen finden sich vereinzelte noch erhaltene ortsständige Hepatozyten.

Gallengangskarzinom

Vorbemerkungen. Das Gallengangskarzinom (malignes Cholangiom, cholangiozelluläres Karzinom) zählt zu den primären malignen Neubildungen der Leber. Es lässt sich von einem Leberzellkarzinom abgrenzen, da es primär von den Gallengängen ausgeht, im Gegensatz zum malignen Hepatom nur einen großen, hilumnahen Tumor bildet und nicht auf dem Boden einer Leberzirrhose entsteht. Wegen der bevorzugten hilumnahen Lokalisation kommt es frühzeitig zu einem Verschluss der Gallengänge, der zum schweren Ikterus führt.

Histopathologische diagnostische Kriterien

1 **Drüsenbildendes Karzinom.** Das Karzinom bildet kleine drüsige Tumorverbände. Die Zellen sind polymorph, die Kerne hyperchromatisch. Mitosen kommen häufiger vor. Die Tumorzellen können PAS-positiv sein.

2 **Faserreiches Stroma.** Typisch für das Gallengangskarzinom ist ein sehr faserreiches Stroma, sodass der Tumor eine harte Konsistenz annimmt. Im tumorfreien Lebergewebe keine Zeichen einer Zirrhose.

3 **Cholestase.** Da die Neubildung sich bevorzugt im Hilumbereich entwickelt, kommt es früh zu einer Kompression und Verlegung der Gallengänge und somit zum Ikterus.

5 **Immunhistologische Befunde.** Die Alpha-Fetoprotein-Reaktion, die HBsAG-Bestimmung und Hepar-1 sind negativ.

Leberhämangiosarkom

Vorbemerkungen. Es handelt sich um einen blutreichen bösartigen Tumor, der sich primär in der Leber entwickelt. Kausalpathogenetisch sind mehrere Ursachen bekannt (chronische Arsenintoxikation [Winzerkrebs], Thorotrastose, Vinylchlorid u. a.).

Histopathologische diagnostische Kriterien

1 **Blutreicher Tumor**. Histologisch findet man eine Neubildung mit spindelzelligem Aufbau. Mitosen und Zellatypien kommen häufiger vor. Zwischen den Tumorzellen liegen größere Ansammlungen von Erythrozyten.

2 **Schrankenloses Wachstum.** Der Tumor breitet sich infiltrierend aus. Vereinzelte Hepatozyten bleiben zwischen den Tumorzellen noch erhalten.

3 **Immunhistologische Befunde.** Die Reaktionen zum Nachweis von Endothelien (Willebrand-Faktor VIII, PNA) sind positiv, die epithelialen Marker negativ.

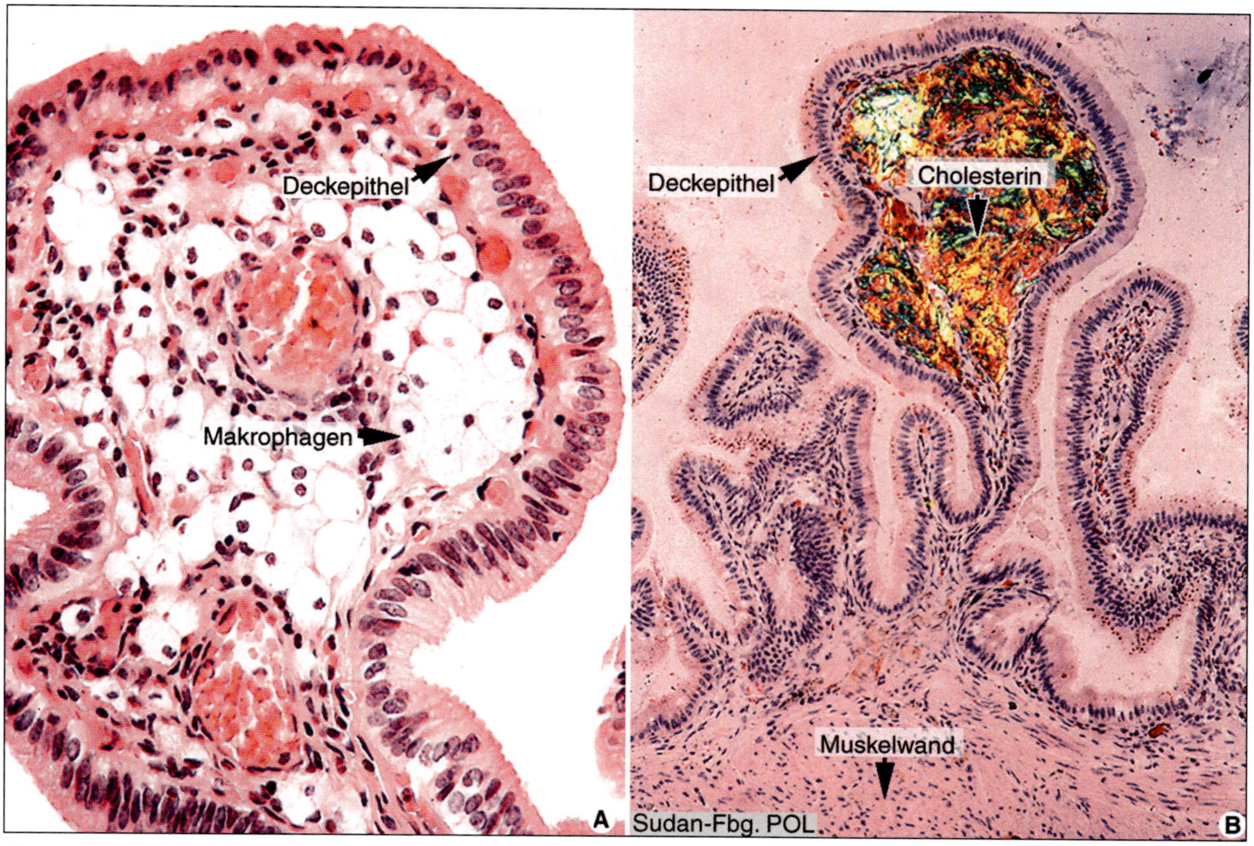

Abb. 85. Cholesteatose der Gallenblase. A: Typisch sind fetthaltige Makrophagen in den Spitzen der Schleimhautfalten. Die Zellen weisen ein helles Zytoplasma auf und liegen im Schleimhautstroma. **B:** In der **Sudanfärbung** zeigen die Makrophagen ein fetthaltiges Zytoplasma, das sich im polarisierten Licht doppelbrechend **(Cholesterin)** darstellt.

Cholesteatose der Gallenblase

Vorbemerkungen. Diese Stoffwechselstörung der Gallenblase, bei der es zu Fettablagerungen in der Schleimhaut kommt, wird meist zufällig im Rahmen einer Cholezystektomie diagnostiziert. Der morphologische Befund hat keinen Krankheitswert.

Histopathologische diagnostische Kriterien

1 **Plumpe Schleimhautfalten mit Makrophagen.** Die Spitzen der Schleimhautfalten sind verdickt. Das Stroma schließt dichte Ansammlungen von Makrophagen mit einem hellen Zytoplasma ein.

2 **Fettspeicherung.** In der Sudanfärbung zeigen diese Makrophagen ein orangerotes Zytoplasma als Zeichen einer Fettspeicherung.

3 **Cholesterin.** Im polarisierten Licht leuchten die Cholesterinablagerungen auf.

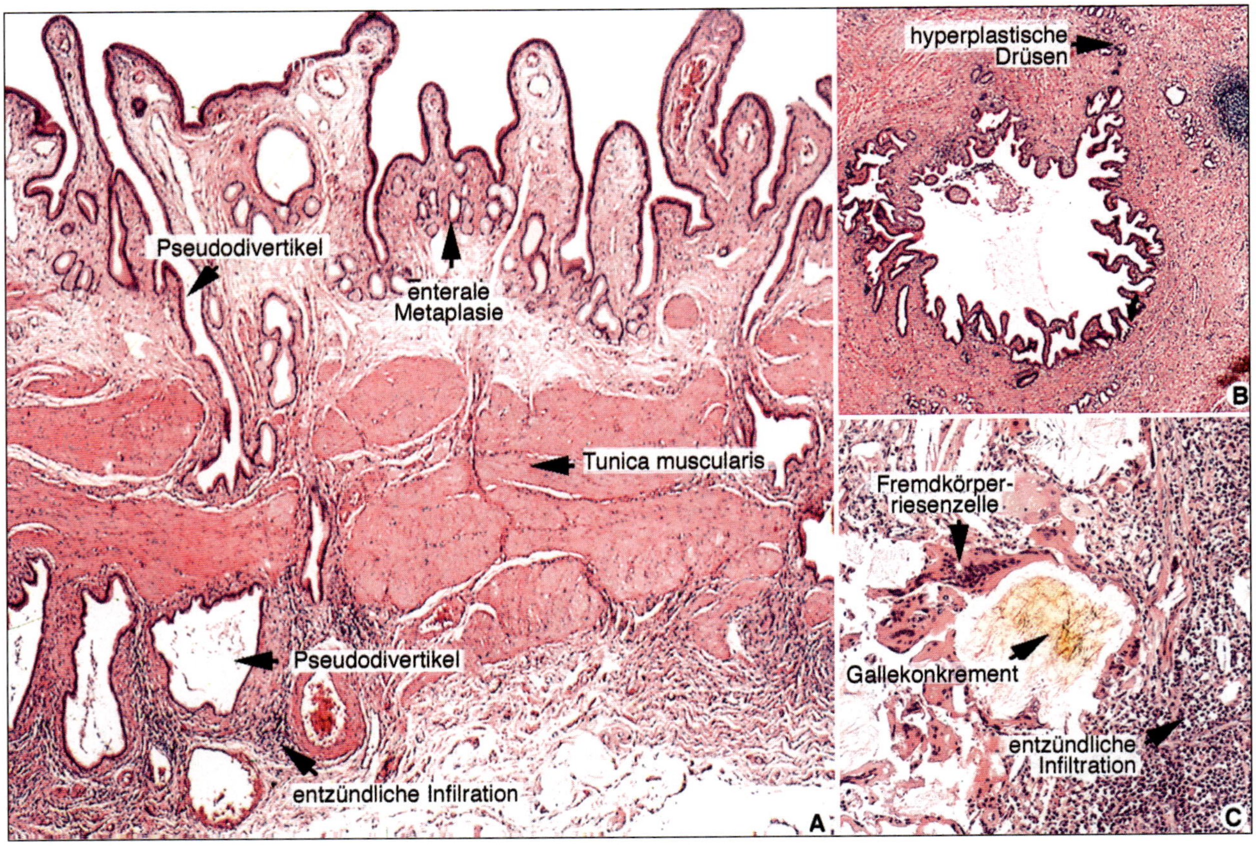

Abb. 86. Chronische Cholezystitis. A: Im Übersichtsbild erscheinen die Schleimhautfalten plump verdickt. Sie zeigen mukoide Drüsen als Zeichen einer enteralen Metaplasie. Als Folge des erhöhten intraluminalen Drucks (bedingt durch eine Steineinklemmung im Zystikus) kommt es zur Ausbildung von Pseudodivertikeln, die bis unter die Tunica muscularis reichen. **B:** Im Gallenblasenbereich sind die Drüsen hyperplastisch und können ein Karzinom vortäuschen. **C:** In der Lichtung der Pseudodivertikel kommt es zur **Auskristallisierung von Galle** und somit – nach einer Zerstörung des auskleidenden Epithels – zu einer Fremdkörperreaktion.

Chronische Cholezystitis

Vorbemerkungen. Chronische Entzündung der Gallenblase, die durch eine lympho-plasmazelluläre Stromainfiltration und Vernarbung gekennzeichnet ist. Die Cholezystitis kommt bevorzugt bei über 40 Jahre alten, adipösen Frauen vor und ist in 80 bis 90% der Fälle mit einem Steinleiden (»Cholelithiasis«) vergesellschaftet. Die Galle in der Lichtung der Rokitansky-Aschoff-Divertikel kann auskristallisieren und Konkremente (gelbe bis grünlichbraune, amorphe Massen) bilden. Die Steine zerstören das auskleidende Epithel und rufen anschließend eine ausgeprägte Fremdkörperreaktion im Stroma hervor (»Cholegranulome«). Konkremente in der Gallenblasenlichtung erzeugen Druckulzera in der Schleimhaut (»chronische ulzerierende Cholezystitis«). Die wichtigste Komplikation eines chronischen Steinleidens ist das Gallenblasenkarzinom, das sich in der Regel auf dem Boden einer chronisch vernarbten Cholezystitis entwickelt. Dabei ist zu beachten, daß das Karzinom nicht selten makroskopisch übersehen wird. Daher die Indikation: Jede operativ entfernte chronisch vernarbte Gallenblase ist histologisch zu untersuchen.

Histopathologische diagnostische Kriterien

1 **Plumpe Schleimhautfalten.** Sie sind breit, verdickt, teilweise abgeflacht. Gelegentlich sieht man Verwachsungen der Falten untereinander.

2 **Entzündliche Stromainfiltrate.** Im Stroma der Falten findet man unterschiedlich stark ausgebildete entzündliche Infiltrate, die im chronischen Stadium aus Lymphozyten und Plasmazellen bestehen.

3 **Enterale Metaplasien.** Als Zeichen der chronischen Reizeinwirkung bilden sich im Schleimhautstroma kleine Gruppen von mukoiden Drüsen aus, die an die Brunner-Drüsen des Duodenum erinnern (daher die Bezeichnung »enterale Metaplasie«).

4 **Schleimhautdivertikel.** Als Folge des erhöhten Druckes in der Gallenblasenlichtung entstehen Schleimhautausstülpungen, die bis unter die Muscularis propria reichen. Sie werden als »Rokitansky-Aschoff-Divertikel« bezeichnet. (Luschka-Gänge sind aberrierende Gallengänge, die man im Gallenblasenbett findet.)

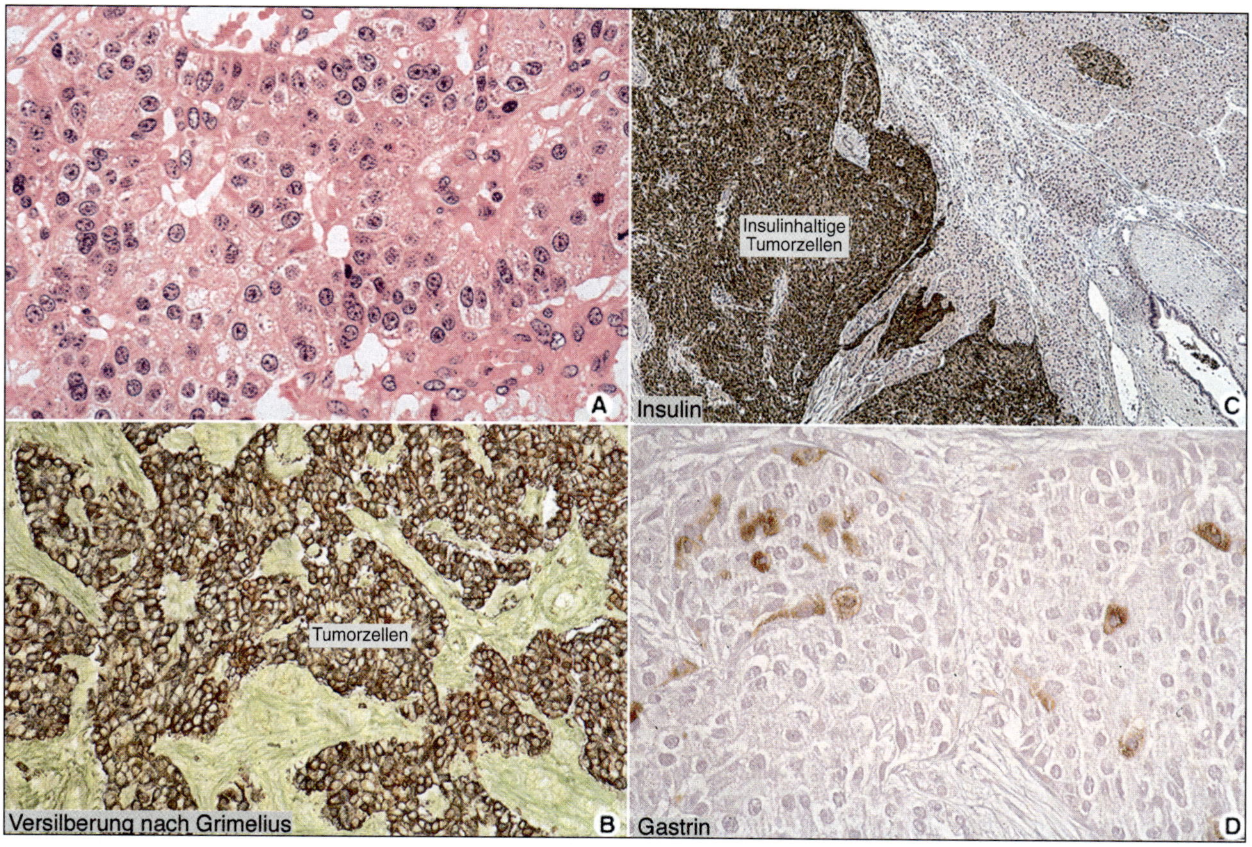

Abb. 87. Inselzelltumoren. A: Man erkennt trabekulär gestaltete Tumorzellen mit reichlich Zytoplasma und einem runden Kern. Typisch ist das gut entwickelte Kapillarnetz zwischen den Trabekeln. **B:** In der Versilberung sind die Tumorzellen deutlich **Grimelius-positiv**.

C: Die genaue Tumorbezeichnung wird von dem **Sekretionsprodukt** abgeleitet, das immunhistochemisch nachweisbar ist, z. B. Insulin beim Insulinom oder Gastrin beim Gastrinom **(D)**.

Tumoren des endokrinen Pankreas

Vorbemerkungen. Die Neubildungen der Langerhans-Inseln des Pankreas gehören in den Formenkreis der Tumoren des gastroenteropankreatischen Systems. Sie werden unter der Sammelbezeichnung Inselzelltumoren geführt (einige Geschwülste können aber auch von extrainsulären Zellen – z. B. von Stammzellen des Gangsystems – ausgehen).

Inselzelltumoren sind immer zumindest von fraglicher Dignität: Aus diesem Grund sollte auf die Bezeichnung »Inselzelladenom« verzichtet werden.

Inselzellkarzinome zeigen ein lokales Tumorwachstum und setzen erst spät Metastasen. Als morphologische Malignitätskriterien eines Inselzellkarzinoms gelten invasives Wachstum, Nachweis von Tumorzellen in der Lichtung kleiner Venen sowie eine Invasion der Nervenscheiden. Die wichtigste **klinische Manifestation** ist ihre endokrine Aktivität (Hypoglykämie, peptische Ulzera, Diarrhö).

Histologische diagnostische Kriterien

1 **Allgemeine morphologische Befunde.** Inselzelltumoren zeigen einen gyrierten (anastomosierte Tumorzelltrabekel), soliden oder pseudoazinären Aufbau. Zwischen den Tumorzellen liegt ein gut entwickeltes Kapillarsystem. Zell- und Kernbild sind regelmäßig, Mitosen sind nur vereinzelt nachzuweisen. Das Stroma ist spärlich, Amyloidablagerungen können vorkommen.

2 **Färberische Eigenschaften.** Die Versilberung nach Grimelius ist nur bei einigen Inselzelltumoren stark positiv.

3 **Immunhistologische Eigenschaften.** Entsprechend einem neuroendokrinen Tumor sind die Reaktionen Gamma-Enolase und Chromogranin positiv. Von diagnostischer Bedeutung ist der Nachweis des Sekretionsproduktes: Insulin (Insulinom), Gastrin (Gastrinom; gastrinproduzierende Zellen kommen vorwiegend im Magenantrum vor), VIP (vasoaktives intestinales Peptid = VIPom) u.a.

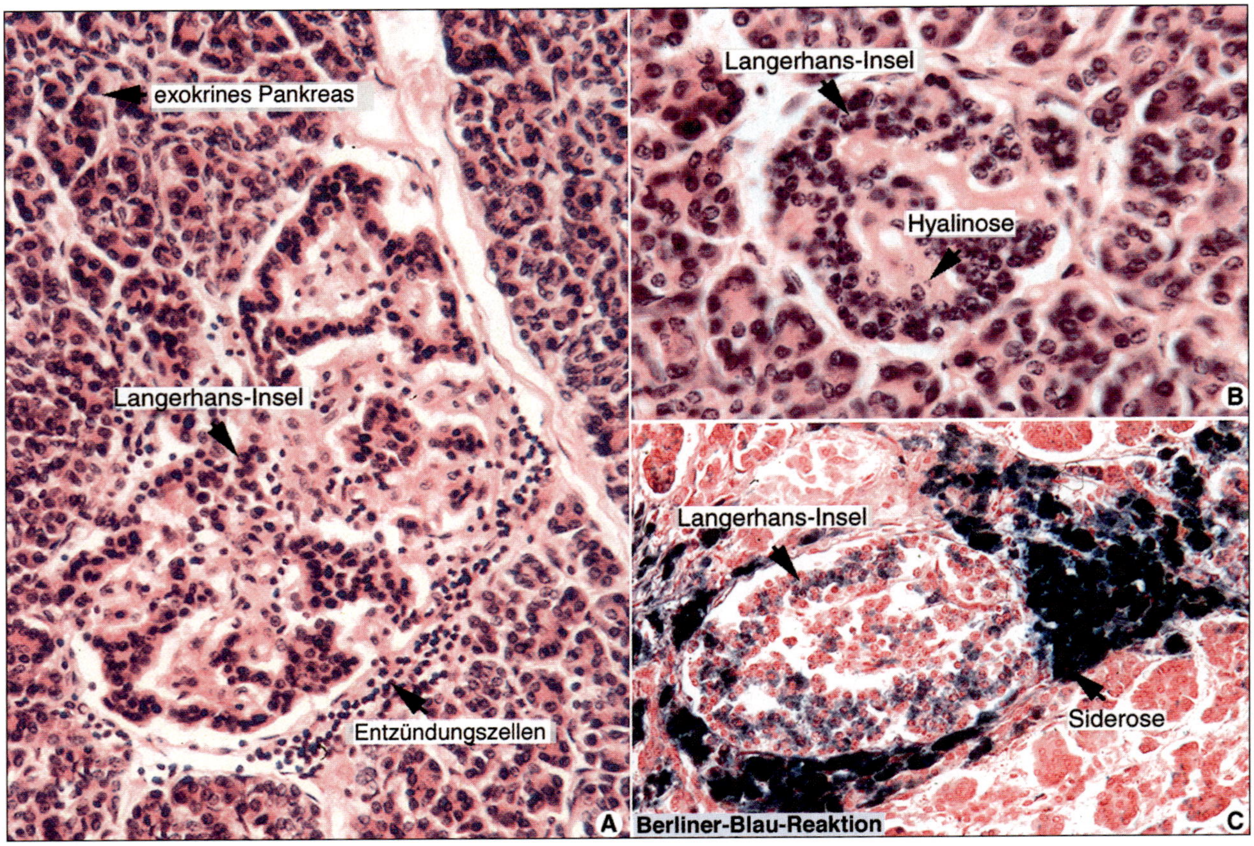

Abb. 88. Erkrankungen der Pankreasinseln. A: Bei einer **Insulitis** liegt eine rundzellige entzündliche Infiltration der Langerhans-Inseln vor. **B:** Die **Hyalinose** stellt eine Veränderung bei älteren Menschen vor in Form einer diffuse Vermehrung von hyalinem Bindegewebe. **C:** Im Rahmen einer Hämochromatose kann es zu einer **Siderose der Langerhans-Inseln** kommen, die mit Berliner-Blau-positiven Hämosiderinablagerungen beladen sind.

Insulitis – Hyalinose – Siderose

Vorbemerkungen. Beim Diabetes mellitus lassen sich Inselveränderungen nachweisen, die auf die Pathogenese hinweisen. Wichtigste klinische Manifestation einer Zerstörung von Pankreasinseln ist der Diabetes mellitus:

Beim Diabetes Typ I (juveniler, insulinabhängiger Diabetes mellitus) kommt es zu einer autoimmunbedingten Zerstörung von Inselgewebe. Eine bestehende Disposition wird durch einen Auslöser (Virusinfektion?) gestartet.

Beim Diabetes Typ II (nicht insulinabhängiger Diabetes mellitus vom adulten Typ) besteht eine Stoffwechselstörung mit Insulinresistenz.

Sekundäre Diabetesformen sind auf einen Insulinmangel nach Zerstörung von mehr als 90% der Langerhans-Inseln zurückzuführen. Zu den bekannten Ursachen zählen Pankreatitis, Pankreastumoren, Hämochromatose, Mukoviszidose u. a.

Histopathologische diagnostische Kriterien

1 **Insulitis.** Bei der chronischen Insulitis liegt eine lymphozytäre Infiltration (vorwiegend zytotoxische T-Lymphozyten) vor. Ein Begleitinsulitis wird auch bei einigen Virusinfektionen (Mumps) beschrieben.

2 **Inselamyloidose.** Endokrines Amyloid unterscheidet sich in seiner chemischen Zusammensetzung vom üblichen Amyloid, das bei primärer, sekundärer oder solitärer Amyloidose nachgewiesen wird. Es stellt sich als homogene eosinrote Ablagerung dar, die in der Kongo-Rot-Färbung metachromatische Eigenschaften aufweist.

3 **Inselfibrose.** Der Befund kann Folge einer Insulitis sein, ist aber meist unspezifisch. Eine Bindegewebevermehrung in den Langerhans-Inseln kann bei einer chronischen Pankreatitis oder beim chronischen Alkoholabusus auftreten.

4 **Inselsiderose.** Hämosiderinablagerungen im Bereich der Langerhans-Inseln liegen bei einer Hämochromatose vor. Man sieht ein gelbbräunliches, körniges, intrazytoplasmatisches Pigment. Die Berliner-Blau-Reaktion ist stark positiv.

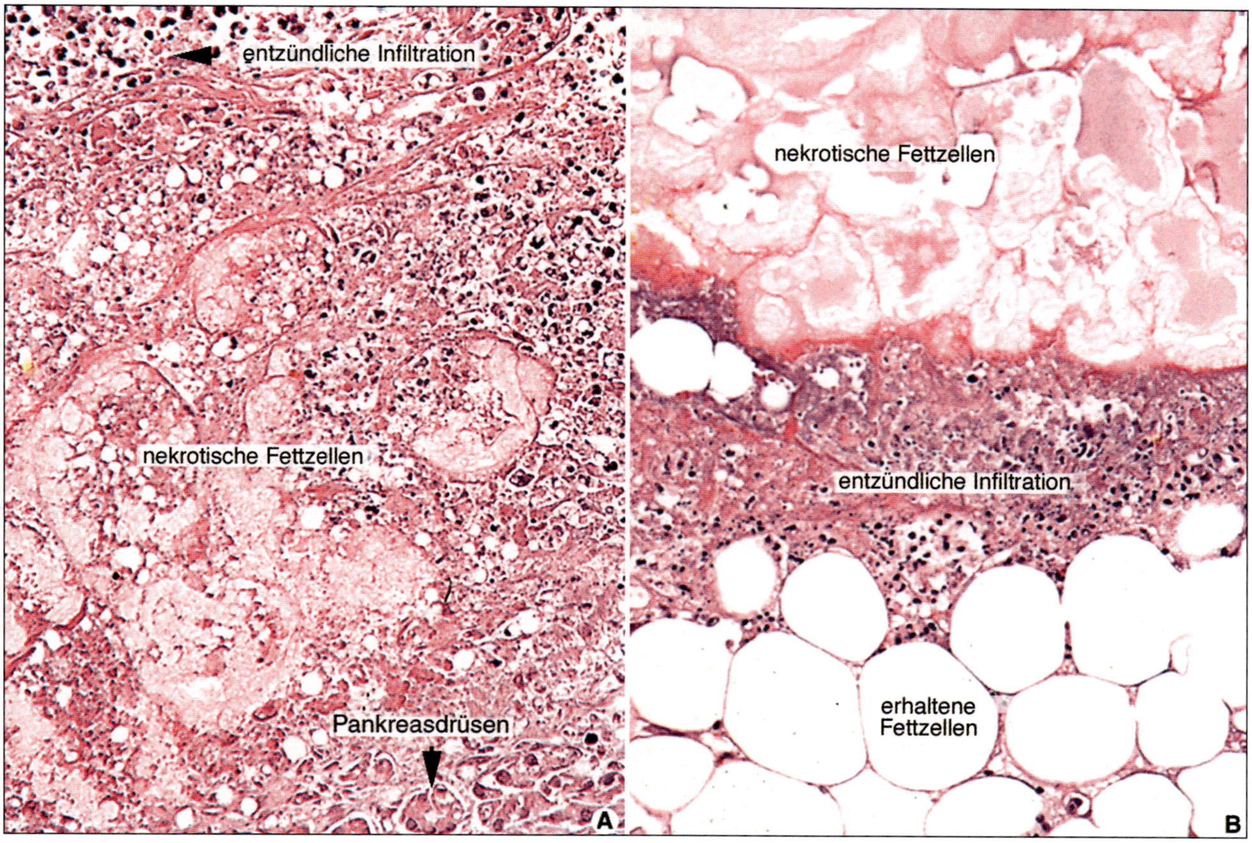

Abb. 89. Akute tryptische Pankreatitis. A: Im Vordergrund stehen die Nekrosen des exokrinen Pankreasparenchyms und des Fettgewebes. Vom exokrinen Pankreasgewebe sind nur schattenhaft die Azinuskonturen zu sehen. Die Kernzeichnung ist aufgehoben. Die nekrotischen Fettzellen zeigen nicht mehr die optische leere Vakuole: Auch hier kommt es zu einer Homogenisierung des Zytoplasmas und Verlust der Kernzeichnung. **B:** Von differenzialdiagnostischer Bedeutung gegenüber der postmortalen Autolyse ist der Nachweis einer leukozytären Reaktion.

Akute Pankreatitis

Vorbemerkungen. Akute, digestive Entzündung des Pankreas, die nach Beseitigung der auslösenden Ursache nicht rezidiviert oder fortschreitet und histologisch durch Parenchym- und Fettzellnekrosen mit vitaler Reaktion gekennzeichnet ist.

Zu den **wichtigsten Ursachen** einer akuten Pankreatitis zählen Erkrankungen der Gallenwege und Alkoholismus. Außerdem kommen in Frage: Hyperparathyreoidismus, Hyperlipoproteinämien sowie Abflusshindernisse im Pankreasgangsystem (Steine und Tumoren). Die akute Pankreatitis stellt in ihrer schwersten Form eine akute, dramatisch verlaufende Erkrankung mit hoher Letalität dar.

Histopathologische diagnostische Kriterien

1. **Parenchymnekrosen.** Eosinrote, kernlose Azini
2. **Fettgewebsnekrosen.** Verlust der Kernfärbung, während die Zellmembranen noch erhalten bleiben (»mumienartig«). In den nekrotischen Fettzellen kommen rötliche Fettsäurekomplexe vor.
3. **»Fettkalkspritzer«.** Die Fettsäurekomplexe können verkalken und nehmen einen bläulichen Farbton an.
4. **Vitale Reaktion.** In der Umgebung der Nekrosen kommt es zu einer ausgeprägten leukozytären Reaktion (Demarkation). Sie ist auch das differenzialdiagnostische Kriterium gegenüber der postmortalen Andauung oder Autolyse.
5. **Andauung der Gefäßwand mit Blutungen.** Die Wand kleinerer Blutgefäße wird zerstört und führt zu Blutungen. Das angedaute Blut stellt sich als violette Schollen dar.
6. **Thrombosen in den Venen- und Arterienlichtungen** sind weitere (nicht obligate) Komplikationen.

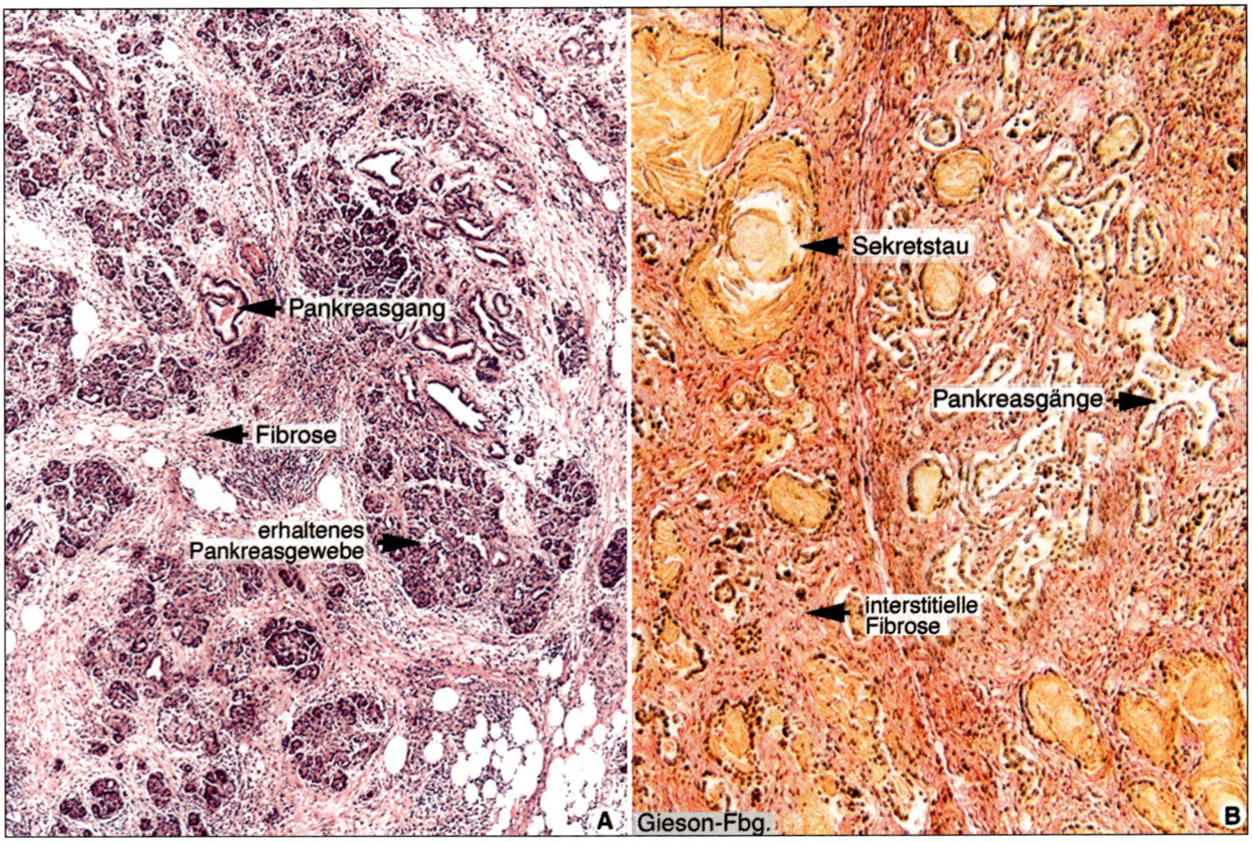

Abb. 90. A: Chronische Pankreatitis. Das histologische Bild ist gekennzeichnet durch eine diffuse Bindegewebsvermehrung zwischen den Azini mit leichter entzündlicher Infiltration. Es kommt zu einer Rarefizierung des exokrinen Gewebes, sodass gelegentlich nur noch Langerhans-Inseln stehen bleiben. **B: Mukoviszidose.** Typisch ist die Ektasie der Drüsenlichtungen, die mit eingedicktem (Gieson-gelben) Sekret angefüllt sind. Ferner besteht eine stärkere interstitielle, Gieson-rote Fibrose.

Chronische Pankreatitis

Vorbemerkungen. Eine chronische Pankreatitis kann sich als postakute oder als primär-chronische Organentzündung entwickeln. Im Vordergrund steht eine diffuse narbige Fibrosierung, die zum Untergang des ortsständigen Gewebes führt. Zu den häufigsten bekannten **Ursachen** einer chronischen Pankreatitis zählt der langjährige Alkoholabusus. Die chronische Pankreatitis manifestiert sich klinisch durch eine exokrine Insuffizienz, die zu einer Diarrhö und gestörter Nahrungsresorption führt. In einem fortgeschrittenen Stadium kann es auch – infolge einer Inselzerstörung – zum Diabetes mellitus kommen.

Histopathologische diagnostische Kriterien

1 **Diffuse Fibrose.** Das morphologische Bild wird von einer diffusen Neubildung von kollagenen Fasern beherrscht. Dabei kommt es zum Untergang von exokrinem Pankreasgewebe, während die Langerhans-Inseln länger erhalten bleiben. Kleine inselförmige Reste von exokrinem Pankreasgewebe – insbesondere Ausführungsgänge – können ein Karzinom vortäuschen.

2 Eine **entzündliche Infiltration** aus Lymphozyten und Plasmazellen ist eher diskret.

3 Die **Lichtung der Pankreasgänge** kann – besonders bei einem Steinleiden – weit sein.

Mukoviszidose

Vorbemerkungen. Die Mukoviszidose (häufigste autosomal rezessiv vererbte Stoffwechselstörung) manifestiert sich im Pankreas als zystische Fibrose.Die Mukoviszidosebefunde hängen vom Alter ab. Typische Komplikation des Neugeborenen ist der Mekoniumileus. Beim Erwachsenen stehen Atemwegsstörungen im Vordergrund. Ferner sind auch Leber und Pankreas betroffen.

Histopathologische diagnostische Kriterien

1 **Gangektasie.** Die Pankreasgänge sind ausgeweitet und mit geschichteten, eosinroten, Gieson-gelben Schleimmassen angefüllt. Durch zunehmenden Schleimstau kommt es zu einer zystischen Umwandlung.

2 **Interstitielle Fibrose – Parenchymatrophie.** Eine progrediente Fibrose führt zum Untergang von exokrinem Pankreasgewebe.

3 **Langerhans-Inseln.** Die Inseln bleiben zunächst erhalten und sind im fibrotischen Gewebe gut zu erkennen. In einem fortgeschrittenen Krankheitsstadium gehen auch sie zugrunde.

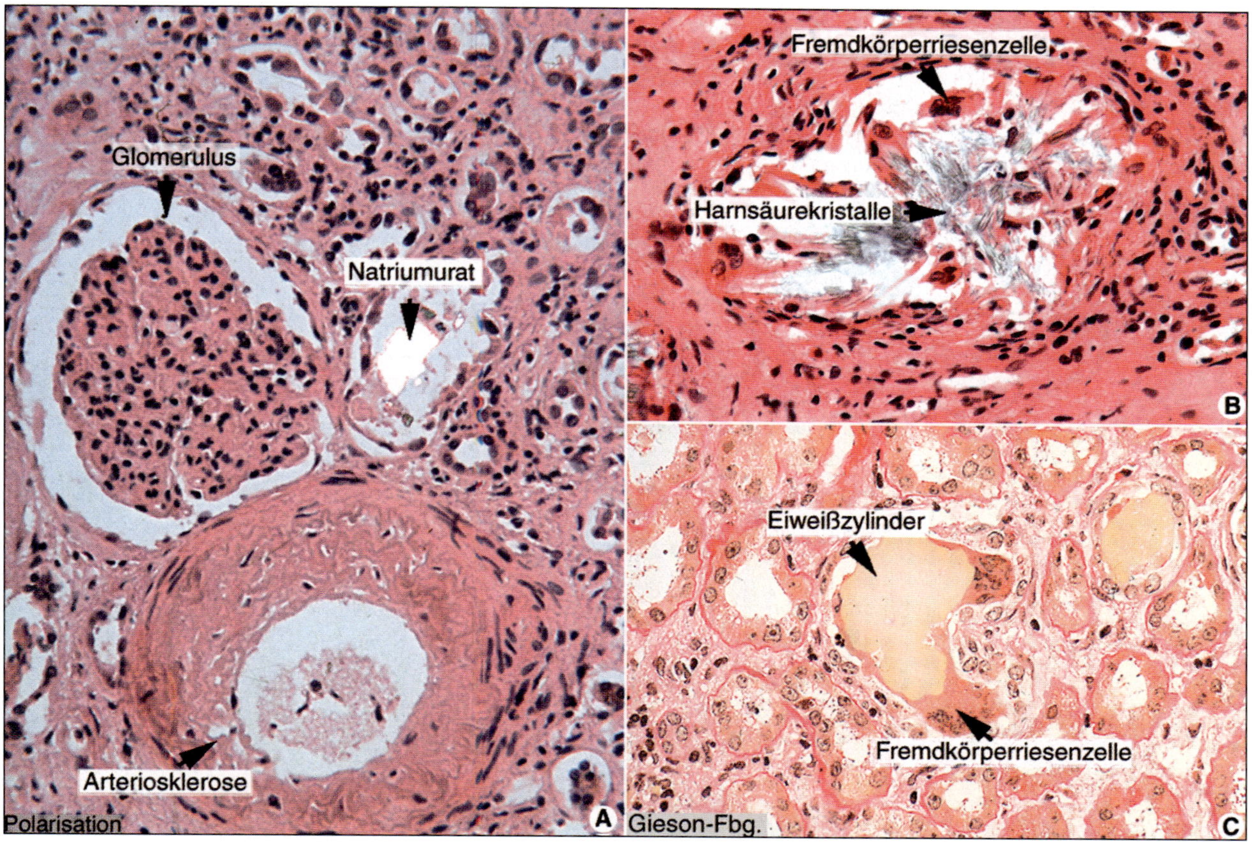

Abb. 91. A: Gichtniere. Als Ausdruck einer vernarbenden interstitiellen Nephritis besteht eine deutliche Vermehrung des Bindegewebes. In den Tubuluslichtungen finden sich doppelbrechende Kristalle. Als Folge einer Hypertonie liegen die Zeichen einer Arteriosklerose vor. **B:** Natriumurat im Zwischengewebe geht mit einer **Fremdkörperreaktion** einher. **C:** Typisch für eine **Plasmozytomniere** sind Gieson-gelbe Eiweißzylinder in den Tubuluslichtungen, die von Fremdkörperriesenzellen umgeben werden.

Gichtniere

Vorbemerkungen. Bei einer chronischen Gicht kann die Niere Veränderungen zeigen, die auf das Grundleiden bzw. auf eine renale Komplikation hinweisen. So kann es im Rahmen der Hyperurikämie zur Ausscheidung von Harnsäure mit Bildung von Konkrementen oder interstitiellen Tophi kommen. Letztere sind auch als Hautbefund (Tophi im subkutanen Fettgewebe und in der Ohrmuschel) sehr typisch.

Zu den wichtigsten **Organveränderungen im Rahmen einer Gicht** zählen die Nierenbefunde. Die Natriumurat-Ablagerungen rufen im Zwischengewebe eine chronische interstitielle destruierende Nephritis hervor, die durch eine sekundäre Arterio-Arteriolosklerose kompliziert wird. Zum Krankheitsbild gehören auch die Ablagerungen von Natriumurat auf den Gelenkoberflächen.

Histopathologische diagnostische Kriterien

1 **Ausscheidung von Natriumurat.** In der Lichtung der Tubuli finden sich kleinste Konkremente aus Natriumurat. Ferner kommen im Zwischengewebe Tophi vor, die aus Harnsäureablagerungen mit riesenzellhaltiger Fremdkörperreaktion bestehen. Harnsäurekristalle sind bei entsprechender Bearbeitung (wasserfreie Fixierung) als büschelförmig angeordnete Nadeln zu erkennen. Sie weisen im polarisierten Lichtung eine starke Doppelbrechung auf.

2 **Interstitielle Entzündung.** Häufig liegt eine interstitielle, nicht eitrige Entzündung vor, die mit einer Fibrose einhergeht.

3 **Vaskuläre Veränderungen.** Die mittelgroßen und kleinen Nierenarterien zeigen arterio-arteriolosklerotische Wandveränderungen, die zu einer Einengung der Gefäßlichtung führen.

Plasmozytomniere

Vorbemerkungen. Bei einem ossären Plasmozytom kann auch die Niere – im Rahmen eines nephrotischen Syndroms– beteiligt sein.

Histopathologische diagnostische Kriterien

Als morphologisches Korrelat des klinisch nachgewiesenen nephrotischen Syndroms lassen sich Eiweißzylinder in den Tubuluslichtungen finden. Ein für das Plasmozytom typisches Merkmal sind mehrkernige Riesenzellen in der Umgebung der Zylinder.

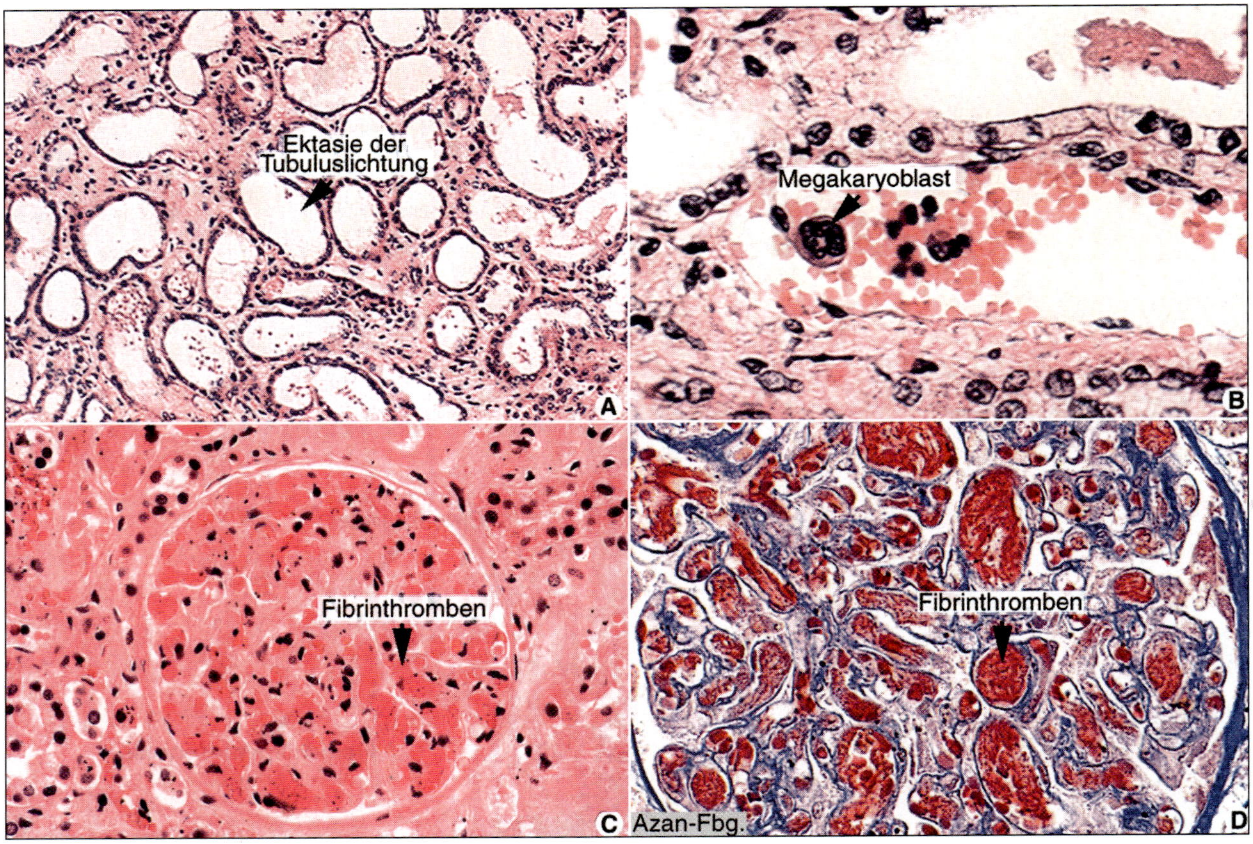

Abb. 92. Schockniere. A: Im Rahmen eines Schocks zeigt die Niere eine deutliche **Ektasie der Lichtung der Tubuli. B:** In der Lichtung der Blutgefäße finden sich **unreife Blutzellen,** wie z. B. Megakaryoblasten und Myelozyten. **C:** Bei einem septischen Schock steht die **disseminierte intravasale Gerinnung** im Vordergrund. In der Lichtung der Glomerulusschlingen finden sich kleine eosinrote, homogene Fibrinthromben. **D:** Diese lassen sich besonders deutlich in der **Azanfärbung** als rote Gebilde nachweisen.

Schockniere – DIC

Vorbemerkungen. Die »Schockniere« ist eine Organmanifestation eines allgemeinen Schocks (akutes, generalisiertes Kreislaufversagen der Strombahnperipherie mit Gewebeschädigung und mit oder ohne Blutdruckabfall). Die Ursachen prägen die Manifestationsformen des Schocks (Endotoxinschock, Verbrennungsschock, hämorrhagischer Schock u. a.). Formalpathogenetisch stehen Kreislaufstörungen im Vordergrund: zunächst die Vasokonstriktion, später Vasodilatation, Stase, Erythrozyten- und Thrombozytenaggregate (DIC = disseminierte intravasale Gerinnung [coagulation]), Gewebenekrosen und Verbrauchskoagulopathie (Abnahme von Thrombozyten [Thrombozytensturz], Fibrinogen sowie der Faktoren V und VII = hämorrhagische Diathese). Die wichtigsten morphologischen Befunde (Ektasie der Tubuluslichtungen und Nachweis von hyalinen Thromben in den Kapillaren) korrelieren mit den klinischen Befunden Anurie und Thrombozytensturz im Rahmen der DIC.

Histopathologische diagnostische Kriterien

1 **Zeichen der tubulären Insuffizienz.** Die Tubulusepithelien sind abgeflacht, die Tubuluslichtungen besonders im Rindenbereich deutlich ausgeweitet.

2 **Leichtes interstitielles Ödem mit entzündlicher Infiltration.** Im aufgelockerten Zwischengewebe lassen sich vereinzelte Ansammlungen von Rundzellen (Lymphozyten) finden.

3 **Ausschwemmung von unreifen Blutzellen.** Besonders im Markbereich und in der Rindenmarkgrenze schließt die Lichtung der Blutgefäße vereinzelte unreife Blutzellen (Myeloblasten, Megakaryoblasten) ein.

4 **Zeichen der disseminierten intravasalen Gerinnung.** In der Lichtung der Glomerulusschlingen findet man homogene, eosinrote Massen. Dabei handelt es sich um Fibrinthromben, die sich in der Azan-Färbung leuchtend rot darstellen.

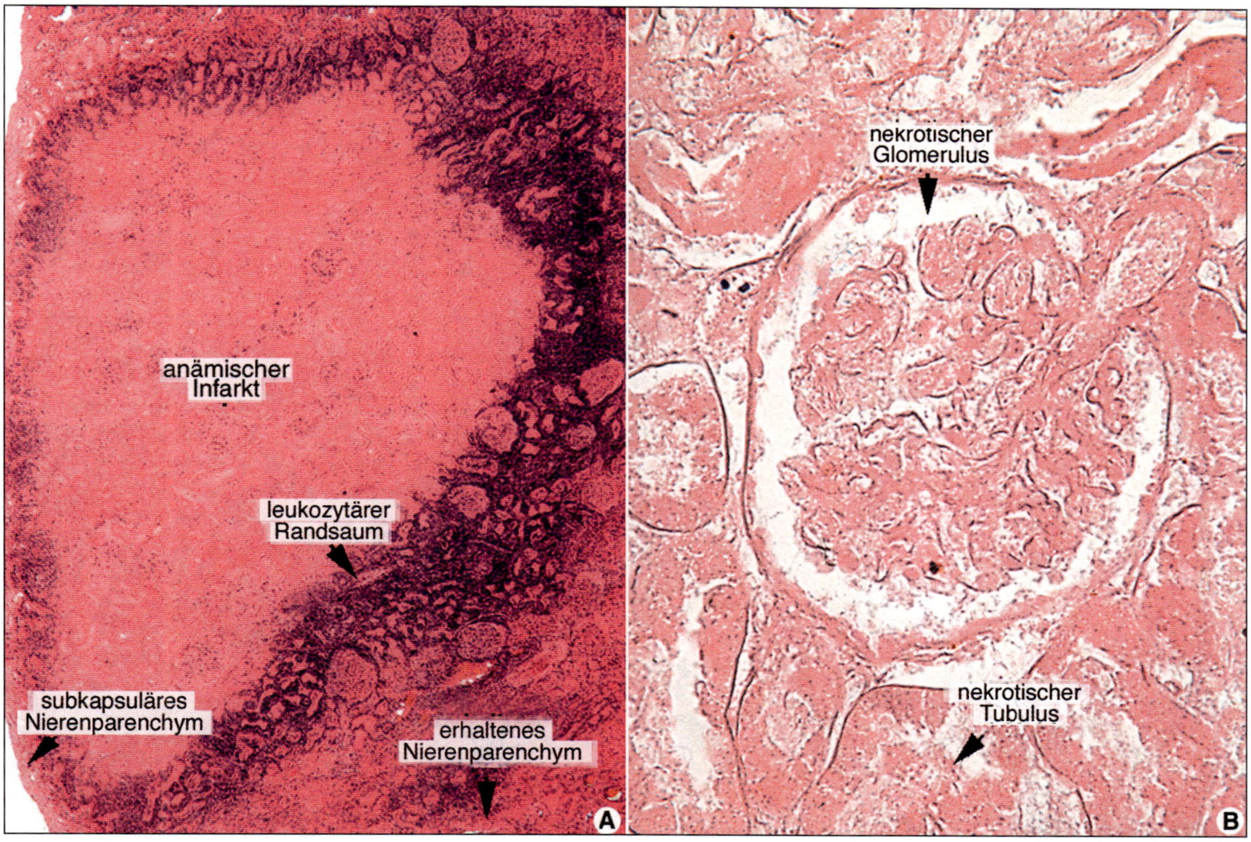

Abb. 93. Anämischer Niereninfarkt. A: Im Übersichtsbild ist eine homogene eosinrote Nekrose dargestellt, die von einem Saum aus Leukozyten demarkiert wird. **B:** Bei stärkerer Vergrößerung erkennt man in der Nekrose noch schattenhaft die **ursprünglichen Strukturen**: (Glomeruli und Tubuli), die als Zeichen der Nekrose aber kernlos sind.

Anämischer Infarkt

Vorbemerkungen. Es handelt sich um eine blutarme Koagulationsnekrose, die meist Folge eines thrombotischen oder embolischen Verschlusses (z. B. bei Endocarditis polyposa) einer Nierenarterie ist. Multiple Infarkte kommen bei einer Polyarteriitis nodosa (»Fleckniere«) vor. Makroskopisch hängt die Form des Niereninfarktes (keilförmig oder trapezoid) von dem verschlossenen Arterienast ab.

Der Verschluss einer Nierenvene kann zu einer hämorrhagischen Infarzierung führen. Niereninfarkte rufen renale Störungen hervor, wenn sie eine gewissen Größe erreichen oder multipel vorkommen. Ihr Nachweis ist von Bedeutung, da sie einen Hinweis auf ein schweres Grundleiden (Endokarditis, Systemerkrankungen) liefern können.

Histologische diagnostische Kriterien

1 **Nekrose mit einem Randsaum.** Bei schwacher Vergrößerung sieht man einen weitgehend homogenen eosinroten Bezirk, der in der Peripherie von Erythrozyten (hämorrhagischer Randsaum) oder später von Leukozyten (leukozytärer Randsaum) begrenzt wird.

2 **Anämischer Infarkt.** Bei stärkerer Vergrößerung erkennt man noch schattenhaft die ursprünglichen Nierenstrukturen (Tubuli und Glomeruli), die verstärkt eosinrot und kernlos erscheinen.

3 **Erhaltenes subkapsuläres Nierenparenchym.** Zwischen Nierenkapsel und Infarkt ist meist ein schmaler Streifen von vitalem Nierengewebe erhalten, da diese Organanteile von kleinen Kapselarterien versorgt werden.

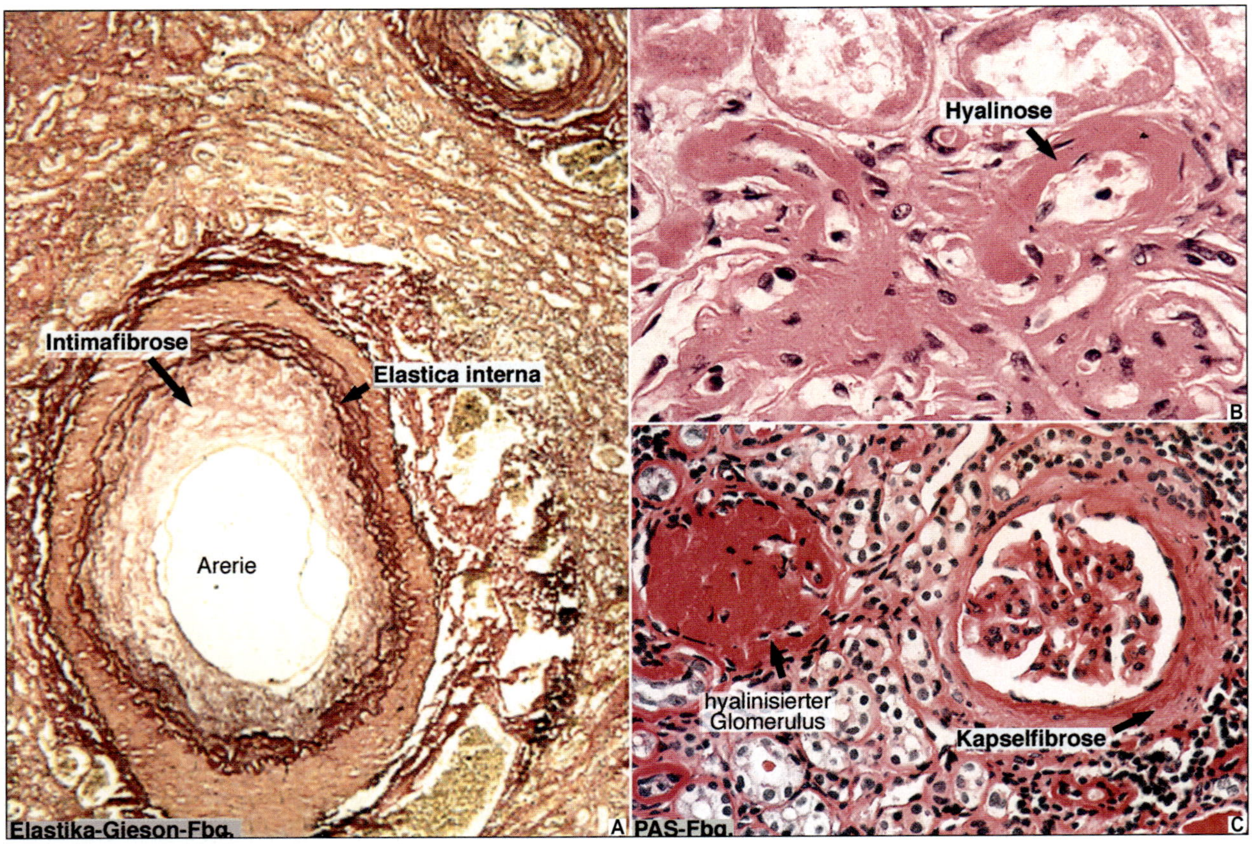

Abb. 94. Arterio-Arteriolosklerose. A: Die Elastika-Gieson-Färbung zeigt die typischen Gefäßveränderungen. Die Intima ist deutlich fibrös verdickt und engt die Gefäßlichtung ein. Die Elastica interna ist aufgesplittert. In einem fortgeschrittenen Stadium ist die Media atrophisch. **B:** Die **Arteriolosklerose** führt zu einer Verödung der Glomeruli, die als fibrosierte Kugeln zu erkennen sind.

Arterio-Arteriolosklerose der Niere

Vorbemerkungen. Die Arterio-Arterioloklerose der Nieren stellt – als Manifestationsform der allgemeinen Arteriosklerose – eine chronische, progrediente Erkrankung der großen, mittelgroßen und kleinen Arterien sowie der Arteriolen (Vasa afferentia der Glomeruli) dar, die mit einer Wandverdickung und Einengung der Gefäßlichtung einhergeht. Als Folge der Mangeldurchblutung kommt es zu einer Atrophie (Schrumpfung) des Nierenparenchyms. Die Nierenveränderungen können primär – im Rahmen einer allgemeinen Arteriosklerose – oder sekundär als Komplikation einer meist entzündlichen Nierenerkrankung (Pyelonephritis, Glomerulonephritis) vorkommen. Ein Bluthochdruck begünstigt Entstehung und Progredienz einer Arterio-Arteriolosklerose der Nieren, die später zu einer Therapieresistenz (renal fixierter Hochdruck) führt.

Differenzialdiagnose. Pyelonephritis (herdförmig verödete Glomeruli, strumigene Felderung, flache Rindennarben), Glomerulonephritis (diffuse Glomeruliverödung, »weiße Granularatrophie«), maligne Nephrosklerose (fibrinoide Arteriolennekrose).

Histopathologische diagnostische Kriterien

1 **Arteriolosklerose der peripheren Nierenarterien:**
a) Intimafibrose. Vorwiegend konzentrische Fibrose mit Einengung der Lichtung.
b) Elastose. Aufsplitterung und Vermehrung der elastischen Fasern der Elastica interna.

2 **Arteriolosklerose der zuführenden Glomerulusarteriole (Vas afferens).** Hyalinose der Gefäßwand: homogene, eosinrote oder Gieson-orangegelbe Wandverdickung mit Einengung der Lichtung.

3 **Hyalinisierung der Glomeruli.** Die Glomeruli, die durch arterio-arteriolosklerotische Gefäße versorgt werden, zeigen eine progressive Verödung mit Kapsel-, Basalmembran- und Mesangiumverdickung sowie einen Schlingenkollaps, aber keine Zellproliferation.

4 **Streifenförmige Narbenfelder.** Im Versorgungsbereich der arterio-arteriolosklerotischen Gefäße veröden die Glomeruli, wird der Tubulusapparat atrophisch, das Zwischengewebe rundzellig infiltriert. Später kommt es zu einer streifenförmigen, kollagenfaserreichen Vernarbung.

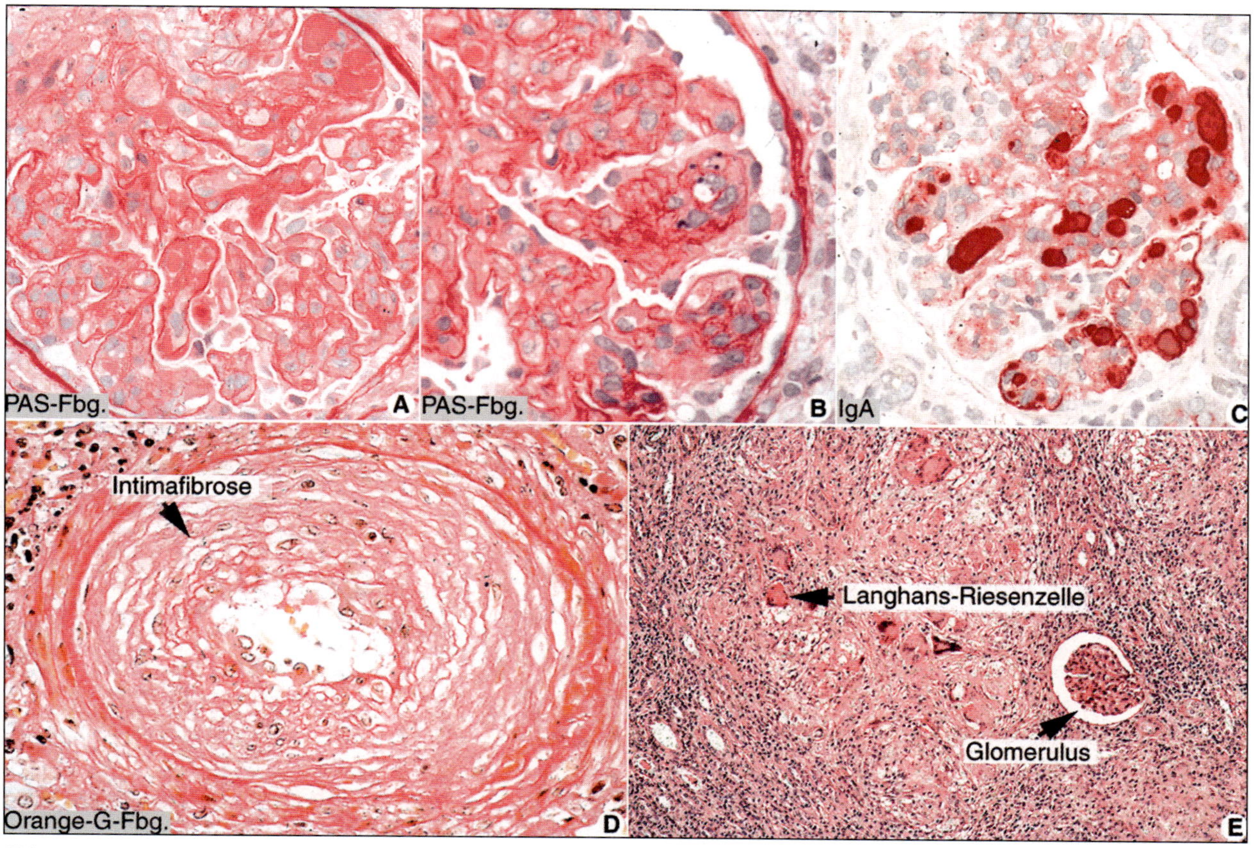

Abb. 95. A: Lupusnephritis. Typisch ist die eosinophile Verbreiterung der Kapillarwände durch Ablagerungen von Immundepots (= »Drahtschlingen«). In den Lichtungen finden sich hyaline Thromben. **B:** Man erkennt neben verdickten Kapillaren blaue **Hämatoxylinkörperchen**. **C:** Immunhistologisch sind **IgA-Ablagerungen** entlang der Basalmembran sowie in der Lichtung der Kapillaren zu finden. **D:** Bei einer **systemischen Sklerodermie** sind die zwiebelschalenförmigen Verdickungen der Intima der Interlobararterien sehr typisch. **E:** Bei einer **Nierentuberkulose** finden sich die typischen exsudativen (Nekrosen) und produktiven (Langhans-Riesenzellen und Epitheloidzellen) Veränderungen.

Kollagenosen der Niere

Vorbemerkungen. Die Niere ist bei verschiedenen Systemerkrankungen beteiligt. Beim systemischen Lupus erythematodes (SLE) liegt eine in ihrer Genese unbekannte Autoimmunerkrankung vor, bei der verschiedene Autoantikörper im Serum (gegen Einzelstrang- und Doppelstrang-DNA, RNA, Nukleoproteine und Komplementfaktoren) nachzuweisen sind. In der Niere kann sich das Krankheitsbild prinzipiell in allen Formen einer Glomerulonephritis manifestieren. Bei etwa 90% der obduzierten Patienten mit einer systemischen Sklerodermie werden Nierenveränderungen nachgewiesen.

Histopathologische diagnostische Kriterien

1 **Systemischer Lupus erythematodes.** Neben den morphologischen Befunden verschiedener Glomerulonephritisformen ist der Nachweis von Hämatoxylin-Körperchen (kondensierte, fragmentierte, extra- und intrazellulär in Makrophagen liegende Zellkernanteile) von diagnostischer Bedeutung. Außerdem sieht man »Drahtschlingen« (breite, eosinrote Kapillarwände durch subendotheliale Immundepots). Immunhistologisch können Ablagerungen von IgA, IgM, IgG, Komplementfaktoren und Fibrinogen/Fibrin vorkommen.

2 **Systemische Sklerodermie.** Typisch sind zwiebelschalenförmige Veränderungen in den Interlobulararterien, die aus glatten Muskelfasern und Bindegewebe bestehen und die Gefäßlichtung stark einengen. Die Wandverdickung zeigt Alzian-Blau-positive Einlagerungen.

Tuberkulose

Vorbemerkungen. Die Nierentuberkulose ist eine Organmanifestation einer hämatogenen Aussaat ausgehend von einem tuberkulösen Herd (z. B. in der Lunge). Die Nierenveränderungen reichen von einem parenchymatös-ulzerösem Stadium I (kleine Herde in der Rinde) über ein ulzerokavernöses Stadium II (kavernisierte Konglomerattuberkel) bis zur Kittniere (Stadium III) mit fast vollständiger Parenchymzerstörung.

Histopathologische diagnostische Kriterien

Im Nierenparenchym können verschiedene Manifestationsformen einer Tuberkulose vorkommen: produktive (mit Epitheloidzellen und Langhans-Riesenzellen), verkäsende und gemischte Veränderungen.

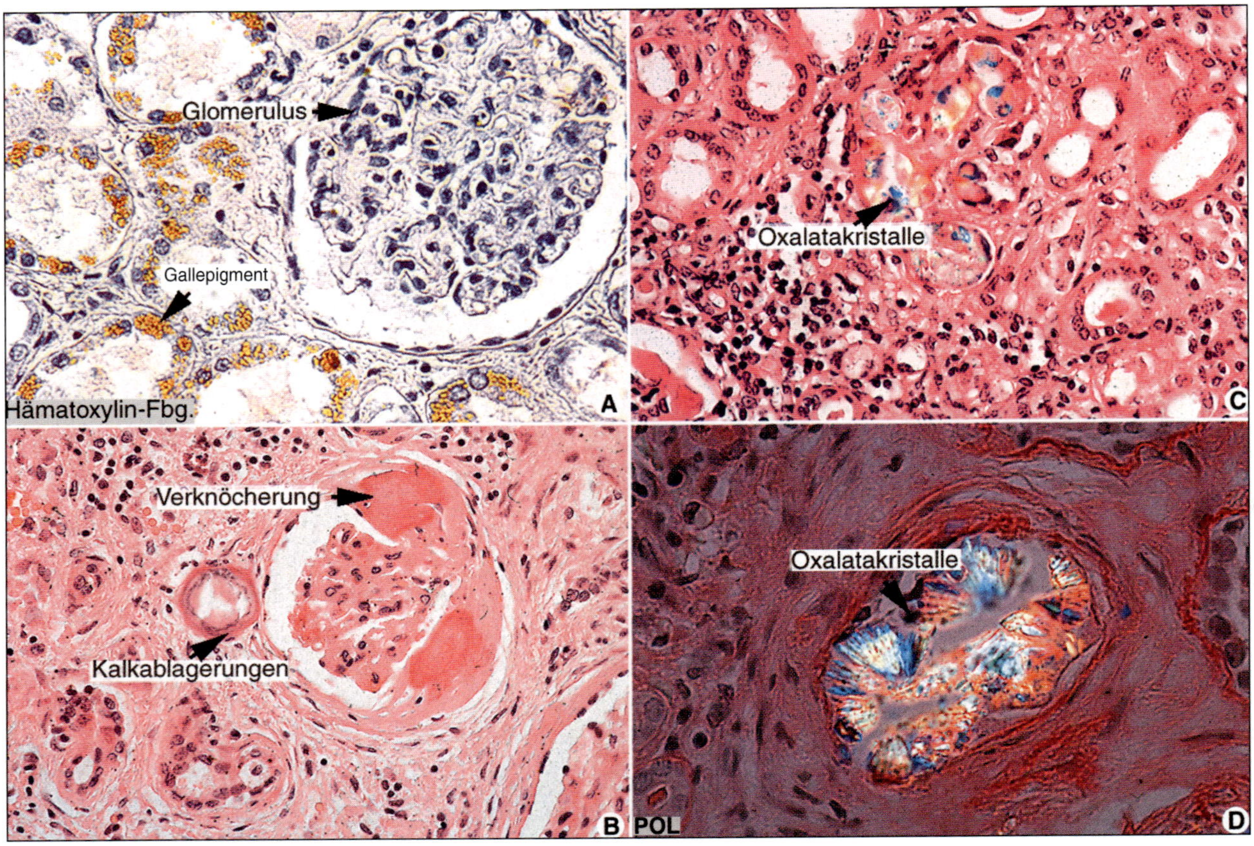

Abb. 96. Degenerative Nierenveränderungen. A: Bei einem schweren **Ikterus** liegt eine Schädigung der Nierentubuli vor. Die Epithelien zeigen im Zytoplasma ein goldgelbes grobscholliges Pigment. Auch die Eiweißzylinder in der Tubuluslichtungen (Nephrose) sind gallig imbibiert. **B:** Bei einer **Nephrokalzinose** kommt es zu bläulichen spangenförmigen Kalkablagerungen in den Glomeruli und in der Wand der Blutgefäße, die im weiteren Krankheitsverlauf verknöchern können. **C–D:** Bei der primären oder sekundären **Oxalose** lassen sich Ablagerungen von doppelbrechendem Kalziumoxalat im Zwischengewebe nachweisen.

Nierenikterus

Vorbemerkungen. Der Ikterus der Niere (cholämische Nephrose) geht mit degenerativen Veränderungen einher, die bevorzugt durch die Ausscheidung und Teilrückresorption von Gallenfarbstoff entstehen. Schädigung der Tubulusepithelien und erhöhte Eiweißausscheidung sind die wichtigsten Befunde.

1 **Nachweis von Gallepigment.** Es handelt sich um ein intrazellulär lokalisiertes, feingranuliertes eisenfreies Pigment von gelber bis gelbbrauner Farbe. Nekrosen und Eiweißzylinder können gallig imbibiert sein. Die Pigmentidentifizierung gelingt am besten, wenn man auf die Gegenfärbung Eosin verzichtet.

2 **Erhöhte Eiweißausscheidung.** In den Tubuluslichtungen finden sich homogene, eosinrote Eiweißzylinder, die mit Gallenfarbstoff imprägniert sein können.

Nephrokalzinose

Vorbemerkungen und histopathologische diagnostische Kriterien. Bei verschiedenen Erkrankungen, die mit Hyperkalzämie einhergehen (z. B. Hyperparathyreoidismus, Plasmozytom) kommt es zu schweren metastatischen Kalkablagerungen. Ferner treten in Nekrosen dystrophische Verkalkungen bei Normokalzämie auf. Histologisch sieht man Hämatoxylin-blaue, teils rundliche, teils spangenförmige Kalziumablagerungen im Bereich von Tubulusnekrosen, in der Bowman-Kapsel oder in der Wand kleiner Arterien.

Nierenoxalose

Vorbemerkungen und histopathologische Kriterien. Eine Nierenoxalose kommt im Rahmen einer primären genetisch verankerten Oxalose oder sekundär, z. B. bei chronischer Urämie oder nach Vergiftung mit Frostschutzmitteln, vor. Eine Niereninsuffizienz kann als Folge einer akuten Überladung des Nephrons mit Oxalsäure entstehen. Bei einer chronischen Tubulusexposition mit erhöhten Oxalsäurekonzentrationen kommt es zu einer chronischen tubulointerstitiellen Entzündung mit Ablagerung von tafelförmigen Kalziumoxalatkristallen.

1 **Oxalatablagerungen.** Im Zwischengewebe sowie in den Tubuli lassen sich kleinere Ablagerungen von Kalziumoxalatkristallen finden, die in der HE-Färbung leicht übersehen werden. Im polarisierten Licht leuchten die tafelförmigen Kristalle auf dunklem Hintergrund auf.

2 **Entzündliche Infiltration des Zwischengewebes.** Es lassen sich vereinzelte rundzellige Infiltrate im Stroma finden.

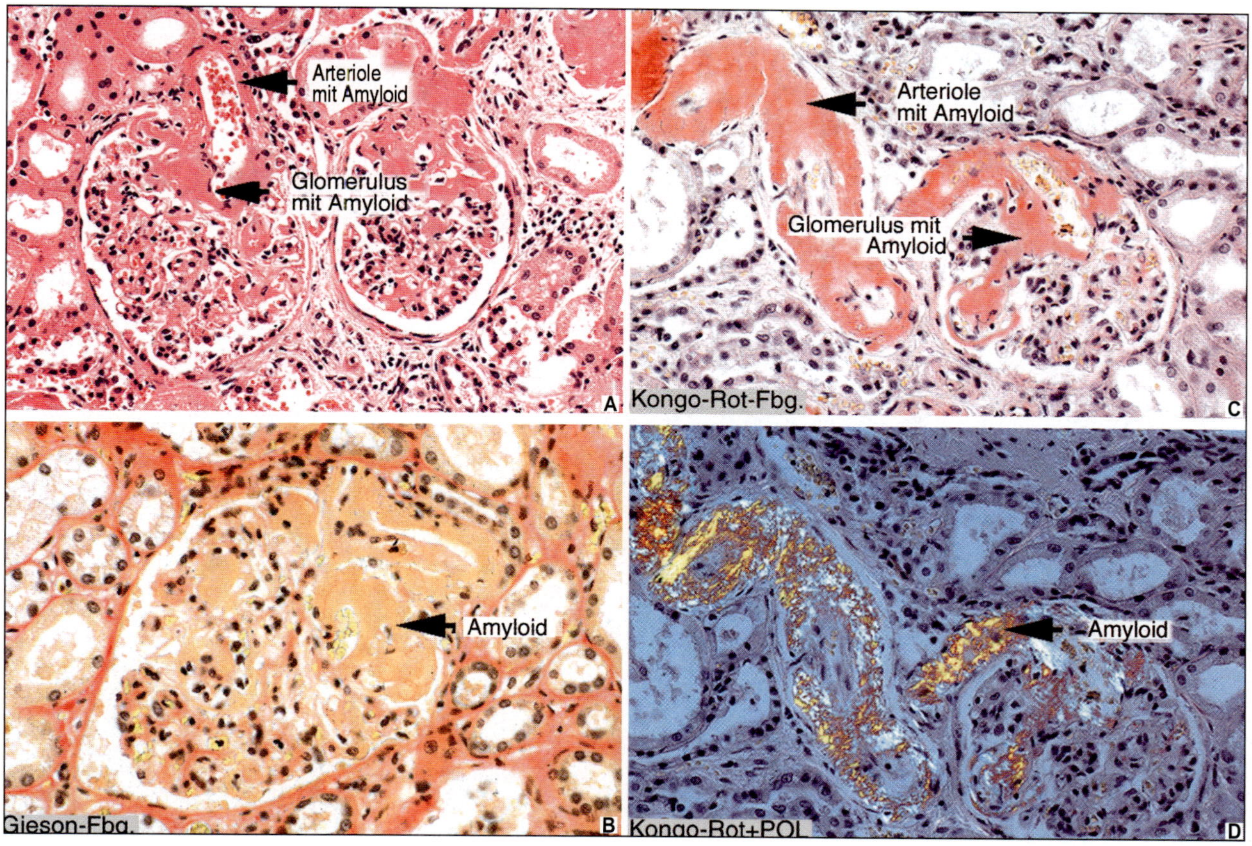

Abb. 97. Nierenamyloidose. A: Bei einer schweren systemischen Amyloidose kommt es zunächst zu kleinen eosinroten Ablagerungen in den Glomeruli sowie in der Wand der kleineren Arterien. Später werden die Glomeruli vollständig durch Amyloid ersetzt, außerdem sind Eiweißzylinder(= Amyloidnephrose) in der Lichtung der Tubuli zu finden. **B:** Amyloid stellt sich in der **Gieson-Färbung** gelb dar. **C:** In der **Kongo-Rot-Färbung** weist das Amyloid metachromatische Eigenschaften auf und **(D)** leuchtet im **polarisierten Licht** goldgelb auf.

Nierenamyloidose

Vorbemerkungen. Es handelt sich um eine Organmanifestation einer generalisierten Amyloidose (AL-, AA-Amyloidosen, heredofamiliäre Amyloidosen). Das pathologische Protein zeigt eine fibrilläre Beta-Faltstruktur und wird in der Gefäßwand, in Glomeruli sowie im Interstitium abgelagert.

Die Diagnose »Amyloid« stützt sich auf den Nachweis der metachromatischen Eigenschaften dieser Substanz und der grünen Doppelbrechung im polarisierten Licht nach Kongo-Rot-Färbung. Eine schwere Nierenamyloidose kann zu einer renalen Insuffizienz führen.

Histopathologische diagnostische Kriterien

1 **Nachweis von Amyloid.** Histologisch sieht man eine homogene eosinrote und Gieson-gelbe Substanz, die bevorzugt in Glomeruli und in de Wand mittelgroßer Arterien abgelagert wird.

2 **Sicherung der Diagnose »Amyloid«.** Amyloid zeigt bei einigen Farbstoffen (z. B. Kongo-Rot) metachromatische Eigenschaften (Amyloid nimmt einen anderen Farbton als der des Farbstoffes an). Im polarisierten Licht leuchtet Amyloid gelbgrün auf.

3 **Nierenschädigung.** Zu den wichtigsten Zeichen einer Nierenschädigung gehört der Nachweis von Eiweißzylindern in den Tubuluslichtungen (klinisch: Proteinurie) als Zeichen eines nephrotischen Syndroms.

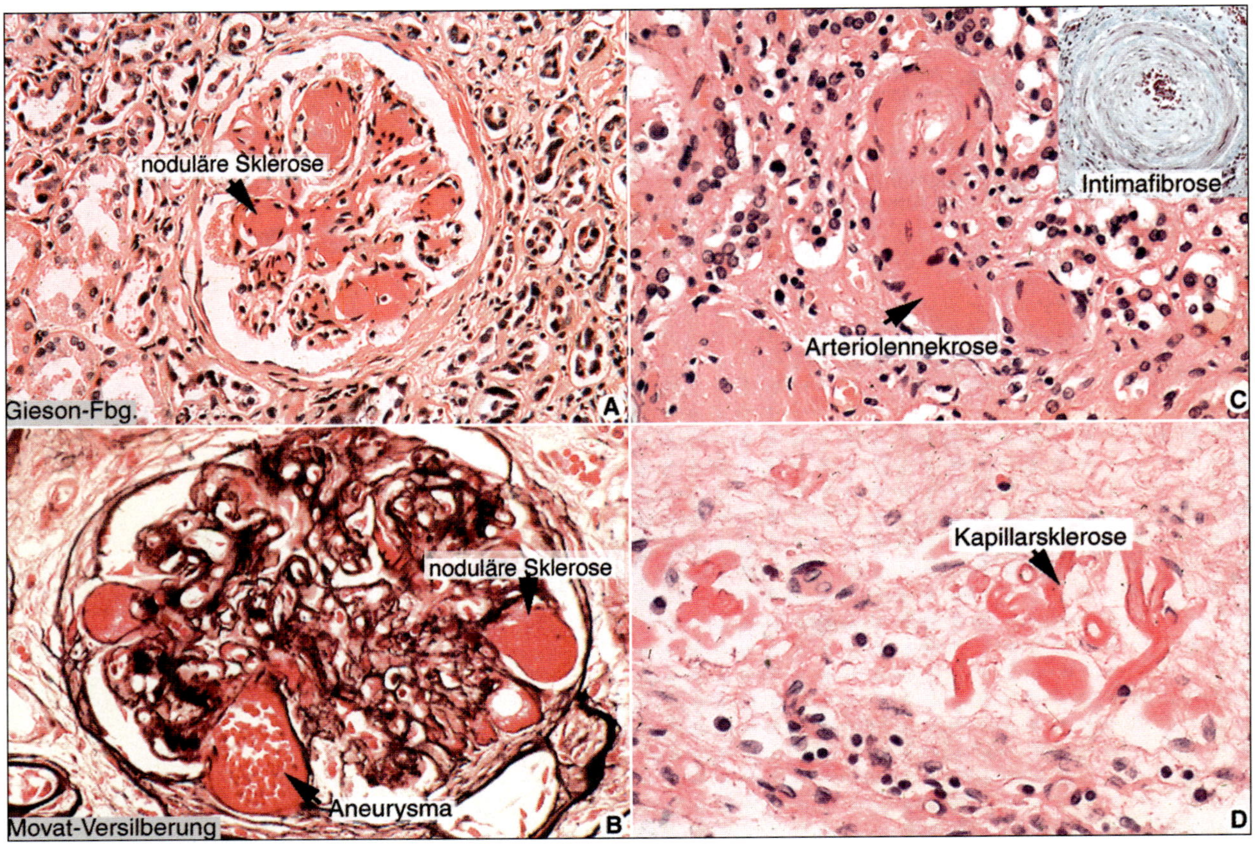

Abb. 98. Nierensklerose. A: Bei einer **Glomerulosklerose** Kimmelstiel-Wilson im Rahmen eines Diabetes mellitus findet man rote Kugeln in den Glomeruli. **B:** Die Movat-Versilberung zeigt, dass es sich dabei um hyalinisierte Kugeln sowie um kleinere **Aneurysmen der Glomerulusschlingen** handelt. **C:** Die **maligne Nephrosklerose** ist gekennzeichnet durch eine Fibrose und Nekrose der Wand der Arteriolen. Typisch ist die konzentrische Fibrose der Intima mit Einengung der Lichtung. **D:** Bei einer **Kapillarsklerose** kommt es zu einer homogenen eosinroten Sklerose der Kapillaren im Nierenzwischengewebe.

Nierensklerose

Vorbemerkungen. Sklerotische Nierenveränderungen kommen nicht nur an Arterien und Arteriolen vor, sondern auch selektiv in Glomeruli (Glomerulosklerose Kimmelstiel-Wilson bei Diabetes mellitus) und in den Kapillaren (Kapillarsklerose bei Phenazetinabusus). Ferner ist die mit Nekrosen einhergehende maligne Nephrosklerose (bei maligner arterieller Hypertonie) zu berücksichtigen. Die Kimmelstiel-Wilson-Krankheit ist eine Manifestationsform der diabetischen Angiopathie. Sie kann zur Hypertonie – und in einem fortgeschrittenen Stadium – zur Niereninsuffizienz führen Die maligne Nephrosklerose ist durch einen besonders hohen diastolischen Blutdruck und durch einen rapid progredienten Verlauf gekennzeichnet.

Histopathologische diagnostische Kriterien

1 **Noduläre Glomerulosklerose Kimmelstiel-Wilson.** Typisch sind kleine eosinrote Kugeln im Bereich der Glomerulusschlingen. Außerdem kommt eine diffuse Glomerulosklerose mit mesangialer Zellproliferation und diffuser mesangialer Matrixzunahme vor. Die Basalmembran der Glomeruli ist deutlich verdickt. Zur Kimmelstiel-Wilson-Krankheit gehört auch der Nachweis von Mikroaneurysmen in den Glomerulusschlingen: Diese zeigen eine ausgeweitete Lichtung mit Erythrozyten. Zeichen einer Thrombosierung sind nicht selten,

2 Die **maligne Nephrosklerose** zeigt im Bereich der Arteriae arcuatae et interlobulares eine proliferative Endarteriitis (zwiebelschalenförmige Hyperplasie subendothelialer Muskelzellen), die zu einer erheblichen Einengung des Gefäßlumens führt. Im Bereich der afferenten Arteriolen kommen fokale homogene eosinrote Wandnekrosen vor, die gelegentlich von einer intraluminalen Thrombose kompliziert werden. Die Glomeruli zeigen Veränderungen wie bei einer thrombotischen Mikroangiopathie.

3 **Kapillarsklerose.** Nach langjährigem Analgetikaabusus (Phenazetin) entwickelt sich in der Niere das Bild einer interstitiellen destruktiven Nephritis. Charakteristisch ist der Nachweis von stark wandverdickten, homogen eosinroten Kapillaren, besonders im Fettgewebe des Nierenhilum.

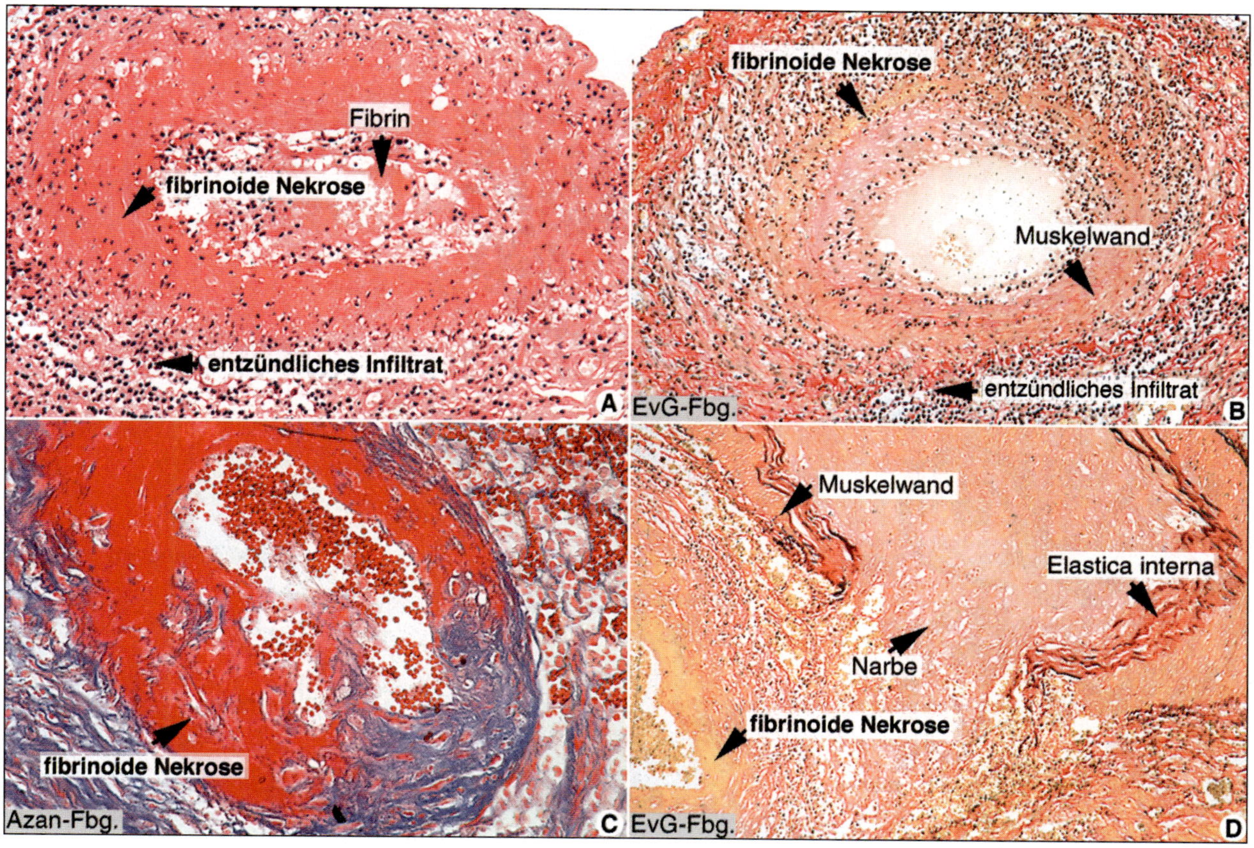

Abb. 99. Polyarteriitis nodosa. A: Zu den **Frühveränderungen** zählt eine homogen eosinrote **fibrinoide Nekrose** in der Wand einer Arterie, die mit einer entzündlichen Reaktion einhergeht. **B** und **C:** In der Gieson-Färbung stellt sich die Nekrose gelb, in der Azan-Färbung leuchtend rot dar. **D:** Im weiteren Krankheitsverlauf wird die Nekrose durch **Narbengewebe** ersetzt, das in der Gieson-Färbung als **Wanddefekt** erkennbar ist.

Polyarteriitis nodosa der Niere

Vorbemerkungen. Arterienerkrankung mit stadienhaftem Ablauf, der von einer vorwiegend sektorförmigen Wandnekrose mit entzündlicher Reaktion bis zur narbigen Defektheilung reicht. Klinische und tierexperimentelle Befunde sprechen für eine hyperergisch-allergische Genese.

Am häufigsten ist die Niere befallen. Die Nierenveränderungen sind eine Manifestationsform einer Systemerkrankung, bei der auch andere Organe (Milz, Gehirn, Herz, Leber) betroffen sein können. Es kommt zu einem bunten Komplex von unterschiedlich alten Symptomen, der die klinische Diagnose erschwert.

Histopathologische diagnostische Kriterien

1 **Fibrinoide Gefäßwandnekrose.** Umschriebene (sektorförmige), homogene, eosinrote Nekrosen in der Media mittelgroßer Arterien.

2 **Entzündliche Reaktion**

a) Leukozytäres (segmentkernige Granulozyten) Infiltrat als »Frühreaktion« auf die Nekrose.

b) Granulomatöse Reaktion bestehend aus Lymphozyten, Histiozyten, Kapillaren und Fibroblasten. Besonders ausgeprägt als Intimaproliferation, gelegentlich mit Thrombose einhergehend.

3 **Narbenstadium.** Faserreiches, junges Narbengewebe, das die Lichtung verlegt. Durch die Wandschwäche können sich auch Aneurysmen ausbilden.

4 **Multiple frische anämische Infarkte** oder ältere Infarktnarben sind als Komplikationen des Gefäßverschlusses zu beobachten (»Fleckniere«).

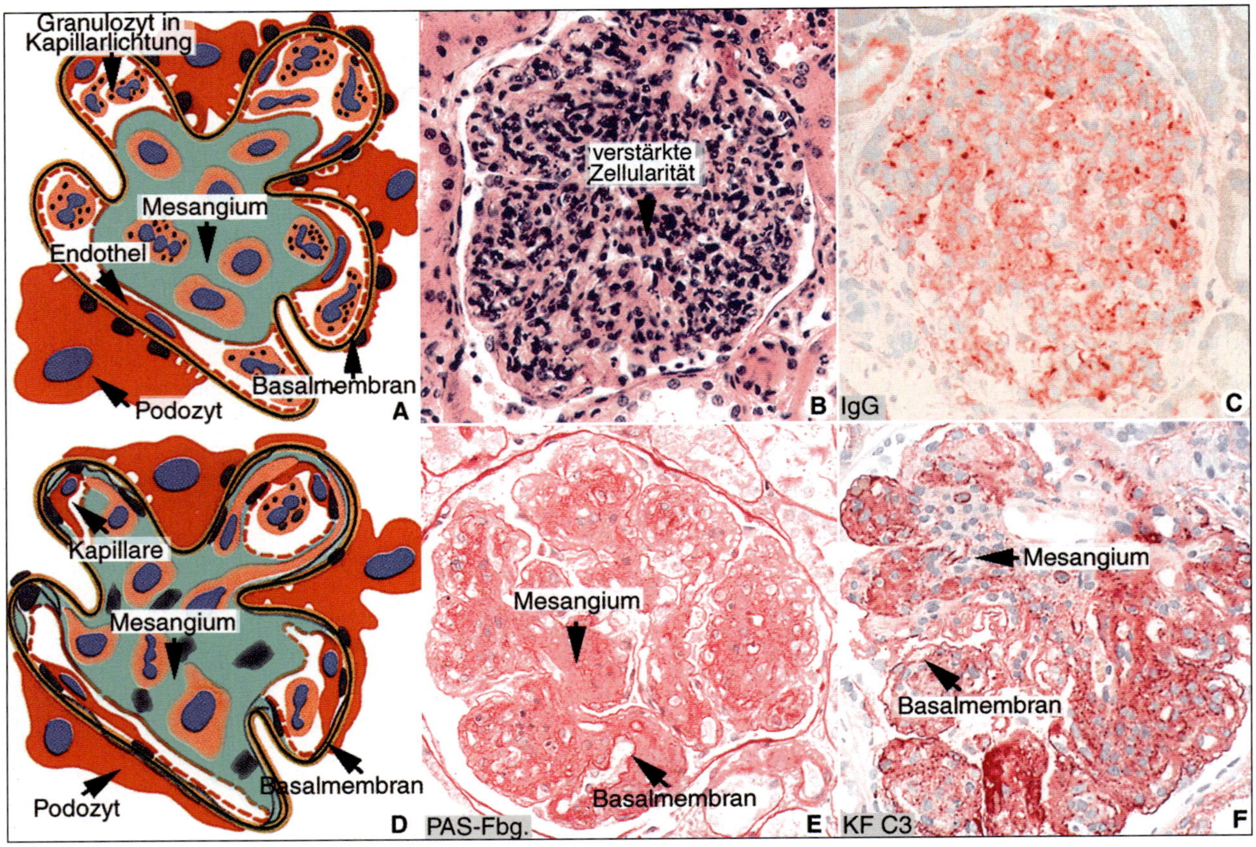

Abb. 100. Glomerulonephritis. A: Charakteristisch für die **endokapilläre Glomerulonephritis** sind die Vermehrung des Mesangiums und die Proliferation der Endothelzellen. In der Lichtung der Glomeruluskapillaren sowie im Zwischengewebe erkennt man Leukozyten (= vermehrter Kerngehalt). **C:** Immunhistologisch findet man **IgG-Ablagerungen** entlang der Basalmembran der Glomerulusschlingen. **D:** Bei einer **membranöses Glomerulonephritis** kommt es zu einer Vermehrung der mesangialen Matrix. **E:** Die glomerulären Schlingenkonvolute sind lobuliert, die Basalmembran verdickt und doppel konturiert (**F:** Komplement C3).

Glomerulonephritis (GN)

Vorbemerkungen. Die endokapilläre Glomerulonephritis wird auch als Poststreptokokken-GN bezeichnet, da sie nach einer mehrwöchigen Latenzzeit nach einem Infekt mit nephritogenen hämolysierenden Streptokokken der Gruppe A entsteht und mit einem nephritischen Syndrom einhergeht.

Die membranoproliferative Glomerulonephritis ist eine Immunkomplexnephritis, bei der das nephrotische Syndrom das klinische Bild beherrscht.

Histopathologische diagnostische Kriterien

1 **Endokapilläre Glomerulonephritis.** Histologisch liegt eine unterschiedlich dichte Infiltration des Glomerulus mit segmentkernigen Granulozyten und Monozyten vor. Ferner kommt es zu einer Proliferation von Mesangiumzellen und Endothelzellen. Immunhistologisch lassen sich Ablagerungen von Komplementfaktor C3 und IgG entlang der glomerulären Basalmembran nachweisen.

2 **Membranoproliferative Glomerulonephritis.** Das morphologische Bild zeigt eine Zunahme mesangialer Zellen, die von einer Vermehrung der mesangialen Matrix und der glomerulären Basalmembrankomponenten begleitet wird. Die Basalmembranen sind doppel konturiert. Diese Veränderung ist besonders deutlich durch den immunhistologischen Nachweis von abgelagertem IgG, das auch im Mesangium vorkommt. Ferner liegt eine Ablagerung von Komplementfaktor vor.

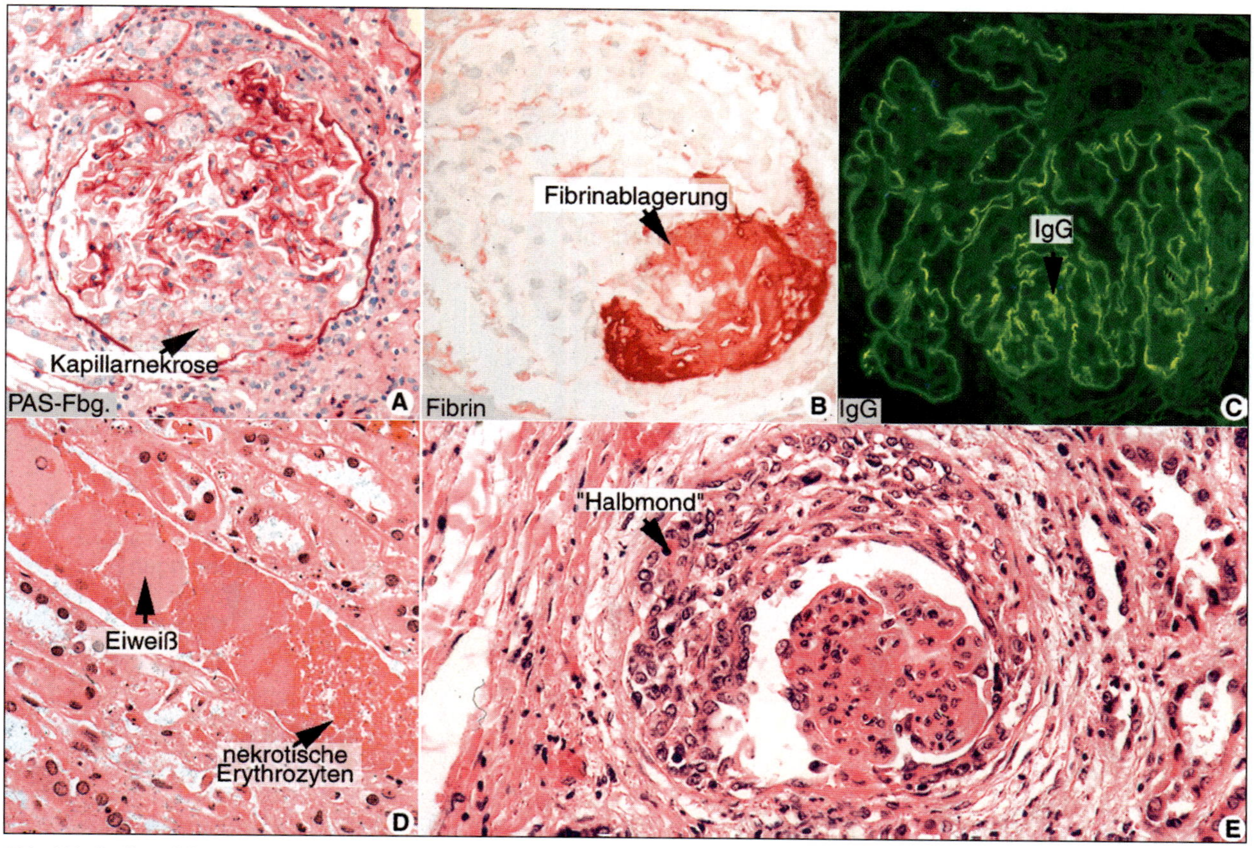

Abb. 101. Antibasalglomerulonephritis. A: Die umschriebene **Nekrose von Glomerulusschlingen** erscheint eosinrot. **B:** Diese Nekrosen sind in einer **Fibrin-Färbung** besonders deutlich zu sehen. **C:** Typisch sind immunhistologisch nachweisbare **IgG-Präzipitate** entlang der glomerulären Basalmembran. **D–E:** Ferner kommen **Eiweißzylinder** in den Tubuluslichtungen sowie eine extrakapilläre glomeruläre Zellproliferation mit «**Halbmondbildung**« vor.

Intra-/extrakapilläre Glomerulonephritis

Vorbemerkungen. Rasch fortschreitende, nicht bakterielle entzündliche Glomerulopathie mit einer proliferativen und exsudativen Komponente. Bei dieser Glomerulonephritis können alle Nierenkörperchen gleichmäßig (diffuse GN) oder Gruppen von Glomeruli (fokale GN) betroffen sein. Wenn nur Teile eines Glomerulus verändert sind, dann ist sie als segmentale GN zu bezeichnen.

Das Krankheitsbild ist gekennzeichnet durch eine deutlich Mikrohämaturie und verstärkte Eiweißausscheidung.

Histopathologische diagnostische Kriterien

1 **Veränderungen der Glomeruli**

a) Intrakapilläre Wucherung der Endothelzellen und des Mesangium. Die Glomerulusschlingen sind verdickt, zellreich und untereinander verwachsen. In einem fortgeschrittenen Stadium kommt es zur Verklumpung und hyalinen Verödung.

b) Extrakapilläre Wucherung der Deckzellen des parietalen Blattes der Bowman-Kapsel mit Bildung von sog. »Halbmonden«.

c) Leukozyteninfiltrate. Als Zeichen der Exsudation finden sich ganz vereinzelte Leukozyten in den Glomeruli und in der Kapsellichtung.

2 **Veränderungen der Tubuli.** Die Tubuluslichtungen sind ausgeweitet und enthalten homogene, eosinrote Eiweißzylinder (histologisches Zeichen der Proteinurie). Gelegentlich schließen sie dichte Ansammlungen von Erythrozyten ein. Sie sind Ausdruck einer Mikrohämaturie und entstehen als Folge eines Glomerulusschadens.

3 **Veränderungen des Zwischengewebes.** Im Niereninterstitium findet man vereinzelte, herdförmige Ansammlungen von Entzündungszellen, insbesondere von Lymphozyten.

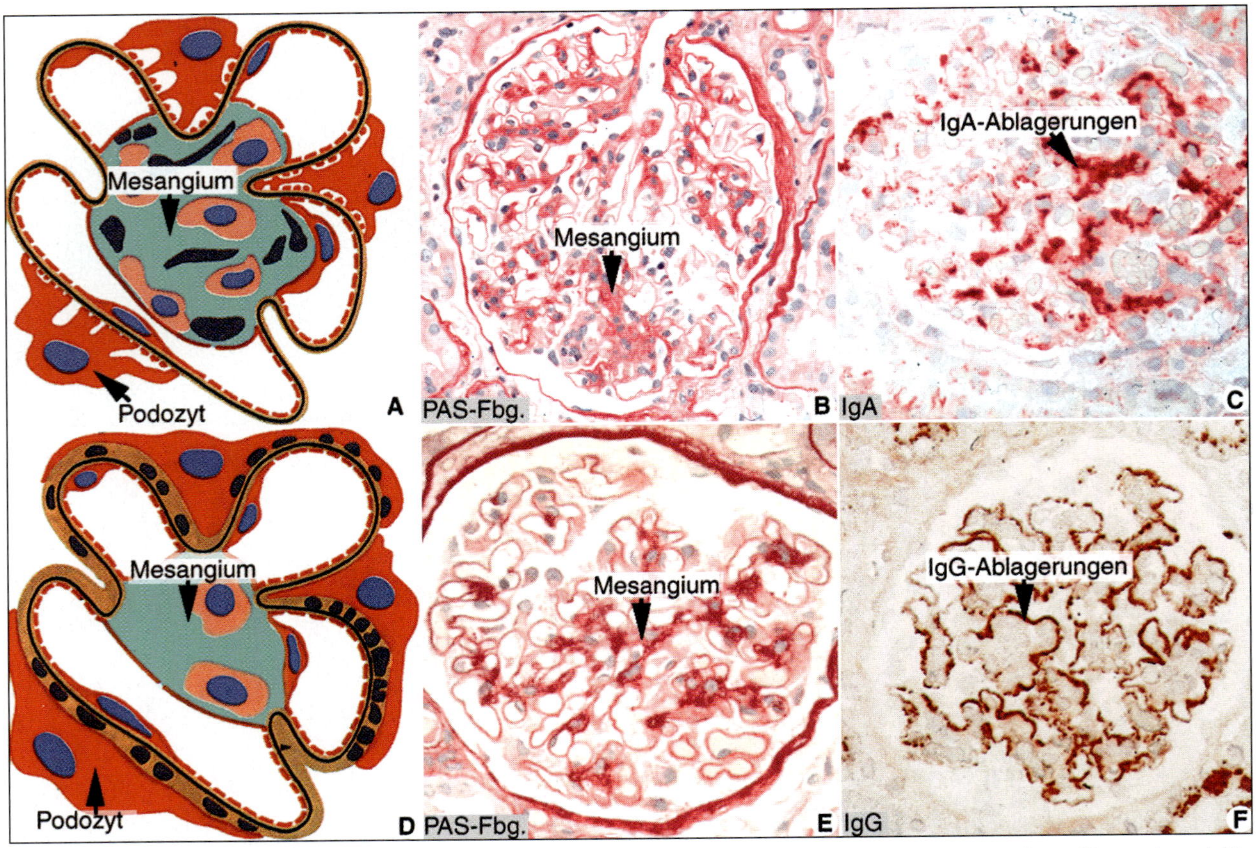

Abb. 102. Glomerulonephritis. A–C: Mesangioproliferative Glomerulonephritis. Das Mesangium ist durch Zellproliferation, Matrixvermehrung und Ablagerungen von Immunglobulinen (IgA bei IgA-Nephritis) vermehrt. **D–F:** Bei einer **membranösen Glomerulonephritis** entstehen zunächst subendotheliale Immundepots (= Basalmembranverdickung). Immunhistologisch handelt es sich um **IgG**.

Mesangioproliferative/membranöse Glomerulonephritis

Vorbemerkungen. Die mesangioproliferative Glomerulonephritis kann Folge einer endokapillären GN sein oder die entzündliche glomeruläre Manifestation einer systemischen Erkrankung (Lupus erythematodes visceralis, Schoenlein-Henoch-Purpura, bakterielle Endokarditis). Seltene Formen sind als idiopathisch einzustufen. Neben den Zeichen einer Nierenerkrankung (Hämaturie, Proteinurie) treten Symptome im Zusammenhang mit der Grunderkrankung auf.

Die membranöse Glomerulonephritis ist eine Erkrankung, bei der das nephrotische Syndrom im Vordergrund steht. In ca. 60% der Fälle lässt sich keine Ursache nachweisen, bei den restlichen 40% wird eine membranöse GN als Folge eines malignen Lymphoms, Karzinoms oder nach Einwirkung von Medikamenten (Penicillamin) sowie nach Infekten (Hepatitis B) festgestellt.

Histopathologische diagnostische Kriterien

1 **Mesangioproliferative Glomerulonephritis.** Beim IgA-Typ kommt es zur Ablagerung von IgA im Mesangium, dabei können verschiedene Manifestationsformen einer glomerulären Läsion vorliegen (Minimal-GN, extrakapilläre proliferierende GN und selten nekrotisierende Formen). Neben IgA lässt sich auch eine Vermehrung von Komplementfaktor C3 im Mesangium finden. Beim Typ IgM steht die mesangiale IgM-Ablagerung im Vordergrund. Diese Patienten entwickeln ein nephrotisches Syndrom, das nur gering auf eine Kortisontherapie anspricht. IgM-Ablagerungen kommen auch bei anderen Nierenveränderungen vor (Minimal-changes-Glomerulopathie, arterieller Hypertonie, gelegentlich bei sonst normalen Personen).

2 **Membranöse Glomerulonephritis.** Zunächst kommt es zu einer subepithelialen Ablagerung von Immundepositen, später folgt eine Zunahme der Basalmembranmatrix mit Verdickung der Basalmembran (deutlich in der PAS-Färbung erkennbar). Aufgelöste Immundeposite können Defekte in der verdickten Basalmembran zurücklassen. Immunhistologisch ist eine pseudolineare Ablagerung von IgG entlang der Basalmembran nachzuweisen.

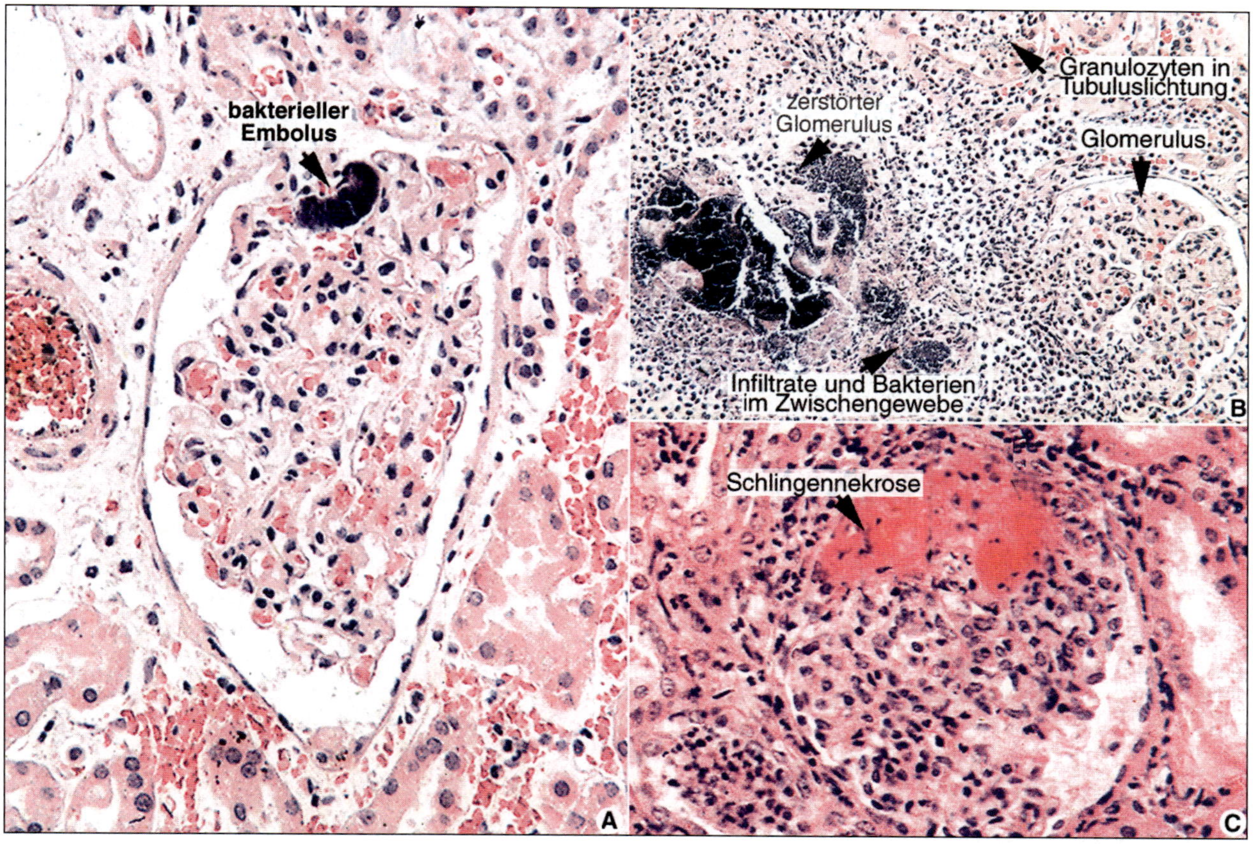

Abb. 103. Niere bei Septikopyämie. A: Bakterielle Thromben treten in den Glomerulusschlingen als dunkelblaue Gebilde auf. **B:** Durch lokales Bakterienwachstum wird die Kapillarwand zerstört, sodass die Erreger auf das Zwischengewebe übergreifen und eine umschriebene, aber nicht abgekapselte entzündliche Infiltration hervorrufen. Die zerstörten Glomeruli sind nur noch schattenhaft erkennbar. **C:** Bei einer **Löhlein-Nephritis** im Rahmen einer Endocarditis lenta liegt eine fibrinoide Schlingennekrose in den Glomeruli vor.

Niere bei Septikopyämie

Vorbemerkungen. Im Rahmen einer Sepsis (persistierender Nachweis von Erregern im Blut mit klinischer Manifestation) durch Eitererreger (insbesondere grampositive Kokken) können diese in die Niere gelangen und über bakterielle Embolien Ausscheidungsabszesse hervorrufen.

Histologische diagnostische Kriterien

1 **Eiterherde.** Bei schwacher Vergrößerung sieht man umschriebene Ansammlungen von segmentkernigen Leukozyten. In diesem Bereich geht das ortsständige Gewebe (Tubuli und Glomeruli) zugrunde. Der Prozess ist als abszedierende Entzündung und nicht als Abszess zu bezeichnen, da in der Regel die Kapselbildung um den Eiterherd fehlt.

2 **Hämatogene Streuung von Bakterien.** Die Bakterien färben sich – als kleine Ansammlungen – intensiv Hämatoxylin-Blau an. Bei genauer Durchmusterung des Präparates lassen sich Bakterienkolonien als kleine Emboli in der Lichtung von Kapillaren darstellen.

3 **Ausscheidung.** Nach Zerstörung der Glomeruli greift die Entzündung auf das Zwischengewebe über. Gleichzeitig lassen sich granulierte Zylinder (aus segmentkernigen Leukozyten) sowie Bakterien in der Lichtung der Sammelrohre finden.

Löhlein-Herdnephritis

Vorbemerkungen. Bei einer Endocarditis lenta (hervorgerufen durch *Streptococcus viridans*) kann es zu einer Nierenbeteiligung kommen: Neben einer Ausscheidungsnephritis können Veränderungen entsprechend einer Löhlein-Herdnephritis auftreten. Eine Löhlein-Nephritis ist Ausdruck einer schweren systemischen Infektion (Endocarditis lenta).

Histopathologische diagnostische Kriterien

1 **Glomerulusveränderungen.** Man sieht eine homogen eosinrote fibrinoide Nekrose einzelner Glomerulusschlingen. Diese Veränderung ist Manifestation einer nekrotisierenden Immunkomplex-Glomerulonephritis.

2 **Echte Embolien** in den Glomerulusschlingen (Fibrin, Bakterien) sind dagegen die Ausnahme.

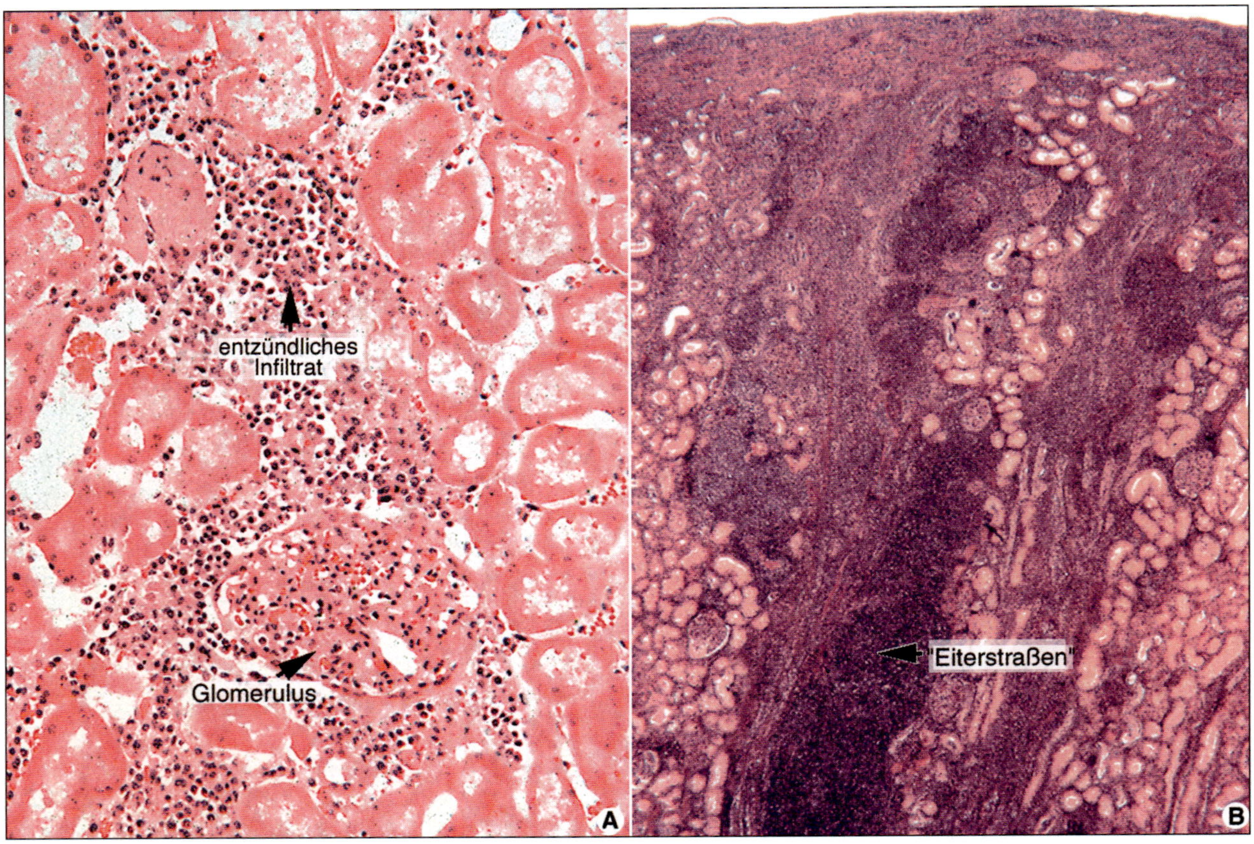

Abb. 104. Interstitielle Nephritis. A: Bei einer chronischen interstitiellen nicht destruktiven Nephritis (z. B. bei Scharlach) liegt eine entzündlich zellige Infiltration des leicht fibrös vermehrten Zwischengewebes vor. **B:** Bei einer **eitrigen destruktiven Nephritis** kommt es dagegen durch eine massive leukozytäre Infiltration mit abzessartiger Einschmelzung zu Zerstörung von Nierenparenchym. Im Markbereich bilden sich so genannte Eiterstraßen.

Akute interstitielle Nephritis

Vorbemerkungen. Eine nicht destruktive interstitielle Nephritis besteht lediglich aus einem entzündlichen Infiltrat im Zwischengewebe. Sie kommt bei verschiedenen Grunderkrankungen (Scharlach, Röteln, Dermatitis herpetiformis) sowie bei medikamentös bedingten allergischen Reaktionen vor.

Eine interstitielle Nephritis geht mit einer Entzündung des Zwischengewebes einher. Sie kann von einer Parenchymdestruktion begleitet werden (interstitielle destruktive Nephritis = Pyelonephritis, meist bei Harnstau).

Nierenabszeß, aszendierend

Histopathologische diagnostische Kriterien

1 **Interstitielle nicht destruktive Nephritis.** Im Zwischengewebe findet man ein rundzelliges, meist herdförmig angelegtes Infiltrat. Die Veränderung kommt meist als akute Entzündung vor und geht nur selten in ein chronisches Stadium über. Eine chronische interstitielle Nephritis ist meist ungeklärter Ätiologie. Im weiteren Krankheitsverlauf kann es zu einer Verödung der Glomeruli und zum Untergang von Tubuli kommen.

2 Die **interstitielle destruktive Nephritis** kann einen akuten oder chronischen Verlauf zeigen. Meist entwickelt sich ein akuter Schub auf dem Boden einer bereits chronischen Entzündung. Durch einen Harnstau wird die Ausbildung von gruppiert stehenden, später zusammenfliessenden Eiterherden (abszedierende Pyelonephritis) begünstigt. Im Nierenmark bilden sich größere Eiterstraßen, die radiär verlaufen und in den Pyramidenspitzen konfluieren. Hier erinnert das Bild an eine Ausscheidungsnephritis, allerdings lassen sich keine bakteriellen Emboli in den Glomerulusschlingen finden

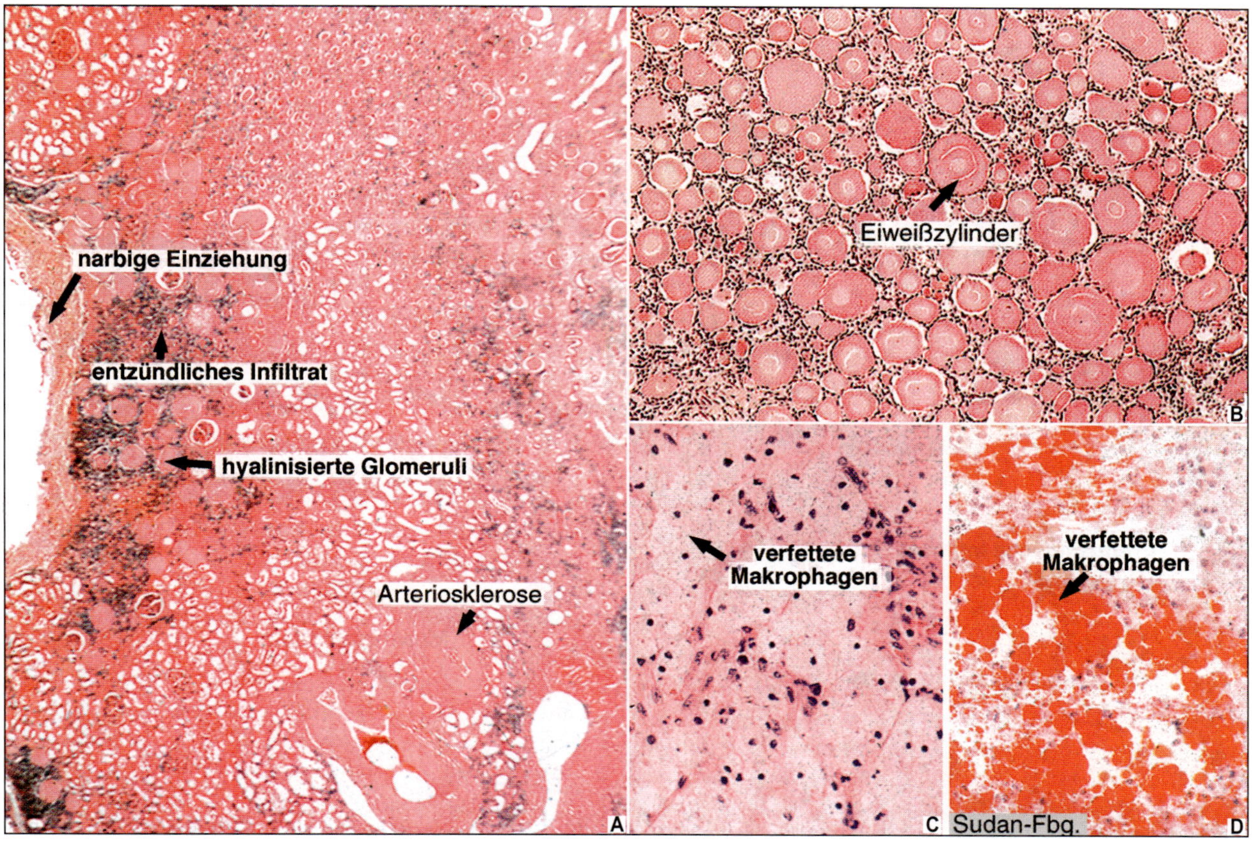

Abb. 105. Chronische vernarbte Pyelonephritis. A: In der Übersicht stellt sich eine Einziehung der Oberfläche dar. Sie wird durch eine entzündlich infiltrierte Narbe hervorgerufen. Hier eingeschlossen finden sich hyalinisierte Glomeruli. **B:** Typisch sind dicht nebeneinander liegende Tubuli mit Eiweißzylindern, die morphologisch an Schilddrüsengewebe erinnern (**»strumigene Felderung«**). **C:** Eine Sonderform ist die **pseudoxanthomatöse Nephritis** mit großen, hellen Makrophagen mit sudanpositivem Fett **(D)**.

Pyelonephritische Schrumpfniere

Vorbemerkungen. Die Pyelonephritis wird zu den herdförmigen, destruierenden, interstitiellen Nierenentzündungen gezählt. Die pyelonephritische Schrumpfniere stellt das vernarbte Endstadium einer chronischen Erkrankung. Sie kann aus einer akuten Entzündung hervorgehen. Es ist anzunehmen, dass ein bestimmter Prozentsatz als »primär chronisch« anzusehen ist. Die Entzündung geht wahrscheinlich von den ableitenden Harnwegen aus und greift sekundär hämatogen auf das Nierenzwischengewebe über. Der direkte, intrakanalikulär-aszendierende Mechanismus (Leukozyten in den Sammelkanälchen) spielt eine untergeordnete Rolle. Eine Sonderform stellt die pseudoxanthomatöse Pyelonephritis dar, bei der verfettete Makrophagen im Nierenhilum im Vordergrund stehen. Die chronische Pyelonephritis mit Schrumpfung ist eine der häufigsten Ursachen des renoparenchymatösen Hochdrucks.

Histopathologische diagnostische Kriterien

1 **Veränderungen der Glomeruli**. Vorwiegend gruppiert auftretende hyalinisierte Glomeruli.

2 **Veränderungen der Tubuli.** Der Tubulusapparat ist zum Teil atrophisch. In anderen Bereichen sind die Tubuluslichtungen deutlich ausgeweitet und schließen Eiweißzylinder ein. Diese vorwiegend herdförmig angelegten Veränderungen erinnern an Schilddrüsengewebe (daher die Bezeichnung »Nierenstruma« oder strumigene Felderung). In vereinzelten Tubuluslichtungen lassen sich segmentkernige Leukozyten nachweisen. Sie sind als Zeichen einer sich intrakanalikulär ausbreitenden Entzündung zu deuten.

3 **Veränderungen des Zwischengewebes.** Ausgeprägte interstitielle Entzündung (Lymphozyten und Plasmazellen) sowie narbige Bindegewebsvermehrung. Die Entzündung lässt sich angrenzend an die Nierenbeckenschleimhaut (Pyelitis) und im benachbarten Hilumfettgewebe nachweisen.

4 **Veränderungen der Nierenarterien.** Als Ausdruck eines renalfixierten Hochdrucks erkennt man stark arteriosklerotisch veränderte Arterien (benigne Nephrosklerose = Wandverdickung mit Einengung der Lichtung).

5 **Pseudoxanthomzellen.** Bei der pseudoxanthomatösen Pyelonephritis beherrschen große, helle Makrophagen das entzündliche Infiltrat, besonders im Nierenhilum. Diese Zellen sind von einem hellzelligen Nierenkarzinom abzugrenzen.

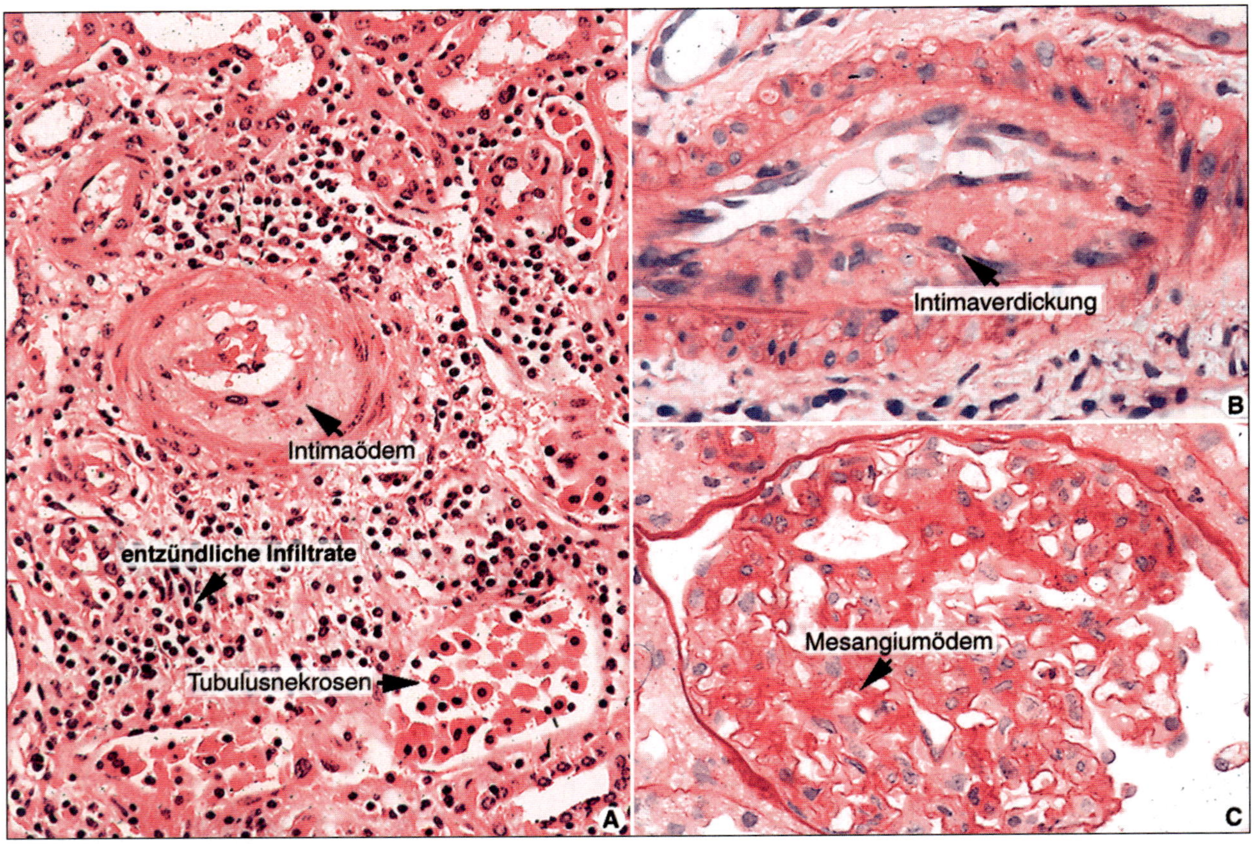

Abb. 106. Akute Transplantatabstoßung. A: Die **akute Abstoßung** eines Nierentransplantats zeigt in der **Frühphase** ein ausgeprägtes Intimaödem im Bereich der kleineren Arterien. Die Gefäßlichtung ist deutlich eingeengt. Ferner besteht eine entzündliche Infiltration des Zwischengewebes. Als Zeichen der Durchblutungsstörung geht Nierenparenchym zu Grunde. Verstärkt eosinrote Tubulusepithelien sind nekrotisch und lösen sich von der Basalmembran. **B:** Im **weiteren Verlauf der akuten Abstoßung** kommt es zu einer Proliferation von Intimazellen. **C:** Eine besondere Form der Abstoßung stellt die **Abstoßungsglomerulitis** dar mit geschwollenem Mesangium und eingeengten Kapillaren in den Glomerulusschlingen.

Akute Nierentransplantatabstoßung

Vorbemerkungen. Die Abstoßungsreaktion ist das Ergebnis der immunologischen Auseinandersetzung zwischen dem Empfänger und dem Organtransplantat infolge einer immungenetischen Differenz zwischen Spender und Empfänger. Die Abstoßungsreaktion kann perakut (24 bis 48 Stunden nach der Transplantation), akut (Tage später) oder chronisch eintreten. Beim perakuten Typ liegen präformierte zytotoxische Antikörper (z.B. bei einer Zweittransplantation) vor. Der akute Abstoßungstyp stellt eine zelluläre Immunreaktion dar. Beim chronischen Abstoßungstyp handelt es sich um eine zelluläre und humorale Reaktion. An Hand der histologischen Untersuchung einer Nierenbiopsie lässt sich eine Abstoßungsreaktion des Transplantats sicher nachweisen und die weitere Therapie (konservative oder chirurgische Behandlung) bestimmen.

Histopathologische diagnostische Kriterien

Akute Abstoßung

1 **Arterienveränderungen.** Die Lichtung der kleineren Nierenarterien ist durch ein ausgeprägtes Intimaödem stark eingeengt.

2 **Veränderungen des Zwischengewebes.** Das Interstitium erscheint verbreitert, ödematös aufgelockert und entzündlich zellig infiltriert.

3 **Veränderungen des tubulären Apparates.** Einzelne Abschnitte des tubulären Apparates sind nekrotisch. Die Tubulusepithelien erscheinen stärker eosinrot und schließen einen pyknotischen Kern ein. Außerdem lösen sie sich von der Basalmembran und liegen locker in der Tubuluslichtung.

4 **Abstoßungsglomerulitis.** Die Veränderungen kommen bevorzugt in den Glomeruli vor: Es besteht eine Schwellung des Mesangiums mit Eingengung der Lichtung der Kapillaren in den Schlingen.

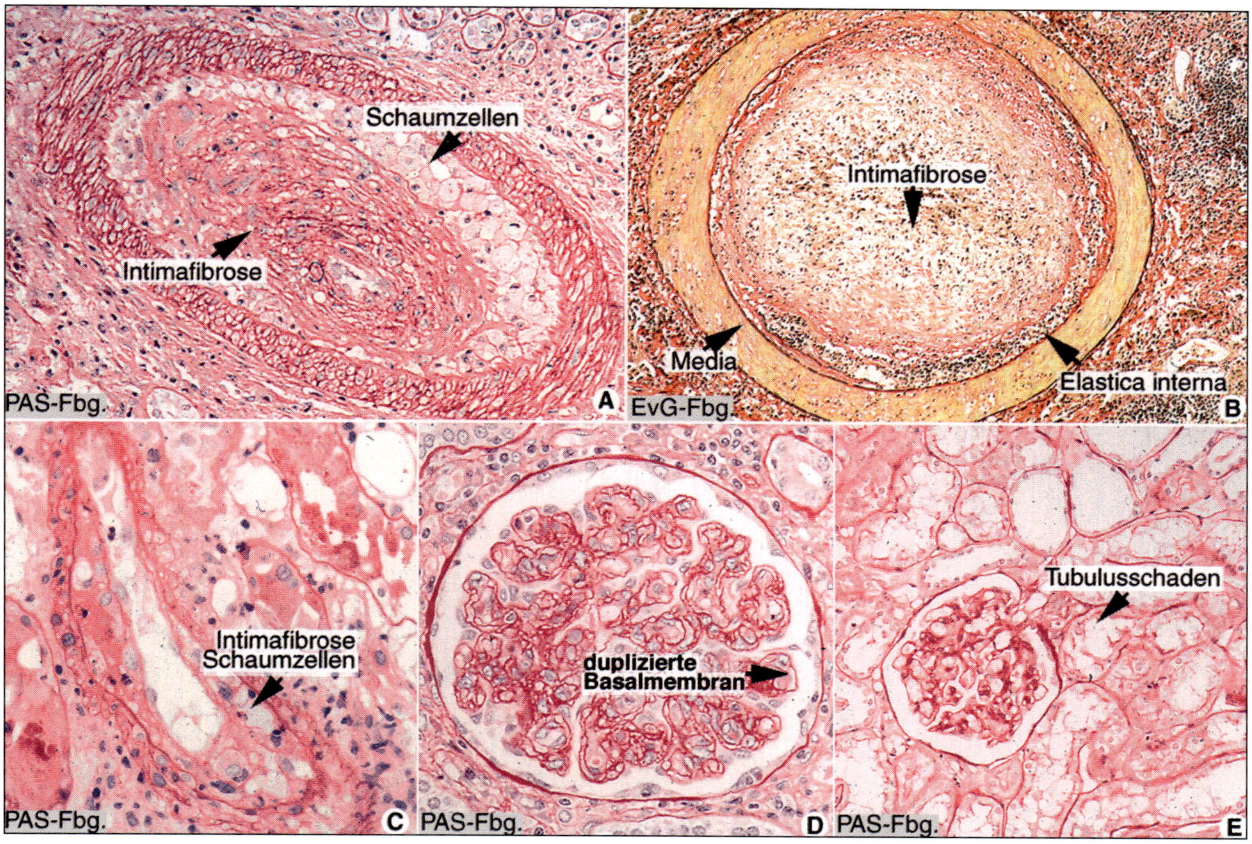

Abb. 107. Chronische Nierentransplantatabstoßung. A: Typisch für die chronische Abstoßung ist eine **konzentrische Intimafibrose der präglomerulären Arterien**. Zwischen Media und Intima lassen sich reichlich Schaumzellen finden. **B:** Es kommt zu einer progredienten **Gefäßverschluss**. **C:** Unter der **Intimafibrose** zeigt die Arterie **Schaumzellen**. **D:** Die **Transplantatglomerulopathie** ist die Folge der Transplantatglomerulitis. Typisch ist die Verbreiterung und Duplizierung der Basalmembran der Glomerulusschlingen. **E:** Tubulusveränderungen kommen als **Konservierungsschaden** einer Spenderniere vor.

Chronische Nierentransplantatbstoßung

Vorbemerkungen. Die für eine akute Abstoßungsreaktion typischen Nierenveränderungen treten auch in der chronischen Phase als vaskuläre und/oder tubulointerstitielle Abstoßung auf. Die Transplantatglomerulopathie ist eine Folge der akuten Transplantatglomerulitis. Ferner sind im Nierentransplantat morphologische Veränderungen zu berücksichtigen, die einen Konservierungsschaden darstellen.

Histopathologische diagnostische Kriterien

1 **Chronische vaskuläre und tubulointerstitielle Abstoßungsreaktionen.** Typisch für die Chronizität der Läsionen ist der Nachweis einer Intimafibrose präglomerulärer Gefäße. Es kommt zu einer progredienten Einengung der Gefäßlichtung bis zum Verschluss mit entsprechenden Parenchymnekrosen. Unter der kollagenösen Intimaverdickung sieht man reichlich Schaumzellen. Das Zwischengewebe weist eine leicht Fibrose und eine diskrete rundzellige Infiltration auf.

2 Die **Transplantatglomerulopathie** ist gekennzeichnet durch eine Verdickung der Basalmembran, die dupliziert erscheint. Ferner kommt es zu einer Vermehrung der mesangialen Matrix. Immunkomplexe können mesangial und subendothelial abgelagert werden. Gleichzeitig kann es zu einer Schädigung der Podozyten kommen. Diese Veränderungen gehen klinisch mit einer ausgeprägten Proteinurie einher.

3 **Konservierungsschaden eines Nierentransplantats.** Eine lange Ischämiezeit sowie eine unzureichende Perfusion mit Protektions- und Konservierungslösungen kann die Ursache einer schweren Schädigung der Niere sein. Dabei kommt es zu einer Zerstörung des Tubulussaumes mit ausgerissenen Zytoplasmaanteilen in der Tubuluslichtung.

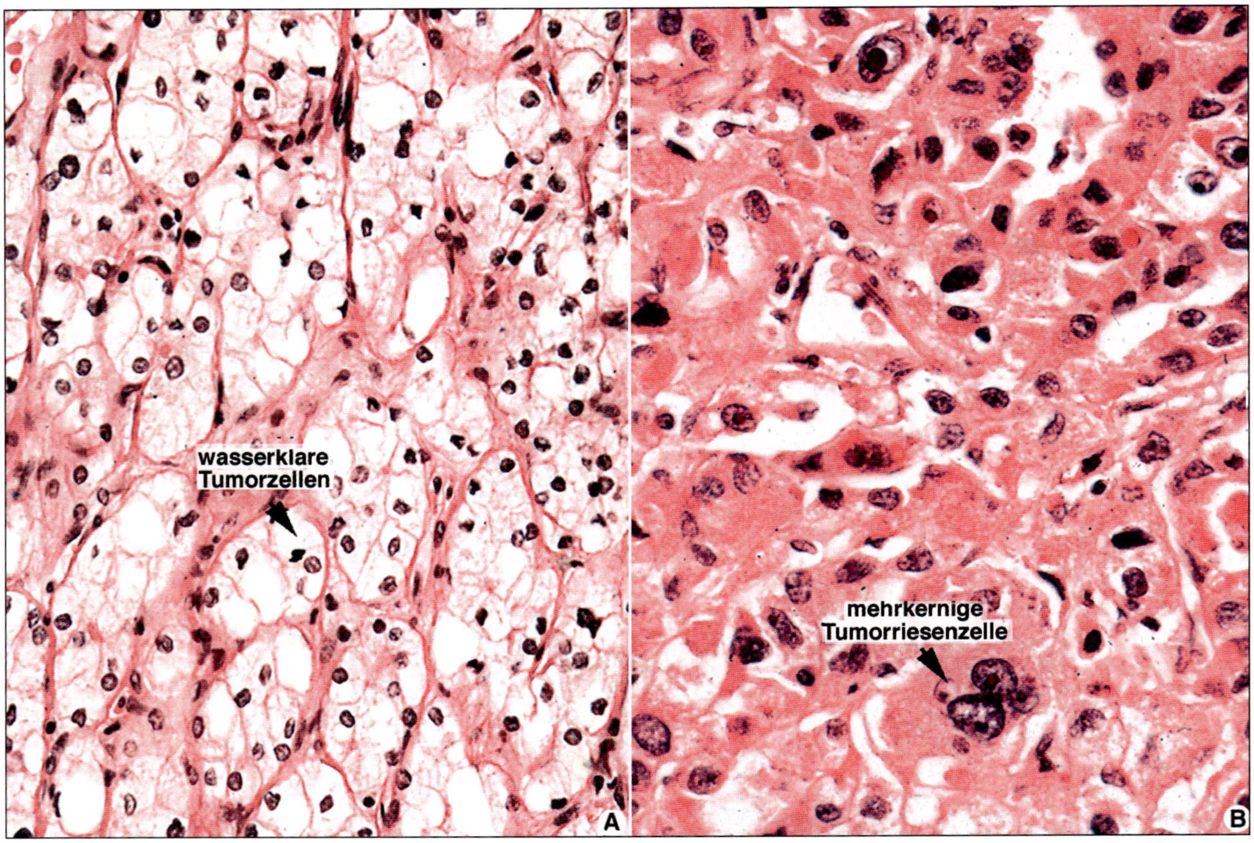

Abb. 108. Nierenkarzinom. A: Das typische **hellzellige Adenokarzinom** der Niere zeigt wasserklare Zellen in tubulärer Anordnung. Es handelt sich um eingelagertes Glykogen (Kerne bleiben in der Zellmitte und werden nicht verdrängt). **B:** Bei einem **anaplastischen Nierenkarzinom Grad III** stehen polymorphe, gelegentlich mehrkernige Tumorzellen mit azidophilem Zytoplasma im Vordergrund. Die Zellkerne sind hyperchromatisch. Mitosen kommen häufiger vor.

Adenokarzinom der Niere

Vorbemerkungen. Maligner epithelialer Tumor, der von den Nierentubuli ausgeht. Häufiger ist die Dignität des »hypernephroiden Tumors« nur schwer zu bestimmen. Eindeutige dignitätsrelevante morphologische Kriterien liegen nicht immer vor. Adenokarzinome der Niere sind bösartige Neubildungen, die bevorzugt hämatogene Metastasen (Lungen, Knochen, Gehirn) setzen. Als okkulte Tumoren kann eine pathologische Knochenfraktur infolge einer Knochenmetastase die erste klinische Tumormanifestation sein. Ein weiterer Tumorbefund ist eine paraneoplastische Polyglobulie durch Erythropoetinbildung (Forsell-Syndrom).

Histologische diagnostische Kriterien

1 **Epithelialer Tumor.** Man erkennt dichtzelliges Tumorgewebe mit solidem, trabekulärem oder alveolärem Aufbau.

2 **Zytologischer Aufbau**

a) **Hellzellig aufgebautes Karzinom G1.** Die Tumorzellen zeigen eine scharfe Zellmembran (Zellgrenzen), das Zytoplasma erscheint optisch leer (daher die Bezeichnung hellzellig oder pflanzenzellähnlich), da das Glykogen herausgelöst wurde. Mitosen oder Zellatypien kommen nur vereinzelt vor.

b) **Verwildertes Karzinom G3.** Das Karzinom besteht überwiegend aus Zellen mit einem eosinroten Zytoplasma. Sie zeigen meist einen soliden Aufbau. Mitosen, Kernatypien und mehrkernige Zellen kommen gehäuft vor. Spindelzellig-anaplastische Nierenkarzinome erinnern an ein Sarkom.

3 **Histologische Kriterien der Malignität.** Der Tumor wird in der Peripherie unvollständig durch einen breiten, aus kollagenen Fasern bestehenden Wall abgekapselt. Stellenweise wird dieser durchbrochen (infiltratives Wachstum als Zeichen der Malignität). Weitere Malignitätsbefunde sind Einbruch in das Nierenbecken und in Venen.

4 **Nekrosen und Blutungen** verleihen dem Tumor makroskopisch eine bunte Schnittfläche.

Nephroblastom

Vorbemerkungen. Maligner embryonaler Tumor der Niere, der im frühen Kindesalter vorkommt. Es handelt sich um einen dysontogenetischen Tumor (Entwicklungsstörung), der vom metanephrogenen Blastem abgeleitet wird. Die Geschwulst kommt gelegentlich kombiniert mit verschiedenen Missbildungen (Aniridie, Riesenwuchs u.a.) vor. Die Prognose hängt vom Zeitpunkt der Diagnose und von der Ausbreitung der Neubildung ab (Metastasen in Lunge und Leber).

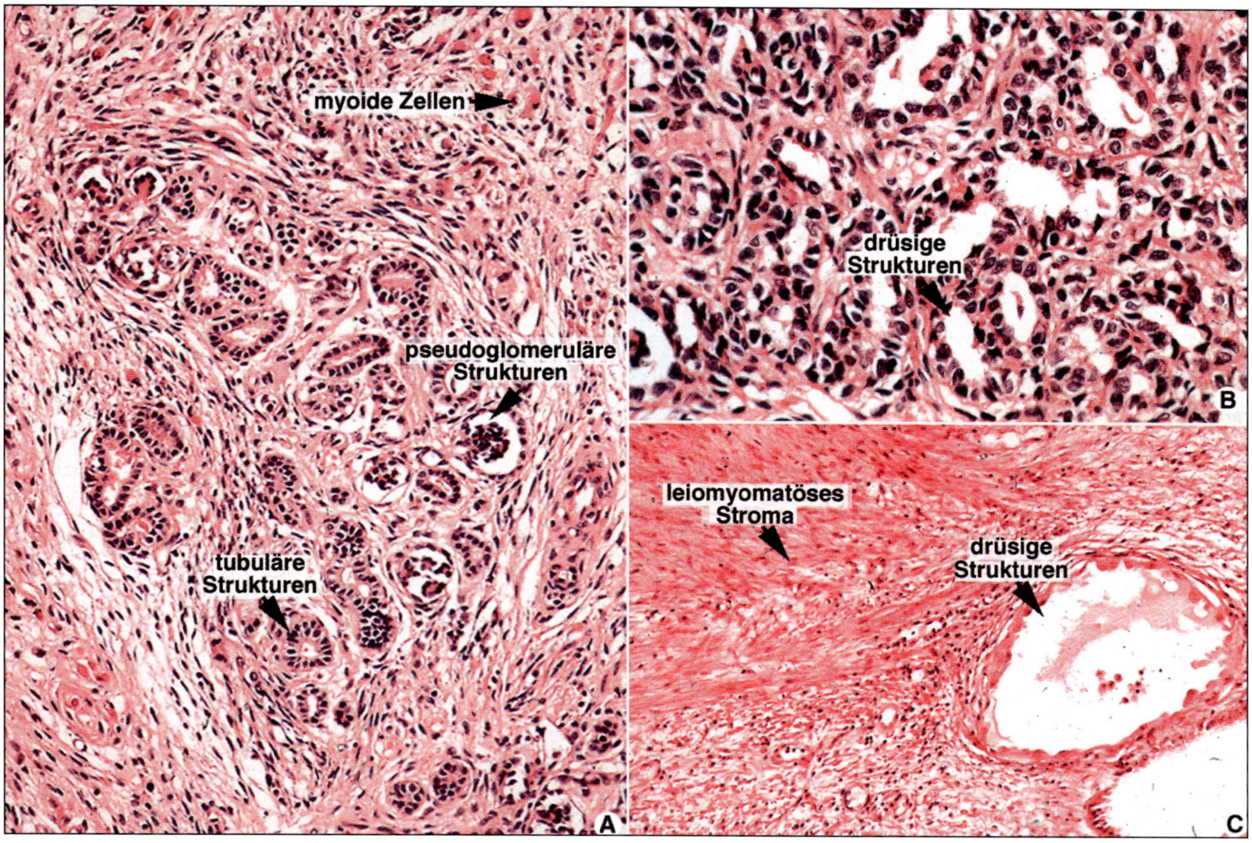

Abb. 109. Nierenmischtumoren. A–B: Der **Wilms-Tumor** – als klassisches Nephroblastom – besteht aus Tumorstrukturen, die an Glomeruli oder an Tubuli erinnern. Ferner lassen sich myoide Zellen mit einem eosinroten Zytoplasma nachweisen. **C:** Zu den gutartigen Varianten zählt das **Nephrom**. In einem leiomyomatösem Stroma kommen Hohlräume vor; sie werden von Zellen ausgekleidet, die in die Lichtung vorspringen.

Histopathologische diagnostische Kriterien

1 Es liegt ein **Mischtumor** vor, der in seiner typischen Form – als triphasischer Wilms-Tumor – aus folgenden Anteilen besteht:

a) Tubulus- und glomerulusähnliche Strukturen. Es treten unterschiedlich reife Strukturen auf, die an Tubuli und rudimentäre Glomeruli erinnern. Monomorphe tubuläre Nephroblastome bestehen fast ausschließlich aus tubulusartigen Strukturen.

b) Unreifes, sarkomatöses Stroma. Das mitosereiche Tumorstroma ist zelldicht mit kleinen, spindeligen, zytoplasmaarmen Zellen.

c) Differenziertes Tumorstroma. Gelegentlich erkennt man im Tumorstroma differenzierte mesenchymale Anteile, wie z. B. Muskelgewebe (glatte und quergestreifte Muskelfasern: daher die Bezeichnung »Adenomyosarkom«), das sich durch das eosinrote Zytoplasma der Tumorzellen abhebt. Ferner kann Knorpelgewebe vorliegen. Beim Rhabdoidtumor kommen Mitosen und Atypien gehäuft vor. Diese Tumorart ist prognostisch besonders ungünstig, Hirnmetastasen sind nicht selten.

2 **Maligner Tumor.** Die Neubildung zeigt zytologische (Unreife, Mitosen) und histologische (invasives Wachstum) Kriterien der Malignität.

3 Das **tumorfreie Nierengewebe** ist infiltriert und z.T. druckatrophisch.

4 **Varianten.** Das unilaterale multilokuläre oder solitär zystische Nephroblastom besteht aus Hohlräumen, die von einem kubischen Epithel ausgekleidet werden. Diese Neubildung kommt auch bei Erwachsenen vor und weist eine bessere Prognose als der Wilms-Tumor auf.

Mesoblastisches Nephrom

Vorbemerkungen. Das mesoblastische Nephrom (leiomyomatöses oder renales Hamartom) ist eine einseitige, gutartige bis potenziell maligne (Rezidiv), kongenitale oder neonatale Neubildung, die in den Formenkreis der Hamartome gehört. 90% der Fälle kommen in den ersten drei Lebensmonaten vor. Das gutartige multilokuläre zystische Nephrom kommt bei Kleinkindern und Erwachsenen vorkommt.

Histopathologische diagnostische Kriterien

Der Tumor besteht aus glatten Muskelfasern und kollagenen Fasern, die unreifes Nierengewebe bzw. fetales Blastem einschließen. Die Gefäßkomponente kann stark entwickelt sein. Mitosen kommen vor, sind aber nicht als Malignitätskriterium zu werten. Zystische Hohlräume werden von Zellen ausgekleidet, die in die Lichtung vorspringen.

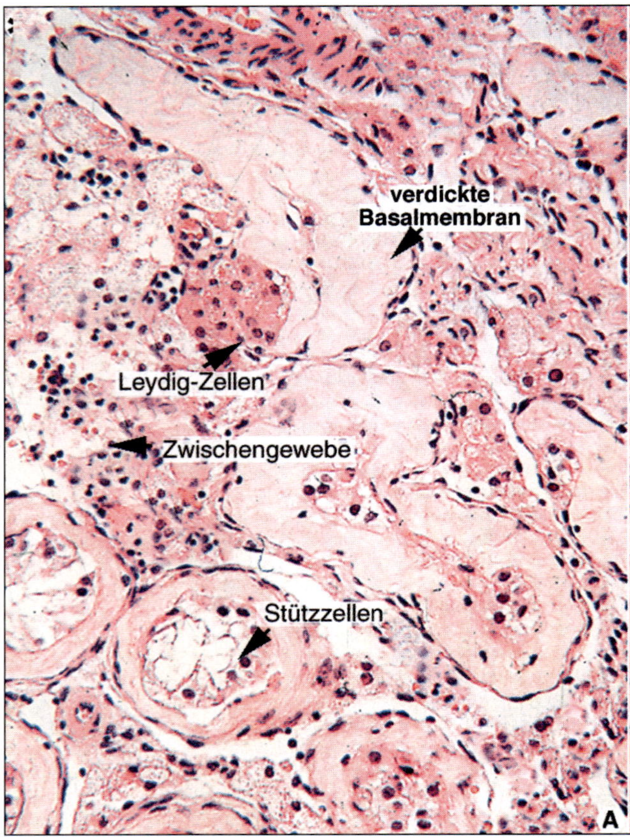

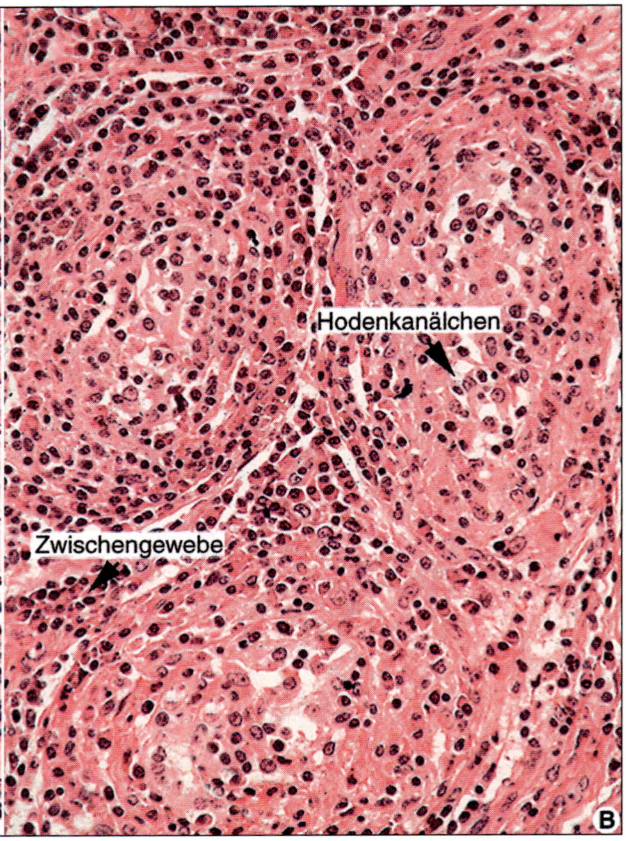

Abb. 110. Hodenerkrankungen. A: Typische Befunde einer **Hodenatrophie** sind Samenkanälchen mit einer stark verdickten und homogenisierten Basalmembran. Die Spermiogenese ist weitgehend aufgehoben. Es bleiben lediglich vereinzelte Stützzellen zurück. Das Zwischengewebe weist eine relative Vermehrung auf und schließt herdförmig hypertrophische Leydig-Zellen ein. **B:** Eine besondere Form der Hodenentzündung ist die **chronische granulomatöse Orchitis.** Die normale Spermiogenese ist aufgehoben und wird durch eine granulomatöse Entzündung ersetzt. Die Samenkanälchen sind nur noch schattenhaft erkennbar.

Hodenatrophie

Vorbemerkungen. Bei verschiedenen Grunderkrankungen (Atrophie nach Mumpsorchitis, Bestrahlung, Kachexie, Hodenektopie, Leberzirrhose, Chemotherapie, chromosomalen Anomalien) sowie im fortgeschrittenen Alter (Involution) kommt es zu einem Schwund an germinativem Epithel mit einer relativen Vermehrung des Stromas.

Histopathologische diagnostische Kriterien

1 **Aufgehobene Spermiogenese.** Die Hodenkanälchen bestehen nur noch aus einer verdickten, eosinroten Basalmembran. In der Lichtung lassen sich vereinzelte Stützzellen finden.

2 **Vermehrung des Zwischengewebes.** Infolge einer Atrophie der Hodenkanälchen erscheint das Zwischengewebe relativ vermehrt.

3 **Hyperplasie der Leydig-Zellen.** Durch eine Störung im Feed-back-Mechanismus kommt es zu einer Stimulierung der interstitiellen Leydig-Zellen mit inselförmiger Hyperplasie. Diese Zellen erinnern an Hepatozyten oder an Zellen der Nebennierenrinde.

4 **Keine Spermatozoen** in der Lichtung der Nebenhodenkanälchen.

Orchitis

Vorbemerkungen. Entzündungen des Hodens werden als Orchitis bezeichnet. Ferner können der Nebenhoden (Epidydimitis), der Ductus deferens (Deferentitis), die Samenblase (Spermatozystitis) sowie die Hodenhüllen (Periorchitis) betroffen sein. Im Hoden kommen unspezifische (häufig granulomatöse) sowie spezifische Entzündungen (insbesondere eine Mumpsorchitis) vor.

Histopathologische diagnostische Kriterien

1 **Aufgehobene Hodenstruktur.** Bei schwacher Vergrößerung lassen sich keine Hodenkanälchen mehr nachweisen.

2 Dichte **entzündliche Infiltration**, die vorwiegend aus Histiozyten, Lymphozyten und Plasmazellen besteht. Die Zellen kommen im Zwischengewebe, aber auch in den Hodenkanälchen vor.

3 **Samengranulom**. Bei einem Austritt von Spermatozoen in das Zwischengewebe entwickelt sich eine schwere granulomatöse Entzündung. Meist sind kleine Ansammlungen von Spermatozoen (kleiner, stark basophiler Kopf) zu sehen.

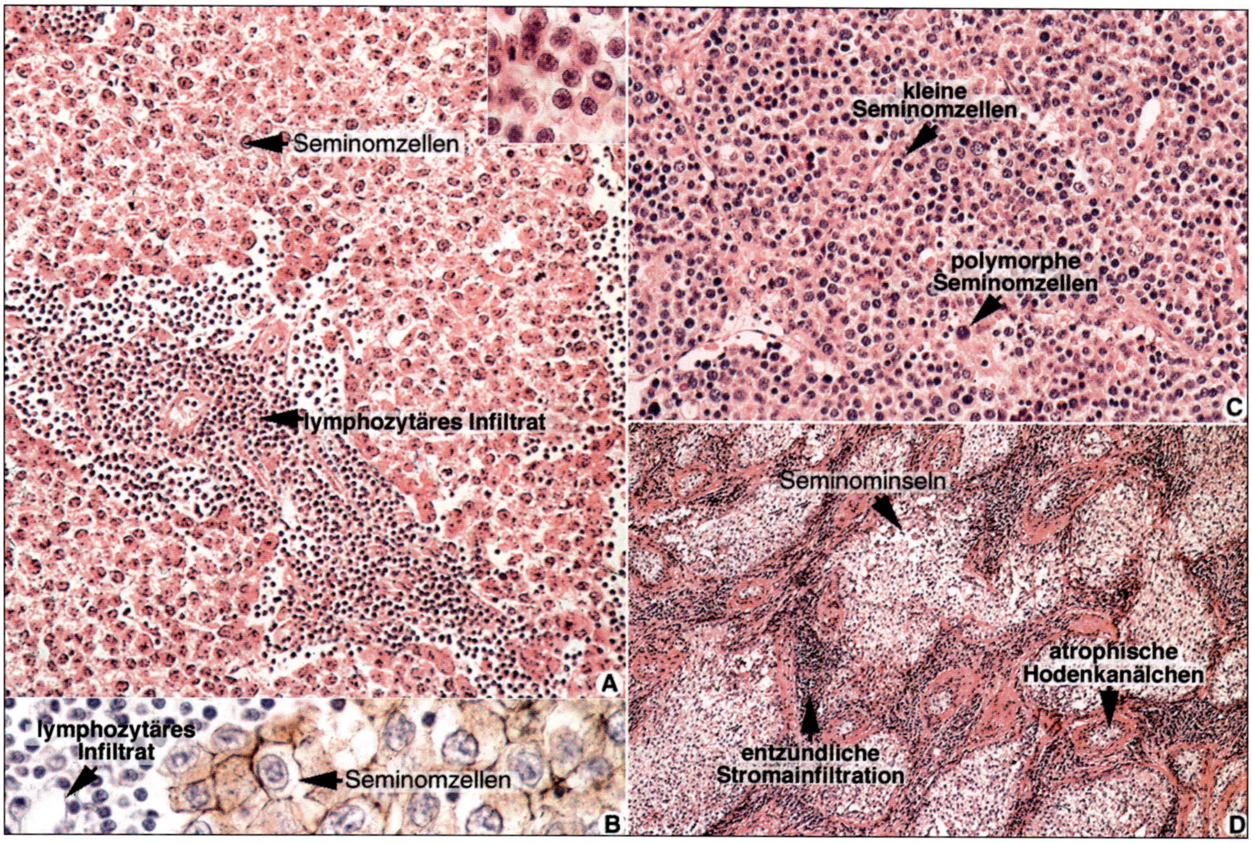

Abb. 111. Seminomatöse germinative Hodentumoren. A: Das **klassische Seminom** besteht aus großen Tumorzellen mit teils azidophilem, teils hellem Zytoplasma **(Inset und B)** mit deutlicher Zellmembran. Typisch ist auch der Nachweis einer herdförmigen lymphozytären Infiltration des Zwischengewebes. **C:** Das **spermatozytische Seminom** besteht aus dichten Ansammlungen von kleinen Tumorzellen, die an reife Lymphozyten erinnern. **D:** Das **granulomatöse Seminom** zeigt zwischen den Tumorinseln die Zeichen einer granulomatösen und fibrösen Reaktion mit vereinzelten Riesenzellen.

Hodenseminom

Vorbemerkungen. Maligner Hodentumor, der vom germinativen Epithel ausgeht. Reine Seminome haben eine bessere Prognose als Mischformen, wie z. B. Seminome mit einer teratokarzinomatösen oder einer chorionkarzinomatösen Komponente (oft nur an Hand von Großflächenschnitten und immunhistologischer HCG-Bestimmung nachzuweisen = klinisch HCG-positive Seminome). Seminome kommen auch im Retroperitoneum, Mediastinum und als Dysgerminom im Ovar vor. Die Tumoren sind strahlenempfindlich. Metastasen entstehen bevorzugt retroperitoneal auf lymphogenem Wege.

Histopathologische diagnostische Kriterien

1 **Tumorgewebe.** Die Seminomzellen sind in Strängen oder Ballen angeordnet, zeigen ein helles Zytoplasma und deutliche Zellgrenzen (»pflanzenzellartige Tumorzellen«).

2 **Zytologische Kriterien der Malignität.** Es überwiegt ein isomorphes, »ruhiges« Zellbild. Beim klassischen Seminom findet man nur vereinzelte polymorphe Zellen und Zellkerne. Beim anaplastischen Seminom, das oft nur schwer vom embryonalen Hodenkarzinom abzugrenzen ist, stehen sie im Vordergrund.

3 **Histologische Kriterien der Malignität.** Der Tumor ist in der Peripherie unscharf begrenzt und zeigt ein invasives Wachstum mit Gefäßeinbrüchen.

4 **Lymphozytäre Infiltrate.** Typisch für ein klassisches Seminom sind herdförmige Ansammlungen von Lymphozyten im Stroma. Bei der granulomatösen Variante weist das Stroma eine dichte granulomatöse Reaktion auf.

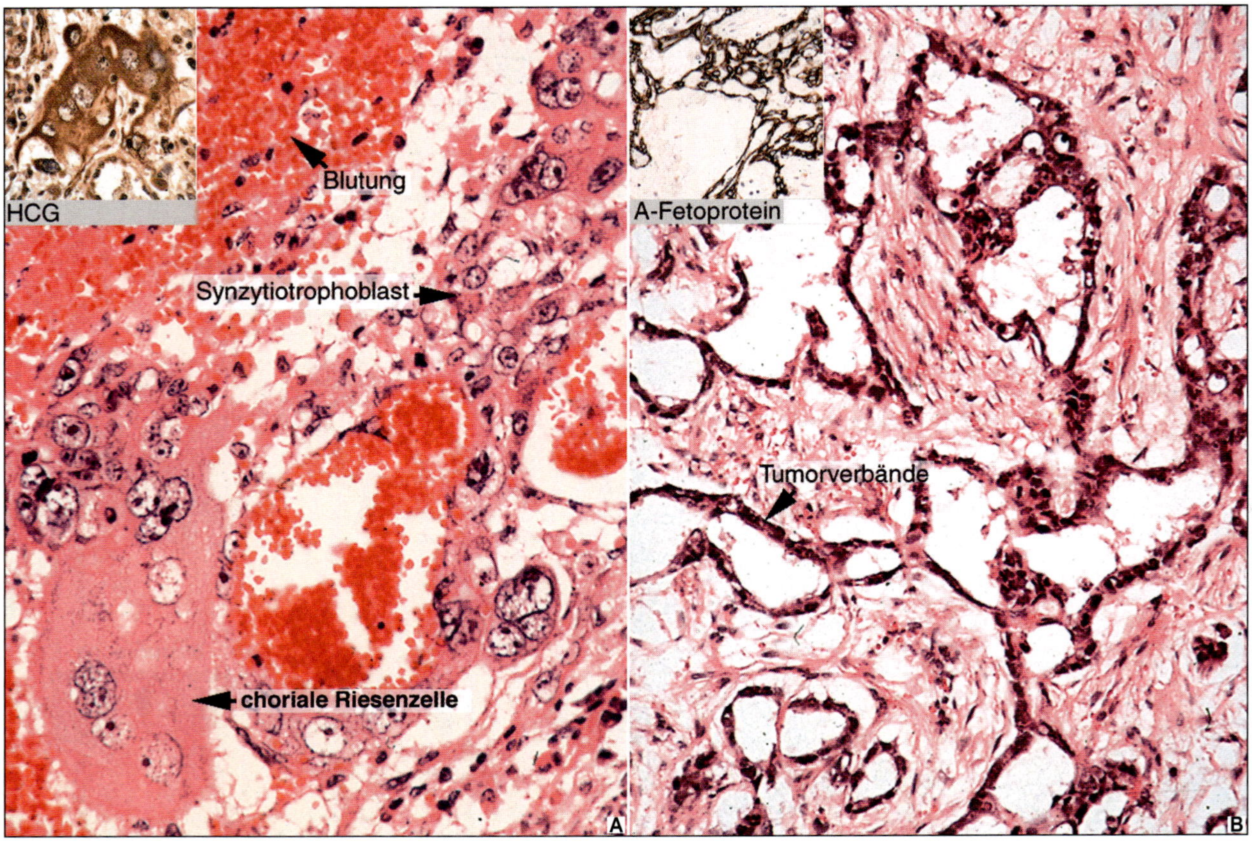

Abb. 112. Nichtseminomatöse germinative Hodentumoren. A: Das **Chorionkarzinom** besteht aus soliden Zellansammlungen (Synzytiotrophoblast) und aus chorialen Riesenzellen. Diese mehrkernigen Riesenzellen zeigen reichlich Zytoplasma mit kleinen Vakuolen. **Inset:** Die immunhistologische **HCG-Reaktion** ist stark positiv. **B:** Der **Yolksac-Tumor** besteht aus sehr dünnwandigen Schläuchen mit unterschiedlich weiter Lichtung. Das Zwischengewebe ist fibrös vermehrt. **Inset:** Gesichert wird die Diagnose durch den immunhistologischen Nachweis von **Alpha-Fetoprotein**.

Chorionkarzinom – Yolksac-Tumor

Vorbemerkungen. Chorionkarzinom und Yolksac-Tumor gehören in den Formenkreis der germinativen Hodentumoren. Es handelt sich um bösartige Neubildungen, die bevorzugt hämatogen metastasieren und durch die Fähigkeit zur Bildung von HCG bzw. Alpha-Fetoprotein gekennzeichnet sind.

Histopathologische diagnostische Kriterien

1 **Chorionkarzinom.** Die Neubildung zeigt ein destruierendes Wachstum, dabei werden häufig kleine Gefäße zerstört, sodass kleine Blutungen zum typischen histologischen Bild gehören. Der Tumor besteht aus zwei Komponenten.

a) Synzytiotrophoblast. Dichte eosinrote Zellansammlungen ohne sichtbare Zellgrenze

b) Choriale Riesenzelle. Mehrkernige Riesenzelle. Im eosinroten Zytoplasma finden sich kleinste Vakuolen.

c) Immunhistologie. Die HCG-Reaktion ist stark positiv.

2 **Yolksac-Tumor.** Die Neubildung bildet ein Netz aus dünnen Tumorzellsträngen, die unterschiedlich große Lichtungen einschließen. Immunhistologie: Die Alpha-Fetoprotein-Reaktion ist stark positiv.

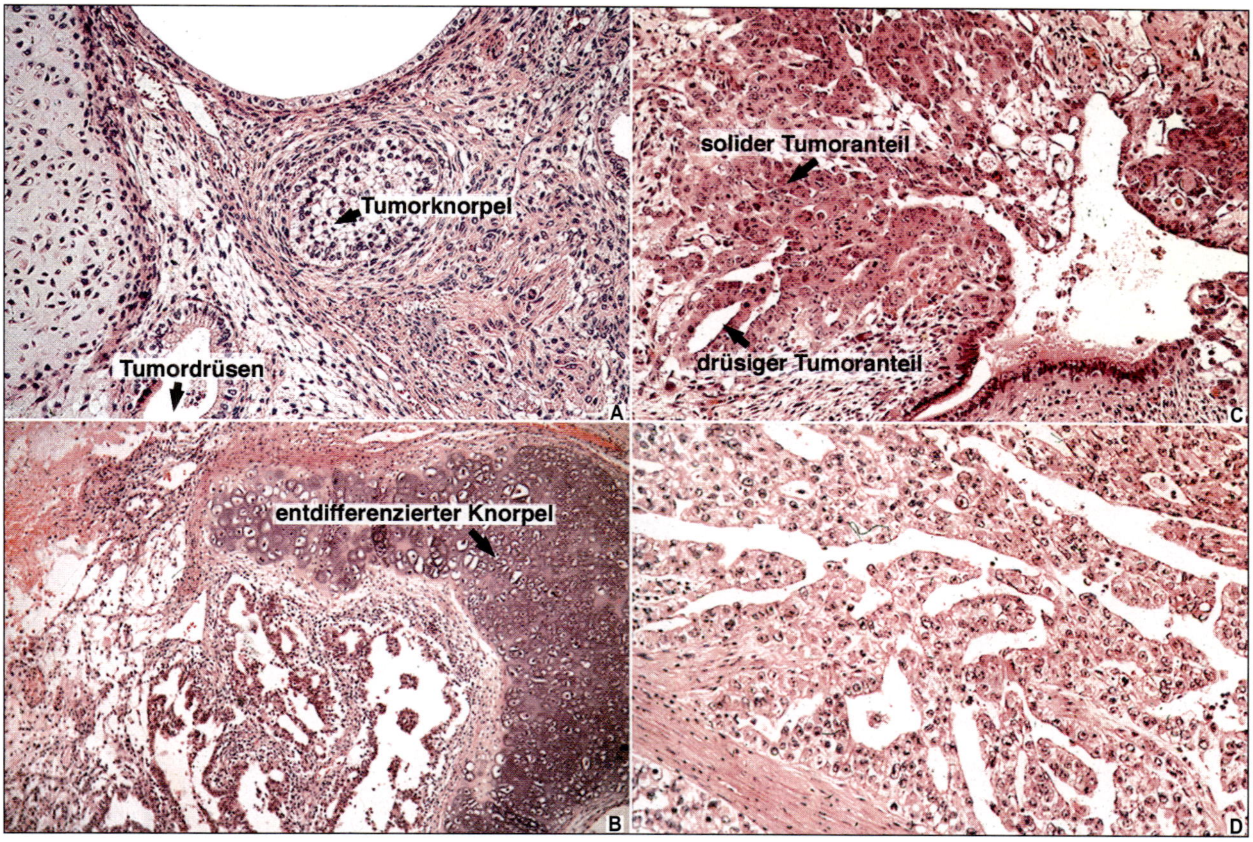

Abb. 113. Germinative Hodentumoren. A: Das **reife Teratom** besteht aus hoch differenzierten (organoiden) epithelialen und mesenchymalen Strukturen. **B:** Beim **unreifen Teratom** sind die Drüsen bzw. das knorpelähnliche Gewebe stärker verwildert. Mitosen und Zellatypien kommen vor. **C:** Das **Teratokarzinom** zeigt entdifferenzierte Tumorareale (wie beim embryonalen Karzinom) sowie reife drüsig Anteile. **D:** Das **embryonale Karzinom** stellt die entdifferenzierteste Form des germinativen Hodentumors dar. Es finden sich solide oder trabekulär angeordnete Zellen. Mitosen und Nekrosen sind häufig.

Teratome – embryonales Karzinom

Vorbemerkungen. Zu den germinativen Hodentumoren zählen Neubildungen mit unterschiedlicher Gewebereife. Sie reicht von einer hohen Differenzierung (reifes Hodenteratom) bis zur Anaplasie (embryonales Hodenkarzinom).

Histopathologische diagnostische Kriterien

1 **Reifes Hodenteratom.** Im Tumorgewebe kommen verschiedene reife Gewebestrukturen vor: von Plattenepithel oder respiratorischem Epithel ausgekleidete Hohlräume, Knorpelinseln u. a. Im Gegensatz zum Teratom des Ovars ist diese Hodenneubildung maligne (Ausnahme: Knaben unter 3 Jahren). Allerdings zeigen die lymphogenen und hämatogenen Metastasen nur ein langsames Wachstum (niedrige Malignität), das sich über einen längeren Zeitraum erstrecken kann.

2 **Teratokarzinom.** Bei diesem Tumortyp liegt eine Mischung zwischen einem entdifferenzierten embryonalen Karzinom und einem Teratom vor. Typisch ist das myxoid aufgelockerte Stroma.

3 **Unreifes Teratom.** Die Neubildung zeigt verschiedene, meist sehr unreife Gewebestrukturen: zelldichter, stark basophiler Knorpel, wenig differenzierte Drüsen, zelldichtes Stroma.

4 **Embryonales Karzinom.** Bei diesem Tumortyp lassen sich keine differenzierten Strukturen nachweisen. Die Neubildung besteht aus solid oder strangförmig angeordneten Tumorzellen. Die epithelialen Tumormarker (EMA, Zytokeratine) sind positiv.

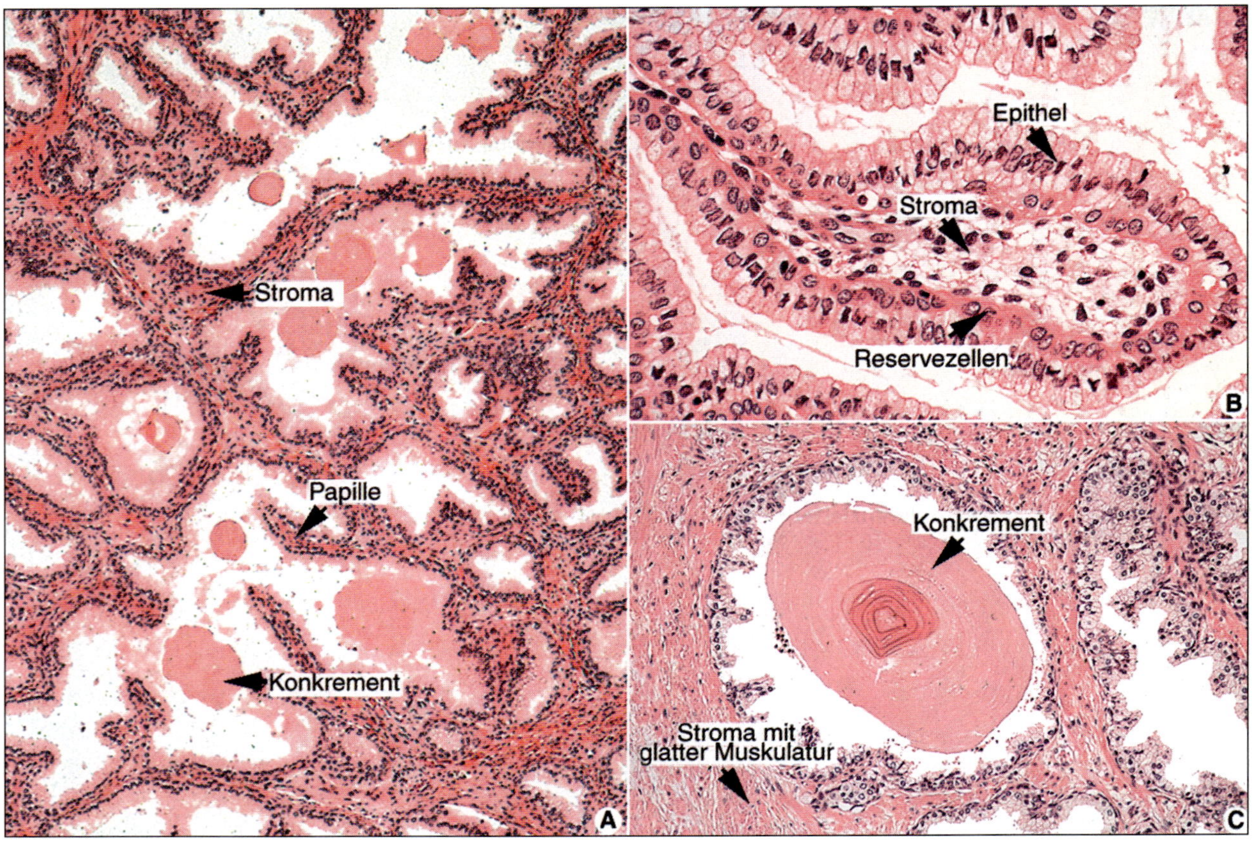

Abb. 114. Noduläre Prostatahyperplasie. A: Die schwache Vergrößerung zeigt Prostatadrüsen mit deutlich ausgeweiteter Lichtung. Sie schließt konzentrisch geschichtete eosinrote Konkremente (Corpora amylacea) ein. Im Zwischengewebe liegen hyperplastische glatte Muskelfasern vor. **B:** Bei stärkerer Vergrößerung zeigt das Drüsenepithel einen papillären Aufbau (innen Stroma, außen Epithel). Mitosen oder Atypien fehlen. Die Nukleolen sind nicht vergrößert. **C:** Bei mittlerer Vergrößerung weist ein **Konkrement** die typische Schichtung mit einem verstärkt eosinroten Kern auf.

Noduläre Prostatahyperplasie

Vorbemerkungen. Es handelt sich um eine knotenförmige Hyperplasie der paraurethralen Drüsen, die durch eine hormonelle Funktionsstörung hervorgerufen wird. Die Erkrankung kommt im fortgeschrittenen Alter vor. Ein Zusammenhang mit einem Prostatakarzinom besteht nicht.

Zu den typischen **Komplikationen** einer Adenomyomatose der Prostata zählen die Einengung der Urethra (Folgen: Balkenblase, Pseudodivertikel) oder Restharnbildung (durch Entzündung alkalischer Harn).

Histopathologische diagnostische Kriterien

1 **Hyperplasie und Hypertrophie der Drüsenläppchen.** Die Prostataläppchen sind vergrößert infolge einer Hyperplasie der Drüsenepithelien, die papillär und pseudopapillär in die ausgeweitete Drüsenlichtung ragen.

Eine echte Papille besteht aus einem gefäßtragenden Stroma, das an der Oberfläche von Epithel bedeckt wird.

Eine Pseudopapille setzt sich nur aus gewuchertem Epithel zusammen, ist also stromalos.

2 **Muskuläre Hyperplasie.** Es liegt eine starke Vermehrung von glatten Muskelfasern vor. Gelegentlich kommt es zu einer knotigen, rein myomatösen Prostatahyperplasie.

3 **Corpora amylacea** (Prostatakonkremente). In der Lichtung der ausgeweiteten Prostatadrüsen kommen rundliche, geschichtete Formationen vor, die aus eingedicktem, verkalktem Sekret bestehen.

4 **Keine zytologischen oder histologischen Malignitätszeichen.** Zellatypien, Mitosen oder Zeichen eines invasiven Wachstums liegen nicht vor.

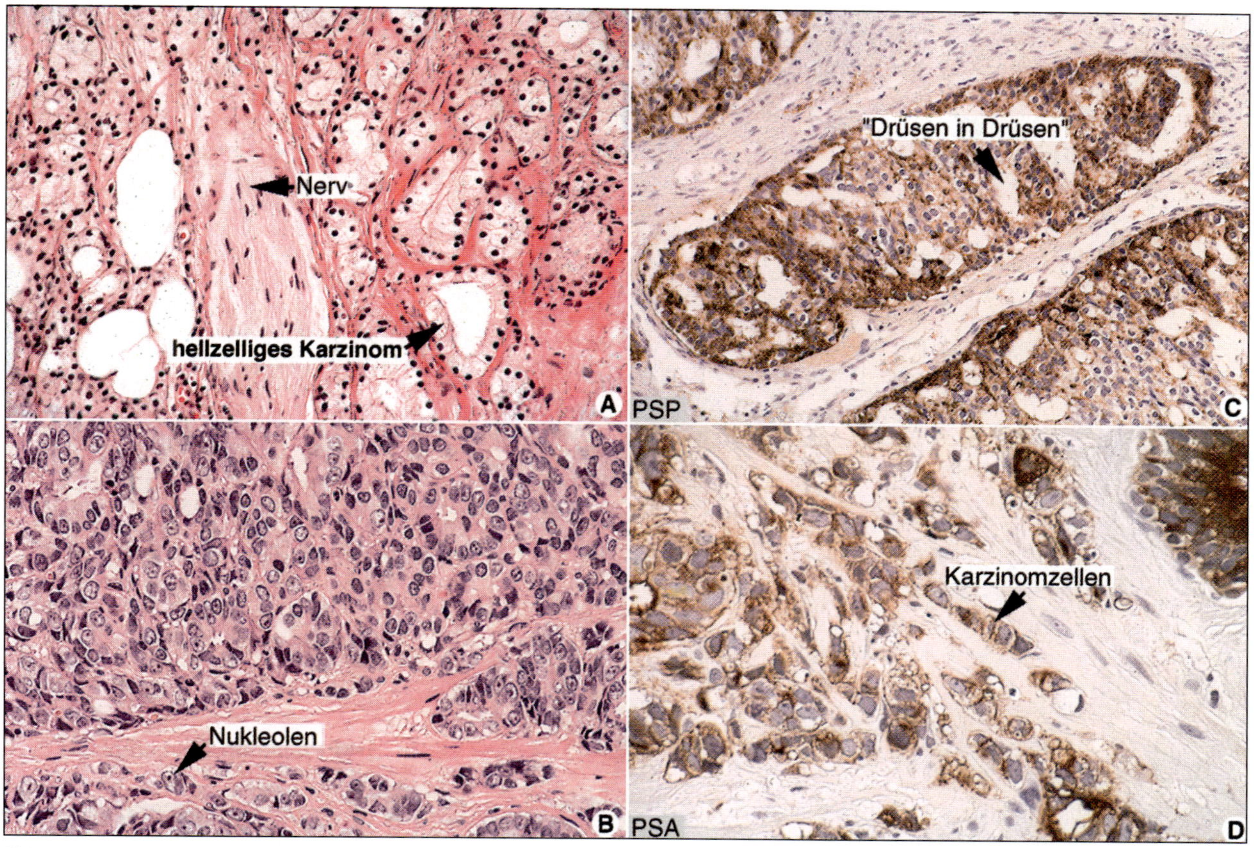

Abb. 115. Prostatakarzinom. A: Das hoch differenzierte **Prostatakarzinom Grad I** besteht aus tubulären Strukturen mit hellen Tumorzellen. Der Kern ist basal. Typisch ist die Invasion des perineuralen Gewebes. **B:** Beim entdifferenzierten **Prostatakarzinom Grad III** finden sich solide, gelegentlich angedeutet drüsig differenzierte oder kribriforme Strukturen. Charakteristisch sind Tumorzellen mit großen Nukleolen. **C–D:** Von diagnostischer Bedeutung sind die positiven immunhistologischen Reaktionen **PSP** und **PSA**.

Prostatakarzinom

Vorbemerkungen. Das Prostatakarzinom ist eine Neubildung der äußeren Drüsen. Es kommt bevorzugt im hohen Alter vor. Ein großer Teil dieser Tumoren bleibt unerkannt oder wird erst durch eine Metastase klinisch manifest (okkultes Karzinom). Prostatakarzinome (meist hochdifferenzierte, hellzellige Neubildungen), die zufällig im Rahmen einer Prostatektomie wegen Adenomyomatose oder einer Kontrollbiopsie entdeckt werden, bezeichnet man als inzidentelle Karzinome.

Invasive Prostatakarzinome metastasieren in der Regel hämatogen (osteoplastische Knochenmetastasen). Das Karzinom kann ein sehr unterschiedliches biologisches Verhalten aufweisen: Einige Tumoren (hochdifferenzierte Karzinome bei alten Menschen) können gut auf eine konservative Therapie ansprechen und lokalisiert bleiben. Andere Karzinome (anaplastische Karzinome bei jungen Männern) setzen bereits frühzeitig Fernmetastasen.

Histopathologische diagnostische Kriterien

1 **Reife Prostatakarzinome Grad I.** Hochdifferenzierte Prostatakarzinome zeigen einen kleindrüsigen, hellzelligen Aufbau. Der Kern ist rundlich und chromatinreich. Typisch sind prominente Nukleolen. Häufig sind reife Karzinome nur schwer von einem hyperplastischen Prostatagewebe abzugrenzen. Von diagnostischer Bedeutung (aber nicht pathognomonisch) ist der Nachweis einer perineuralen Invasion bzw. Ausbreitung.

2 **Unreife Prostatakarzinome Grad III** zeigen keine drüsige Differenzierung mehr. Auch kribriforme Karzinome (»Drüsen in Drüsen« in Abbildung 115C) entsprechen einem Grading III. Die Zellen zeigen prominente Nukleolen und bilden kleine solide Nester oder liegen isoliert im Stroma. Differenzialdiagnostische Schwierigkeiten können sich gegenüber einem invasiven Harnblasenkarzinom ergeben.

3 **Immunhistologie:** Für die Diagnose und Differenzialdiagnose eines Prostatakarzinoms sind die prostataspezifische Phosphatase (PSP) und das prostataspezifische Antigen (PSA) von klinischer und morphologischer Relevanz.

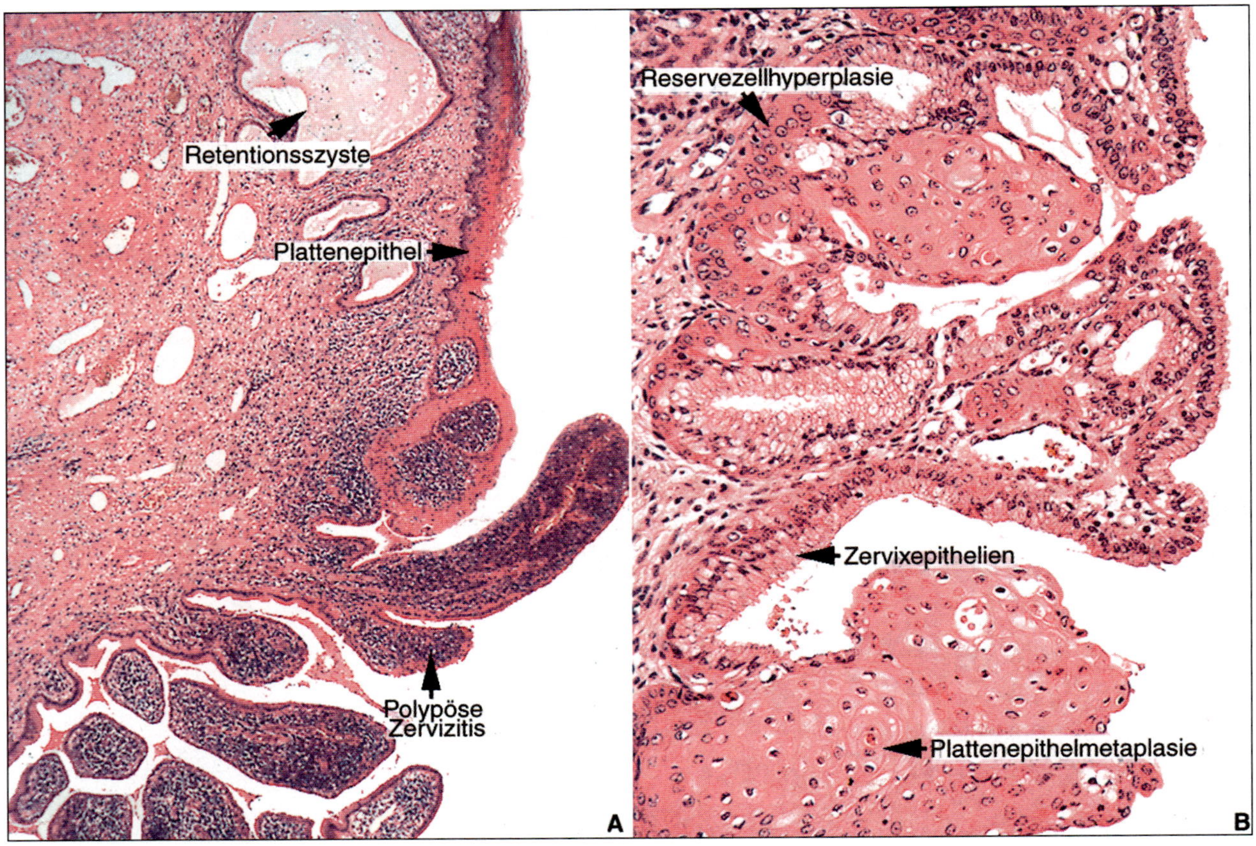

Abb. 116. Chronische Zervizitis. A: Die schwache Vergrößerung zeigt oben das Plattenepithel der Portio und unten die dicht entzündlich infiltrierte und polypös verdickte Zervixschleimhaut. **B:** Im Rahmen der chronischen Reizeinwirkung kommt es zu einer **Plattenepithelmetaplasie**. Ein mehrschichtiges, eosinrotes Plattenepithel ersetzt von der Tiefe her das Zylinderepithel, das abgehoben wird.

Zervizitis – Metaplasien der Portio

Vorbemerkungen. Unspezifische Entzündungen im Bereich der Zervixmukosa kommen sehr häufig vor. Dabei ist die **Endozervix** betroffen. Entzündungen der **Ektozervix** oder Portio gehören in den Formenkreis der Kolpitis. Die Pseudoerosion der Portio stellt einen häufigen Befund im geschlechtsreifen Alter dar, der durch regelmäßige Abstriche (im Rahmen der Krebsvorsorge) zu kontrollieren ist. Die Plattenepithelmetaplasie ist eine harmlose Veränderung, die nicht als Präneoplasie zu werten ist.

Histopathologische diagnostische Kriterien

1 **Chronische Zervizitis.** Das Stroma der Endozervix und der angrenzenden Portioschleimhaut ist dicht lympho- und plasmazellulär infiltriert. Die Zervixmukosa wird polypös umgewandelt. Durch Verlegung der Drüsengänge kommt es zu einer Schleimretention zervikaler Drüsen, die sich später an der Oberfläche (Ovula Nabothi) vorwölben.

2 **Plattenepithelmetaplasien.** Insbesondere bei einer Pseudoerosion der Portio kommt es zu einer Umwandlung des Zylinderepithels in Plattenepithel. Zunächst entwickelt sich eine Reservezellhyperplasie unter den bedeckenden Zylinderepithelien. Später werden diese abgestoßen, sodass kleine Knötchen aus eosinrotem (glykogenfreiem) Plattenepithel an die Oberfläche treten. Das Zellbild der Plattenepithelmetaplasie ist regelmäßig, Mitosen oder Atypien – wie bei einer Dysplasie – liegen nicht vor.

Dysplasie der Portio

Vorbemerkungen. Bei einer Dysplasie liegt eine Störung in der Zelldifferenzierung vor. Die typische Differenzierung in Basalzellenschicht und in hohe bis abgeflachte Stachelzellen ist aufgehoben. Leichte Dysplasieformen (Grad I) sind meist entzündlich bedingt und rückbildungsfähig. Schwere Dysplasien (Grad II und III) sind bereits als Präkanzerosen zu werten.

Histopathologische diagnostische Kriterien

1 **Basalzellenhyperplasie.** Diese Veränderung kommt bei leichten Dysplasieformen vor und ist gekennzeichnet durch eine Verdickung der Basalzellenschicht (Vermehrung von kleinen Zellen mit dunklem Kern und spärlichem Zytoplasma).

2 Bei **schweren Dysplasien** finden sich große, atypische Zellen mit hyperchromatischem Kern sowie Mitosen in allen Schichten des Plattenepithels. Die normale Schichtung der Schleimhaut ist vollständig aufgehoben.

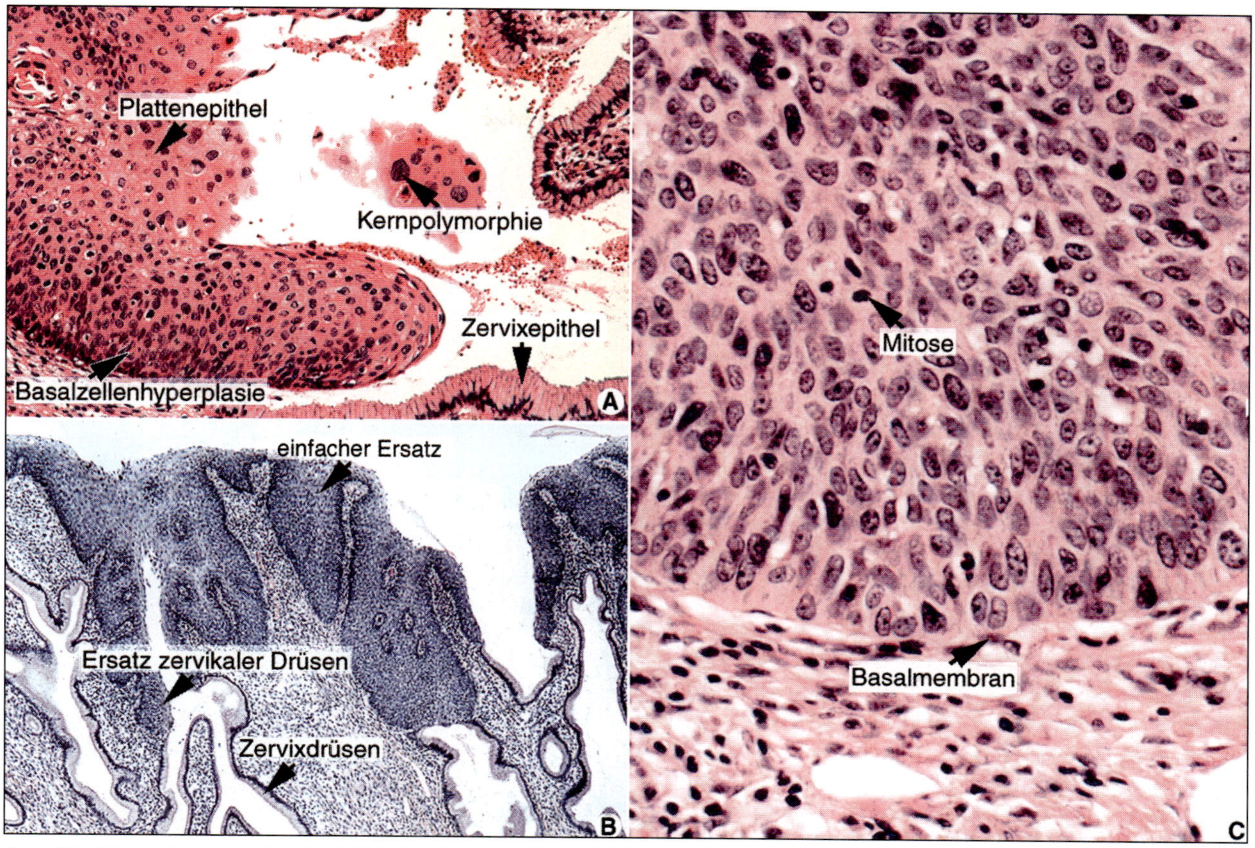

Abb. 117. Präneoplasien der Portio. A: Bei einer **Dysplasie** kommen atypische Epithelien (unterschiedlich große Zellen mit hyperchromatischem Kern und Mitosen) vor. Bei **schweren Formen** (Grad III) sind alle Schichten betroffen. **B:** Das **Carcinoma in situ** mit einfachem Ersatz ist gekennzeichnet durch eine Proliferation von Zellen, die an Basalzellen erinnern: wenig Zytoplasma, chromatindichter Kern. Es kommt zu einem Ersatz des oberflächlichen Zylinderepithels und der tiefen zervikalen Drüsen. **D:** Die stärkere Vergrößerung zeigt eine aufgehobene Zellschichtung, reichlich Mitosen. Typisch ist die **intakte Basalmembran**, die eine Stromainvasion ausschließt.

Präneoplasien der Portio

Vorbemerkungen. Als Carcinoma in situ bezeichnet man Veränderungen des Plattenepithels der Portio uteri mit den zytologischen Kriterien der Malignität, aber ohne Zerstörung der Basalmembran, das heißt, das infiltrierende Wachstum fehlt. Es wird angenommen, daß die auslösende Noxe sexuell übertragen wird. Über 60% der Carcinomata in situ gehen nach einer Beobachtungszeit von ca. 5 Jahren in ein infiltrierend wachsendes Plattenepithelkarzinom über. Ob man das Carcinoma in situ als »obligate Präkanzerose« oder bereits als ein echtes »intraepitheliales Karzinom« bezeichnen soll, ist umstritten. Durch zytologische und im Zweifelsfall auch durch histologische Untersuchungen sind die verschiedenen Stadien einer Dysplasie zu erfassen und zu kontrollieren. Bei mittelgradigen bis schweren Dysplasien wird ein Portiokonus entfernt und histologisch untersucht. Gleichzeitig gilt dieser diagnostische Eingriff auch als Therapie.

Histopathologische diagnostische Kriterien

1 **Zytologische Zeichen der Malignität**

a) Ersatz des Oberflächenepithels durch ein atypisches Epithel. Im Bereich der Übergangszone (Endo-Ektozervixgrenze) ist die normale Schichtung und Ausreifung des Epithels aufgehoben.

b) Atypisches Epithel. Das Epithel besteht aus kleinen, zytoplasmaarmen Zellen. Sie erinnern an die Basalzellen und weisen einen relativ großen, chromatindichten Kern auf. Die Zellpolarität ist aufgehoben, Mitosen treten häufiger auf.

2 Die **Basalmembran ist erhalten**. Keine Tumorinfiltration nachweisbar.

3 **Entzündliche Stromareaktion**. Im darunter liegenden Stroma erkennt man Ansammlungen von Lymphozyten und Plasmazellen.

Ausbreitungsformen des Carcinoma in situ

1 **Einfacher Ersatz des Oberflächenepithels.** Das atypische Epithel ersetzt nur das Epithel der Schleimhaut.

2 **Plumpes Vorwuchern.** Das atypische Epithel bildet basal breite Zapfen, ohne jedoch die Basalmembran zu durchbrechen und das Stroma zu infiltrieren.

3 **Ersatz zervikaler Drüsen.** Das atypische Epithel dringt in den Hals der darunter liegenden Zervixdrüsen ein und füllt die Drüsenlichtung aus. Auf diese Weise wird ein infiltratives Wachstum vorgetäuscht.

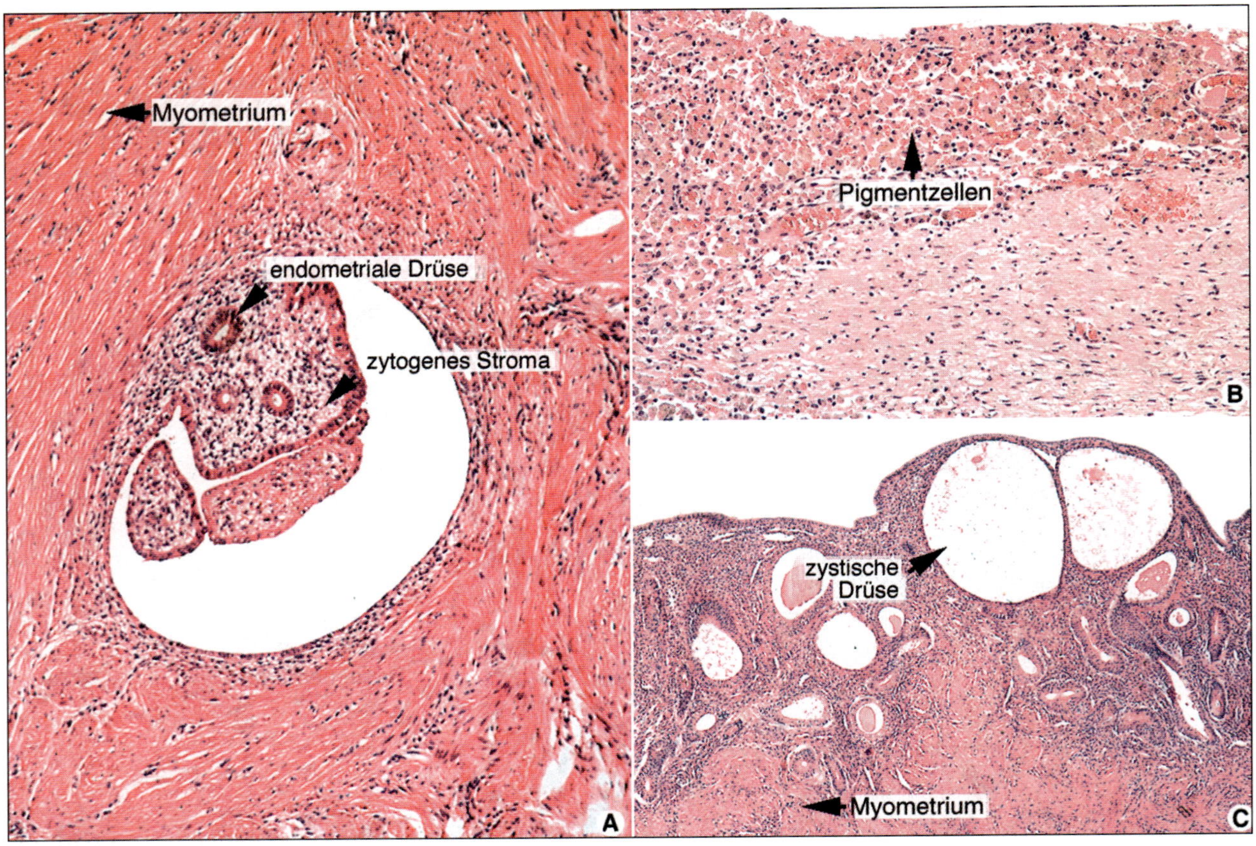

Abb. 118. Endometriose. Die **Abbildung A** zeigt im Myometrium eine endometriale Inseln, die aus zytogenem Stroma und Drüsen besteht. **B:** Im Ovar liegt bei alten **Endometrioseherden** ein Hohlraum, der reichlich Blut (»Schokolandenzyste«) enthält und von Pigmentzellen begrenzt wird. Ein auskleidendes Epithel ist oft nicht mehr nachweisbar. **C:** Das **zystisch atrophische Endometrium** zeigt eine Schleimhautauskleidung mit unterschiedlich weiten Drüsenlichtungen und einem leicht fibrosierten Stroma.

Endometriose

Vorbemerkungen. Als Endometriose bezeichnet man die Verlagerung von endometrialer Schleimhaut außerhalb des Endometriums. Diese Ektopie kann noch im Uterus lokalisiert sein (Endometriosis interna: z. B. im Myometrium) oder außerhalb des Uterus (Endometriosis externa: z. B. im Ovar, in Beckenlymphknoten oder in der peritonealen Serosa) vorkommen. Endometriale Inseln können den endometrialen Zyklus begleiten und mit Blutungen einhergehen (»Schokoladenzyste« im Ovar), außerdem stimulieren sie benachbarte glatte Muskelfasern zu einer umschriebenen Hyperplasie (Dünndarm, Myometrium = Adenomyosis).

Eine Endometriose kann mit erheblich Beschwerden einhergehen. Endometrioseinseln können hyperplasiogen auf die glatte Muskulatur wirken (Myohyperplasia uteri diffusa, umschriebene muskuläre Hyperplasie des Dünndarms bei Serosaendometriose). Eine maligne Entartung im Uterus oder im Ovar ist sehr selten.

Histopathologische diagnostische Kriterien

1 **Ektope endometriale Schleimhaut.** Man findet isolierte, kapsellose endometriale Drüsen, die von zytogenem Stroma umgeben werden.

2 **»Schokoladenzyste«.** Besonders im Ovar kommen zystisch umgewandelte Endometriosen mit den Zeichen einer älteren Blutung vor. Meist ist das auskleidende Epithel bereits zerstört, sodass die Lichtung von bräunlichen Pigmentzellen begrenzt wird. Aus prognostischen und therapeutischen Gründen sollte die Diagnose »Endometriose« nur dann gestellt werden, wenn endometriales Stroma mit Drüsen noch einwandfrei zu erkennen ist.

Endometriumatrophie

Vorbemerkungen. Im fortgeschrittenen Alter kommt es zu einer Schleimhautrückbildung, entsprechend einer Involution. Die zystische Atrophie ist morphologisch von einer glandulärzystischen Hyperplasie abzugrenzen.

Histopathologische diagnostische Kriterien

1 **Abgeflachtes Endometrium.** Der normale Schleimhautaufbau mit den Schichten »Basalis« und »Funktionalis« ist aufgehoben. Man findet nur noch vereinzelte Drüsen.

2 **Zystische Umwandlung.** Die noch vorhandenen Drüsen zeigen eine zystische Ausweitung der Lichtung und wölben sich an der Schleimhautoberfläche vor.

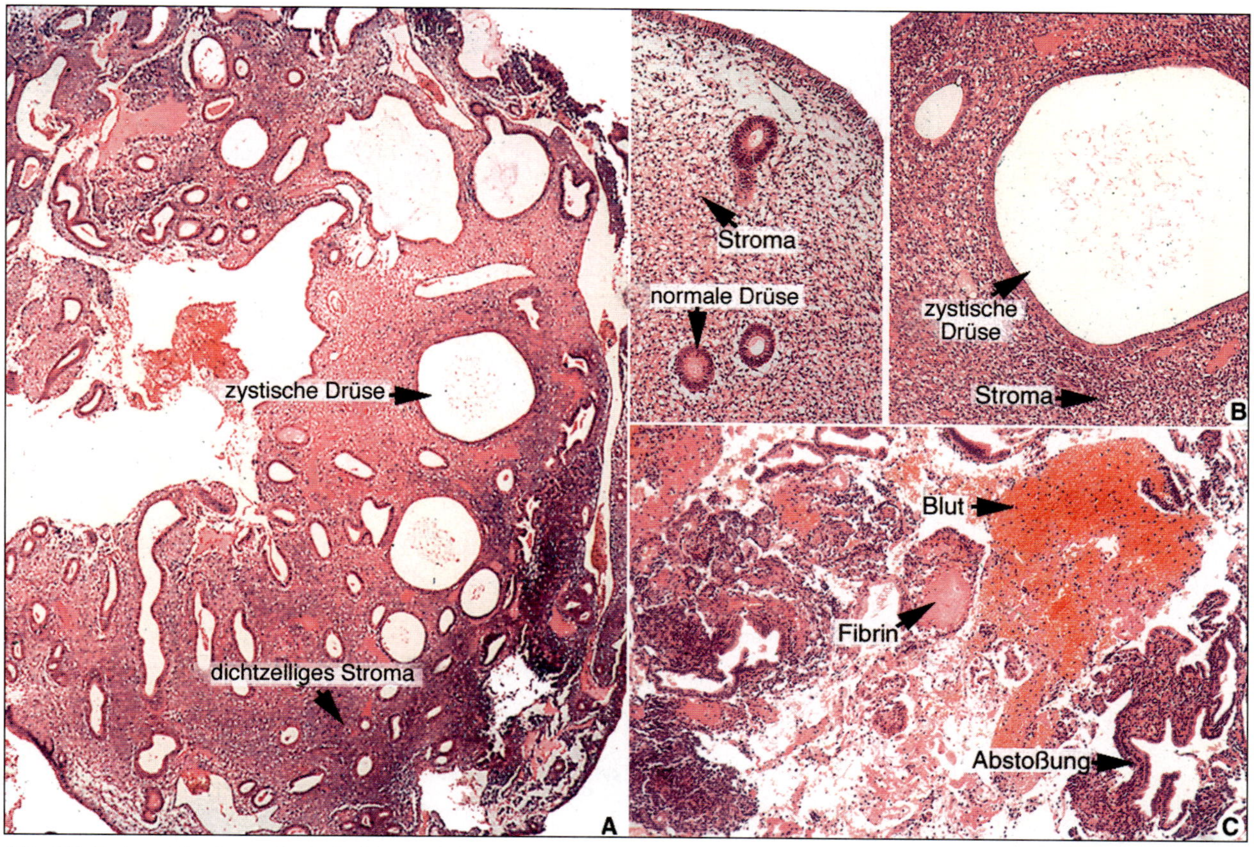

Abb. 119. Endometriumhyperplasie. A: Die **glandulär-zystische Hyperplasie des Endometrium** zeigt in der Übersicht große Schleimhautstücke mit zum Teil deutlich zystisch ausgeweiteten Drüsenlichtungen. **B: Vergleich** (bei gleicher Vergrößerung) zwischen normalen Drüsen in der Proliferationsphase und pathologischen zystisch ausgeweiteten Drüsen. **C: Endometrium in Abstoßung** mit sternförmig gestalteten Drüsen, reichlich Blut sowie kleinere homogen eosinrote Fibrinthromben.

Endometriumhyperplasie

Vorbemerkungen. Verlängerte Proliferation der Korpusschleimhaut infolge einer verstärkten Östrogenstimulation. Die glanduläre und die glandulär-zystische Hyperplasie sind Folge einer hormonellen Zyklusstörung (Hyperöstrogenismus). Diese kommt häufiger bei einer Follikelpersistenz (fehlende Ausreifung des Follikels zu einem progesteronproduzierenden Gelbkörper) vor. Man beobachtet diese Störung nach der Menarche, nach vorausgegangener Schwangerschaft (sog. »Anpassungshyperplasie«) oder in der Prämenopause. Eine glanduläre Hyperplasie des Endometriums in der Menopause kann auf einen östrogenproduzierenden Tumor (Theka- oder Granulosazelltumor des Ovars) hinweisen.

Histopathologische diagnostische Kriterien

1 **Schleimhauthyperplasie.** In der Abrasio sind einzelne Endometriumstücke besonders groß. Die Hyperplasie besteht aus einer:

a) Stromahyperplasie. Die zytogenen Stromazellen sind vermehrt. Das Gewebe erscheint sehr zelldicht.

b) Drüsenhyperplasie. Das Epithel der Drüsen ist vermehrt, die strenge basale Lokalisation der Kerne aufgehoben, eine Zellpolarität aber noch erkennbar. Die Drüsenschläuche sind verlängert und verlaufen geschlängelt.

2 Bei der glandulär-zystischen Hyperplasie sind die **Drüsenlichtungen** stark ausgeweitet. Zwischen den einzelnen Drüsen ist noch reichlich Stroma vorhanden.

3 **Regressive Veränderungen.** Als Zeichen einer Durchblutungsstörung kommen Fibrinthromben (kleine, blasseosinrote Massen), umschriebene Blutungen (herdförmige Ansammlungen von Erythrozyten) sowie abgestoßene Endometriumstücke (dissoziierte Stromastücke und Drüsen) vor.

Differenzialdiagnose. Wichtig ist die Abgrenzung der glandulären oder glandulär-zystischen Hyperplasie von:

1 einer **adenomatösen Hyperplasie**. Hier liegt eine stark gesteigerte Proliferationstendenz des Drüsenepithels vor. Die Drüsen liegen »Rücken an Rücken« (kaum Stroma zwischen den Drüsen), stark vermehrte Mitosen, Atypien und Verlust der Zell- und Kernpolarität.

2 einem **Adenokarzinom von hoher Gewebereife**.

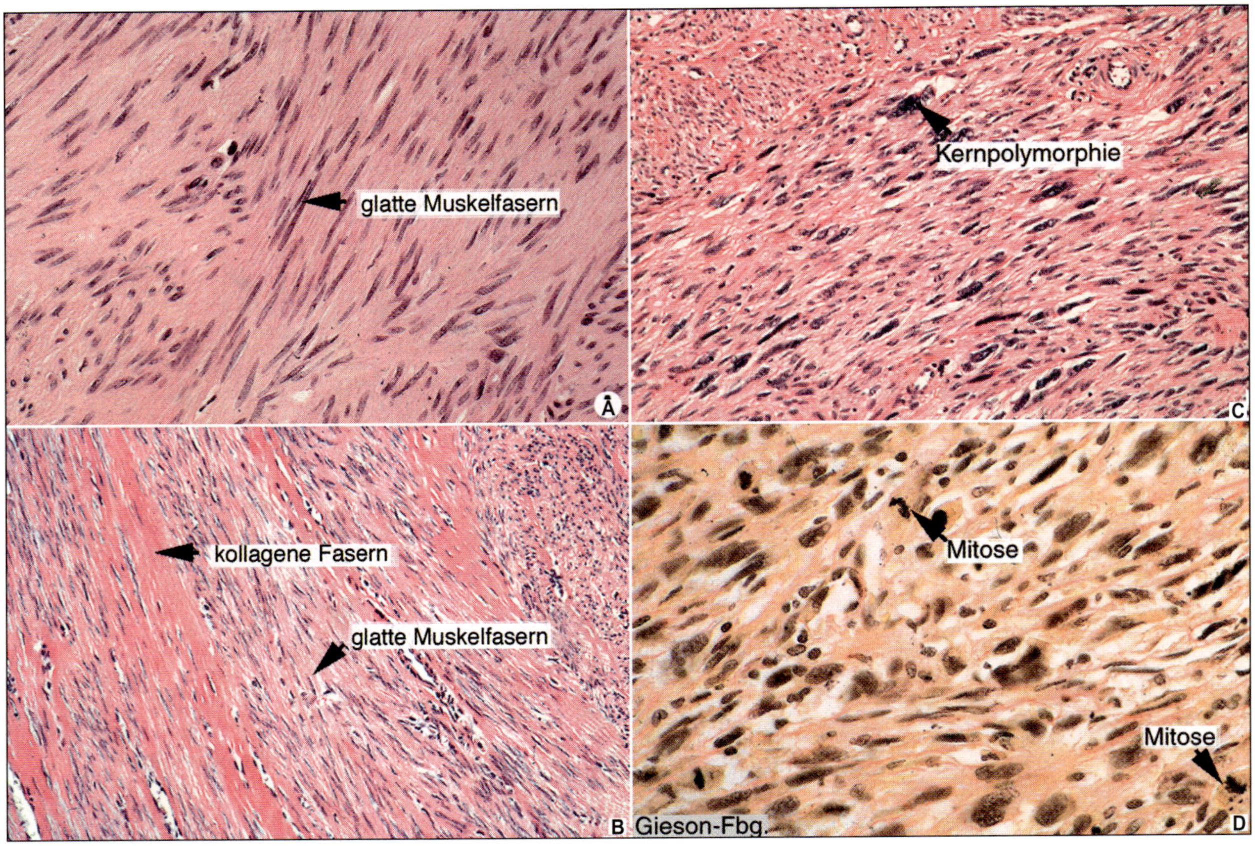

Abb. 120. Myogene Uterustumoren. A: Typisch für ein **Leiomyom** des Uterus sind neugebildete glatte Muskelfasern mit spindeligem Aufbau und eosinrotem Zytoplasma. **B:** Im weiteren Verlauf entwickelt sich eine deutlich Neubildung von kollagenen Fasern **(Fibroleiomyom)**. **C:** Durchblutungsstörungen rufen regressive Veränderungen (Nekrosen, Kernatypien, aber keine Mitosen) hervor und sind nicht als Zeichen der Malignität zu deuten. **D:** Die Diagnose **Leiomyosarkom** setzt den Nachweis deutlich vermehrter und atypischer Mitosen voraus.

Leiomyom – Leiomyosarkom des Uterus

Vorbemerkungen. Das Leiomyosarkom ist ein maligner, mesenchymaler Tumor, der von der glatten Muskulatur hervorgeht und bevorzugt hämatogen metastasiert. Leiomyosarkome können – als seltene maligne Entartung eines Leiomyoms – im Uterus vorkommen. Weitere Lokalisationen sind das Retroperitoneum und die Magen-Darmwand. Bei diesen Lokalisationen ist zu berücksichtigen, dass die Neubildung eine hohe Gewebereife zeigen und trotzdem ein malignes biologisches Verhalten besitzen kann.

Histopathologische diagnostische Kriterien

Leiomyom

1 **Spindelzelliger Tumor.** Die Tumorzellen sind lang gestreckt und an den Enden spitz. In der Gieson-Färbung färbt sich das Zytoplasma gelb an.

2 **Keine Malignitätszeichen.** Das Zellbild ist regelmäßig. Mitosen fehlen. Atypien können bei Leiomyomen als Ausdruck von regressiver Veränderungen (Durchblutungsstörungen) vorkommen. Sehr große Myome können ödematös aufgelockert und teilweise nekrotisch sein. Blutungen kommen vor.

3 **Fibrose.** Im weiteren Verlauf kommt es zu einer ausgeprägten Kollagenfaserneubildung zwischen denTumorzellen (= Fibroleiomyom).

Leiomyosarkom

1 **Spindelzelliger Tumor.** Die Neubildung besteht überwiegend aus spindelförmigen, Gieson-gelben Zellen.

2 **Zellatypien.** Einzelne Zellkerne weisen eine ausgeprägte Zell- und Kernpolymorphie auf. Es kommen mehrkernige und deutlich vergrößerte Zellen vor. Die Kerne sind hyperchromatisch.

3 **Histologische Malignitätskriterien.** Der Tumor zeigt ein invasives, lokal destruierendes Wachstum und weist in der Peripherie keine Kapsel auf.

4 **Zytologische Malignitätskriterien.** Nur der Nachweis von vermehrten und atypischen Mitosen (Zahl an Mitosen pro Blickfeld bei stärkerer Vergrößerung) ist als sicheres Malignitätskriterium zu werten.

5 **Färberische und immunhistologische Befunde.** Der Tumor ist eosinrot und Gieson-gelb. Der Nachweis von Desmin ist positiv.

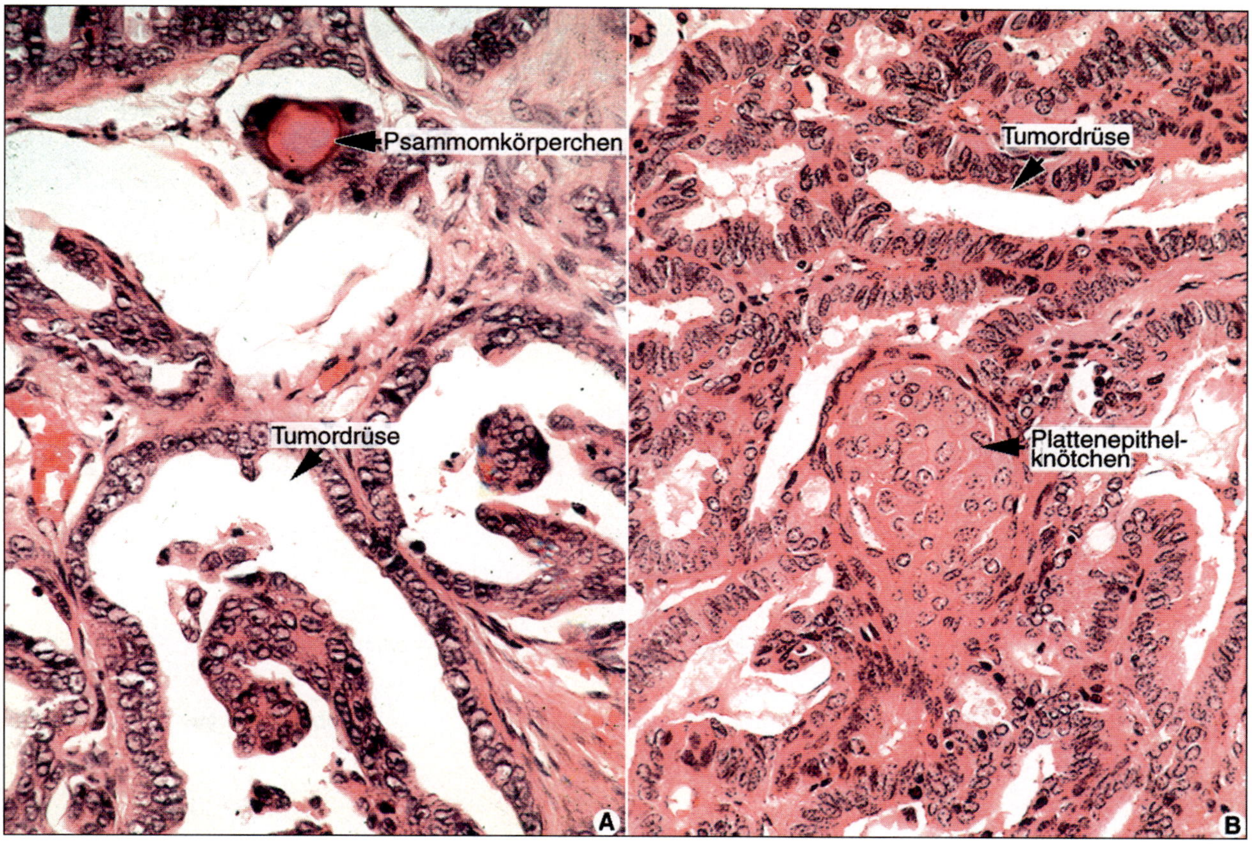

Abb. 121. Karzinome des Endometrium. A: Das **Adenokarzinom** besteht aus drüsigen Strukturen mit teilweise papillärem Aufbau. Zwischen den Karzinomverbänden erkennt man reichlich Stroma, das vereinzelte konzentrisch geschichtete, dunkelblaue Kalkablagerungen (**Psammomkörper**) einschließt. **B:** Beim **Adenoakanthom** gehen drüsige Verbände in kleine eosinrote Plattenepithelknötchen über.

Adenokarzinome des Uterus

Vorbemerkungen. Karzinome des Endometriums sind – im Gegensatz zum Plattenepithelkarzinom der Portio – Adenokarzinome. Sie kommen bei älteren Frauen vor. Einige Neubildungen entstehen als Folge einer hormonellen Dysfunktion (Hyperöstrogenismus = adenomatöse Hyperplasie → Adenokarzinom) oder nach langjähriger Östrogenbehandlung. Im Gegensatz zum Plattenepithelkarzinom der Portio zeigt das Adenokarzinom des Korpus über längere Zeit ein lokales invasives Wachstum und setzt erst spät Fernmetastasen.

Histopathologische diagnostische Kriterien

1 **Morphologie.** Die Neubildung besteht aus Tumordrüsen. Kubische oder zylindrische Tumorzellen begrenzen unterschiedlich große Hohlräume. Adenokarzinome zeigen ein infiltratives Wachstum und durchsetzen das darunter liegende Myometrium. In ca. 40% der Fälle kommen im Stroma Nester von Schaumzellen vor (Zeichen eines Hyperöstrogenismus).

2 **Tumordifferenzierungen**

a) Adenokarzinom mit Psammomkörperchen. Im Stroma des Karzinoms finden sich konzentrisch geschichtete Kalkablagerungen.

b) Adenoakanthom. Drüsige Strukturen gehen in hochdifferenzierte Plattenepithelknötchen über.

c) Adenokankroid. Der Tumor setzt sich aus einem Adenokarzinom und aus einem Plattenepithelkarzinom zusammen.

d) Klarzelliges Karzinom. Der Tumor bildet drüsige Strukturen, die aus Zellen mit einem hellen Zytoplasma und prominentem Kern bestehen. Die Zellen ragen in die Drüsenlichtung vor (»hobnail cells«).

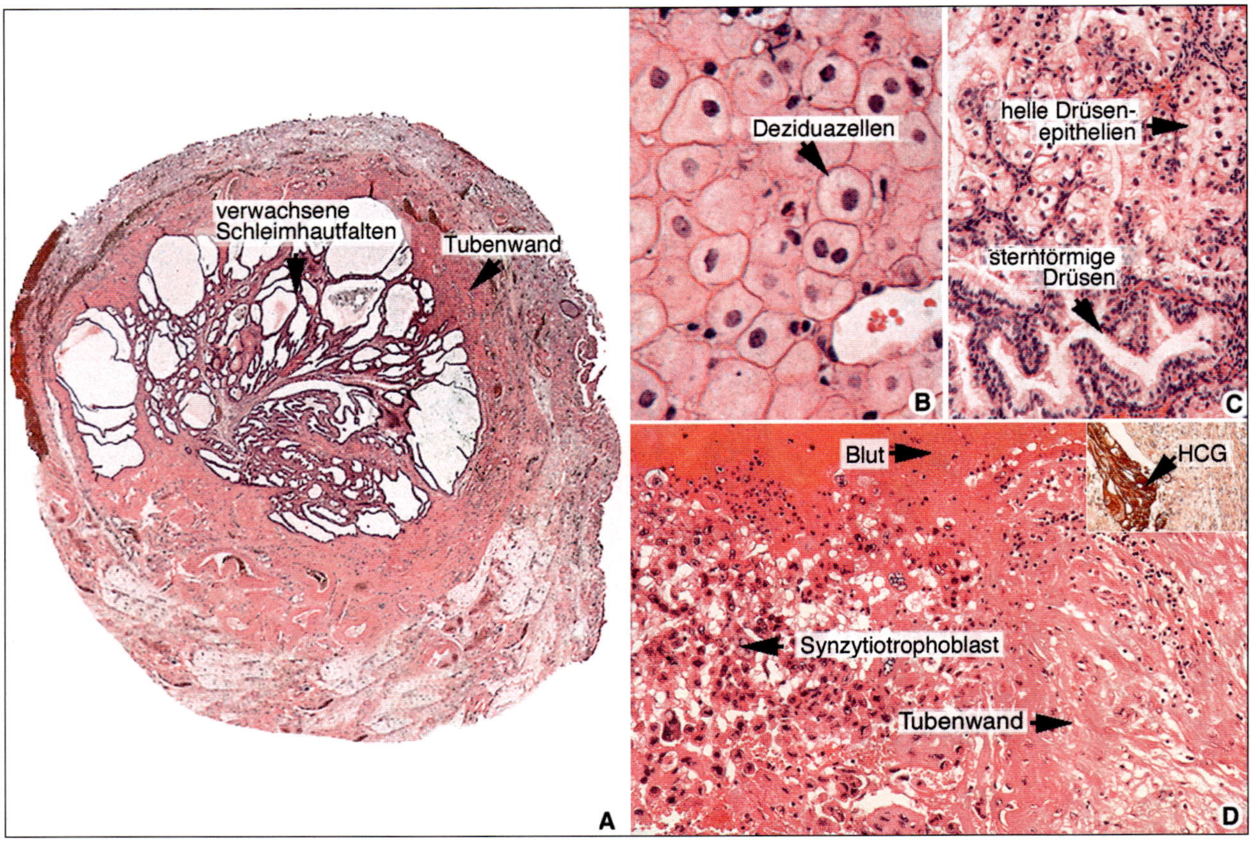

Abb. 122. Tubenlabyrinth. A: Als Restzustand einer chronischen Salpingitis liegen ausgedehnte Verwachsungen zwischen den Schleimhautfalten vor. Auf diese Weise entstehen kleine, teilweise blinde Lichtungen, wie bei einem Labyrinth. **B:** Bei einer **extrauterinen Gravidität** (EUG) zeigt das endometriale Stroma eine typische **deziduale Umwandlung** mit großen, scharf begrenzten Zellen. **C:** Die Lichtung der endometrialen Drüsen ist sternförmig gestaltet als Ausdruck einer Rückbildung aus der Sekretion. Ferner erkennt man helle Epithelien, die in die Lichtung vorspringen (**»Arias-Stella-Phänomen«**). **D:** In der Wand bzw. Lichtung der Tube lassen sich **fetale Schwangeschaftsanteile** nachweisen: Synzytiotrophoblast und HCG-positive **(Inset)** mehrkernige choriale Riesenzellen.

Chronische Salpingitis

Vorbemerkungen. Chronische Entzündungen der Tube gehen mit einer narbigen Fibrose einher, die zu Verwachsungen der Schleimhautfalten untereinander führt. Als Endzustand bleiben kleine Hohlräume zurück, die für das Tubenlabyrinth charakteristisch sind.

Histopathologische diagnostische Kriterien

1 **Verwachsungen der Schleimhautfalten.** Auf einem Querschnitt zeigt die Tubenlichtung multiple unterschiedlich große Hohlräume (Tubenlabyrinth), die von Schleimhaut begrenzt werden.

2 **Wandverdickung.** Als Endzustand der chronischen Entzündung findet man eine narbige Bindegewebsvermehrung im Bereich der Schleimhaut und der Serosa.

Extrauterine Gravidität (Tubargravidität)

Vorbemerkungen. Als extrauterine Gravidität (EUG) bezeichnet man die Nidation außerhalb der endometrialen Korpusschleimhaut des Uterus. Die Tubargravidität gehört zu den häufigsten ektopen Lokalisationen. Von Bedeutung ist die Komplikation im Verlauf einer extrauterinen Gravidität: Tubarabort und die Tubenruptur mit Blutung in die freie Bauchhöhle.

Histopathologische diagnostische Kriterien

1 In der Tubenlichtung liegen die Zeichen einer **akuten Blutung** vor. Hier sind gelegentlich vereinzelte Plazentarzotten zu finden. Bei einer erhaltenen Tubargravidität lässt sich der Fet mit Eihüllen darstellen.

2 In der Tubenwand erkennt man eosinrote Zellmassen, (**Synzytiotrophoblasten**). Diese Zellen sowie die mehrkernigen chorialen Riesenzellen lassen sich selektiv mit dem immunhistologischen HCG-Nachweis darstellen.

3 **Endometriale Veränderungen.** Im Endometrium kann eine deziduale Umwandlung vorliegen, es fehlen aber die fetalen Schwangerschaftselemente, insbesondere Plazentarzotten.

4 **Arias-Stella-Phänomen.** Beim Tubarabort zeigt das Endometrium die Zeichen einer verzögerten Abstoßung: Das Stroma ist dichtzellig, die endometrialen Drüsen sind sternförmig gestaltet. Typisch für ein Arias-Stella-Phänomen sind helle Drüsenepithelien mit einem prominenten, dunklen Kern.

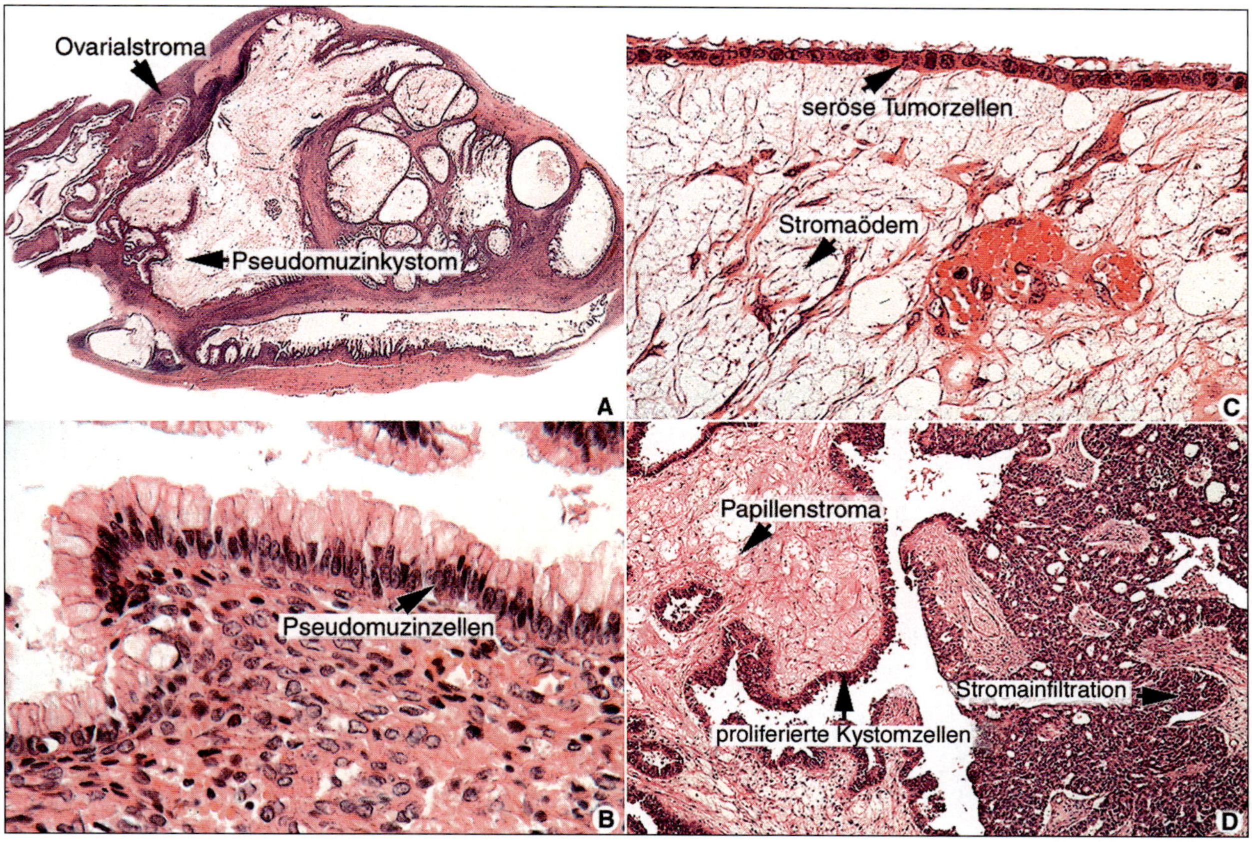

Abb. 123. Ovarialkystome. A: Kystome sind echte zystische Neubildungen, die uni- oder multilokulär gestaltet sein können. Bei der **pseudomuzinösen Variante** werden die Lichtungen von einem schleimbildenden Epithel ausgekleidet. **B:** Die stärkere Vergrößerung zeigt das auskleidende Zylinderepithel mit basalem Kern und apikaler Schleimvakuole. **C:** Bei der **serösen Variante** ist das auskleidende Epithel kubisch und eosinrot. Das Stroma ist deutlich vermehrt und ödematös aufgelockert. **D:** Als Ausdruck der beginnende **malignen Entartung** kommt es zu einer verstärkten drüsigen Proliferation mit Strominvasion.

Ovarialkystome

Vorbemerkungen. Kystome sind echte zystische Tumoren. Sie kommen bevorzugt im Ovar vor, außerdem werden sie – selten – im Pankreas diagnostiziert. Die Unterteilung erfolgt unter Berücksichtigung des Zelltyps (seröse oder pseudomuzinöse Kystome) und der Dignität (gutartige, niedrigmaligne und hochmaligne Kystome). Die Übergangsform zwischen gutartigen Kystomen und Zystadenokarzinomen wurde als »borderline tumor« (= semimaligner Tumor; Kodierung M: /1) bezeichnet, wird aber heute zu den niedrigmalignen Karzinomen (Kodierung M:/3) gezählt.

Ovarialkystome können sehr groß werden (10 und mehr Liter). Zu den **Komplikationen** zählen:

- Maligne Entartung. Kystome können entarten. Dies trifft besonders für die serösen Formen zu.

  Kystome (insbesondere Pseudomuzinkystome) können platzen, sodass der schleimige Kystominhalt in die Peritonealhöhle (Pseudomyxoma peritonei) oder ins Retroperitoneum (Pseudomyxoma retroperitonei) gelangt.

Histopathologische diagnostische Kriterien

1 Zystische Tumoren. Es handelt sich um eine meist multilokuläre Neubildung mit unterschiedlich großen Lichtungen, die von Tumorzellen ausgekleidet werden.

2 Zelltyp. Pseudomuzinkystome werden von zylindrischen Tumorzellen mit einer apikalen Schleimvakuole ausgekleidet und schließen reichlich PAS-positiven Schleim in den Kystomlichtungen ein. Seröse Kystome bestehen aus einem kubischen, PAS-negativen Epithel.

4 Aufbau. Die Lichtungen können von abgeflachten oder papillär aufgebauten Tumorzellen ausgekleidet werden. Typisch für das papilläre seröse Kystom ist ein faserreiches, ödematös aufgelockertes Stroma.

5 Dignität

a) Kystome zeigen ein einreihiges, ruhiges Epithel. Eine verstärkte Epithelproliferation, Atypien oder Mitosen liegen nicht vor.

b) Niedrigmaligne Kystome weisen eine verstärkte Epithelproliferation auf, sodass solide Zellformationen gebildet werden. Kein wesentliches infiltratives Wachstum.

c) Zystadenokarzinome sind maligne, zystische Tumoren mit invasivem Wachstum, Zellatypien und Mitosen.

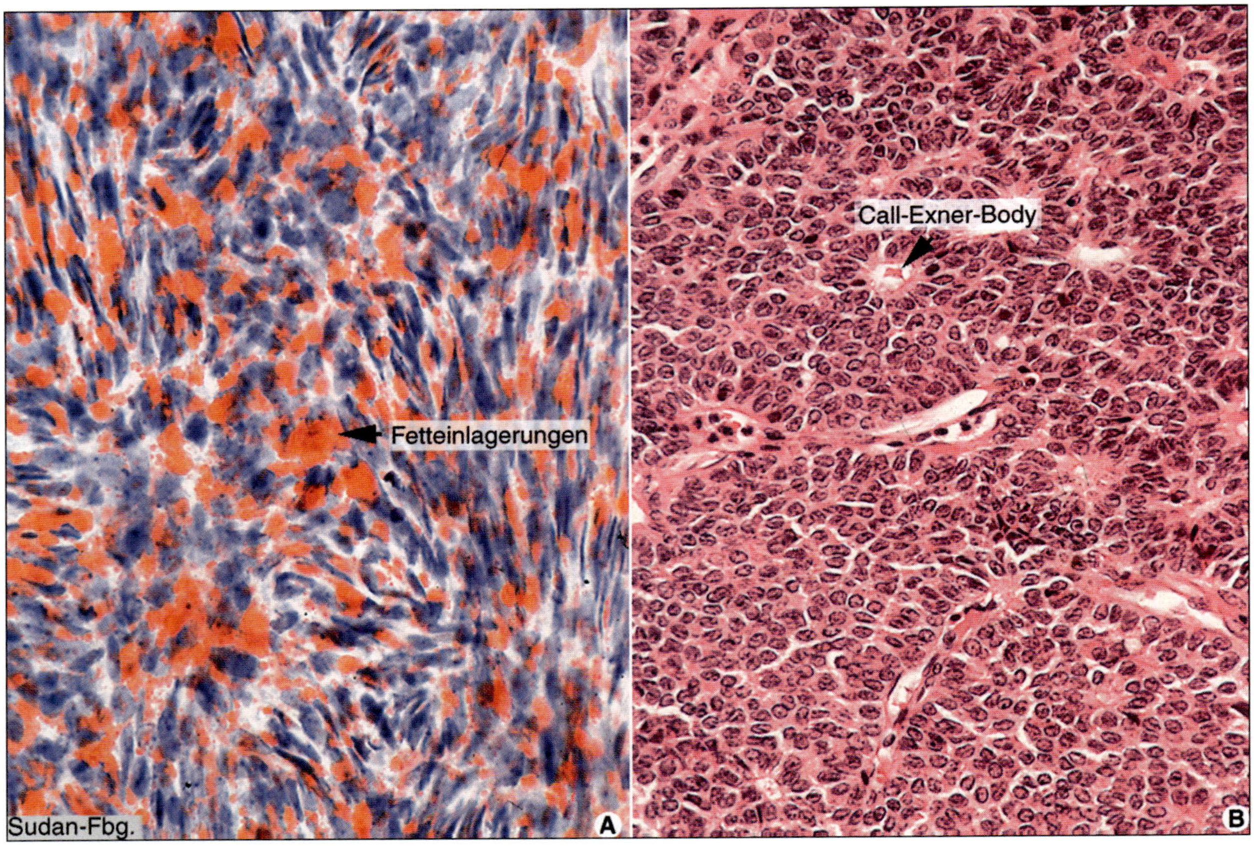

Abb. 124. Ovarialtumoren. A: Thekom. Der Tumor besteht aus einer dichtzelligen Komponente mit lang gestreckten Zellen, die teilweise wirbelartig angeordnet sind. Typisch ist der Nachweis von Fett in den Tumorzellen. **B: Granulosazelltumor.** Es handelt sich um eine sehr zellreiche Neubildung. Charakteristisch ist der Nachweis von **Call-Exner-Körperchen** (rosettenförmige Anordnung der Tumorzellen um einen kleinen Hohlraum).

Thekom – Granulosazelltumor

Vorbemerkungen. Thekome sind gutartige Neubildungen des Ovars, während bei den Granulosazelltumoren die Dignität oft nur schwer zu bestimmen ist. Beide Tumorarten können mit klinischen Zeichen eines Hyperöstrogenismus einhergehen, die sich morphologisch als Endometriumhyperplasie manifestieren.

Histopathologische diagnostische Kriterien

1 **Thekom.** Die Neubildung zeigt spindelige Zellen mit wirbelartiger Anordnung und einem dichten perizellulären Gitterfasernetz. Oft liegt eine ausgeprägte Kollagenfaserneubildung vor, sodass der makroskopische Befund einem Fibrom (weißer derber Tumor) entspricht; eine verfettete Komponente aus zytoplasmareichen luteinisierten Zellen lässt sich jedoch – besonders in der Sudanfärbung – noch nachweisen (Fibroma thecacellulare xanthomatodes).

2 **Granulosazelltumor.** Es handelt sich um eine zelldichte Neubildung mit sehr unterschiedlichem histologischen Muster: Es kommen solide, trabekuläre, mikro- bis großzystische Varianten vor. Zwischen den Tumorzellen ist kein Gitterfasernetz zu erkennen. Die Kerne sind kaffeebohnenartig eingekerbt. Typisch ist der Nachweis von kleinen rosettenförmigen Gebilden mit hellem Zentrum aus eingedicktem Sekret und nekrotischen Tumorzellen, die als Call-Exner-Körperchen bezeichnet werden.

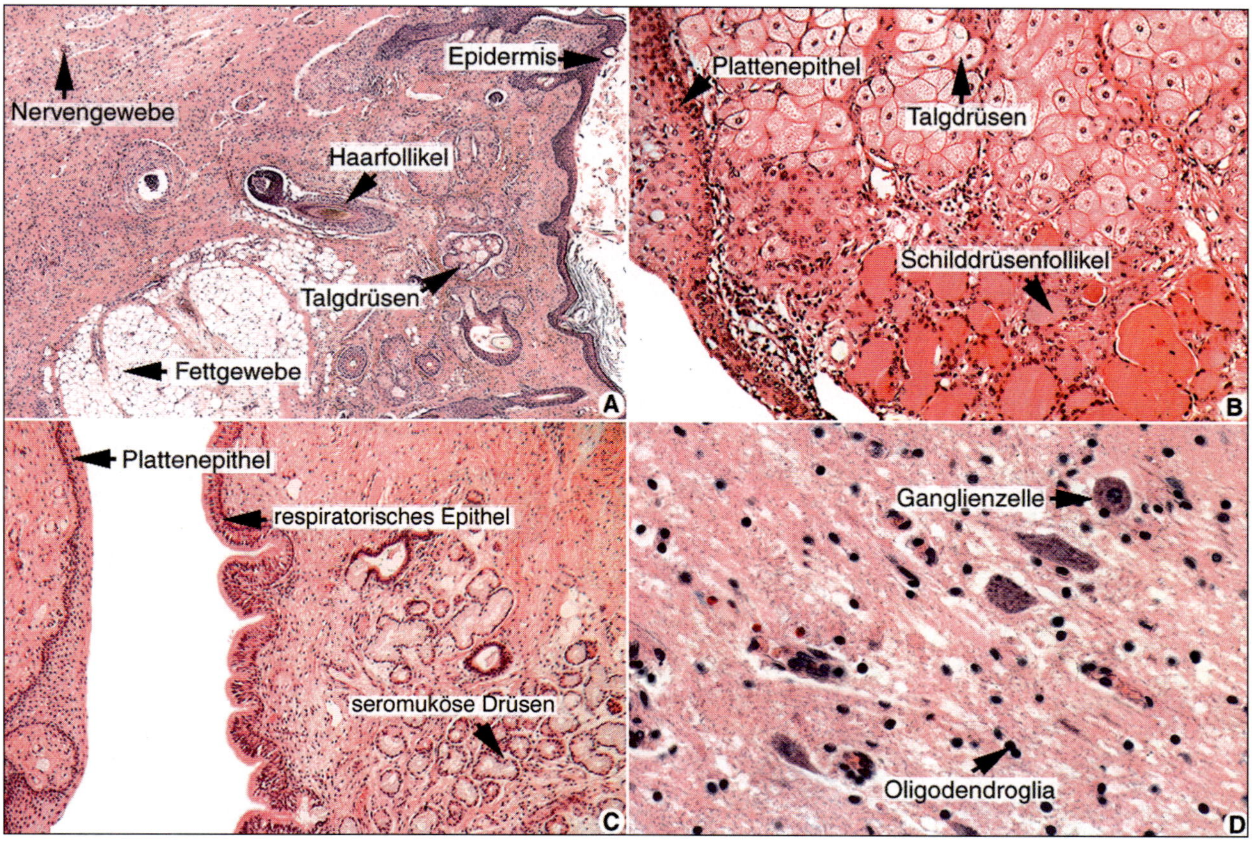

Abb. 125. Teratom des Ovars. A–D: Das **reife Teratom** ist eine echte zystische Neubildung, die in ihrer Wand hochdifferenzierte Gewebestrukturen zeigt: Plattenepithel, seromuköse Drüsen, respiratorisches Epithel, Haarfollikel, Talgdrüsen, Schilddrüsengewebe und Nervengewebe. Die Lichtung wird meist durch talgartige Massen mit Haaren verlegt.

Reifes Teratom

Vorbemerkungen. Beim reifen Teratom des Ovars handelt es sich um einen hoch differenzierten Mischtumor aus den drei Keimblättern (Endo-, Meso- und Ektoderm). Diese Neubildung ist gutartig. Differenzierte Teratome, die aus Epidermis, Hautanhangsgebilden und mesodermalem Gewebe bestehen, werden – als Dermoidzyste – recht häufig beobachtet.

Ovarialteratome werden nicht selten zufällig im Rahmen einer Laparotomie oder einer sonographischen Untersuchung des kleinen Beckens entdeckt. Sie rufen in der Regel keine Beschwerden hervor. Zu den **Komplikationen** zählt die Stieldrehung. Ein bösartiges Verhalten ist – im Gegensatz zu den Hodenteratomen – extrem selten.

Histopathologische diagnostische Kriterien

1 **Nachweis von einem hochdifferenzierten endo-, meso- und ektodermalen Gewebe.** Neugebildete Hohlräume werden von epidermalem Plattenepithel, respiratorischem Flimmerepithel oder darmähnlichem Epithel mit Becherzellen ausgekleidet. Ferner sieht man Talg- und Schweißdrüsen, Haarfollikel, seromuköse Drüsen, Knorpel- und Knocheninseln sowie Nervengewebe bestehend aus Fasern, Ganglien- und Gliazellen. Gelegentlich werden größere Inseln aus Schilddrüsengewebe (Struma ovarii) beobachtet.

2 **Kein organoider Aufbau.** Die nachgewiesenen Strukturen zeigen eine hohe Gewebereife, aber keinen organoiden Aufbau, sodass es zu einer »bunten Durchmischung« kommt.

3 **Keine** histologischen oder zytologischen **Malignitätszeichen**.

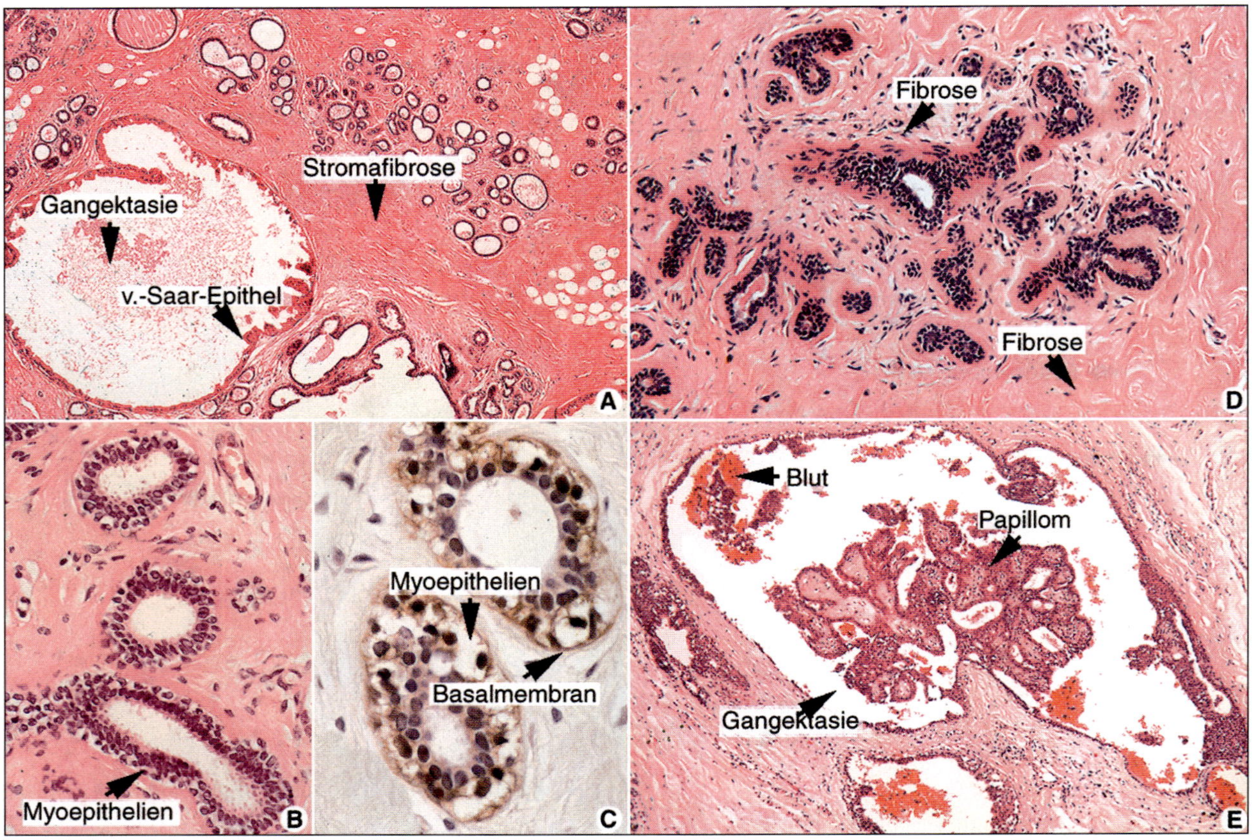

Abb. 126. Mastopathie. A: Die Mastopathie setzt sich aus einer intra- und periazinären Fibrose und aus einer Epithelhyperplasie zusammen. Die Ausführungsgänge sind dilatiert und werden von einem Epithel mit apokriner Metaplasie ausgekleidet. **B:** Ferner erkennt man eine **Vermehrung der hellen Myoepithelien** in der Umgebung der Ausführungsgänge. **C:** Diese Zellen liegen zwischen der Aktin-positiven Basalmembran und dem auskleidenden Epithel. **D:** Mastopathiebedingte Fibrose. **E:** Bei einer **proliferativen Mastopathie** kommt es zu einer Wucherung des Drüsenepithels, das sich als **Milchgangspapillom** in die Lichtung vorwölben kann.

Mastopathie

Vorbemerkungen. Bei der Mastopathie liegen unterschiedliche Gewebeveränderungen der weiblichen Brustdrüse vor, die nebeneinander vorkommen können: Atrophie und Hyperplasie der Drüsenläppchen, Metaplasien, Gangektasien und Fibrose des Zwischengewebes. Diese Veränderungen werden unter der Bezeichnung Mastopathie I zusammengefasst. Bei der Mastopathie II besteht außerdem eine gesteigerte Proliferation im Bereich der Acini und der Gänge. Lassen sich auch Atypien nachweisen, dann entspricht der Befund einer Mastopathie III, die bereits mit einem höheren Entartungsrisiko einhergeht. Die Diagnose »Mastopathie« wird bereits durch den Tastbefund und eine Mammographie gestellt. Die histologische Untersuchung grenzt die verschiedenen Formen ab und bestimmt den Proliferationsgrad. Wiederholte Mammabiopsien können durch eine mammographisch kontrollierte Punktion mit anschließender zytologischer Untersuchung ersetzt werden.

Histopathologische diagnostische Kriterien

1 **Fibrose des Zwischengewebes.** Die kollagenen Fasern zwischen den Drüsenläppchen sowie innerhalb der Acini sind vermehrt, entsprechend einer inter- und intralobulären Fibrose.

2 **Mammazysten.** Die Milchgänge sind deutlich ausgeweitet.

3 **Epithelmetaplasien (v-Saar-Epithel).** Das auskleidende Epithel der Mammazysten ist eosinrot und zeigt eine apikale Sekretion. Es erinnert an Schweißdrüsenepithel.

4 **Dysplasie der Drüsenläppchen.** Neben kleinen atrophischen Drüsenläppchen kommen auch vergrößerte, hyperplastische Acini (Adenosis) vor.

5 **Hyperplasie der Myoepithelien.** Die Zellen zwischen dem Drüsenepithel und der Basalmembran der Acini sind vergrößert und hyperplastisch. Sie weisen ein helles Zytoplasma und einen dunklen Kern auf. Die Zellen lassen sich immunhistologisch durch die Aktin-Darstellung erfassen.

6 **Zeichen der Proliferation** (Mastopathie II). Eine besonders ausgeprägte Proliferation der Myoepithelien liegt bei der sklerosierenden Adenosis vor. Ferner kann es zu einer Proliferation von Gangepithelien mit Ausbildung von kleinen Papillomen kommen.

7 **Zellatypien** kommen lobulär oder duktulär vor und entsprechen einer Mastopathie III.

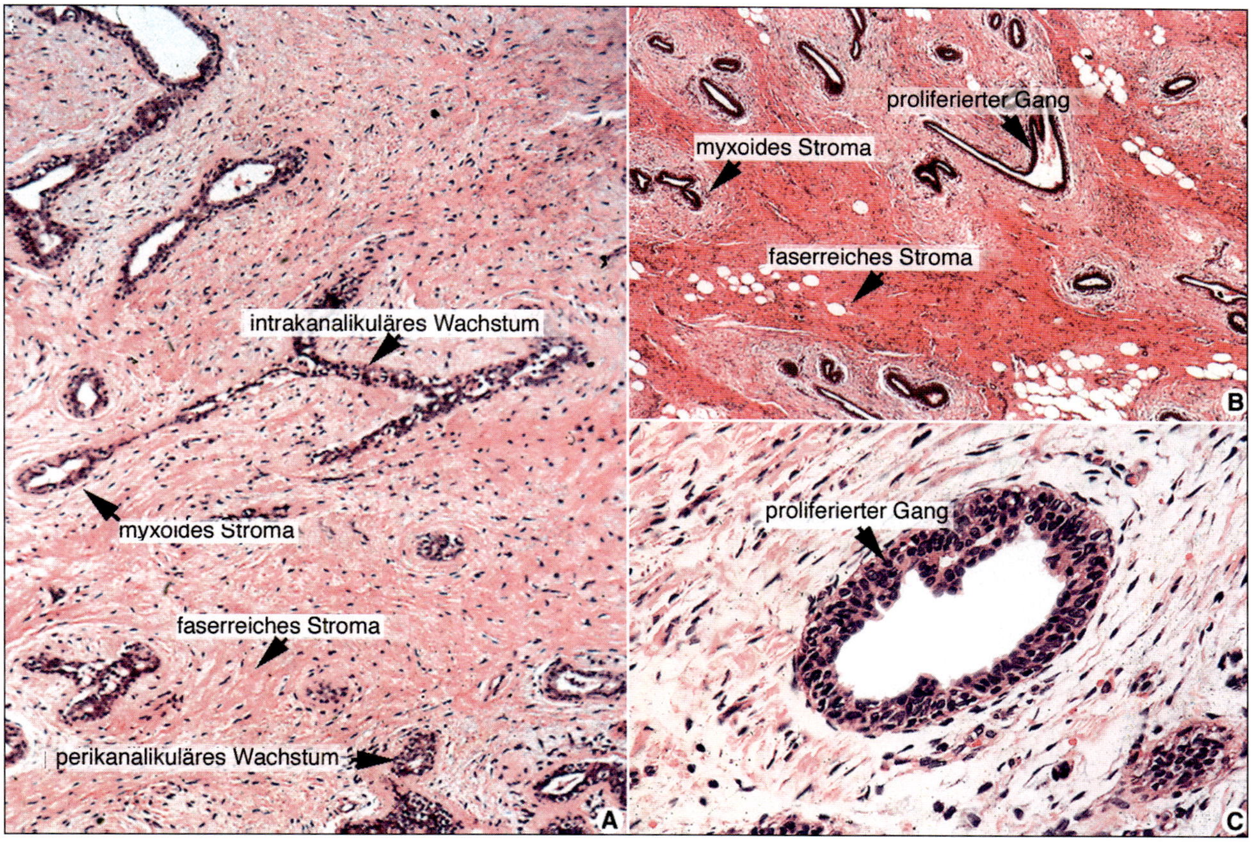

Abb. 127. Mammamischtumoren A: Das **Fibroadenom der Mamma** setzt sich aus einer epithelialen und aus einer mesenchymalen Komponente zusammen. Letztere besteht aus myxoid aufgelockerten kollagenen Fasern, die teils intra-, teils perikanalikulär lokalisiert sind. **B:** Die **Gynäkomastie** ist gekennzeichnet durch rundliche Ausführungsgänge mit proliferierten Epithelien und eine periduktale, myxoid aufgelockerte Fibrose. Mammaazini fehlen. **C:** Die unregelmäßige **Proliferation det Gangepithelien** ist bei stärkerer Vergrößerung deutlich.

Fibroadenom

Vorbemerkungen. Das Fibroadenom der Mamma ist ein Mischtumor, der aus Abkömmlingen der ekto- und mesodermalen Keimblätter besteht. Diese Neubildung gehört zu den häufigsten Mammatumoren der jungen Frau. Es bestehen Übergänge zwischen einer proliferierenden Mastopathie und dem Fibroadenom in Form einer fibroadenomatösen Hyperplasie oder einem Mikrofibroadenom.

Fibroadenome sind gutartige Neubildungen, eine maligne Entartung ist sehr selten. Der Tumor kann jedoch klinisch (Tastbefund) und mammographisch ein Karzinom maskieren. Die Variante Cystosarcoma phylloides ist von fraglicher Dignität (daher besser als Phylloidtumor zu bezeichnen). Diese Tumorart wird häufig sehr groß.

Histologische diagnostische Kriterien

1 **Mischtumor.** Der Tumor besteht aus einer neoplastischen mesenchymalen und epithelialen Komponente.

2 **Gutartiger Tumor.** Langsam progredientes, expansives Wachstum. Die Peripherie ist scharf begrenzt. Keine Zeichen der Malignität.

3 **Varianten des Fibroadenoms** (klinisch nicht relevant).

a) Perikanalikuläre Variante. Die rundlichen neugebildeten epithelialen Schläuche werden von einem leicht myxoid aufgelockerten, unterschiedlich zelldichten Tumorstroma eingeschlossen.

b) Intrakanalikuläre Variante. Das myxoide Tumorstroma komprimiert die lang gestreckten Drüsenschläuche, die verzweigt erscheinen.

Gynäkomastie

Vorbemerkungen. Als Gynäkomastie bezeichnet man die Vergrößerung der männlichen Brustdrüse. Echte Formen sind auf eine Drüsenhyperplasie, die Pseudogynäkomastie ist dagegen auf eine Fettzelldurchwachsung zurückzuführen. Die Gynäkomastie ist eine vorübergehende puberale Erscheinung. Ferner kommt sie nach Östrogeneinwirkung (Leberzirrhose, Therapie eines Prostatakarzinoms) vor.

Die vergrößerte männliche Mamma stellt in der Regel nur ein kosmetisches Problem dar. Wichtig ist die Bestimmung der Ursache der Veränderung.

Histologische diagnostische Kriterien

Fibrose und Hyperplasie des Brustdrüsenkörpers. Es besteht eine ausgeprägte Bindegewebevermehrung mit hyalinisierten kollagenen Fasern. In der Umgebung der proliferierten Milchgänge ist das Stroma myxoid aufgelockert.

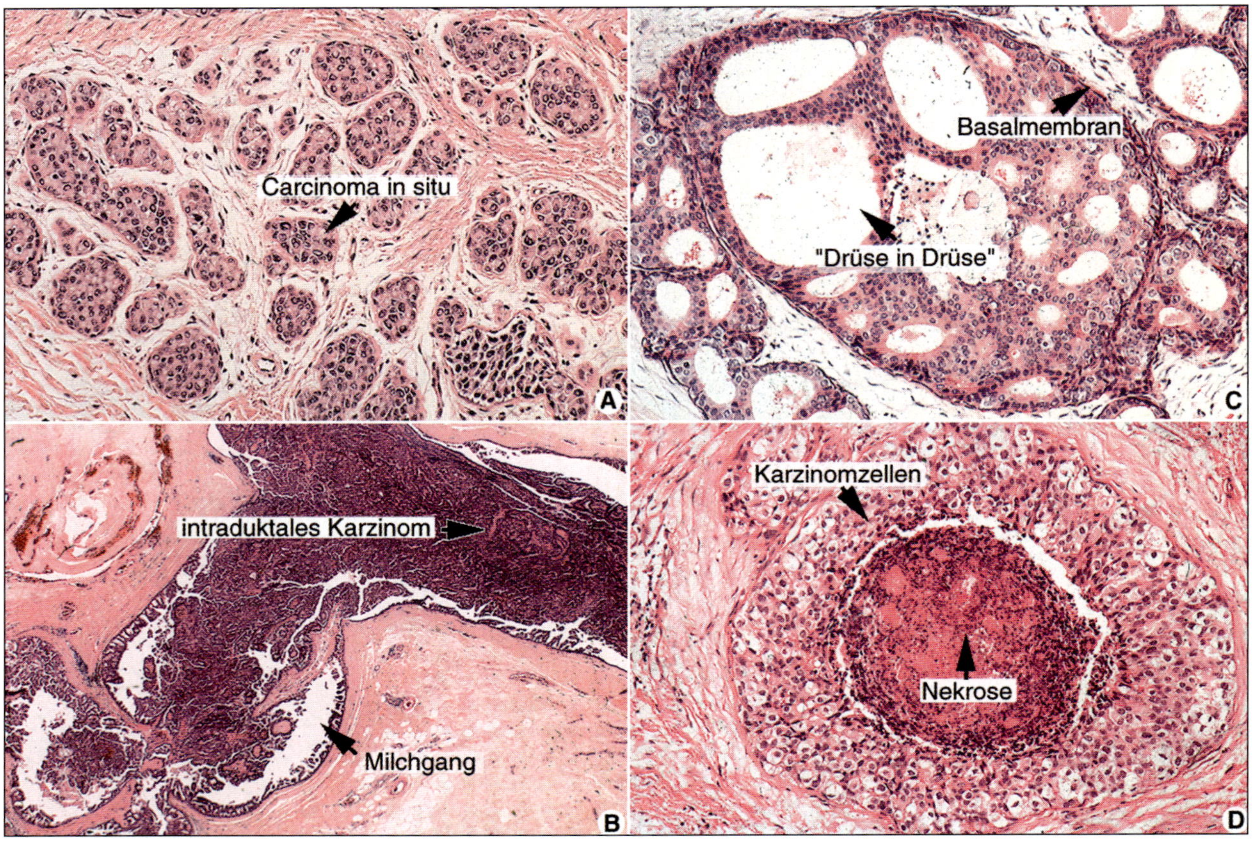

Abb. 128. Nichtinvasive Mammakarzinome. A: Beim **Carcinoma lobulare in situ** werden die Azini von atypischen Zellen ausgefüllt, sodass kleine von Basalmembran begrenzte Tumorinseln entstehen. **B:** Beim intraduktal wachsenden Karzinom erkennt man in der Wand und in der Lichtung der Ausführungsgänge atypische Epithelien, teilweise in papillärer Anordnung. Eine Stromainfiltration fehlt. **C:** Typisch für ein **kribriformes Karzinom** ist die intraluminale Tumorproliferation mit Bildung von »Drüsen in Drüsen«. **D:** Das **Komedokarzinom** zeigt eine solide Proliferation von Tumorzellen, die im Zentrum mit einem nekrotischen Zerfall einhergeht. Keine Stromainvasion.

Nichtinvasive Mammakarzinome

Vorbemerkungen. Nichtinvasive Mammakarzinome breiten sich intraazinär oder intraduktal aus und durchbrechen nicht die Basalmembran, sodass eine Stromainfiltration ausbleibt. Das Fehlen eines stromainvasiven Wachstums ist ein prognostisch günstiges Zeichen. Beim Komedokarzinom kommt es allerdings frühzeitig zu einer Stromainvasion, sodass diese Tumorart eine schlechtere Prognose aufweist.

Histopathologische diagnostische Kriterien

1 Das **Carcinoma lobulare in situ** ist ein intralobuläres Karzinom, bei dem die Drüsenläppchen von soliden, atypischen Epithelproliferationen ausgefüllt werden. Die Läppchen sind ausgeweitet, die ursprüngliche Architektur bleibt jedoch erhalten. Man unterscheidet einen isomorphen und einen polymorphen Zelltyp. Meist handelt es sich bei dieser Tumorart um einen histologischen Zufallsbefund.

2 Das **intraduktale papilläre Karzinom** ist eine Neubildung, die auf die Lichtung mittelgroßer und großer Milchgänge beschränkt bleibt. Der Tumor zeigt ein gefäßtragendes Stroma, das an der Oberfläche von atypischen Zellen bedeckt wird. Im weiteren Verlauf können sich stromalose, solide Tumorzellformationen (Pseudopapillen) entwickeln, die die Ganglichtung ausfüllen.

3 Das **intraduktale kribriforme Karzinom** zeigt das typische Muster von »Drüsen in Drüsen«. Schmale, stromalose Karzinomstränge durchziehen die Ganglichtung und bilden kleinere Lichtungen.

4 Das **Komedokarzinom** zeigt eine ausgeprägte solide intraduktale Wucherung von Karzinomzellen, die die Ganglichtung ausfüllt. Im Zentrum der Wucherung entsteht eine Nekrose.

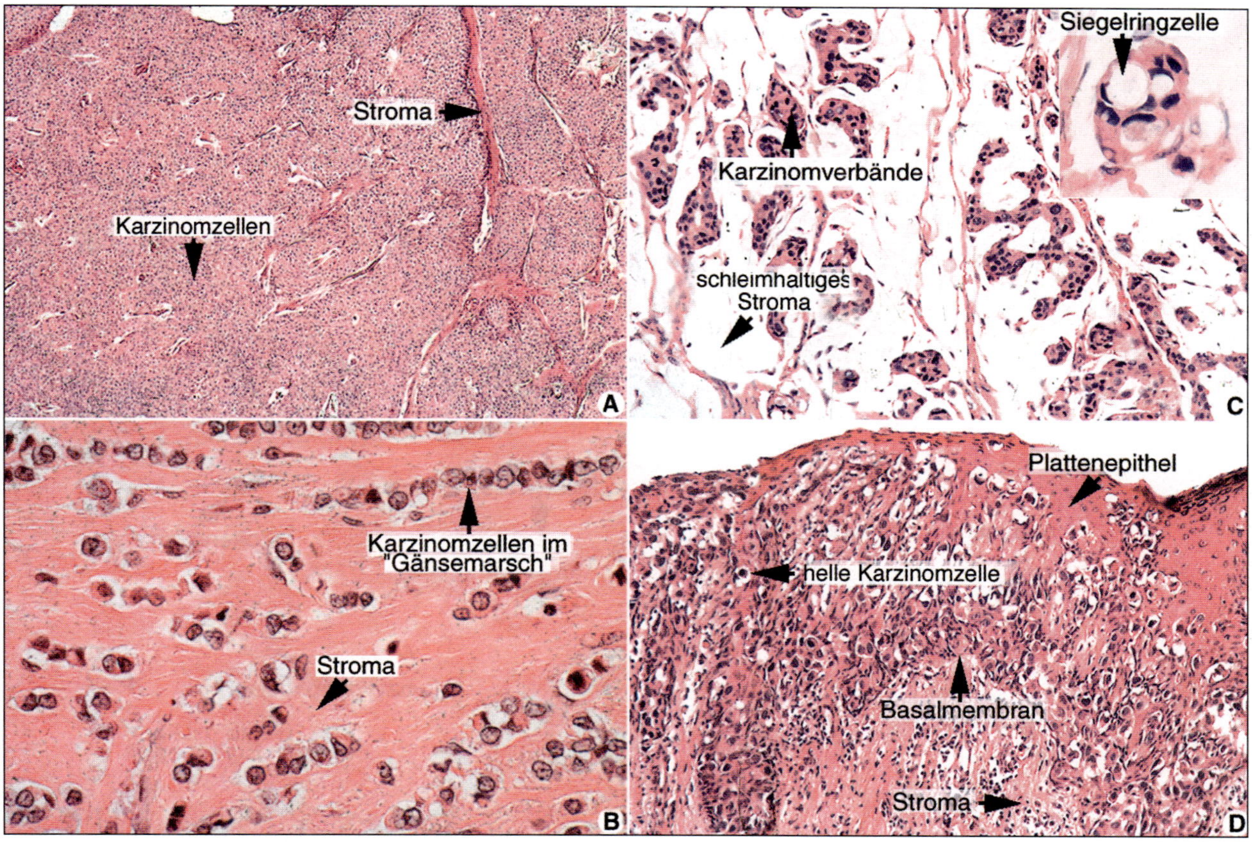

Abb. 129. Invasive Mammakarzinome. A: Duktale Karzinome können sehr stromaarm sein, wie bei der **medullären Variante**. **B:** Steht die Neubildung von Tumorstroma im Vordergrund, dann spricht man von einem **szirrhösen Karzinom.** Die Tumorzellen liegen weitgehend isoliert und hintereinander im »Gänsemarsch«. **C:** Das **Gallertkarzinom** zeigt eine ausgeprägte extrazelluläre Bildung von Schleim, der kleine Karzinomverbände einschließt. **Inset:** Typisch ist der Nachweis von »Siegelringzellen«. **D:** Bei der **Paget-Krankheit** liegt eine intraepidermale Ausbreitung eines Karzinoms mit großen, hellen Zellen vor. Die Basalmembran der Epidermis kann noch intakt oder bereits durchbrochen sein.

Invasive Mammakarzinome

Vorbemerkungen. Bei invasiven Mammakarzinomen liegen die Karzinomverbände bereits im Stroma. Meist handelt es sich um entdifferenzierte Neubildungen, die vom Gangepithel ausgehen. Sie werden unter Berücksichtigung des Zelltyps und der Karzinom/Stroma-Relation unterteilt. Auch bei invasiven Mammakarzinomen zeigen die verschiedenen histologischen Formen eine unterschiedliche Dignität. So ist die Prognose beim medullären Mammakarzinom mit lymphozytärer Stromainfiltration und beim Gallertkarzinom besser als beim szirrhösen Karzinom. Die Paget -Krankheit imponiert klinisch als chronisches Ekzem.

Histopathologische diagnostische Kriterien

Karzinomverbände liegen im Bindegewebe und weisen die zytologischen Kriterien der Malignität (Zell- und Kernpolymorphie, vermehrte und atypische Mitosen) auf.

1 **Medulläres Karzinom.** Bei dieser Tumorform überwiegt der Karzinomanteil. Das Stroma ist nur spärlich angelegt und durchzieht als zarte Septen die Tumormasse. Das medulläre Karzinom mit besonders ausgeprägter lymphozytärer Stromainfiltration wird als eigenständige Tumorform geführt.

2 Das **szirrhöse Karzinom** besteht überwiegend aus einem faserreichen Stroma, das einzelne Tumorzellen (Carcinoma dissolutum) oder kleine Verbände im »Gänsemarsch« einschließt. Bei einer gleichstarken Verteilung von Tumormasse und Stroma spricht man von einem einfachen soliden Karzinom.

3 Beim **Gallertkarzinom** steht die Bildung von Schleim im Vordergrund. In großen, leicht basophilen, fädigen, stark PAS-positiven Stromaschleimmassen finden sich kleinere Gruppen von Tumorzellen, die eine Schleimvakuole in ihrem Zytoplasma (nach Art einer Siegelringzelle) einschließen. Mitosen sind häufig zu finden.

4 Die **mammäre Paget-Krankheit** stellt eine besondere Ausbreitungsform eines Mammakarzinoms dar. Die Neubildung geht von den großen Milchgängen aus und infiltriert die Epidermis der Mamille. Man sieht dichte Ansammlungen von großen, hellen Tumorzellen. Die Basalmembran kann intakt bleiben.

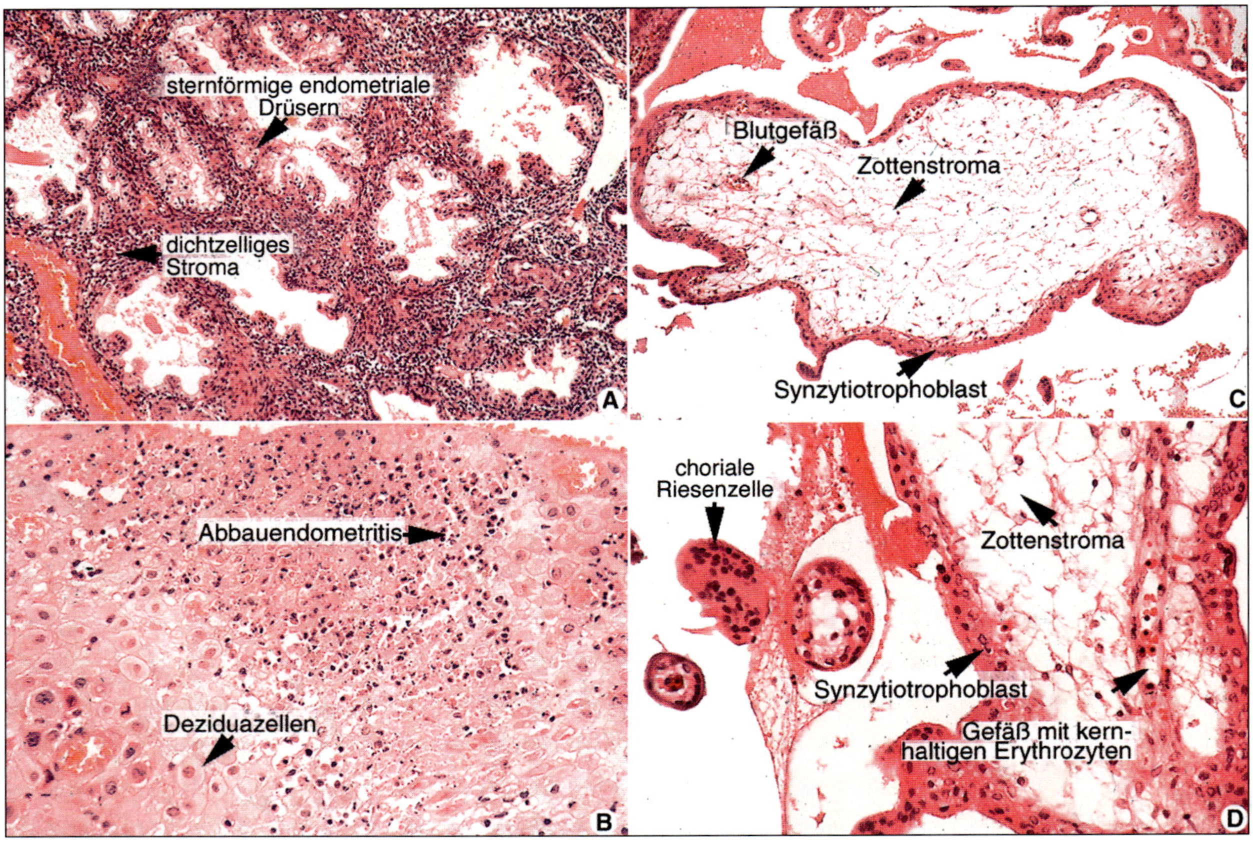

Abb. 130. Abort. A: Nach einem Abort sind die endometrialen Drüsen sternförmig gestaltet **(Rückbildung aus einer Sekretion)**. Das zytogene Stroma ist sehr dicht, wie in der Proliferationsphase. **B:** Es finden sich Reste einer teilweise noch erhaltenen, teilweise bereits nekrotischen **Dezidua** mit großen eosinroten, gut begrenzten Zellen. **C–D:** Gesichert wird die Schwangerschaft durch den Nachweis von **Plazentarzotten** mit dem typischen myxoiden Stroma. Dieses wird vom Synzytiotrophoblast mit mehrkernigen chorialen Riesenzellen bedeckt. Im Zottenstroma können Blutgefäße mit kernhaltigen Erythrozyten vorliegen.

Abort

Vorbemerkungen. Intrauterin abgestorbene und abgestoßene Frucht unter 500 g Gewicht.

Histopathologische diagnostische Kriterien

1 **Hochsezernierendes Korpusendometrium.** Sägeblattartig gestaltete endometriale Drüsenlichtungen, die von einem hellen Epithel ausgekleidet werden und in einem aufgelockerten Stroma liegen. Daneben finden sich auch endometriale Drüsen in der Rückbildung aus der Sekretion (= sternförmige Drüsenlichtung mit vorspringendem Epithel und dunklem Kern).

2 **Dezidua.** Das Stroma besteht aus großen, zytoplasmareichen Zellen mit deutlichen Zellgrenzen. Der Kern ist zentral, klein, chromatindicht und rund.

3 **Plazentarzotten.** Die Zotten bestehen aus einem aufgelockerten Stroma, das an der Oberfläche von einem zweischichtigen Epithel überzogen wird: innen der Zytotrophoblast (kubische Langhans-Zellen) und außen die Riesenzellen des Synzytiotrophoblasten. Im Stroma erkennt man kleine Kapillaren, die – in Abhängigkeit vom Schwangerschaftsalter – kernhaltige Erythrozyten enthalten können.

4 **Entzündliche Veränderungen.** Als Ausdruck einer Abbauendometritis (nicht unbedingt bakteriell bedingt!) sieht man dichte Ansammlungen von segmentkernigen Leukozyten in der Dezidua sowie frischere Blutungen. Ferner werden größere Fibrinmassen nachgewiesen, die z. T. aus dem Nitabuch-Fibrinstreifen stammen.

5 **Anteile des Föten.** Gelegentlich findet man im Abradat Anteile des Föten (unreife Gewebe: Leber, Knorpel, Knochen u.a.).

Begriffsbestimmungen und Differenzialdiagnose

1 **Schwangerschaftsanteile.** Maternale und fetale (Zotten, aber kein Gewebe des Föten) Anteile. Keine entzündlichen Veränderungen.

2 **Abort.** Fetale und maternale Anteile mit entzündlichen Veränderungen.

3 **Extrauterine Gravidität.** Dezidua ohne fetale Anteile. Die Differenzialdiagnose gegenüber einem kompletten Abort ist schwierig. Histologisch ist nur die Diagnose »verzögerte Abstoßung« zu stellen. MERKE: Eine EUG lässt sich histologisch weder mit letzter Sicherheit ausschließen noch nachweisen.

4 **Deziduale Stromaumwandlung.** Dezidua ist nicht pathognomonisch für eine Schwangerschaft, sondern Ausdruck einer endo- oder exogenen Hormonstimulation.

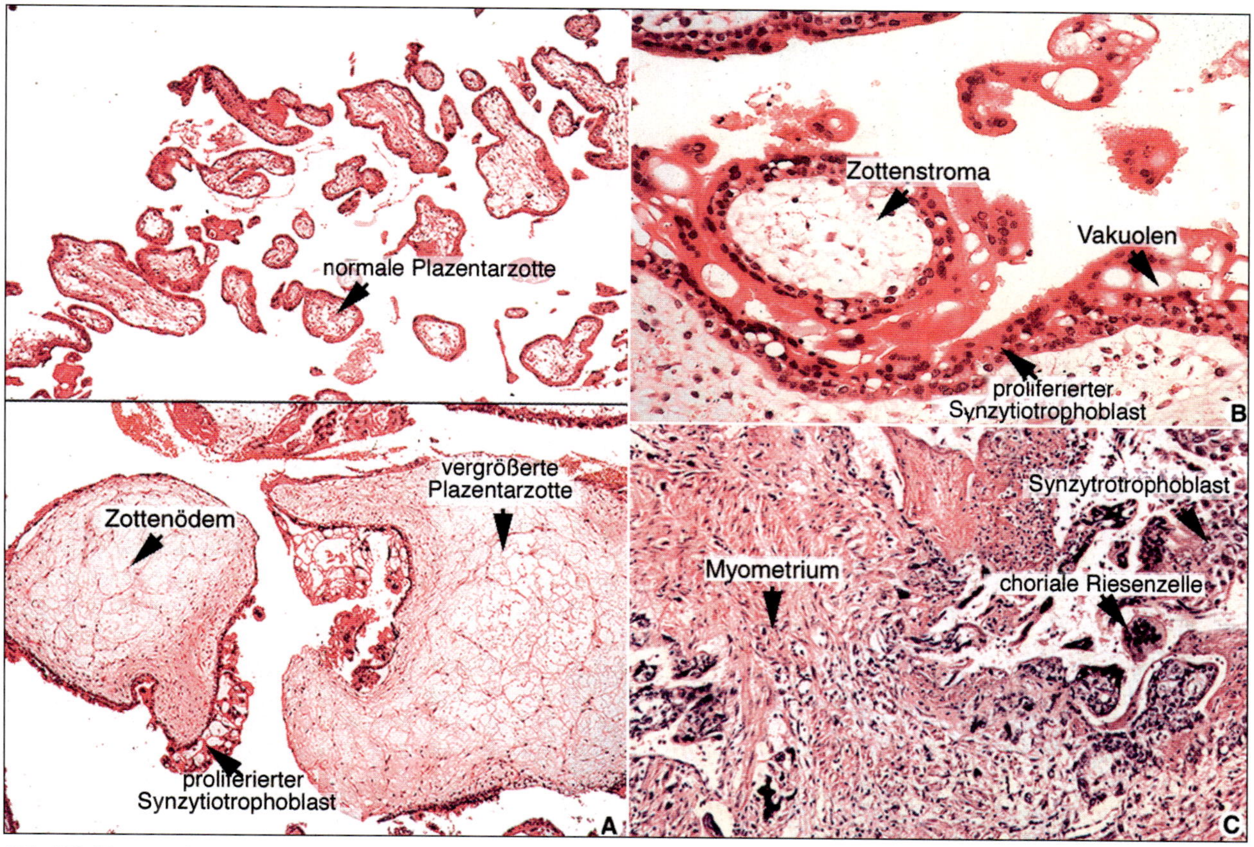

Abb. 131. Blasenmole. A : Typisch sind die stark vergrößerten Plazentarzotten (**Oben:** normalgroße Zotten als Kontrolle) mit einem aufgelockertem Stroma. **B:** An der Oberfläche zeigen die Zotten einen deutlich proliferierten Synzytiotrophoblast, der kleine Hohlräume einschließt und so eine »**brückenförmige Anordnung**« zeigt. Gefäße fehlen im Zottenstroma. Typisch ist auch der Nachweis kleiner intrazytoplasmatischer Vakuolen. **C:** Beim **Chorionkarzinom** zeigen Synzytiotrophoblast und choriale Riesenzellen ein lokal invasives und destruktives Wachstum. Es kommen Zellatypien, Mitosen und Blutungen vor. Zotten fehlen.

Blasenmole

Vorbemerkungen. Es handelt sich um eine fetale Fehlentwicklung der Zottenkapillaren.Bei der Blasenmole kommt es zum Fruchttod (leerer Fruchtsack). Klinisch manifestiert sich die Blasenmole durch einen für das Gestationsalter zu großen Uterus und durch hohe HCG-Werte. Etwa 1% der Blasenmolen gehen in ein hochmalignes, metastasierendes Chorionepitheliom über.

Histopathologische diagnostische Kriterien

1 **Schwangerschaftsanteile.** Es liegen Zotten und Dezidua vor.

2 **Zottenveränderungen.**

a) Durch **Stromaödem** stark vergrößerte, seeartig aufgetriebene Zotten

b) Im Zottenstroma **keine Kapillaren** nachweisbar

c) Herdförmige **Wucherung des Chorionepithels** (Zytotrophoblast und Synzytiotrophoblast) mit Ausbildung von Zytoplasmavakuolen im Synzytiotrophoblast.

3 **Dezidua.** Häufig sind die Deziduareste leukozytär infiltriert.

Chorionkarzinom des Uterus

Vorbemerkungen. Das Chorionkarzinom tritt bei der Frau meist als Komplikation einer Blasenmole auf. Es handelt sich um einen hochmalignen Tumor, der frühzeitig hämatogen metastasiert und klinisch durch hohe HCG-Werte gekennzeichnet ist. Beim Mann kommt diese Tumorart als Variante eines germinativen Hodentumors vor.

Histopathologische diagnostische Kriterien

1 **Invasiver Tumor.** Das Myometrium wird schrankenlos durch einen bösartigen Tumor infiltriert.

2 **Choriale Proliferation.** Der Tumor besteht vorwiegend aus mehrkernigen Riesenzellen mit ausgeprägten Zeichen der Zellpolymorphie. Mitosen kommen vor.

3 **Blutungen.** Das zerstörende Wachstum führt zu umschriebenen Blutungen.

4 Es lassen sich **keine Plazentarzotten** nachweisen.

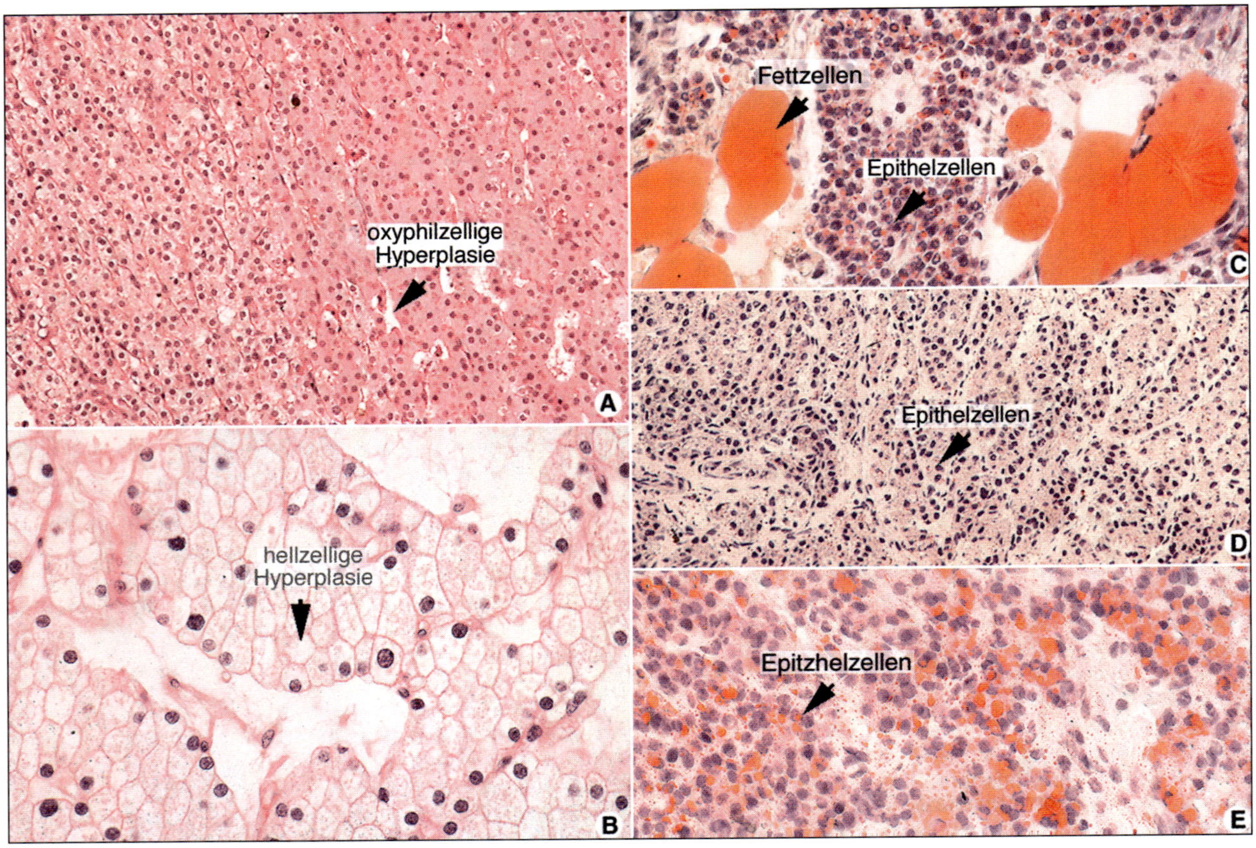

Abb. 132. Epithelkörperchen. A: Bei einer **Hyperplasie** oder einem **Adenom der Epithelkörperchen** sind die Zellen **azidophil** und trabekulär angeordnet oder bestehen – wie in **Abbildung B** – aus **wasserklaren Zellen**. **C:** In einem **normalen Epithelkörperchen** erkennt man zwischen dem endokrinen Drüsen vereinzelte sudanpositive Fettzellen. **D:** In einem **proliferierten Epithelkörperchen** fehlen die Fettzellen; das endokrine Epithel ist fettfrei. **E:** In einem **supprimierten Epithelkörperchen** zeigen die Epithelien zahlreiche kleinste Fetttröpfchen.

Epithelkörperchen: Hyperplasie – Adenom

Vorbemerkungen. Epithelkörperchen (EK) können – als Hyperplasie oder als Adenom – mit den Zeichen einer inkretorischen Aktivität einhergehen. Es entsteht das klinische Bild eines Hyperparathyreoidismus (HPT), der sich primär oder sekundär im Rahmen einer gesteigerten Anforderung (Niereninsuffizienz) entwickelt. Die Veränderungen können sporadisch oder familiär im Rahmen eines MEN-Syndroms auftreten.

Histopathologische diagnostische Kriterien

1 **EK-Hyperplasie.** Diese tumorartige Veränderung stellt das morphologische Substrat des sekundären Hyperparathyreoidismus (sHPT) dar. Histologisch sieht man eine diffuse oder knotige (pseudoadenomatöse) Wucherung von dunklen und/oder wasserklaren Zellen. Das Fettgewebe ist deutlich vermindert.

2 **Epithelkörperchenadenom.** Die Neubildung setzt sich aus einer umschriebenen Zellproliferation zusammen, die nur in einem EK vorkommt. Der epitheliale Drüsenanteil ist vermehrt, das interstitielle Fettgewebe vermindert. In der Peripherie lässt sich eine zarte bindegewebige Kapsel nachweisen. Ursprüngliches EK-Gewebe ist – so weit noch nachweisbar – druckatrophisch. Das Adenom zeigt einen soliden, trabekulären oder mikrofollikulären Aufbau. Insbesondere letztere Formen gehen mit zentraler Kolloidspeicherung einher und täuschen Schilddrüsenfollikel vor. Zytologisch unterscheidet man Adenome aus leicht eosinroten Hauptzellen von den selteneren hell- oder oxyphilzelligen Varianten. Große hyperchromatische Zellkerne sind nicht Ausdruck der Malignität, sondern Zeichen einer inkretorischen Hyperaktivität. Nur vermehrte und atypische Mitosen sowie ein invasives Wachstum sprechen für Malignität. Meist wird die Diagnose EK-Karzinom erst durch den Nachweis von Metastasen gesichert.

Klinisch-pathologische Korrelation. Von diagnostischer Bedeutung ist die – oft schwierige – Abgrenzung zwischen einer Hyperplasie (alle Epithelkörperchen sind betroffen) und einem Adenom (nur eine Drüse ist vergrößert):

Größe der EK. Bei einem Adenom ist nur eine, bei einer Hyperplasie sind alle Drüsen vergrößert.

Fettgehalt des EK. Normale EK bestehen zu 30% aus Fettgewebe. Bei einem Adenom oder einer Hyperplasie ist der Fettzellanteil vermindert (= proliferierte Drüse).

Fettgehalt des Drüsenepithels. Die Sudanfärbung gibt Hinweise auf den Funktionszustand. Aktivierte Zellen (im Adenom oder in der hyperplastischen Drüse) zeigen kein Fett im Zytoplasma. Supprimierte Zellen (in EK, die nicht vom Adenom befallen sind) zeigen multiple, unterschiedlich große Fetttropfen im Zytoplasma.

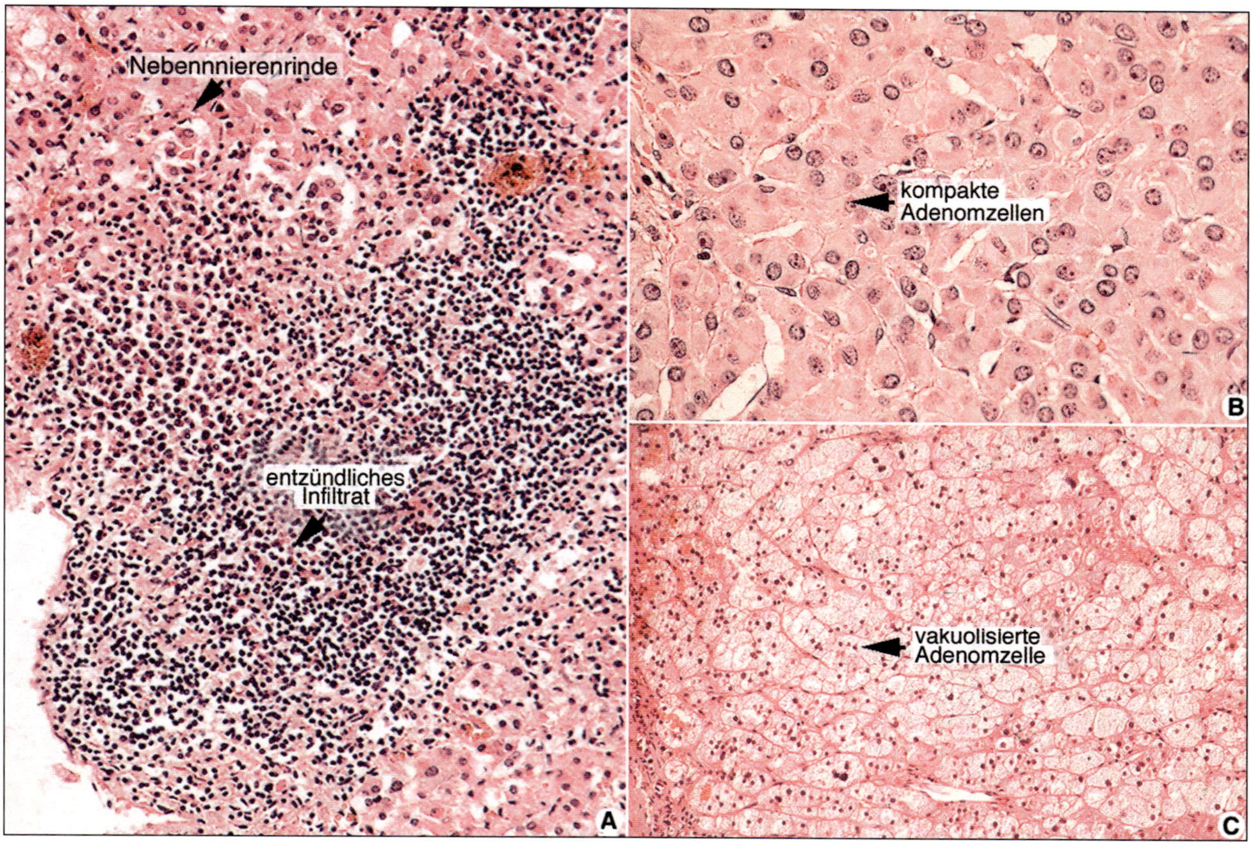

Abb. 133. Nebennierenerkrankungen. A: Adrenalitis. Bei einer chronischen unspezifischen Adrenalitis liegt ein dichtes rundzelliges Infiltrat vor, das meist in der Rinde lokalisiert ist. **B:** Das **Nebennierenrindenadenom** zeigt einen soliden oder trabekulären Aufbau und besteht aus eosinophilen Zellen oder aus hellen ballonierten Zellen **(C)**.

Adrenalitis

Vorbemerkung: Unter den Entzündungen der Nebenniere spielt lediglich die Autoimmunadrenalitis (führt zur endokrinen Insuffizienz) eine Rolle, während die früher häufiger vorkommende Tuberkulose heute nur noch von geringer Bedeutung ist.

Histopathologische diagnostische Kriterien

Die chronische Adrenalitis zeigt eine herdförmige Infiltration aus Lymphozyten und Plasmazellen. Derartige Infiltrate finden sich auch bei unspezifischen Nebennierenentzündungen und weisen kein klinisches Korrelat auf.

Nebennierenrindenadenom

Vorbemerkungen. Adenome der Nebennierenrinde (NNR) sind gut abgekapselte Knoten, die oft zufällig im Rahmen einer Obduktion entdeckt werden und zu Lebzeiten klinisch stumm waren. Funktionell aktive NNR-Adenome können sich unter dem Bild einer Cushing-Krankheit (Hyperkortizismus) oder einer Conn-Krankheit (goldgelber Knoten bei Hyperaldosteronismus) manifestieren. Die histologische Abgrenzung eines Rindenadenoms von einem Karzinom kann schwierig sein. Zell- und Kernpolymorphie sowie vermehrte Mitosen sind keine differenzialdiagnostische Kriterien. Lediglich der Nachweis eines Gefäßeinbruches oder einer Metastase ist beweisend für ein Karzinom. Bei Kindern sind Karzinome häufiger als Adenome.

Histopathologische diagnostische Kriterien

1 **Nebennierenrindenadenome.** Meist handelt es sich um einen solitären Knoten mit einer peripheren faserreichen Kapsel. Das zytologische Bild besteht aus fettreichen Epithelzellen mit vakuolisiertem Zytoplasma (Adenom aus Spongiozyten bei Cushing-Krankheit), aus kompaktem nicht vakuolisierten Zytoplasma (meist stumme Adenome) oder aus alveolär angeordneten Glomerulosazellen (Conn-Krankheit). Hyperchromatische, vergrößerte Zellkerne sind Zeichen einer inkretorischen Hyperaktivität.

2 **Nebennierenrindenhyperplasie.** Eine Hyperplasie kann diffus oder nodulär sein. Multiple noduläre Hyperplasien sind besonders häufig beim Hypertonus. Eine noduläre kortikale Mikroadenomatose wird meist beim Morbus Cushing und beim paraneoplastischen Hyperkortizismus beobachtet. Ein Kapseldurchbruch von hyperplastischem NNR-Gewebe ist kein Malignitätszeichen.

3 **Nebennierenrindenkarzinom.** Der Tumor zeigt einen soliden, trabekulären oder alveolären Aufbau. Mitosen, Atypien und Gefäßeinbrüche sprechen für Bösartigkeit.

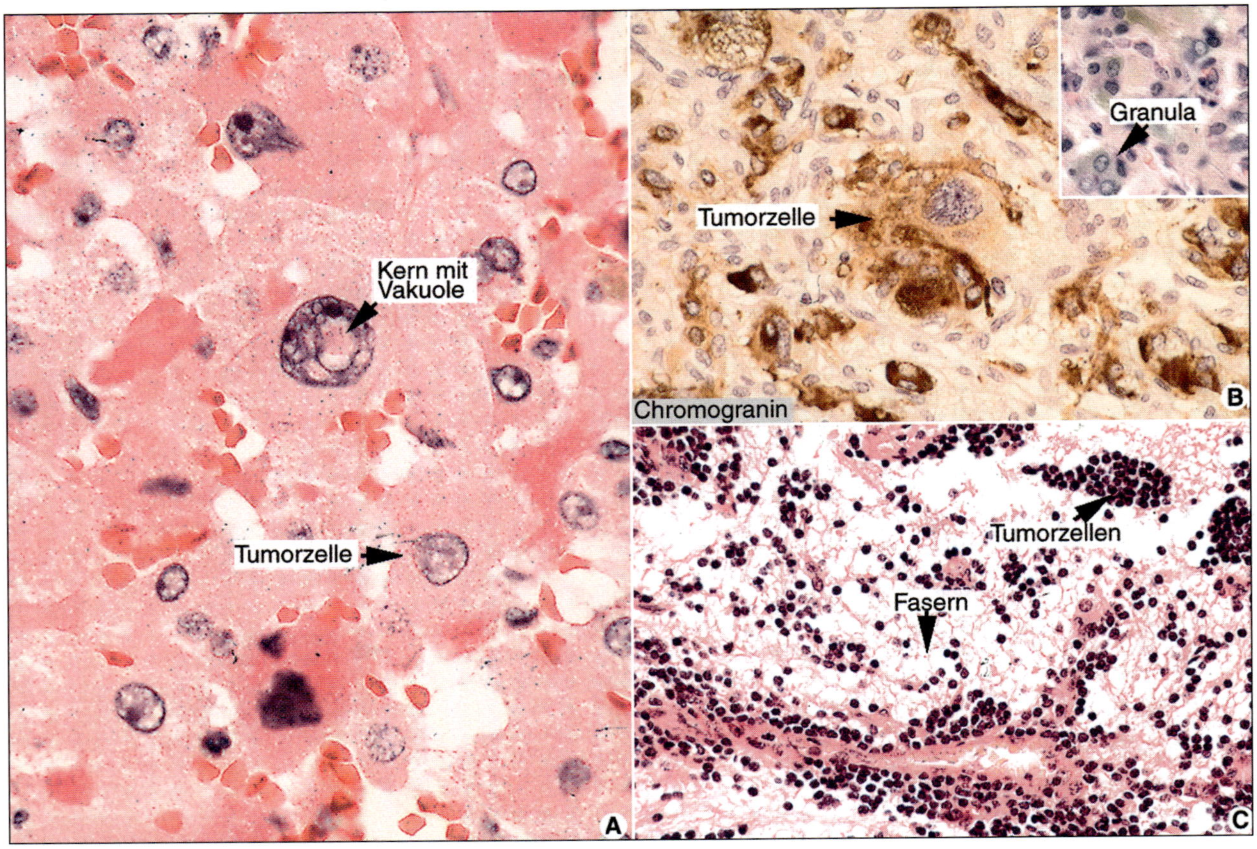

Abb. 134. Phäochromozytom. A: Typisch sind große eosinrote Tumorzellen mit einem großen, hyperchromatischen Zellkern. Dieser kann eine Zytoplasmainvagination einschließen, die eine Kernvakuole vortäuscht. **B:** Die immunhistologische **Chromogranin-Reaktion** ist positiv. **Inset:** In der Giemsa-Färbung lassen sich grünliche Zytoplasmagranula nachweisen. **C:** Das **Neuroblastom** besteht aus kleinen rundlichen, stark basophilen Tumorzellen, die in einem Netz aus eosinroten Nervenfasern liegen.

Nebennierenmark: Phäochromozytom

Vorbemerkungen. Phäochromozytome entstehen sporadisch oder im Rahmen einer erblich bedingten multiplen endokrinen Neoplasie (MEN). **10er-Regel:** Jeweils 10% der Phäochromozytome sind extraadrenal lokalisiert, maligne, treten beidseitig auf oder kommen bei Kindern vor. In etwa 0,5% der Hochdruckkrankheiten ist ein Phäochromozytom die Ursache (paroxysmale Hypertonie). Maligne Phäochromozytome werden vorwiegend bei Kindern diagnostiziert. Postoperative Rezidive können auch noch nach 10 Jahren manifest werden.

Histopathologische diagnostische Kriterien

1 **Phäochromozytom.** Der Tumor zeigt einen soliden, stark vaskularisierten Aufbau. Die Tumorzellen sind groß und zeigen ein eosinrotes Zytoplasma. Typisch ist der chromatindichte, polymorphe Kern mit einer eosinroten Vakuole (Zytoplasmaeinstülpung). Nach Fixierung mit einer chromathaltigen Flüssigkeit lassen sich im Zytoplasma der Tumorzellen Katecholamingranula nachweisen, die sich in der Giemsa-Färbung grün darstellen.

2 **Malignes Phäochromozytom.** Der Tumor ist groß und weist ausgedehnte Blutungen auf. Mitosen, Atypien und Gefäßeinbrüche sind die Malignitätskriterien.

3 **Immunhistologische Befunde.** Die Tumoren reagiert mit neuroendokrinen (Gamma-Enolase, Chromogranin) und epithelialen Markern (TPA). Mit der S100-Proteinreaktion lassen sich neuronale Anteile (Ganglienzellen) finden.

Neuroblastom

Vorbemerkungen. Unreife Tumoren der neuronalen Reihe bezeichnet man als Neuroblastome (neuroektodermale Tumoren mit neuronaler Differenzierung). Zu den häufigsten Formen zählen die Neuroblastome bei Kindern im Retroperitoneum (Nebennierenmark). Diese hochmalignen Geschwülste setzen häufig hämatogene Metastasen in Leber und Knochen. Reifere Formen sind die Ganglioneuroblastome, die eine bessere Prognose aufweisen.

Histopathologische diagnostische Kriterien

Das Neuroblastom besteht aus Gruppen von Zellen mit einem kleinen rundlichen hyperchromatischen Kern (gehört in die Gruppen der »Tumoren mit kleinen runden blauen Zellen«). Dazwischen finden sich reichlich zarte, leicht eosinrote Fasern (Neurofibrillen). Die Tumorzellen bilden Rosetten, die aus Tumorzellen um zentrale Neurofibrillen bestehen. Bei den Ganglioneuroblastomen sind außerdem große zytoplasmareiche Ganglienzellen zu erkennen.

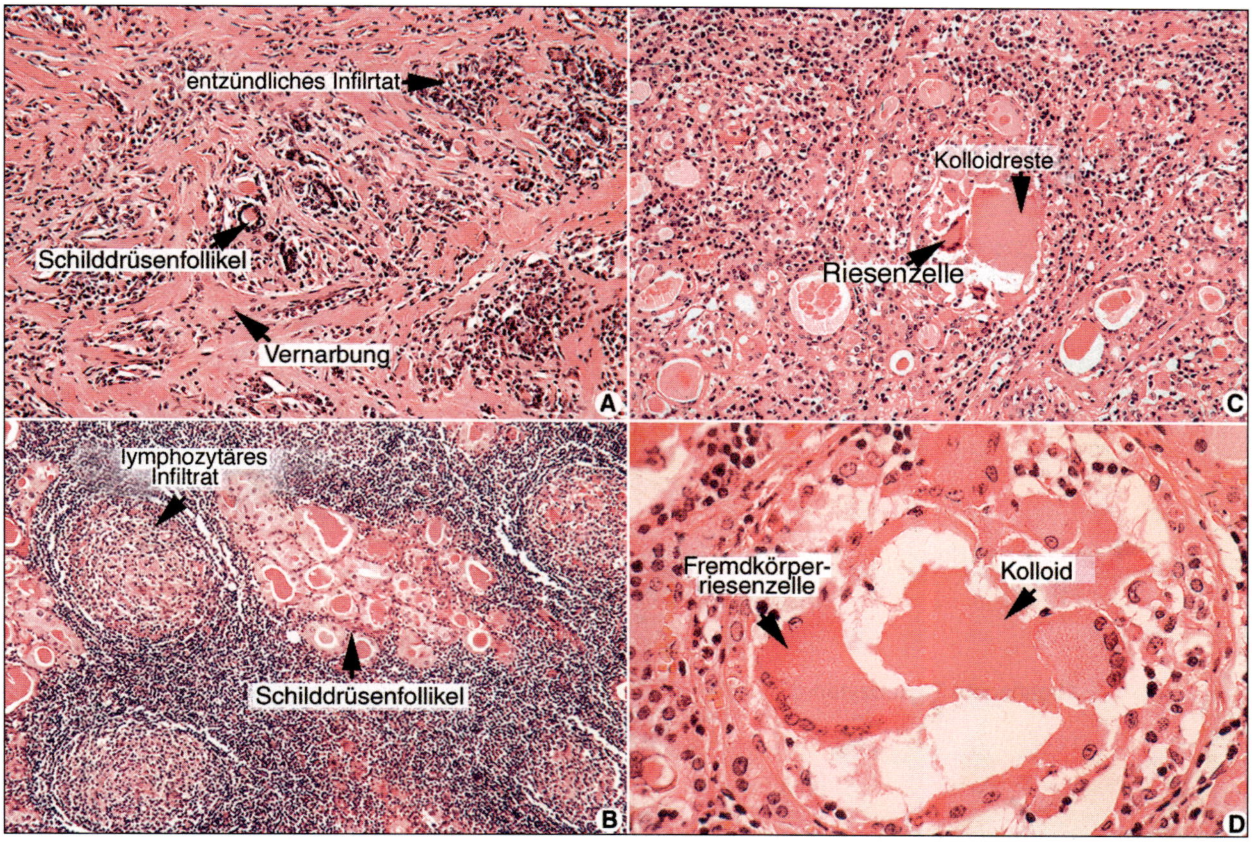

Abb. 135. Thyreoiditis. A: Bei der **sklerosierenden Riedel-Thyreoiditis** sieht man zwischen vereinzelten noch erhaltenen Schilddrüsenfollikeln ein entzündliches Infiltrat, das von einer starken narbigen Bindegewebevermehrung begleitet wird. **B:** Bei der **lymphozytären hyperplastischen Struma Hashimoto** steht eine lymphozytäre Infiltration des Zwischengewebes im Vordergrund. Typisch sind größere Keimzentren sowie eingeschlossene Reste des Schilddrüsengewebes. **C – D:** Die **Quervain-Thyreoiditis** ist gekennzeichnet durch eine stärkere entzündliche Stromainfiltration mit Zerstörung von Follikeln. Um das freiliegende Kolloid entwickelt sich eine riesenzellhaltige Fremdkörperreaktion.

Thyreoiditis

Vorbemerkungen. Entzündungen in der Schilddrüse können in einer normalen Drüse (Thyreoiditis) oder auf dem Boden einer Struma (Strumitis) entstehen. Neben leichten unspezifischen Entzündungen, die besonders in Strumen sehr häufig sind, spielen eigenständige Krankheitsbilder (Struma Hashimoto, Quervain-Thyreoiditis u. a.) eine besondere Rolle.

Histopathologische diagnostische Kriterien

1 **Riedel-Struma.** Es handelt sich um eine stark narbig sklerosierende Entzündung. In einem sehr kollagenfaserreichen Stroma finden sich Reste des ursprünglichen Schilddrüsengewebes. Eine entzündliche Infiltration – meist aus Lymphozyten und Plasmazellen – ist unterschiedlich stark vorhanden.

2 **Struma Hashimoto.** Die Schilddrüse ist deutlich vergrößert und dicht lymphozytär infiltriert. Das lymphatische Gewebe mit hellen Keimzentren schließt Reste des Schilddrüsengewebes ein.

3 **Quervain-Thyreoiditis.** Die Follikel werden zerstört, dabei wird Kolloid freigesetzt. Es kommt zu einer Fremdkörperreaktion mit mehrkernigen Riesenzellen, die das Kolloid phagozytieren.

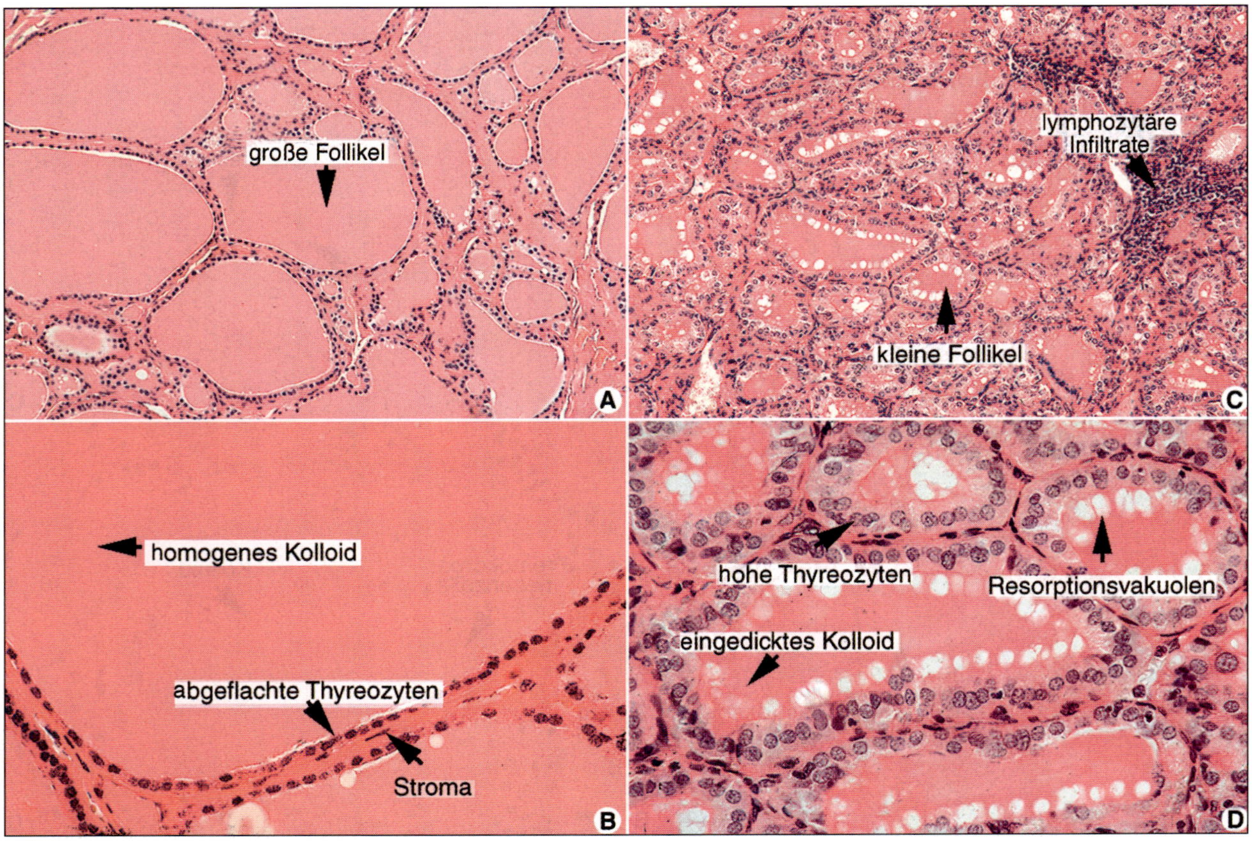

Abb. 136. Struma. A: Die **Struma colloides diffusa** besteht aus großen kolloidreichen Follikeln. Dabei kann die Veränderung diffus oder knotig vorkommen. **B:** Bei stärkerer Vergrößerung sieht man große, **kolloidreiche Follikel**, die von kubischen bis abgeflachten Thyreozyten ausgekleidet werden. **C:** Bei einer **inkretorischen Hyperaktivität** (Hyperthyreoidismus) sind die Follikel eher klein und schließen ein eingedicktes, leicht basophiles Kolloid ein. Im Zwischengewebe finden sich herdförmige Ansammlungen von Lymphozyten. **D:** Die stärkere Vergrößerung zeigt **überhöhte Thyreozyten**. Im angrenzenden Kolloid finden sich **Resorptionsvakuolen**.

Struma – Hyperthyreoidismus

Vorbemerkungen. Als Struma bezeichnet man jede vergrößerte Schilddrüse. Dabei kann es sich um eine Stoffwechselstörung (echte Struma), um eine Neubildung (Adenom oder Karzinom) oder um eine Entzündung (Thyreoiditis) handeln. Bei der Struma colloides liegen vergrößerte Follikel mit vermehrt eingelagertem Kolloid vor. Man unterscheidet diffuse und knotige Formen. Bei Jugendlichen führt ein erhöhter Jodbedarf zu einer parenchymatösen Struma, die zellreich und eher kolloidarm erscheint.

Die Funktion der Schilddrüse stellt ein weiteres Einteilungsprinzip dar: Man unterscheidet euthyreote Struma mit normaler Stoffwechsellage von hyperthyreoten oder hypothyreoten Strumen. Eine inkretorische Hyperfunktion kann sich auf dem Boden einer normalen Schilddrüse (Basedow-Krankheit = Struma basedowiana), einer präexistenten Struma (Struma basedowificata) oder eines Adenoms entwickeln. Ein Schilddrüsenkarzinom geht nur selten mit Zeichen einer Hyperthyreose einher.

Histopathologische diagnostische Kriterien

1 Struma colloides diffusa

Der läppchenförmige Aufbau ist noch angedeutet erhalten. Das Follikelepithel (Thyreozyten) ist abgeflacht. Das Kolloid in den Schilddrüsenfollikeln ist deutlich vermehrt, homogen eosinrot. Resorptionsvakuolen liegen nicht vor. Als Zeichen regressiver Veränderungen sind ältere Blutungen (Cholesterinkristalllücken), Narbenherde sowie vereinzelte Entzündungszellen zu finden.

2 Struma colloides nodosa

Es finden sich Veränderungen wie bei einer Struma colloides diffusa, der knotige Aufbau des Schilddrüsengewebes ist aber ausgeprägter. Kleine Knoten werden von Bindegewebe abgekapselt.

3 Basedow-Krankheit

Läppchenförmiger Aufbau der Schilddrüse ist noch erhalten. Die Schilddrüsenfollikel sind klein, kolloidarm und werden von hohen Thyreozyten ausgekleidet. Als Zeichen der erhöhten Zellleistung finden sich Thyreozyten mit einem großen, hyperchromatischen Zellkern. Das Kolloid ist leicht eingedickt und schließt in unmittelbarer Nachbarschaft zu den Thyreozyten kleine Resorptionsvakuolen ein. Im Stroma finden sich herdförmige Ansammlungen von Lymphozyten.

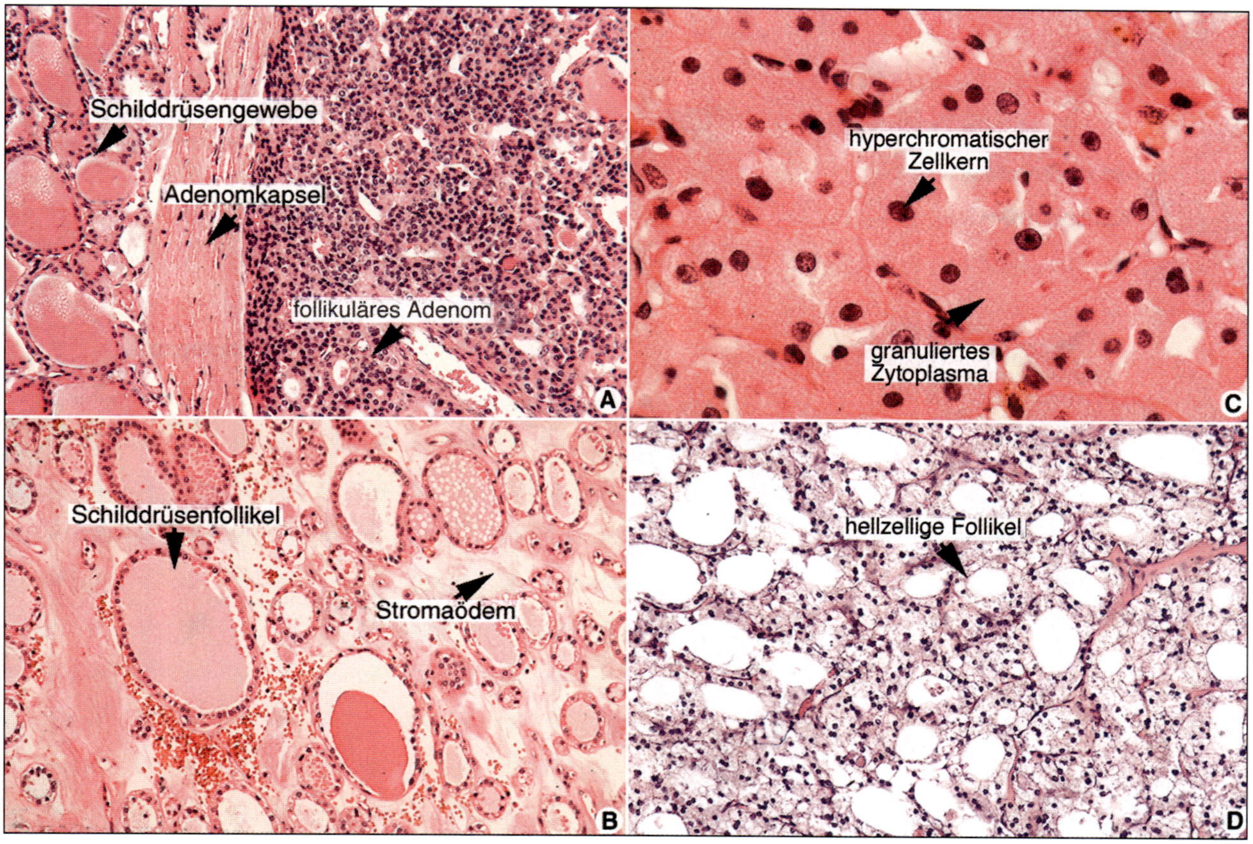

Abb. 137. Schilddrüsenadenome A: Rechts im Bild sieht man ein abgekapseltes Adenom mit kleinfollikulärem Aufbau. Es enthält wenig Kolloid. Das Zellbild ist regelmäßig. **B:** Das Adenom kann auch aus kolloidreichen, unterschiedlich großen Follikeln bestehen, die von einem faserreichen und ödematös aufgelockerten Stroma eingeschlossen werden. **C:** Das **Onkozytom** besteht aus großen, eosinroten Tumorzellen mit feingranuliertem Zytoplasma und rundem Kern. **D:** Das **hellzellige Adenom** zeigt weitgehend kolloidfreie Follikel, die von wasserklaren Zellen begrenzt werden.

Schilddrüsenadenome

Vorbemerkungen. Schilddrüsenadenome sind gutartige Neubildungen, die von einer knotigen adenomatösen Hyperplasie (Knotenstruma) und von hochdifferenzierten Karzinomen abzugrenzen sind. Die Tumoren stammen von den Thyreozyten (Follikelepithelien) ab und werden nach ihrem histologischen und zytologischen Muster unterteilt. Schilddrüsenadenome können stumm oder funktionell aktiv (sezernierende Adenome → Hyperthyreose) sein.

Histologische diagnostische Kriterien

1 **Zeichen der Gutartigkeit.** Der Tumor zeigt in der Peripherie eine bindegewebige Kapsel. Das Zellbild ist regelmäßig, Mitosen fehlen. Es lassen sich keine Gefäßeinbrüche nachweisen. Bei funktionell aktiven Adenomen können die Kerne etwas vergrößert und hyperchromatisch sein.

2 **Histologischer Aufbau.** Man unterscheidet großfollikuläre, mikrofollikuläre, trabekuläre und solide Adenome. In den Follikellichtungen lässt sich ein eosinrotes, homogenes Kolloid nachweisen. Das Stroma kann stark ödematös aufgelockert sein. Echte papilläre Strukturen kommen nur beim Karzinom vor. (Die internationale Systematik der Schilddrüsentumoren sieht kein papilläres Adenom vor.)

3 **Zytologischer Aufbau.** Man unterscheidet eosinophile, hellzellige und onkozytäre Adenome. Meist bestehen sie aus Zellen mit eosinophilem Zytoplasma und einem rundlichen chromatindichten Kern. Die hellzelligen Adenome (wasserklare Zellen) erinnern an ein hypernephroides Nierenkarzinom. Onkozytome bestehen aus großen Zellen mit einem feingranulierten, stark eosinophilen Zytoplasma und einem rundlichen, chromatindichten Kern.

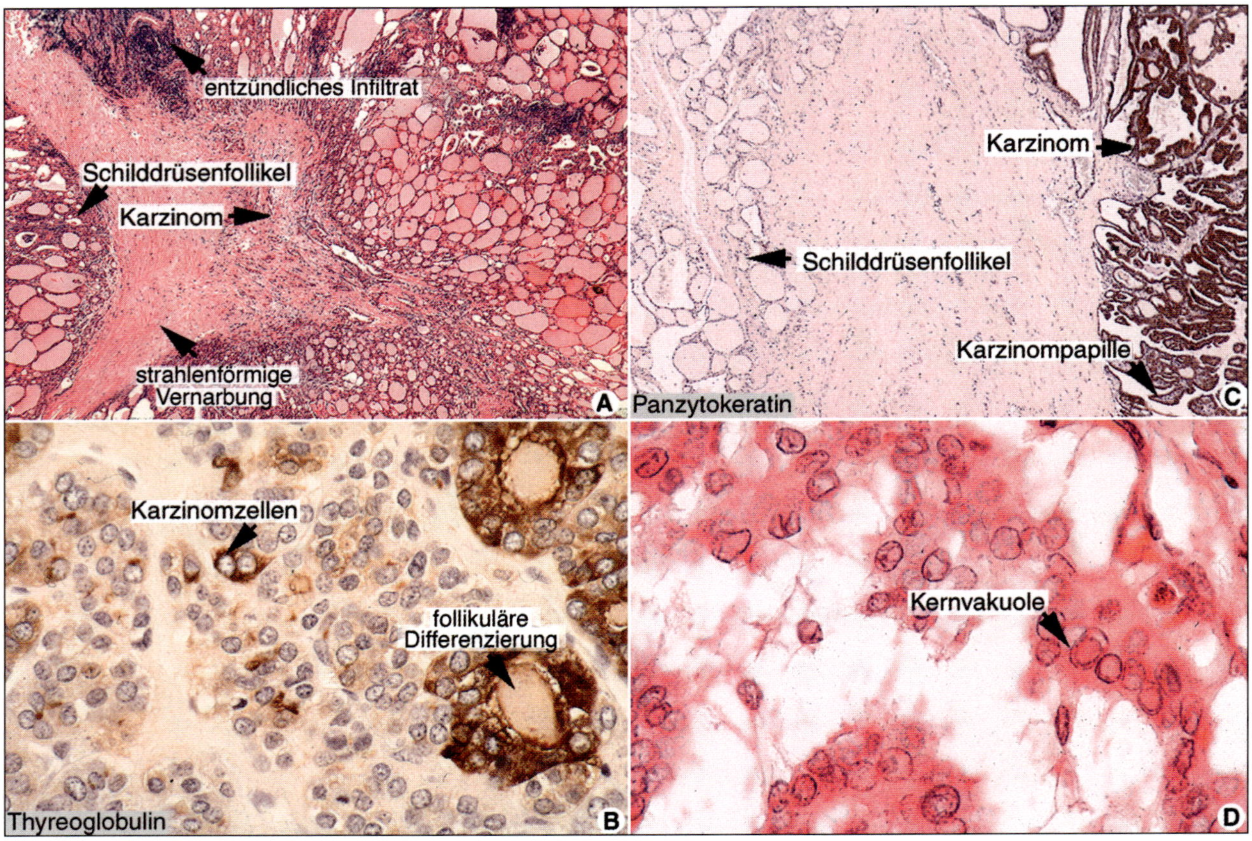

Abb. 138. Differenzierte Schilddrüsenkarzinome. A: Das **sklerosierende Schilddrüsenkarzinom** besteht aus kleinen drüsigen oder papillären Tumorstrukturen, die in einem faserreichen Stroma liegen. **B:** Das **follikuläre Schilddrüsenkarzinom** bildet kleine kolloidhaltige Follikel oder solide bzw. trabekulär angeordnete Verbände. Mitosen kommen vor. Bei verwilderten Formen lässt sich das Muttergewebe nur noch immunhistologisch durch den Thyreoglobulinnachweis bestimmen: **C:** Das **papilläre Schilddrüsenkarzinom** bildet echte Papillen und ist Panzytokeratin-positiv. **D:** Ein weiteres Merkmal sind eosinrote **Kernvakuolen**.

Schilddrüsenkarzinome

Vorbemerkungen. Die Karzinome der Schilddrüse werden nach der Mutterzelle (Thyreozyten = Schilddrüsenkarzinom, parafollikuläre Zelle = medulläres C-Zellenkarzinom), ihrer Größe (Mikrokarzinom, invasives Karzinom), ihrem feingeweblichen Aufbau (papilläre und follikuläre Formen) und nach ihrer Gewebereife (differenzierte und anaplastische Karzinome) unterteilt.

Histopathologische diagnostische Kriterien

1 **Papilläres Schilddrüsenkarzinom.** Diese Tumorart kommt bevorzugt bei jungen Frauen vor. Nicht selten ist die erste klinische Manifestation des noch unbekannten Primärtumors (okkultes Karzinom) eine Lymphknotenmetastase in der Halsregion. Diese Karzinomart weist eine relativ günstige Prognose auf. Histologisch sieht man echte Tumorpapillen in einem eosinroten Kolloid: Auf einem gefäßtragenden Stroma findet man Tumorzellen mit dachziegelartig sich überlappenden Zellkernen. Die Beobachtung von Tumorpapillen führt zur Diagnose »Karzinom«, da gutartige Formen nicht vorkommen. Typisch ist auch der Nachweis von eosinroten Kernvakuolen (Milchglaskern = Zytoplasmaeinstülpung). Die Papillen liegen in einem eosinroten Kolloid. Follikuläre Strukturen können vorkommen.

2 **Follikuläres Karzinom.** Der Tumor (bevorzugt bei Erwachsenen) zeigt meist einen mikrofollikulären oder trabekulären Aufbau. Die Abgrenzung von einem Adenom kann schwierig sein. Papilläre Strukturen kommen nicht vor. Die Kapsel des Tumors wird durchbrochen. Gefäßeinbrüche kommen vor.

3 Das **papilläre Mikrokarzinom** (sklerosierendes Karzinom Graham) ist im Durchmesser unter 10 mm groß und wird meist zufällig im Rahmen einer Strumektomie diagnostiziert. Die nicht abgekapselte Neubildung besteht aus papillären Formationen, die in einem faserreichen Stroma liegen.

4 **Malignitätskriterien.** Kapseldurchbruch und Gefäßeinbrüche (bei follikulären Formen) sprechen für Bösartigkeit. Dabei ist zu berücksichtigen, dass ein Kapseldurchbruch und nicht nur -einbruch vorliegen muss. Alte organisierte Blutungen können einen Gefäßeinbruch vortäuschen.

5 **Immunhistologie.** Bei den follikulären Karzinomen ist der immunhistologische Thyreoglobulinnachweis positiv. Papilläre Karzinome sind Zytokeratin-positiv. Kalzitoninreaktionen sind negativ.

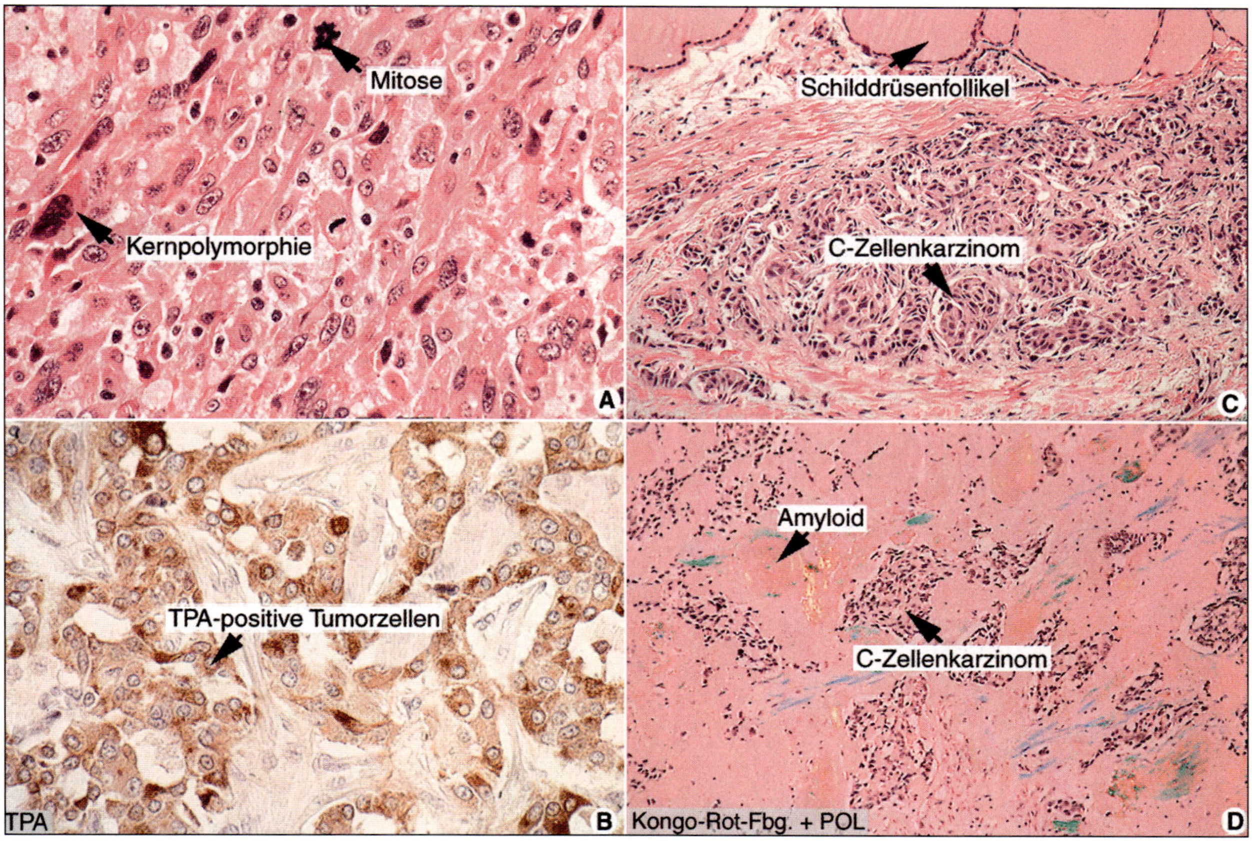

Abb. 139. Schilddrüsenkarzinome. A: Das **anaplastische Karzinom** weicht stark von dem Muttergewebe ab. Die Neubildung zeigt einen polymorph- bis spindelzelligen Aufbau mit Atypien und Mitosen. **B:** Die immunhistologische **TPA-Reaktion** ist – gegenüber einem Sarkom – positiv. **C:** Das **medulläre Karzinom** besteht aus soliden Karzinominseln und ist nicht abgekapselt. Die Diagnose wird durch den immunhistologischen Nachweis von Kalzitonin gesichert. **D:** Typisch sind auch **Amyloidablagerungen** im Zwischengewebe, die sich mit Kongo-Rot metachromatisch anfärben und im polarisierten Licht doppelbrechend sind.

Schilddrüsenkarzinome

Vorbemerkungen. Anaplastische Schilddrüsenkarzinome sind undifferenzierte Neubildungen (kommen nur im fortgeschrittenen Alter vor), die aus spindeligen oder polymorphen Zellen bestehen und eine schlechte Prognose aufweisen. Oft sind sie nur noch schwer als Karzinome zu identifizieren: Man spricht von »sarkomartig wachsenden Karzinomen«.

Medulläre Karzinome werden von den parafollikulären kalzitoninproduzierenden C-Zellen abgeleitet. Man kennt nur die maligne Variante (keine C-Zellenadenome). Diese Neubildungen können isoliert (spontan) oder – im Rahmen eines MEN-II-Syndroms – kombiniert mit anderen Neoplasien vorkommen.

Histopathologische diagnostische Kriterien

1 **Anaplastische Schilddrüsenkarzinome** werden von Thyreozyten abgeleitet. Sie zeigen einen spindel- oder polymorphzelligen Aufbau und erinnern an ein Fibrosarkom. Mitosen, Atypien und Riesenzellen kommen vor. Die epithelialen Marker (EMA, Zytokeratin) sind positiv, die Thyreoglobulinmarker dagegen meist negativ.

2 **Medulläres C-Zellenkarzinom.** Der Tumor zeigt einen soliden inselförmigen Aufbau. Das faserreiche, häufig verkalkte Stroma schließt Amyloidablagerungen ein, die Kongo-Rot-positiv sind und eine deutliche Doppelbrechung im polarisierten Licht zeigen. Die Diagnose wird durch den immunhistologischen Nachweis von Kalzitonin gesichert. Es können noch andere Sekretionsprodukte (Schleim, ACTH, CEA, Melanin) vorkommen.

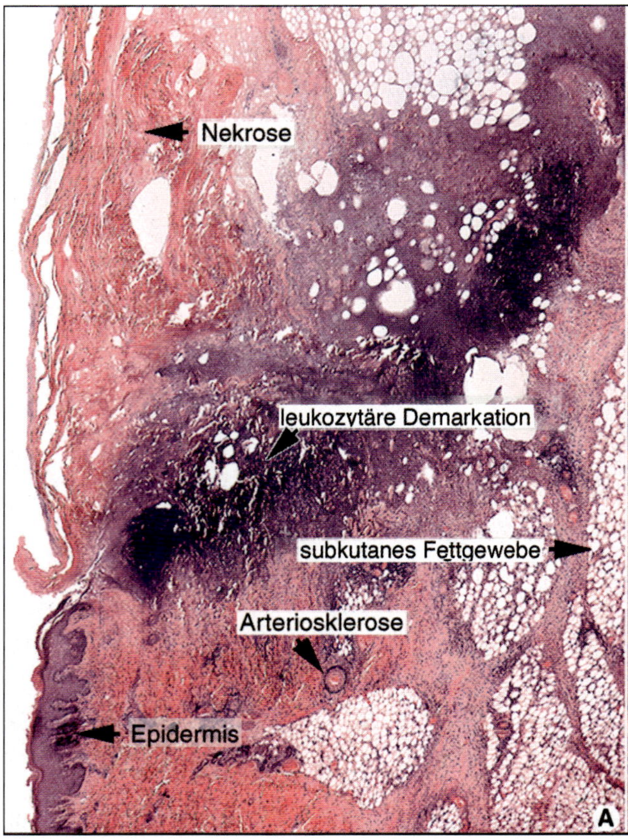

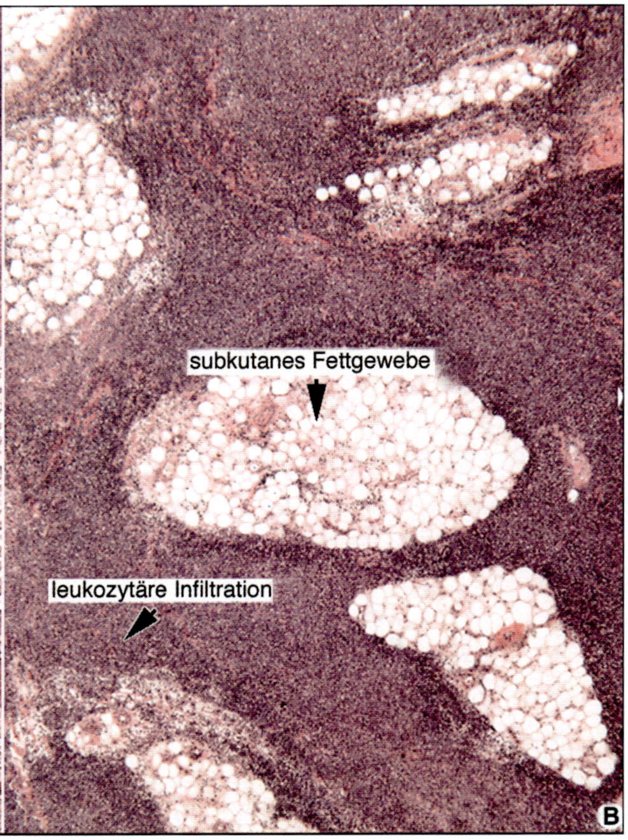

Abb. 140. A: Gangrän. Die obere Bildhälfte zeigt einen größeren Epidermisdefekt (kernlose Nekrose), der oberflächlich von eosinrotem Fibrin bedeckt und in der Tiefe durch eine stärkere basophile leukozytäre Infiltration demarkiert wird. **B:** Bei einer **Phlegmone** liegt eine schrankenlos sich ausbreitende leukozytäre Infiltration im Bindegewebe vor. Dazwischen sieht man kleinere noch erhaltene Inseln aus subkutanem Fettgewebe.

Haut: Gangrän – Phlegmone

Vorbemerkungen. Als Gangrän der Extremitäten bezeichnet man eine Nekrose, die durch eine Mangeldurchblutung hervorgerufen wird. Man unterscheidet trockene Formen, bei denen die Nekrose durch Wasserverlust mumifiziert, und feuchte Formen, bei denen die Nekrose durch Fäulnisbakterien zersetzt wird. Die Extremitätengangrän (beginnt mit einem Absterben der Zehen) stellt häufig eine Komplikation einer diabetischen Mikroangiopathie (sklerotische Veränderung der kleinen Arterien) dar.

Bei einer Phlegmone liegt eine schrankenlose Ausbreitung einer eitrigen Entzündung vor. Diese Entzündungsform ist Folge der hohen Virulenz des Erregers und der herabgesetzten Abwehrmechanismen des Organismus.

Histopathologische diagnostische Kriterien

1 **Gangrän.** Histologisch sieht man eine ausgedehnte Nekrose der Haut. Epidermis, Kutis und Subkutis stellen sich als homogenes eosinrotes kernloses Gewebe dar. Nur noch die Fettzellen sind erkennbar. Der Randbereich der Nekrose zeigt eine dichte leukozytäre Demarkation.

2 **Phlegmone.** Das Weichteilgewebe ist diffus von Leukozyten durchsetzt. Eine periphere Begrenzung der Entzündung (Kapsel, wie bei einem Abszess) liegt nicht vor, auch umschriebene Einschmelzungen des ortsständigen Gewebes fehlen.

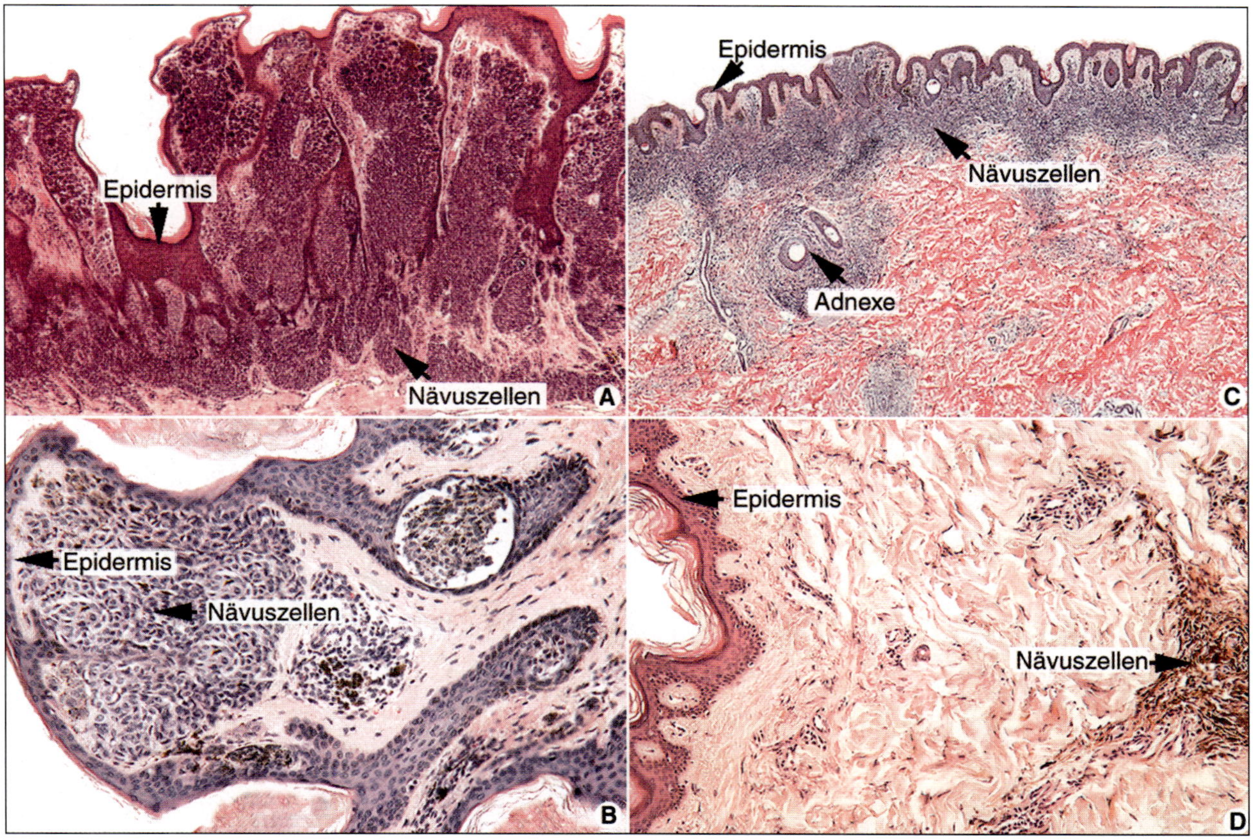

Abb. 141. Pigmentnävus. A: Die Abbildung zeigt einen **verrukösen Pigmentnävus** in der Übersicht. Die Epidermis ist hyperkeratotisch verdickt. Im darunter liegenden Korium finden sich inselförmige Ansammlungen von basophilen Inseln aus Nävuszellen. **B:** Bei stärkerer Vergrößerung sieht man die **intraepidermale Lokalisation** der Pigmentzellen, die kleine bräunliche Melaninablagerungen einschließen. **C:** Beim **kongenitalen Nävus** liegen die Nävuszellen bandförmig unter der Epidermis und breiten sich in die Tiefe entlang von Hautanhangsgebilden aus. **D:** Der **blaue zelluläre Nävus** besteht aus einer Ansammlung von spindeligen, stark melaninpigmentierten Zellen. Typisch ist die tiefe Lokalisation der Pigmentzellen.

Pigmentnävus der Haut

Vorbemerkungen. Als Nävus bezeichnet man eine tumorartige Fehlentwicklung aus ortsständigem Hautgewebe. Dabei kann es sich um Pigmentzellen (Naevus pigmentosus), Fettgewebe (Naevus lipomatosus), Blutgefäße (Naevus vasculosus) oder um eine hyperplastische Epidermis (Naevus verrucosus) handeln. Kombinationsformen sind häufig. Pigmentnävi kommen als Nävuszellnävus oder als blauer Nävus vor. Ferner unterscheidet man angeborene und erworbene Nävi.

Histopathologische diagnostische Kriterien

1 Erworbener Nävuszellnävus

a) Verruköser Aufbau. Bei schwacher Vergrößerung erkennt man eine Veränderung, die sich auf der Hautoberfläche vorwölbt. Im Vordergrund steht eine Epidermishyperplasie mit ausgeprägter orthokeratotischer Verhornung.

b) Pigmentzellen. Die Zellen sind oval oder kubisch und weisen ein helles Zytoplasma auf. Die Zellkerne sind rundlich bis oval mit einem kleinen Nukleolus. Typisch ist die Anordnung in Nestern aus 3 oder mehr Zellen. Melaninpigmentierte Zellen speichern ein dunkelbraunes bis schwarzes Pigment. Atypien oder Mitosen liegen nicht vor, es können aber große, mehrkernige Pigmentzellen vorhanden sein.

c) Lokalisation der Pigmentzellen. Beim intrakorialen Nävuszellnävus liegen die Pigmentzellen im Stroma der Retezapfen. Zwischen diesen und der Basalmembran ist ein zellfreier Streifen zu sehen. Junktionsnävi oder Nävi mit Grenzflächenaktivität zeigen Pigmentzellen, die der der dermo-epidermalen Junktionszone anliegen. Kombinationsformen (Compoundnävi) kommen vor.

d) Immunhistologie. Pigmentnävi sind neuroektodermalen Ursprungs. Dementsprechend fällt der immunhistologische Nachweis von S100-Protein positiv aus.

2 Angeborener (kongenitaler) Pigmentnävus

Unter einer flachen, nur leicht hyperkeratotischen Epidermis erkennt man in der Übersicht ein horizontales flächenhaftes Band aus kleinen, dunklen strang- oder nestförmig angeordneten Zellen, die entlang der Hautanhangsgebilde auch vertikal auf die tieferen Hautschichten übergreifen.

3 Blauer Nävus

Die Bezeichnung ist auf die blaue bis schwarze Farbe der Hautveränderung zurückzuführen. Histologisch sieht man in den tieferen Dermisschichten dichte Ansammlun-

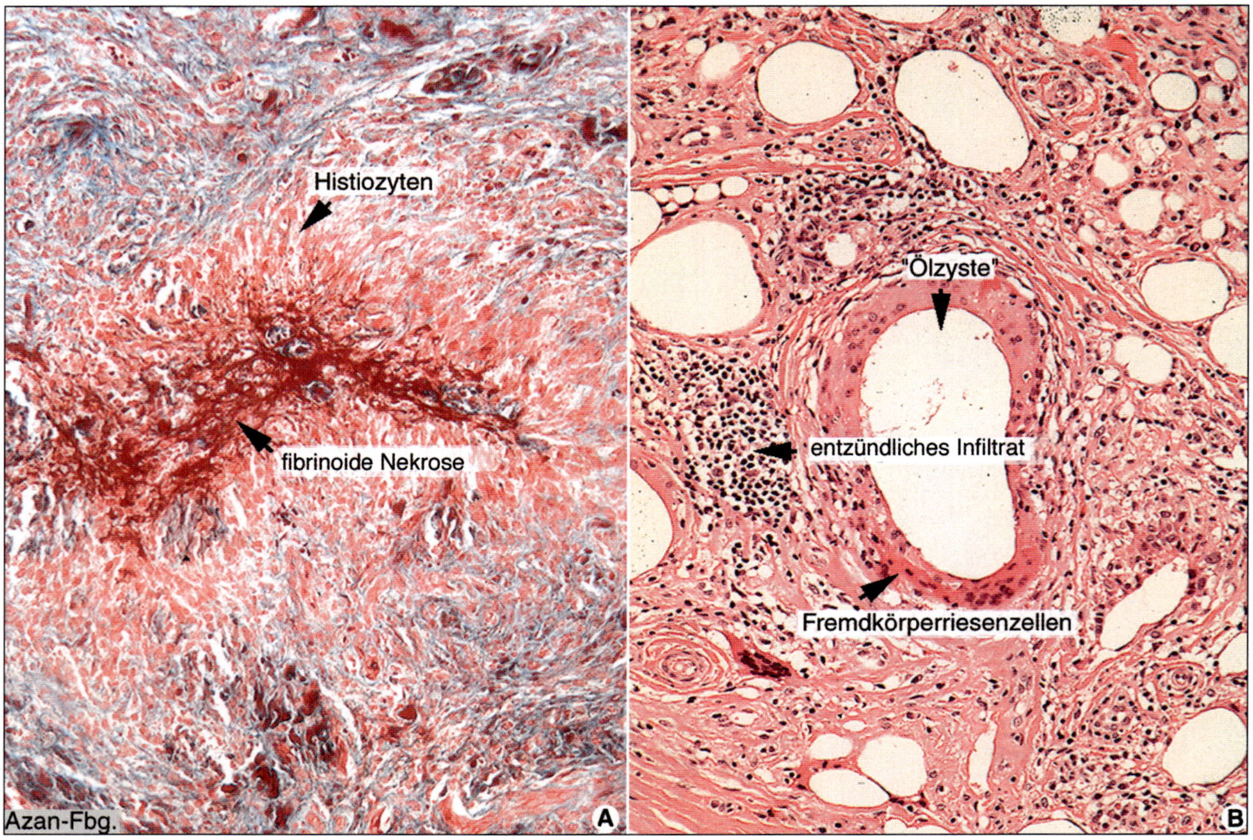

Abb. 142. Entzündungen des Weichteilgewebes. A: Rheumatisches Knötchen. Im Vordergrund steht eine fibrinoide Nekrose, die sich in der Azan-Färbung leuchtend rot darstellt. In der Umgebung der Nekrosen finden sich Lymphozyten und palisadenartig gestellte Histiozyten. **B:** Das **lipophage Granulom** ist gekennzeichnet durch große optisch leere Hohlräume, die von kranzartig angeordneten eosinroten Fremdkörperriesenzellen umgeben werden. Das Stroma ist unterschiedlich stark rundzellig (Lymphozyten, Plasmazellen) infiltriert und fibrosiert.

gen von verzweigten, stark melaninpigmentierten Zellen. Bei der zellulären Form ist die Zelldichte besonders ausgeprägt.

Melanin. Es handelt sich um ein dunkelbraunes bis schwarzes Pigment, das vorwiegend intrazellulär vorkommt. Nach Zellzerfall liegen Pigmentablagerungen frei im Stroma oder in Makrophagen. Das Pigment ist eisenfrei (Berliner-Blau-Reaktion ist negativ). Durch Versilberung (nach Masson-Hamperl) stellt es sich dunkelschwarz dar. Sudan- und PAS-Färbung sind negativ.

Rheumatisches Knötchen

Vorbemerkungen. Etwa 10% der Patienten mit rheumatischem Fieber entwickeln Hautveränderungen, so z. B. Urtikaria, figurierte Erytheme oder rheumatische Knötchen. Letztere kommen – allerdings nur für wenige Wochen – bevorzugt im Bereich der Knochenvorsprünge (Ellenbogen) vor.

Histopathologische diagnostische Kriterien

Histologisch besteht das rheumatische Knötchen aus einer zentralen, eosinroten fibrinoiden Bindegewebenekrose, die sich in der Azan-Färbung leuchtend rot darstellt. Die Nekrose liegt im Weichteilgewebe und wird von einem Wall aus palisadenartig gestellten Histiozyten umgeben.

Ähnliche Veränderungen kommen auch bei einer chronischen Polyarthritis – als rheumatoide Hautknötchen – vor.

Lipophages Granulom

Vorbemerkungen. Fett ruft im Weichteilgewebe eine granulomatöse Reaktion hervor. Dieses Fett kann aus ortsständigem, durch traumatische Einwirkung freigesetztem Fettgewebe stammen.

Auch die Injektion von ölhaltigen Medikamenten kann zu ähnlichen Gewebeveränderungen führen.

Histopathologische diagnostische Kriterien

Im Weichteilgewebe erkennt man eine granulomatöse Reaktion, die aus mehrkernigen Riesenzellen vom Fremdkörpertypus besteht. Diese Zellen umgeben größere, optisch leere Hohlräume, die durch Herauslösung von Fett aus der Zelle (im Rahmen der histologischen Bearbeitung) entstehen. Das umgebende Stroma ist leicht entzündlich infiltriert. Der Prozess neigt zur kollagenfaserreichen Vernarbung.

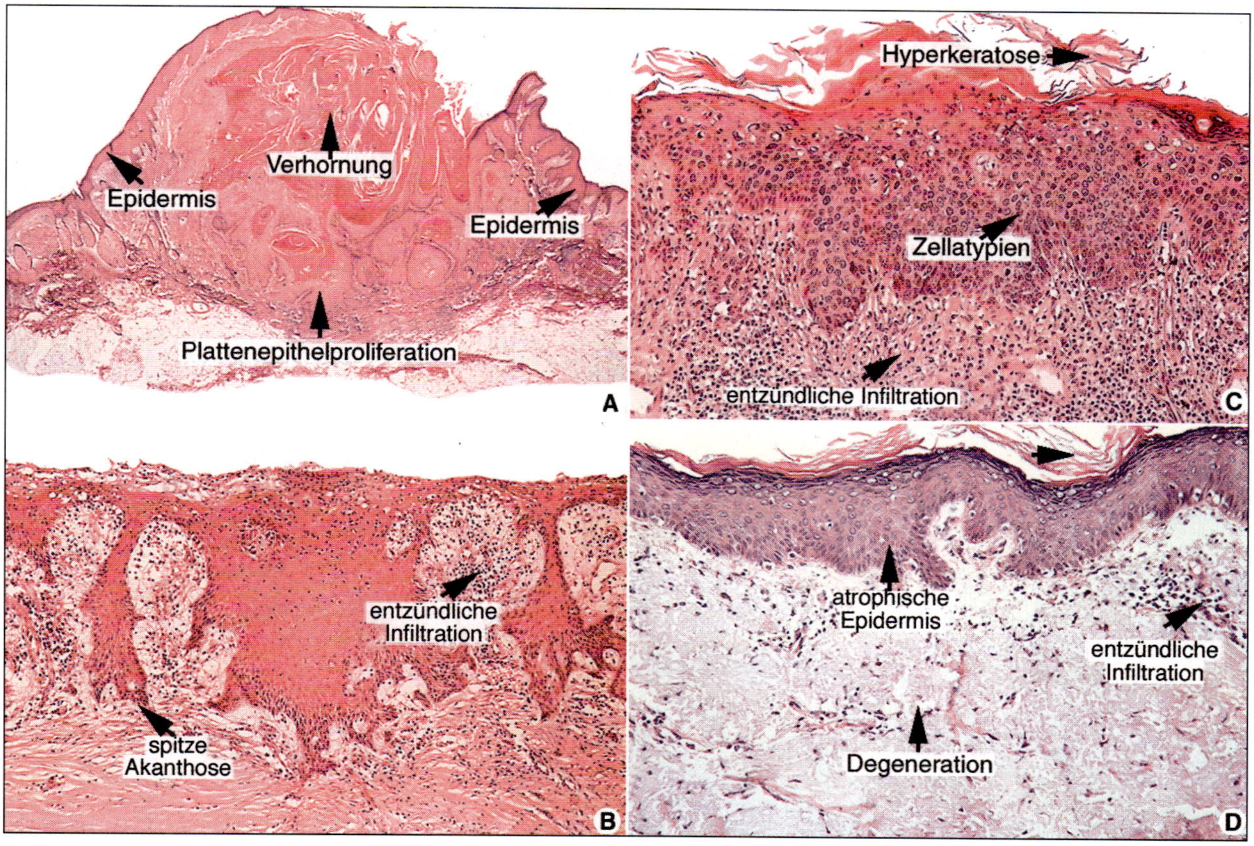

Abb. 143. Hyperplasien der Haut. A: Das **Keratoakanthom** zeigt in der Übersicht eine zentrale Einziehung der Epidermis, die von Hornlamellen angefüllt wird. Seitlich wird die Veränderung von einer regelrechten Epidermis begrenzt. In der Tiefe liegt eine Proliferation des Plattenepithels vor, die von einem Plattenepithelkarzinom abzugrenzen ist. **B:** Bei einer **pseudoepitheliomatösen Hyperplasie** liegt eine reaktive Proliferation der Stachelzellenschicht, die zapfenförmig auf das entzündlich infiltrierte Stroma übergreift. **C:** Die **Bowen-Kran**kheit ist gekennzeichnet durch Zellatypien und vermehrte Mitosen, die auf die Epidermis beschränkt bleiben. **D:** Bei der **Altershaut** ist die Epidermis deutlich verschmälert. Das darunter liegende Stroma ist entzündlich infiltriert; ferner erkennt man eine leicht basophile elastoide Degeneration der kollagenen Fasern.

Haut: Hyperplasien – Atrophie

Vorbemerkungen. Mehrere Hautveränderungen gehen mit einer Hyperplasie oder Atrophie einher. Das Keratoakanthom stellt eine umschriebene verhornte Epidermisproliferation dar, die rasch (Entwicklung innerhalb von Wochen!) an Größe zunimmt und ein Plattenepithelkarzinom vortäuscht. Eine chronische mechanische, physikalische oder chemische Reizeinwirkung auf die Haut führt zu einer reaktiven pseudoepitheliomatösen Hyperplasie der Epidermis, die eine Präkanzerose darstellen kann. Beim Morbus Bowen sind bereits atypische Zellen in der Epidermis zu sehen, sodass hier eine obligate Präkanzerose vorliegt.

Bei der Altershaut handelt es sich um eine Atrophie der Haut mit Degeneration der elastischen Fasern des Koriums.

Histopathologische diagnostische Kriterien

1 **Keratoakanthom.** In der Übersicht sieht man eine umschriebene Stachelzellproliferation, die auf das darunter liegende Korium übergreift. An der Oberfläche wird sie in der Mitte von Hornmassen und seitlich von einer lippenförmig ausgezogenen Epidermis bedeckt. Die Epithelproliferation besteht aus reifen Stachelzellen, die an ein Plattenepithelkarzinom erinnern.

2 **Pseudoepitheliomatöse Hyperplasie.** Histologisch besteht eine stärkere Stachelzellenproliferation, die in Form von unterschiedlich breiten Zapfen auf das darunter liegende entzündlich infiltrierte Korium übergreift. Es finden sich reichlich Mitosen im Plattenepithel, die Zellschichtung (Basal- und Stachelzellen) ist aber erhalten.

3 **Morbus Bowen.** Die normale Schichtung der Epidermis ist aufgehoben und wird durch atypische Zellen ersetzt. Zell- und Kernpolymorphie sowie Mitosen stehen im Vordergrund. Die Basalmembran der Epidermis ist intakt. Das Korium erscheint dicht entzündlich infiltriert.

4 **Altershaut.** Zu den wichtigsten feingeweblichen Veränderungen zählen die Atrophie der Epidermis (verschmälerte Stachelzellenschicht, aufgehobene Retezapfen), eine leichte rundzellige entzündliche Koriuminfiltration und eine Degeneration der elastischen Fasern. Diese erscheinen homogenisiert und leicht basophil.

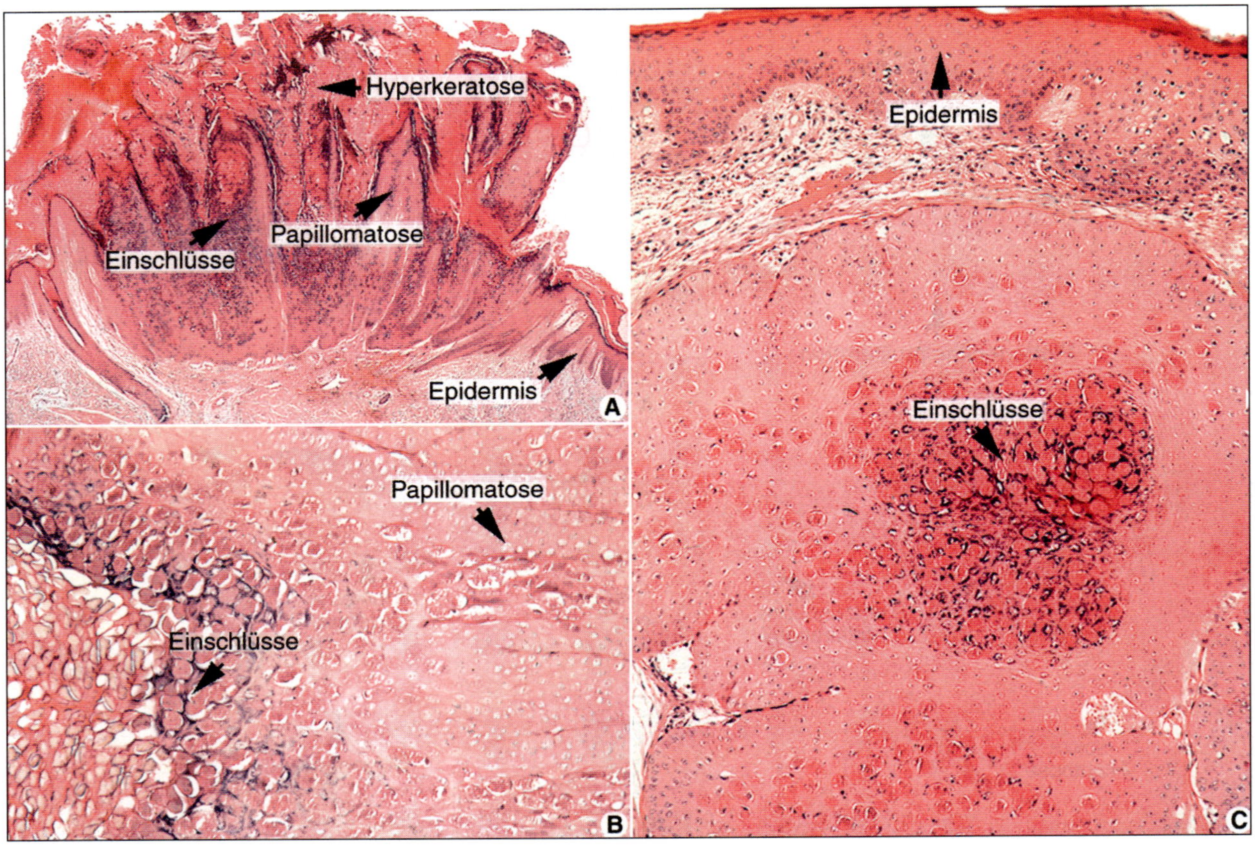

Abb. 144 Virusinfektionen der Haut. A: Im Übersichtsbild zeigt die **Verruca vulgaris** eine deutliche Akanthose und Papillomatose mit bedeckender Hyperkeratose. Seitlich sind die normalen Anteile der Epidermis zu erkennen. **B:** Bei stärkerer Vergrößerung lassen sich die typischen **Viruseinschlüsse** in den Keratozyten nachweisen. Sie stellen sich als grobschollige, eosinrote Kerneinschlüsse dar. **C:** Auch beim **Molluscum contagiosum** sieht man in einer akanthotisch verdickten Epidermis Viruseinschlüsse, die als homogene eosinrote Massen vorkommen und von basophilen Keratohyalingranula umgeben sind. An der Oberfläche werden die Molluscumkörperchen von einer regelrechten Epidermis bedeckt.

Virusinfektionen der Haut

Vorbemerkungen. Zu den häufigsten Virusinfektionen der Haut zählen die Verruca vulgaris (durch humane Papillomviren der Papova-Gruppe) und das Molluscum contagiosum (durch ein Quadervirus aus der Pockengruppe). Bei beiden Virusinfektionen der Haut handelt es sich um gutartige Erkrankungen, die jedoch zum Rezidiv neigen.

Histopathologische diagnostische Kriterien

1 **Verruca vulgaris.** In der Übersicht zeigt die Haut eine umschriebene Papillomatose mit ausgeprägter Orthohyperkeratose (verstärkte Verhornung) mit Parakeratose (kernhaltige Hornlamellen). Die Papillen bestehen aus einem bindegewebigen Stroma, das an der Oberfläche von einem mehrschichtigen Epithel bedeckt wird. In den oberen Zellschichten finden sich vakuolisierte Keratozyten mit grobscholligen homogenen Kerneinschlüssen und intrazytoplasmatischen Keratohyalingranula.

2 **Molluscum contagiosum.** Histologisch sieht man unter einer erhaltenen, leicht akanthotisch verdickten Epidermis umschriebene Plattenepithelknötchen. Im Zentrum liegen degenerierte Stachelzellen mit homogenen eosinroten Viruskolonien (Molluscum-contagiosum-Körperchen). Ferner lassen sich bläuliche Keratohyalingranula nachweisen.

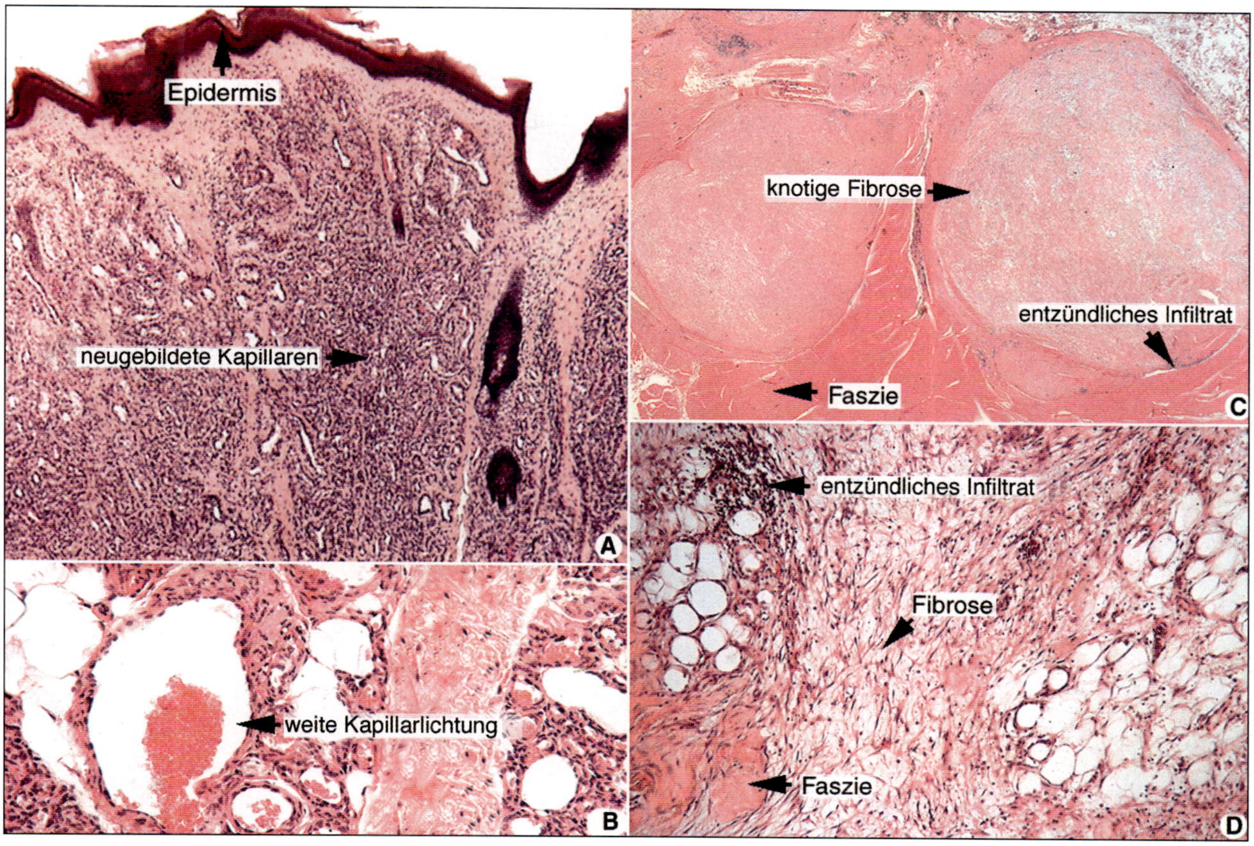

Abb. 145. Tumorartige Veränderungen des Weichteilgewebe. A: Beim **Hämangiom** liegt eine tumorartige Fehlentwicklung aus ortsständigem Gewebe (Kapillaren) vor. Die neugebildeten Kapillaren können einen fast soliden Aufbau zeigen oder aus ausgeweiteten und mit Blut angefüllten Gefäßen bestehen **(B: kavernöses Hämangiom)**. Es können vereinzelte Mitosen vorkommen. **C–D: Fasciitis nodularis**. Im Weichteilgewebe liegt eine knotenförmige Neubildung von kollagenen Fasern vor, die in der Peripherie von einer leichten chronischen unspezifischen entzündlichen Reaktion begleitet wird.

Kapilläres Hauthämangiom

Vorbemerkungen. Es handelt sich um eine gutartige Veränderung, die zu den Hamartomen gezählt wird, also eine tumorartige Fehlentwicklung aus ortsständigem Gewebe. Das kapilläre Hämangiom entwickelt sich nach der Geburt bis zum zweiten Lebensjahr, bleibt dann stationär oder bildet sich zumindest teilweise spontan zurück.

Histopathologische diagnostische Kriterien

1 **Neugebildete Kapillaren.** In den tiefen Kutis- und Subkutisschichten finden sich neugebildete Kapillaren mit einem soliden oder englumigen Aufbau. Die Wand besteht nur aus Endothelien. Die kleine Lichtung schließt Blutzellen ein.

2 Die Neubildung liegt **ohne Kapsel** reaktionslos im Gewebe.

3 **Keine Malignitätszeichen,** vermehrte Mitosen kommen allerdings vor.

Fasciitis nodularis

Vorbemerkungen. Es handelt sich um eine knotige Umwandlung der Faszie. Klinisch imponiert sie als rasch wachsender, gelegentlich schmerzhafter Tumor, der bevorzugt bei jungen Erwachsenen vorkommt, prinzipiell aber in allen Altersklassen diagnostiziert wird. Diese Veränderung unbekannter Ätiologie ist vorwiegend subkutan, seltener intramuskulär oder intrafaszial lokalisiert. Wichtigste Differenzialdiagnose ist das Sarkom.

Histopathologische diagnostische Kriterien

1 Unterschiedlich große, nicht bekapselte **knotenförmige Einlagerungen in der Faszie**.

2 **Zellreiches Gewebe**, das aus plumpen, unreif erscheinenden Fibroblasten besteht. Diese liegen meist ungeordnet und weisen eine leichte Zellpolymorphie auf. Mitosen kommen vor. Im Zentrum ist der Knoten kollagenfaserreich. Besonders im Randbereich der Knoten liegt zwischen den Fibroblasten ein Netzwerk aus eher spärlichen neugebildeten kollagenen Fasern mit vereinzelten eingelagerten Lymphozyten und Erythrozyten. Durch Einlagerungen von Mukopolysacchariden (Alzian-Blau-Färbung) erscheint das Stroma myxoid aufgelockert.

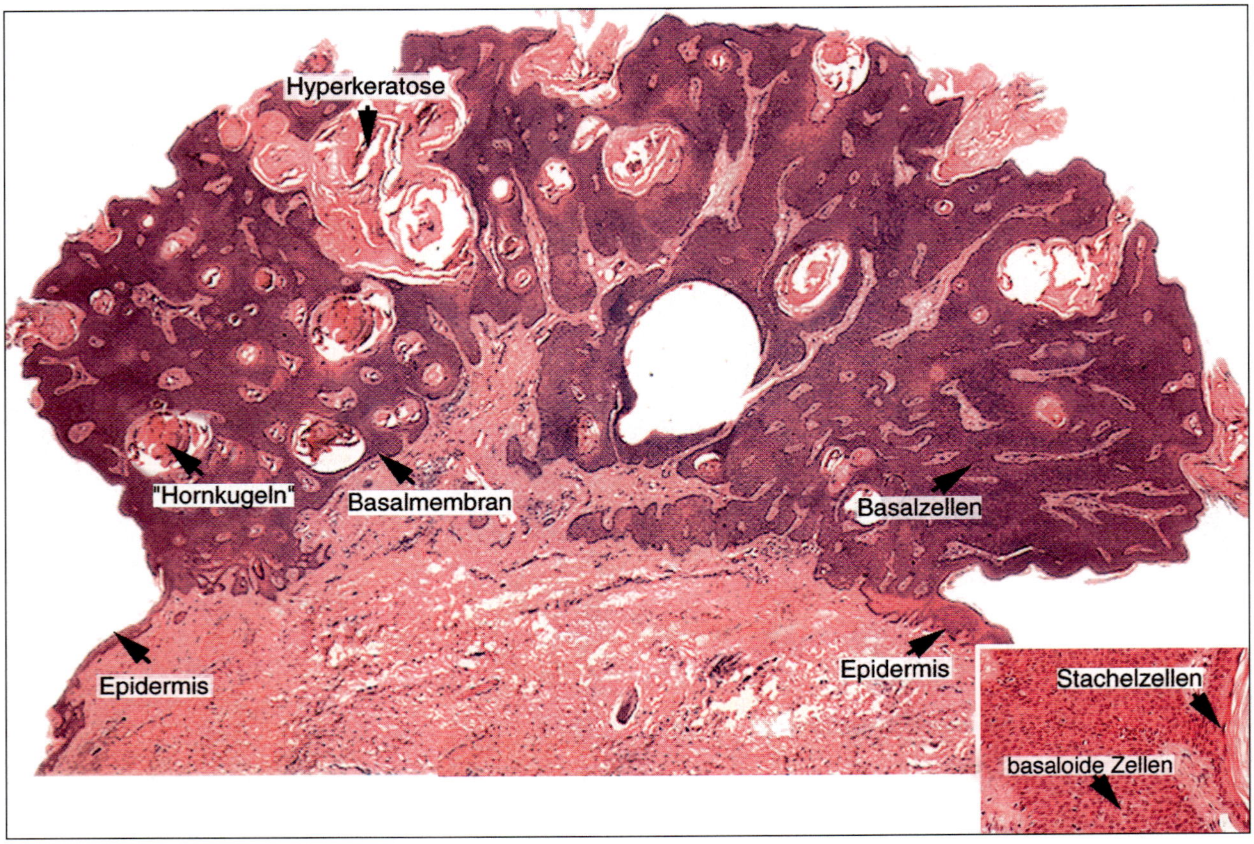

Abb. 146. Die **senile oder seborrhoische Hautwarze** besteht aus einer Proliferation basaloider Zellen, die kappenartig der Hautoberfläche aufsitzt. Tiefe Einziehungen der Oberfläche sind mit Hornlamellen angefüllt und stellen sich im Querschnitt als »Hornkugeln« dar. **Inset:** proliferierte basaloide zytoplasmaarme Zellen sowie normale Stachelzellen.

Seborrhoische Hautkeratose
(Seborrhoische Hautwarze, Basalzellenpapillom, senile Warze)

Vorbemerkungen. Gutartige, häufiger bei älteren Menschen im Bereich nicht belichteter Körperpartien vorkommende Neubildung, die durch eine Proliferation von basalzellenähnlichen Zellen und durch eine ausgeprägte orthokeratotische Verhornung gekennzeichnet ist.

Zusammen mit den Atheromen gehören die seborrhoischen Keratosen zu den häufigsten Hauttumoren oder tumorartigen Hautveränderungen. Gelegentlich zeigen sie eine stärkere Melaninpigmentierung (Differenzialdiagnose: malignes Melanom). Ferner sind sie von dem Basalzellenkarzinom (infiltratives Wachstum = unter dem Epidermisniveau) abzugrenzen.

Histopathologische diagnostische Kriterien

1. **Kappenartig auf der Hautoberfläche aufsitzende Neubildung.** Über dem Epidermisniveau (vergleiche die normale Epidermisoberfläche der beiden Schnittränder) erkennt man einen dunkelblauen bis braunen Tumor.
2. **Gutartige epitheliale Neubildung.** Der Tumor besteht aus basaloiden Zellen (zytoplasmaarme Zellen mit einem chromatindichten Kern). Das Zellbild ist isomorph. Keine vermehrten oder atypischen Mitosen nachweisbar. Der Tumor ist gegen das darunter liegende Stroma scharf begrenzt.
3. **Orthokeratotische Verhornung.** An der Oberfläche zeigt die Neubildung eine ausgeprägte Verhornung (Orthokeratose, da die normalen Schichten Stratum spinosum, granulosum et corneum erhalten sind).
4. **Keratinzysten:** Die Oberfläche der Neubildung zeigt tiefe, von Hornlamellen bedeckte Einziehungen, die auf Querschnitten kleine Hornzysten vortäuschen.

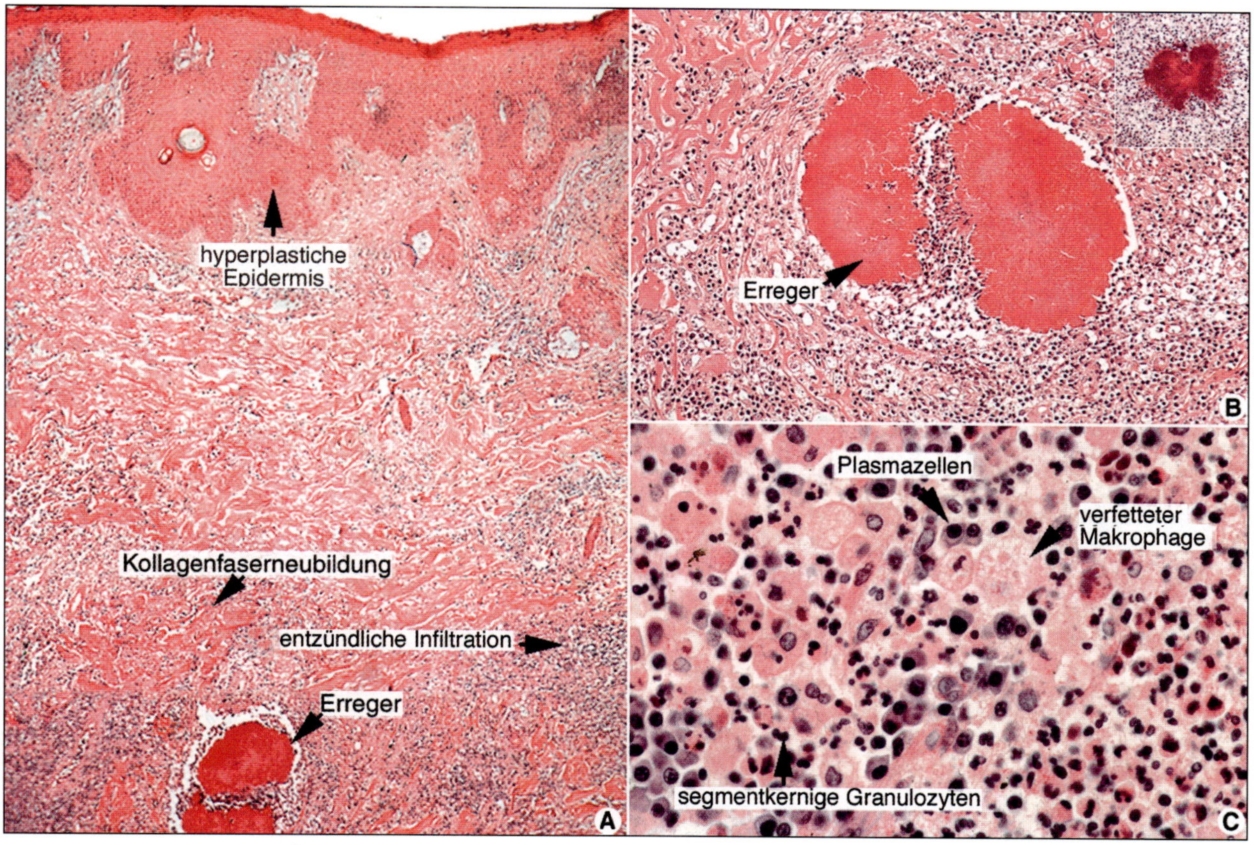

Abb. 147. Aktinomykose. A: Im Übersichtsbild sieht man an der Oberfläche eine hyperplastische Epidermis. Das darunter liegende Stroma ist dicht entzündlich infiltriert und schließt eosinrote Massen ein. Ferner führt die chronische Entzündung zu einer narbigen Kollagenfaserneubildung. **B:** Die roten Massen stellen Kolonien des Erregers dar und sind stark PAS-positiv. **C:** Typisch ist auch der Nachweis einer **eitrig-verfettenden Entzündung**. Neben segmentkernigen Granulozyten, Lymphozyten und Plasmazellen sind fetthaltige Makrophagen mit hellem oder leicht vakuolisiertem Zytoplasma zu sehen.

Aktinomykose der Haut

Vorbemerkungen. Die Aktinomykose wird durch das Bakterium *Actinomyces israelii* hervorgerufen. Der Erreger ruft eine chronisch eitrige, verfettende Entzündung hervor, die später zur Fistelbildung neigt. Im weiteren Verlauf kommt es zu einer stärkeren Vernarbung des Bindegewebes.

Zu den typischen Lokalisationen einer Aktinomykose zählen die orofazialen, die pleuropulmonalen, die ileozäkalen und die rein kutanen Formen. Bei allen Formen steht klinisch die chronische, eitrige, fistelnde Entzündung im Vordergrund. Makroskopisch sind die kleinen Drusen als gelbe Körner im Eiter zu erkennen.

Histopathologische diagnostische Kriterien

1. **Umschriebene, aber nicht abgekapselte, eitrig verfettende Entzündung.** Man erkennt eine herdförmige Ansammlung von Eiterzellen, die auch große hellzytoplasmatische Makrophagen einschließt.
2. **Der Erreger** *(Actinomyces israelii)* bildet kleine eosinrote, häufiger zentral basophile Kolonien, die den Pilzdrusen entsprechen. In der Peripherie zeigen diese kleine strahlenförmige Ausläufer. Die Drusen sind stark PAS-positiv. Kleine Kolonien werden in der HE-Färbung leicht übersehen.
3. **Vernarbung.** Die Entzündung geht in einem späteren Verlauf mit einer ausgeprägten narbigen Kollagenfaserneubildung einher und neigt zur Fistelbildung.

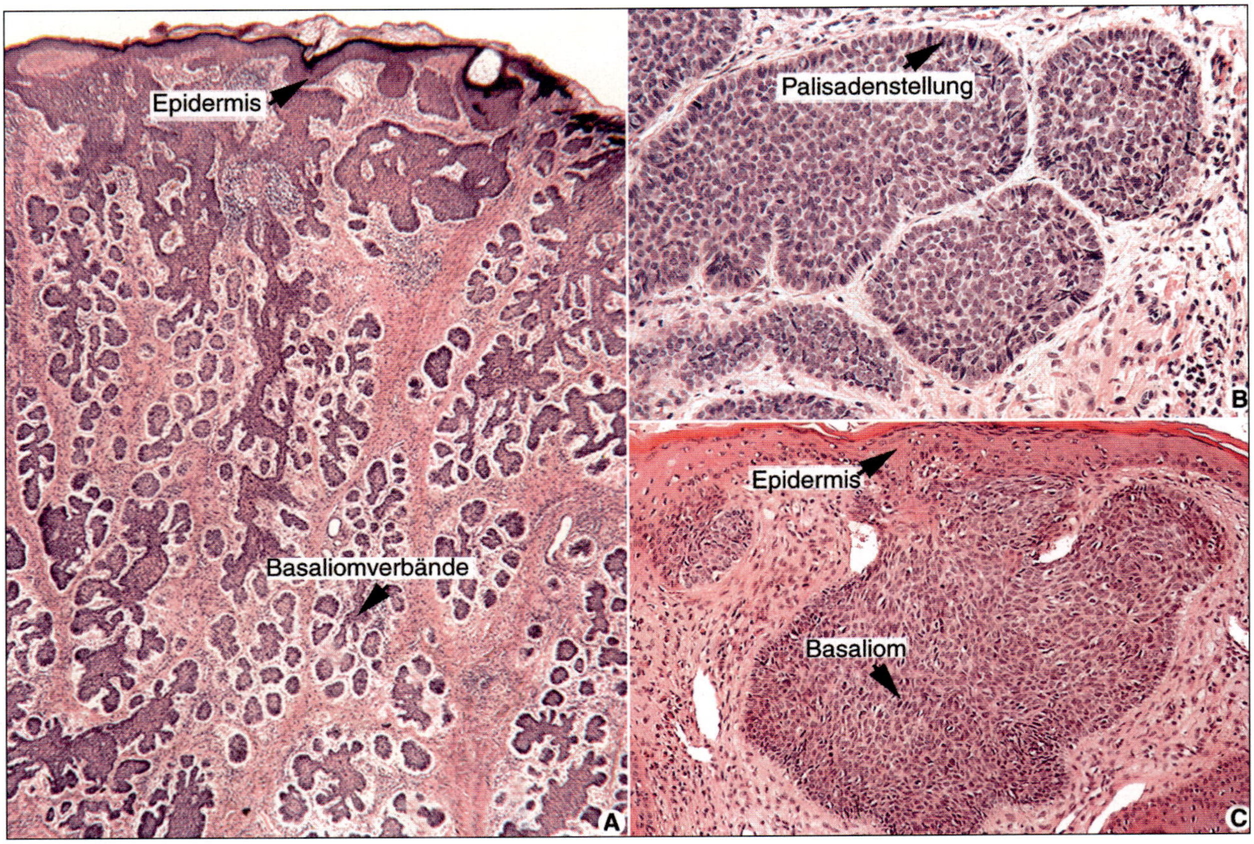

Abb. 148. A: Das **Basaliom (Basalzellenkarzinom)** zeigt in der Übersicht ein stark infiltratives Wachstum. Das Korium ist von kleinen Tumorinseln durchsetzt. **B:** Bei stärkerer Vergrößerung sieht man, dass diese Inseln aus gewucherten basaloiden Zellen bestehen, die in der Nachbarschaft des umgebenden Stromas palisadenartig gestellt sind. **C:** Beim **oberflächlich multizentrischen Basaliom** liegen unter einer regelrechten Epidermis kleine Knospen aus gewucherten Basalzellen, die das Stroma infiltrieren.

Basaliom (Basalzellenkarzinom)

Vorbemerkungen. Lokal aggressiv wachsender, häufig rezidivierender, aber nicht metastasierender, maligner Tumor, der aus basalzellähnlichen Zellen aufgebaut ist. Diese Tumorart wurde früher als semimaligne Geschwulst bezeichnet; heute wird sie zu den niedrig malignen gezählt.

Histopathologische diagnostische Kriterien

1 **Tumorzytologie.** Der Tumor besteht aus Zellen, die morphologisch den Basalzellen der Epidermis entsprechen (große chromatindichte Kerne, nur spärliches Zytoplasma).

2 **Tumorhistologie.** Die Tumorzellen sind in Nestern, Strängen oder Platten angeordnet und weisen einen soliden Aufbau auf. Sie können auch kleinere (adenoide Form) oder größere (zystische Form) Hohlräume bilden. Zentrale Hornkugeln, haarfollikelähnliche Strukturen oder Melaninablagerungen können vorkommen.

3 **Palisadenstellung.** Die periphere Tumorzellschicht sitzt typischerweise palisadenartig einer Basalmembran auf.

4 **Zytologische und histologische Kriterien der Malignität:** Mitosen und invasives Wachstum.

5 **Stromaveränderungen.** Im Tumorstroma erkennt man entzündliche Infiltrate und eine Bindegewebsvermehrung.

Systematik. Man unterscheidet folgende Wachstumsformen:

1 Das noduläre, ulzerierende Basaliom ist die häufigste Form.

2 Der Morphea-Typ ist durch eine ausgeprägte Fibrosierung des Stromas gekennzeichnet. Man findet nur vereinzelte Tumorzapfen ohne Palisadenstellung.

3 Der oberflächlich-multizentrische Typ (Rumpfhautbasaliom) zeigt multiple kleine Karzinomknospen, die von der Basalzellenschicht ausgehen.

4 Das fibroepitheliale Basaliom (Pinkus-Tumor): Die Neubildung besteht aus einem dünnen Netz aus gewucherten Basalzellen, die das Korium infiltrieren.

5 Das metatypische Karzinom wird heute nicht mehr zu den Basalzellenkarzinomen gezählt, sondern als eigenständige Tumorart (intermediäres Karzinom) geführt.

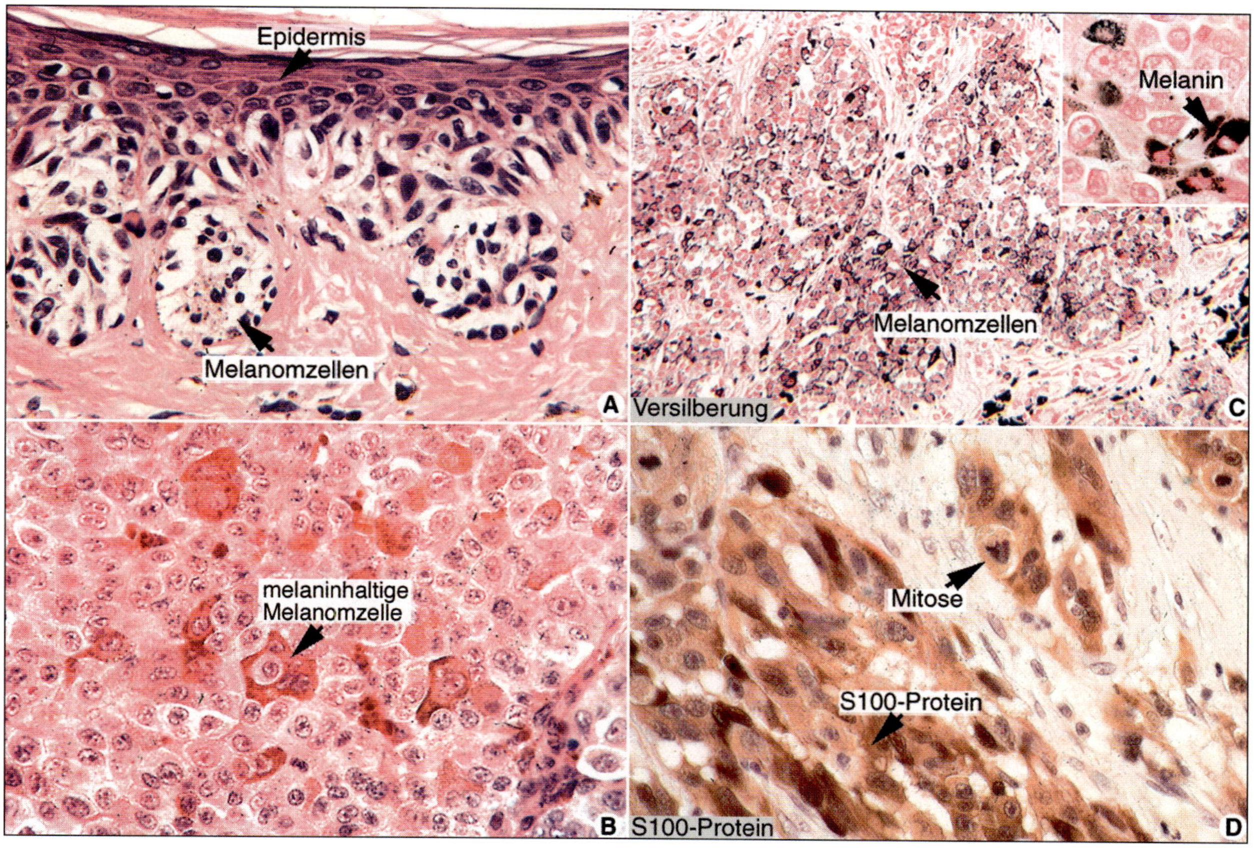

Abb. 149. Maligne Pigmenttumoren der Haut. A: Bei der Melanomvorstufe **Lentigo maligna** findet man atypische, unterschiedlich stark melaninpigmentierte Tumorzellen, die noch in der Epidermis liegen. **B:** Beim **malignen Melanom** kommt es zu einem infiltrativen Wachstum mit plattenepithelähnlichen oder spindeligen Zellen. Melanin ist ein intrazytoplasmatisches braunes Pigment. **C:** Durch **Versilberung** stellt sich das Pigment schwarz dar. **D:** Der neurogene Ursprung der Neubildung wird immunhistologisch durch die positive **S100-Proteinreaktion** nachgewiesen.

Malignes Hautmelanom

Vorbemerkungen. Es handelt sich um einen bösartigen, früh- und ausgedehnt metastasierenden Tumor der melaninproduzierenden Zellen. Bevorzugte Lokalisation ist die Haut, aber auch Organe (Augen, Genitale u.a.) können betroffen sein. Maligne invasive Melanome entwickeln sich auf dem Boden einer Lentigo maligna (Melanoma in situ) oder in einer normalen Haut. Einige Melanome gehen von einem Pigmentnävus (dysplastischer Nävus) aus.

Histopathologische diagnostische Kriterien

1 **Nachweis eines malignen Tumors.** Man findet meist ballenförmig angeordnete Tumorzellen, die einen polygonalen oder spindeligen Aufbau zeigen können. Sie erinnern an ein Karzinom oder an ein Sarkom. Zellatypien und Mitosen kommen häufiger vor.

2 **Tumorausbreitung.** Das Melanom breitet sich infiltrierend aus (je nach Tumortyp überwiegend horizontal entlang der Basalmembran [SSM, ALM] oder vertikal in Richtung Oberfläche und Tiefe [NM]). Eine Kapsel liegt nicht vor.

3 **Melaninhaltige Tumorzellen.** Melanomzellen können reichlich Melanin speichern, das sich als intrazytoplasmatisches Pigment von dunkelbrauner bis schwarzer Farbe darstellt. Zu den selektiven Nachweismethoden zählt die Versilberung nach Masson-Hamperl.

4 **Tumor neuroektodermalen Ursprungs.** Der immunhistologische Nachweis von S100-Protein ist stark positiv.

5 **Infiltrationstiefe.** Von prognostischer und therapeutischer Relevanz ist die Bestimmung der Infiltrationstiefe (Breslow-Dicke: in Millimeter) oder die Angabe der infiltrierten Hautschicht (Mikrolevel nach Clark).

Man unterscheidet folgende Sonderformen:

1 **Lentigo-maligna-Melanom** (LMM). Diese Tumorform entwickelt sich bevorzugt im Gesichtsbereich bei älteren Frauen auf dem Boden einer Lentigo maligna (Melanoma in situ, Melanosis praeblastomatosa Dubreuihl). Das Melanom wächst langsam und wird meist früh diagnostiziert, sodass die Prognose relativ günstig ist.

2 **Das superfiziell spreitende Melanom** (SSM) zeigt ein überwiegend horizontales Wachstum. Es kommt meist im Rumpfbereich vor.

3 Das **noduläre Melanom** (NM) zeigt frühzeitig eine Knotenbildung mit vertikalem, das heißt einem überwiegend in die Tiefe gerichteten Wachstum. Da die tiefen Hautschichten früh infiltriert werden, ist die Prognose besonders schlecht.

4 Das **akral-lentiginöse Melanom** (ALM) kommt bevorzugt an den unteren Extremitäten vor.

5 **Nicht klassifizierte Melanome.** Eine Gruppe von Melanomen lässt sich nicht sicher einordnen.

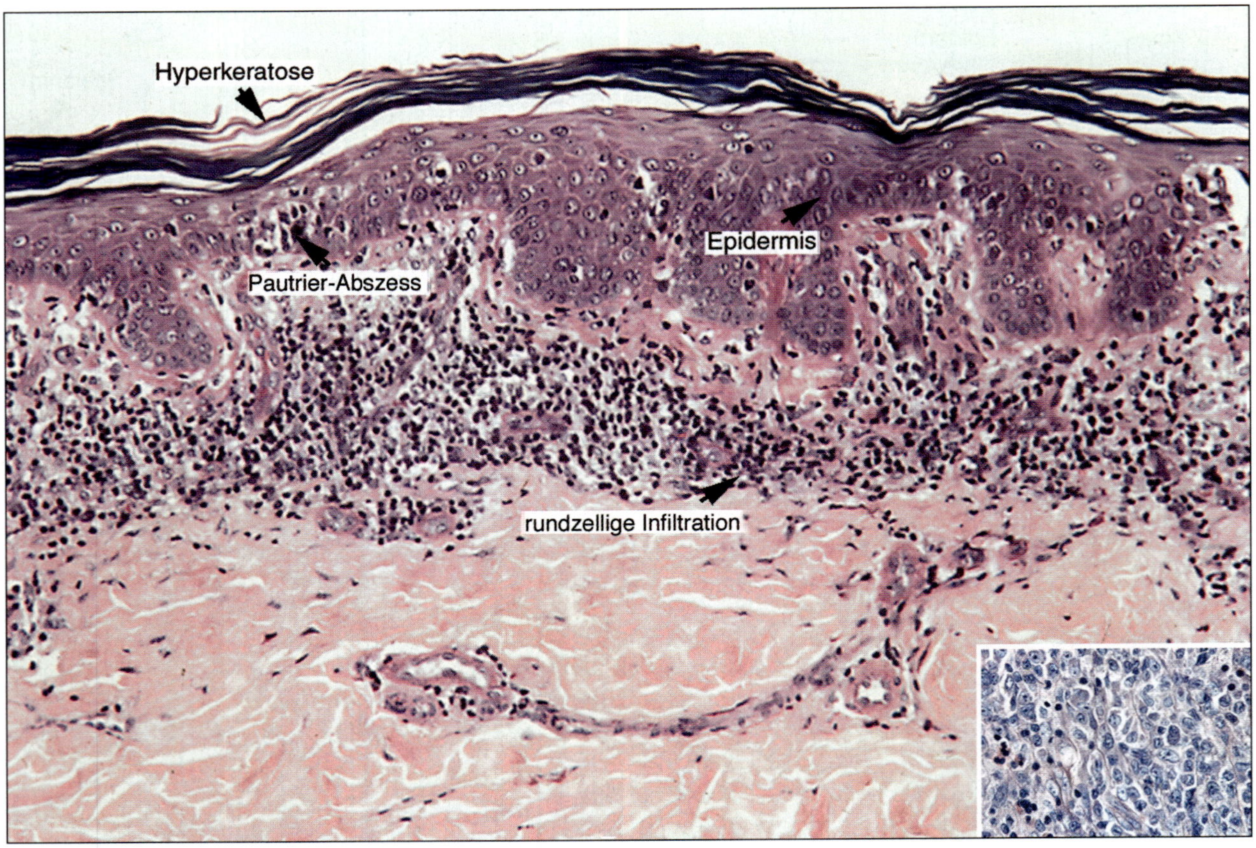

Abb. 150. Maligne Systemerkrankungen der Haut. Bei der **Mycosis fungoides** im prämykosiden Stadium liegt eine bandförmige Infiltration des subepidermalen Koriums vor. In der Epidermis werden kleinere Zellansammlungen (Pautrier-Abszess) beobachtet. **Inset:** Im tumorösem Stadium kommt es zu einer **Vermehrung von T-Helfer-Zellen** mit einem großen gekerbten Kern und einem deutlichen Nukleolus.

Mycosis fungoides der Haut

Vorbemerkungen. Bei der Mycosis fungoides liegt ein malignes T-Zellen-Lymphom vor, das primär in der Haut lokalisiert ist, später aber generalisiert auftreten kann. Die Erkrankung zeigt einen stadienhaften Ablauf:

- Im prämykosiden Stadium liegen uncharakteristische Hautveränderungen vor.
- Im mykosiden infiltrativen Stadium zeigt die Erkrankung mit ihrem bandförmigen Hautinfiltrat und den Pautrier-Abszessen ein typisches morphologisches Bild.
- Im tumorösem Stadium entwickeln sich aus dem diffusen Infiltrat pilzförmige Tumoren.

Histopathologische diagnostische Kriterien

1 **Prämykosides Stadium.** Die solitären oder disseminierten erythematosquamösen oder ekzematösen Effloreszenzen zeigen das uncharakteristische Bild einer chronischen Dermatitis.

2 **Mykosides infiltrativen Stadium.** Unter der Epidermis im oberen und mittleren Korium besteht ein bandförmiges Infiltrat aus lymphoiden Zellen. Typisch ist der Nachweis von kleineren Zellansammlungen in der Epidermis, die als Pautrier-Abszess bezeichnet werden.

3 **Tumoröses Stadium.** Das histologische Bild zeigt eine knotenförmige Infiltration, die aus großen Zellen mit zerebriformem Kern besteht. Immunhistologisch handelt es sich um T-Helfer-Zellen.

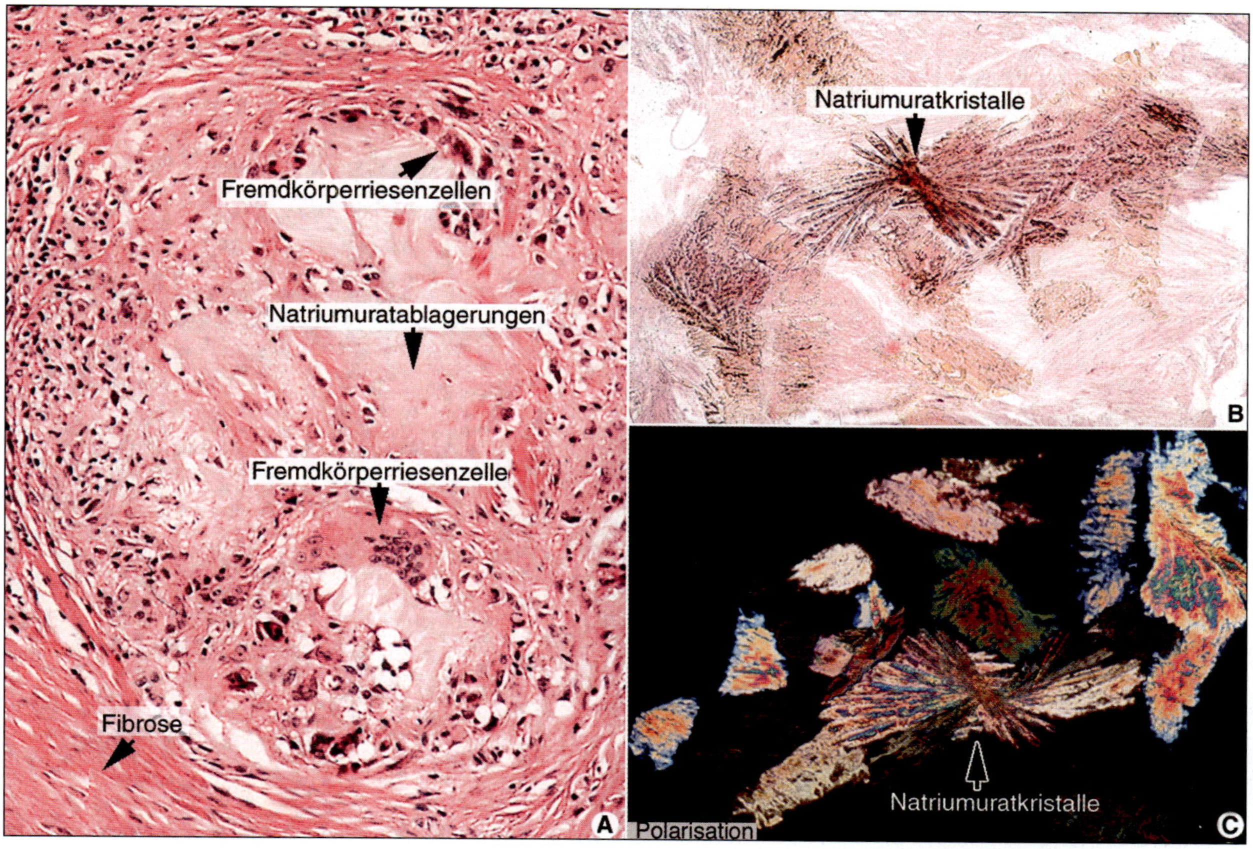

Abb. 151. Stoffwechselstörungen der Haut. Gichttophus. A: Typisch sind eosinrote oder leicht basophile Ablagerungen im Korium, die von Histiozyten und mehrkernigen Riesenzellen vom Fremdkörpertyp umgeben werden. In der Peripherie der Granulome kommt es zu einer Fibrose. **B:** In einem Nativausstrich aus einem Tophus lassen sich die büschelförmig angeordneten **Natriumuratkristalle** nachweisen. **C:** Diese Kristalle sind besonders deutlich im **polarisierten Licht** als tafelförmige oder spitze Gebilde von gelber, blauer, roter oder grüner Farbe zu erkennen.

Gichttophus in der Haut

Vorbemerkungen. Der Gichttophus ist eine Manifestation der Gicht im Bereich der Weichteile. Dabei kommt es zur Ausscheidung von Harnsäure als Mononatriumurat im Rahmen einer Hyperurikämie. Diese ist meist auf eine genetisch autosomal-dominante Störung des endogenen Harnsäurestoffwechsels zurückzuführen: Es kommt zu einer vermehrten Bildung und verminderten Ausscheidung von Harnsäure. Die Ablagerungen treten im Bereich der Gelenkflächen (Arthritis urica), im paraartikulären und extraartikulären Gewebe (Gichttophus) sowie im Zwischengewebe der Nieren (Gichtniere) auf. Neben dieser primären Gicht kann es auch sekundär zu einer Hyperurikämie kommen, besonders bei einer verstärkten Zellzerstörung (z. B. bei Leukämien). Die Ablagerungen von Mononatriumurat sind schon makroskopisch als weißes, gipsartiges Material zu erkennen und bestimmen den weiteren diagnostischen Vorgang (Untersuchung von unfixiertem Gewebe oder Alkoholfixierung).

Histopathologische diagnostische Kriterien

1 **Fremdkörpergranulom.** Es kommen kleine knotenförmige Ansammlungen von mehrkernigen Fremdkörperriesenzellen vor, die sich um ein zentrales, weitgehend amorphes Material lagern. Hier finden sich kleinste, längliche Lücken, die auf die herausgelöste Harnsäure hinweisen. In der Umgebung des Granuloms kommt es zu einer stärkeren Fibrose.

2 **Kalkablagerungen.** Ältere Granulome zeigen Hämatoxylin-blaue Kalkablagerungen.

3 **Natriumurat.** Harnsäureablagerungen sind im Nativpräparat (unfixiertes Gewebe) oder im alkoholfixierten Gewebe nachzuweisen. Es handelt sich um leicht bräunlich verfärbte, büschelförmig angeordnete Gebilde, die im polarisierten Licht eine starke Doppelbrechung zeigen.

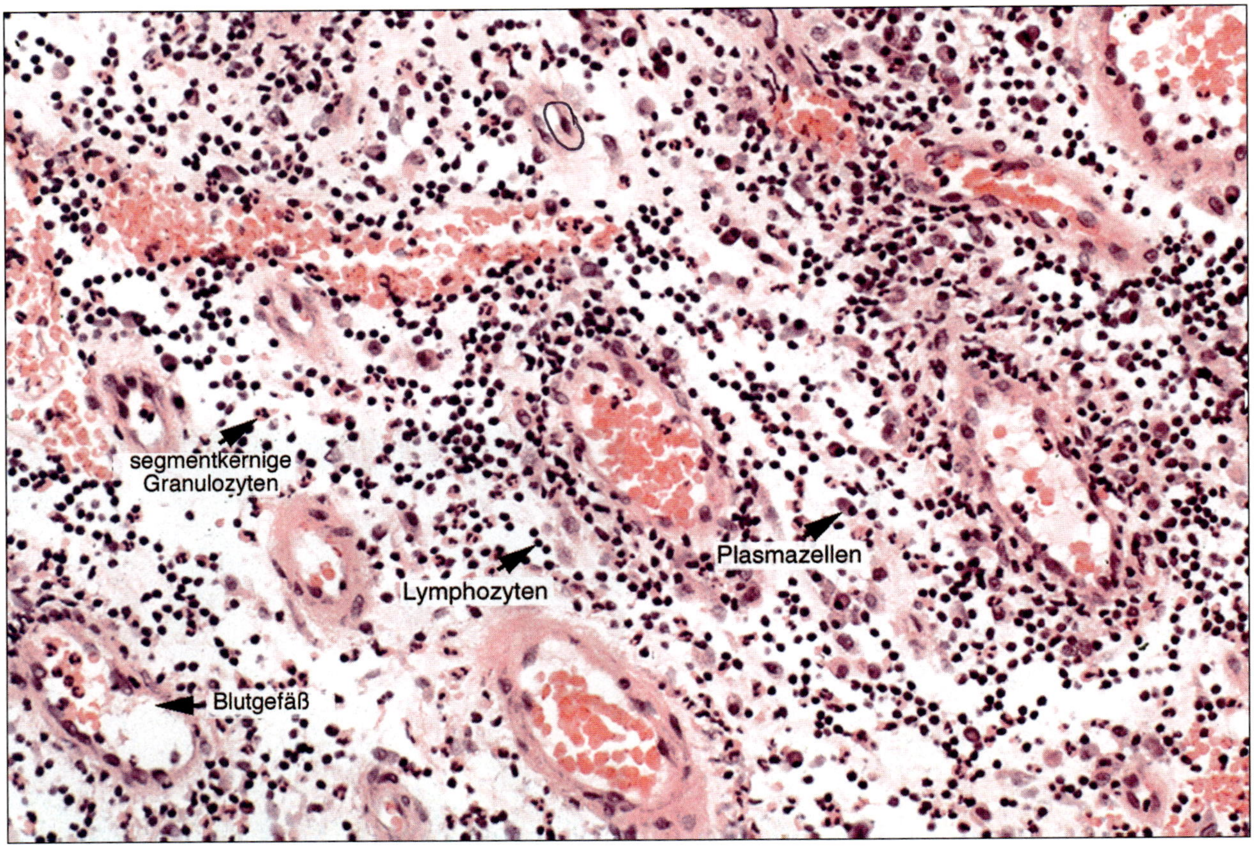

Abb. 152. Unspezifische Hautentzündung. Das **Granulationsgewebe** stellt eine besondere Form einer chronischen Entzündung oder eines reparativen Prozesses dar. Es besteht aus einem entzündlichen Infiltrat mit segmentkernigen Granulozyten, Lymphozyten, Plasmazellen und Histiozyten. Besonders typisch ist die ausgeprägte Gefäßneubildung. Die Kapillaren zeigen eine leicht ausgeweitete, mit Blut gefüllte Lichtung sowie eine deutlich verdickte Gefäßwand.

Granulationsgewebe

Vorbemerkungen. Beim Granulationsgewebe handelt es sich um eine besondere Form einer Entzündung bzw. eines reparativen Vorganges (Vernarbung). Im Vordergrund steht die Kapillarproliferation, die von einem entzündlichen Infiltrat begleitet wird. Diese Veränderung kommt nicht nur im Weichteilgewebe, sondern auch in jedem Organ vor. Überschießendes Granulationsgewebe kann sich an der Hautoberfläche vorwölben (Granuloma teleangiectaticum [wird auch als eruptives Hämangiom gedeutet]).

Histopathologische diagnostische Kriterien

1 **Kapillarreiches Gewebe.** Man sieht zahlreiche neugebildete Kapillaren mit einer dicken Endothelwand. In der Lichtung lassen sich Blutzellen finden.

2 **Entzündungszellen.** Im leicht aufgelockerten Stroma kommen Lymphozyten, Plasmazellen sowie Makrophagen vor.

Fibroblasten s.o.

+Narbengewebe

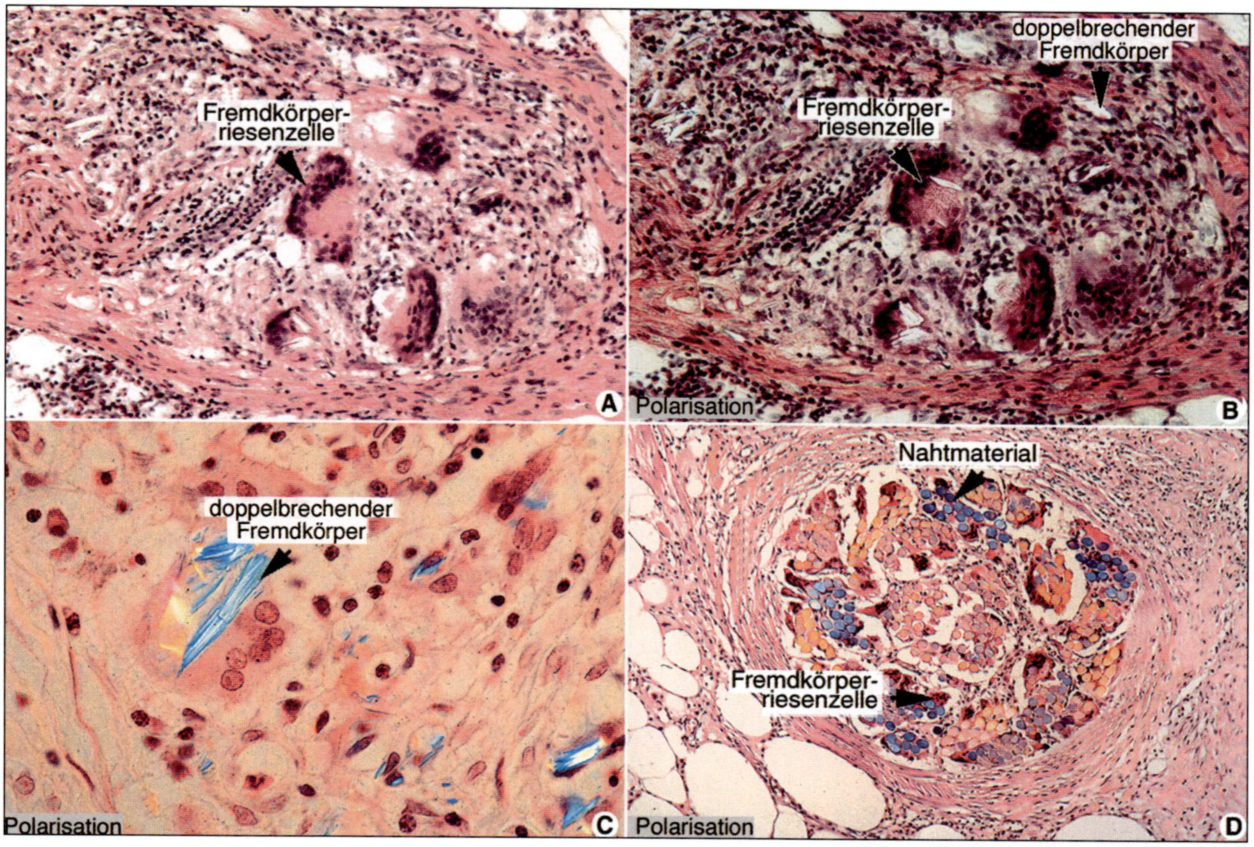

Abb. 153. Entzündungen des Weichteilgewebes. Die **Abbildungen A** bis **D** zeigen **Fremdkörpergranulome** unterschiedlichen Ursprungs. Im Vordergrund steht der granulomatöse Aufbau mit mehrkernigen Riesenzellen vom Fremdkörpertyp. Es liegt eine chronische entzündliche Infiltration in einem Narbengewebe vor. Die teilweise phagozytierten Fremdkörper (**A, B:** Talkumkristalle, **C:** Cholesterinkristalle und **D:** Nahtmaterial) sind im polarisierten Licht besonders deutlich zu erkennen.

Fremdkörpergranulome der Haut

Vorbemerkungen. Es handelt sich um eine örtliche Gewebereaktion auf einen körpereigenen oder körperfremden Stoff. Dabei kommt es zu einer granulomatös-vernarbenden Reaktion mit den Zeichen der ausgeprägten Makrophagozytose. Zu den körpereigenen Stoffen, die eine Fremdkörperreaktion auslösen können, zählen: Cholesterin (auskristallisierte Galle, alte Blutungen), Mononatriumurat (Gicht), Schleim (Ruptur einer Mukozele) u.a. Körperfremde Stoffe werden häufig mechanisch (Trauma, chirurgischer Eingriff) dem Körper zugeführt: subkutan applizierte ölhaltige Medikamente, Talkum, Beryllium, Quarz, Holz, chirurgisches Nahtmaterial u. a.

Histopathologische diagnostische Kriterien

1 **Granulom.** Man sieht herdförmige Ansammlungen von mehrkernigen Riesenzellen. Die Kerne sind unregelmäßig verteilt. Im Zytoplasma lässt sich gelegentlich der Fremdkörper nachweisen. Neben den Riesenzellen sind auch Lymphozyten und Plasmazellen zu sehen.

2 **Vernarbung.** Ältere Granulome neigen zur narbigen Fibrosierung.

3 **Fremdkörper.** Gelegentlich lassen sich die Fremdkörper histologisch identifizieren. Talkum stellt sich als kleine, doppelbrechende, längliche Gebilde dar. Chirurgisches Nahtmaterial besteht aus großen. amorphen, stark doppelbrechenden Fäden. Wasser- oder fettlösliche Fremdkörper sind nur noch als Fremdkörperlücken nachweisbar.

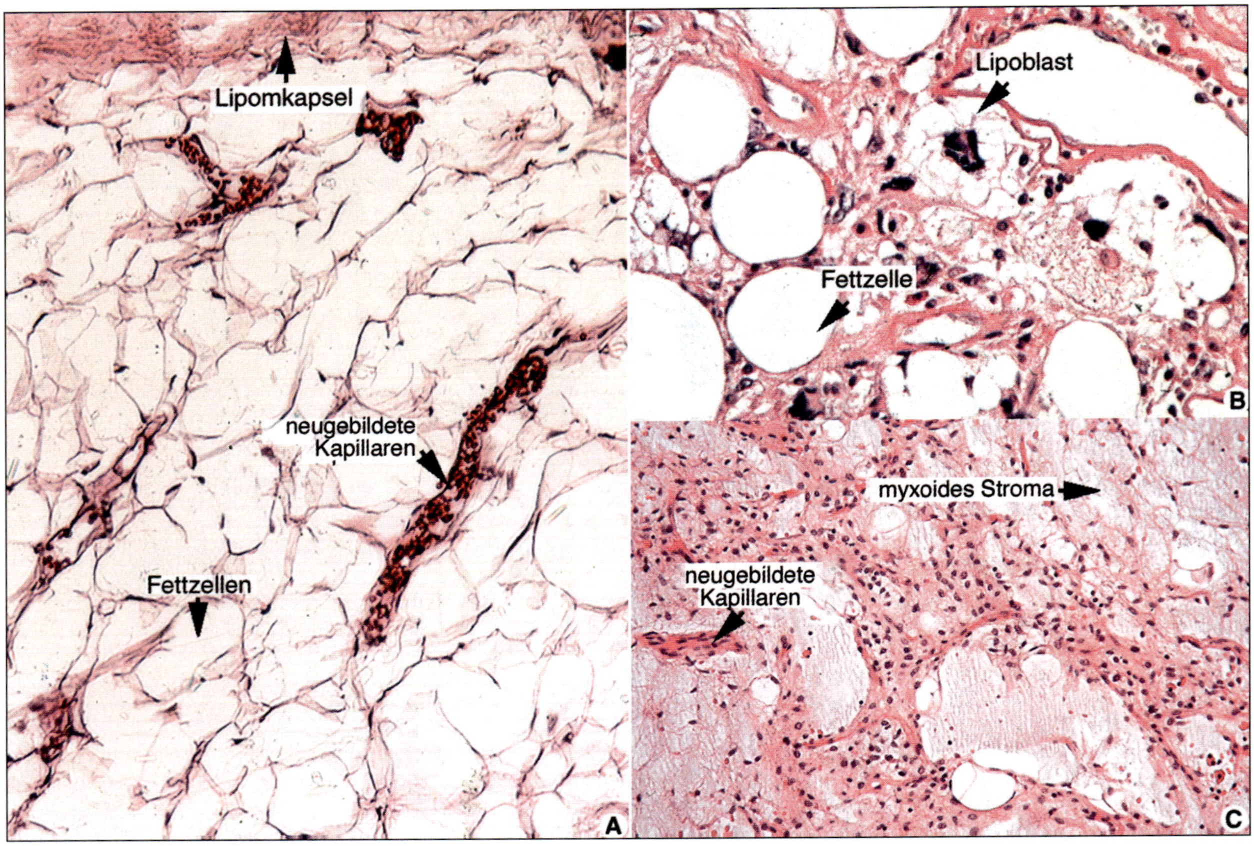

Abb. 154. Lipomatöse Weichteiltumoren. A: Das **Lipom** setzt sich aus reifen Fettzellen mit einem optisch leeren Zytoplasma und einem randständigen Zellkern zusammen. In der Peripherie wird die Neubildung durch eine Faserkapsel begrenzt. Typisch sind neugebildete Kapillaren. **B:** Das **pleomorphe Liposarkom** zeigt – neben reifen Fettzelle – Lipoblasten (Zellen mit einem feinvakuolisierten Zytoplasma und einem atypischen hyperchromatischen zentralen Kern). **C:** Das **myxoide Liposarkom** besteht überwiegend aus einem myxoiden, leicht basophilen Stroma, das reichlich neugebildete, netzförmig angelegte Kapillaren einschließt. Typische Fettzellen sind nur vereinzelt vorhanden.

Fettzelltumoren

Vorbemerkungen. Zu den Tumorabkömmlingen der Fettzellen zählen die gutartigen Lipome und die bösartigen Liposarkome. Sie treten bevorzugt subkutan auf, können aber primär auch in Organen lokalisiert sein. Lipome sind gutartige abgekapselte Neubildungen, die bevorzugt subkutan vorkommen. Liposarkome zeigen eine hohe Rezidivrate, neigen jedoch nur selten (und spät) zur Fernmetastasierung. Hoch maligne sind pleomorphe Liposarkome. Sie weisen ein lokal infiltratives Wachstum auf und setzen Metastasen. Eine Zwischenposition nehmen die überwiegend örtlich malignen myxoiden Liposarkome ein.

Histopathologische diagnostische Kriterien

1 **Gutartige Fettzelltumoren** werden als **Lipome** bezeichnet. Es handelt sich um abgekapselte Neubildungen, die aus reifen Fettzellen bestehen. Ein angedeuteter läppchenförmiger Aufbau ist noch zu erkennen. Zwischen den Fettzellen liegt ein zartes Kapillarnetz. Mitosen oder Atypien fehlen. Als Sonderform ist das Hibernom zu nennen, das mit seinen feinvakuolisierten Zellen an fetales Fettgewebe (»braunes Fett«) erinnert.

2 **Bösartige Fettzelltumoren** werden unter dem Sammelbegriff **Liposarkom** geführt und weisen verschiedene morphologische Manifestationsformen auf:

a) Das **reife Liposarkom** besteht aus hochdifferenzierten Fettzellen. Eine verstärkte Zellularität und vereinzelte Lipoblasten (große Zellen mit polymorphem Kern und fein vakuolisiertem Zytoplasma) weisen auf die Dignität hin, die Abgrenzung von einem gutartigen Lipom kann jedoch schwierig sein.

b) Das **pleomorphe Liposarkom** zeigt dagegen reichlich Lipoblasten. Zell- und Kernatypien sowie vermehrte Mitosen beherrschen das histologische Bild.

c) Das **myxoide Liposarkom** zählt zu den häufigsten Varianten des Liposarkoms. Der Tumor besteht aus einem leicht basophilen, aufgelockerten Zwischengewebe, das sternförmige gestaltete Tumorzellen einschließt. Typisch ist das dichte neugebildete Kapillarnetz. Mitosen und Atypien sind selten.

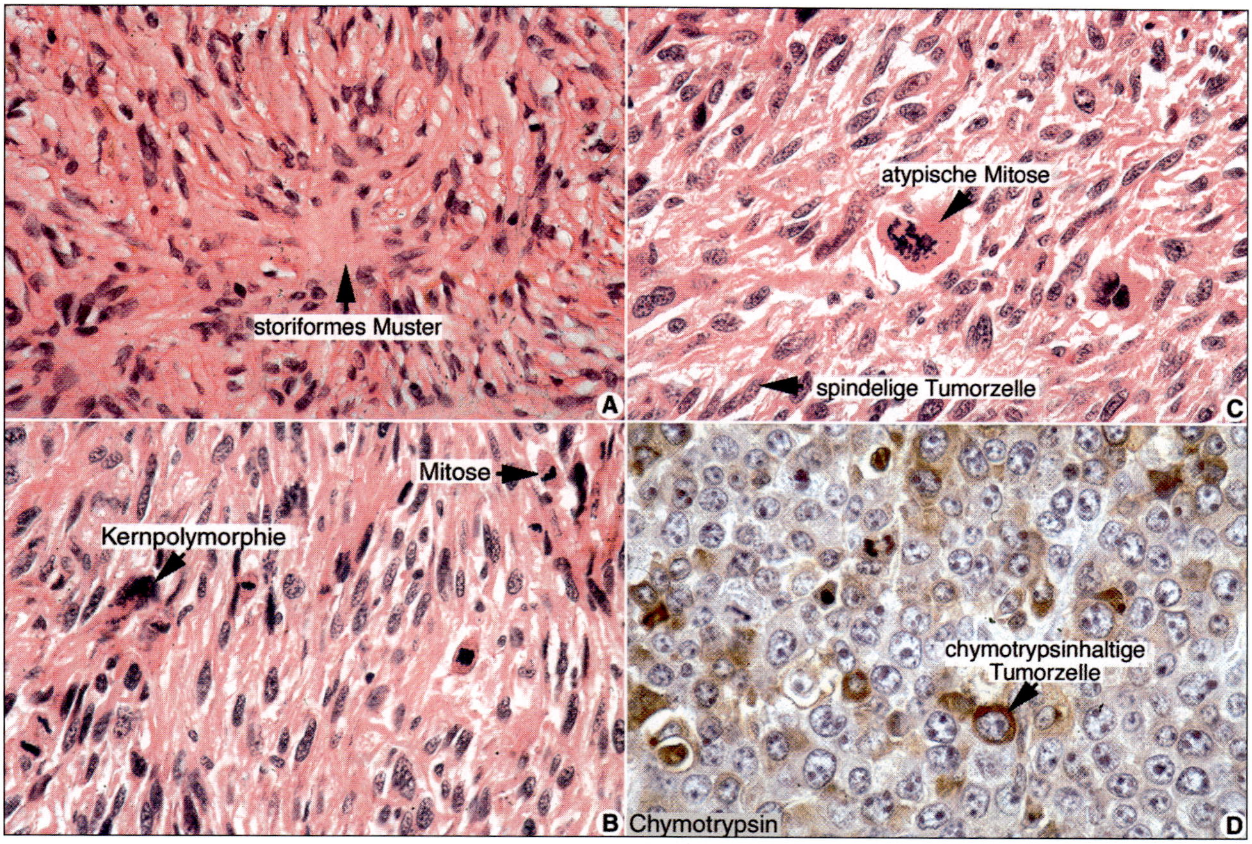

Abb. 155. Fibröse Weichteiltumoren. A: Das **fibröse Histiozytom** zeigt ein storiformes Muster (wirbelartig angeordnete spindelige Tumorzellen um ein fibröses Zentrum). Man findet auch Schaumzellen sowie Hämosiderinablagerungen. **B–C:** Das **maligne fibröse Histiozytom (MFH)** weist ein ähnliches Zellmuster auf, aber mit Mitosen, Zell- und Kernatypien. **D:** Typisch für diese Tumoren ist der immunhistologische Nachweis von **Alpha1-Antichymotrypsin**.

Histiozytäre Tumoren

Vorbemerkungen. Zu den histiozytären Neubildungen zählen die gutartigen Histiozytome und das maligne fibröse Histiozytom (MFH). Sie kommen im Weichteilgewebe der Haut sowie in verschiedenen Organen vor.

Histopathologische diagnostische Kriterien

1 **Fibröses Histiozytom** (sklerosiertes Hämangiom Wolbach, Dermatofibrom). Die Neubildung kommt meist als kleiner, leicht erhabener brauner Hauttumor vor. Histologisch sieht man eine zelldichte Neubildung, die aus lang gestreckten Zellen besteht. Diese sind wirbelbelartig um ein faserreiches Zentrum angeordnet (storiformes Muster). Eiseneinlagerungen und fetthaltige Lipophagen (Schaumzellen oder Pseudoxanthomzellen) kommen vor. Zeichen der Malignität liegen nicht vor.

2 **Malignes fibröses Histiozytom.** Der Tumor zeigt einen sehr wechselreichen feingeweblichen Aufbau. Dabei können die Tumorzellen spindelförmig oder polygonal gestaltet sein. Zell- und Kernatypien sowie vermehrte Mitosen kommen vor. Typisch ist der positive immunhistologische Nachweis von Makrophagenmarker (CD68 und Alpha-1-Antichymotripsin).

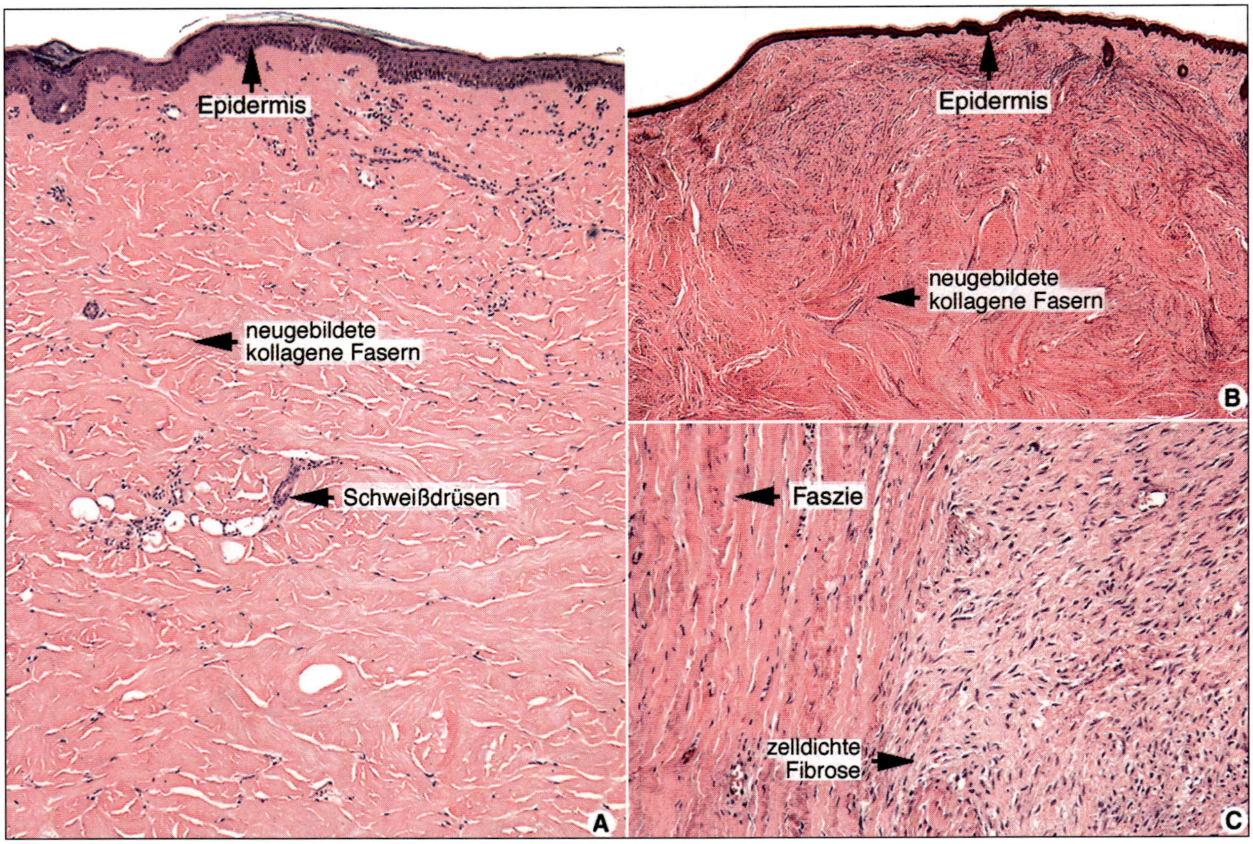

Abb. 156. Fibromatosen. A: Bei einer **Sklerodermie** liegt eine Vermehrung von kollagenen Fasern vor, sodass das Korium der Haut stark verbreitert erscheint. Die Ausdehnung der Fibrose ist an den eingeschlossenen Schweißdrüsen zu erkennen. **B:** Beim **Keloid** besteht eine besonders ausgeprägte Vermehrung von verdickten und hyalinisierten kollagenen Fasern. **C:** Die **Dupuytren-Kontraktur** ist durch eine Fibrose gekennzeichnet, die aber zellreich ist und daher einen leicht bläulichen Farbton annimmt. Die Grenze der Veränderung ist unscharf.

Fibrosen – Fibromatosen

Vorbemerkungen. Als Fibrose bezeichnet man eine diffuse Kollagenfaservermehrung. Bei knotenförmigen oder tumorartigen Fibrosen spricht man von einer Fibromatose. Fibrosen kommen im Weichteilgewebe – meist im Rahmen einer Vernarbung – sowie in verschiedenen Organen vor. Sie können Teilmanifestation eines Tumors (szirrhöses Karzinom) oder einer Systemerkrankung (Kollagenosen: Sklerodermie) sein. Fibromatosen treten als eigenständige Krankheitsbilder auf: Desmoid, Dupuytren-Krankheit u.a. Die Dignität der Fibrosen/Fibromatosen reicht von den sicher gutartigen Narben bis zu den lokal hoch malignen aggressiven Fibromatosen. Letztere zeigen ein stark infiltratives Wachstum mit Ummauerung örtlicher Strukturen bzw. Organe.

Histopathologische diagnostische Kriterien

1 **Fibrosen.** Histologisch liegt eine diffuse Kollagenfaserneubildung vor. Im Gegensatz zu den präexistenten dünnen, kollagenen Fasern sind die neugebildeten Fasern dicker, eosinrot und zeigen einen welligen Verlauf. Ausgeprägte Fibrosen im Bereich der Haut liegen im Spätstadium der systemischen Sklerodermie vor. Im Korium erkennt man dicht gelagerte, verdickte Kollagenfaserbündel, wobei die Hautanhangsgebilde mit einbezogen werden. Die Schweißdrüsen, die normalerweise in der Kutis-Subkutisgrenze lokalisiert sind, liegen jetzt im kollagenen Gewebe eingeschlossen. Bei diesem langandauernden Krankheitsprozess sind Haarfollikel, Talgdrüsen und Schweißdrüsen vermindert, die bedeckende Epidermis atrophisch.

2 Bei den **Fibromatosen** steht die knotige Kollagenfaserneubildung im Vordergrund, die tumorartigen Charakter annimmt. Dies trifft für die Keloidnarbe zu. Einige Fibromatosen neigen zur lokalen Ausbreitung und zum Rezidiv. Ein besonderes Krankheitsbild stellt die Palmarfibromatose Dupuytren dar: Dabei kommt es im Bereich der Handaponeurose zu einer umschrieben zelldichten Fibrose, die zunächst eine leicht auflockerte Grundsubstanz (proliferative Phase) zeigt. Später setzt eine fibrotische Retraktion ein, die zum typischen klinischen Bild der Beugekontraktur der Finger führt. Gleichartige Veränderungen können auch an der Planta pedis (Ledderhose-Krankheit) und im Bereich der Tunica albuginea des Penis (Peyronie-Krankheit = Induratio penis plastica) vorkommen.

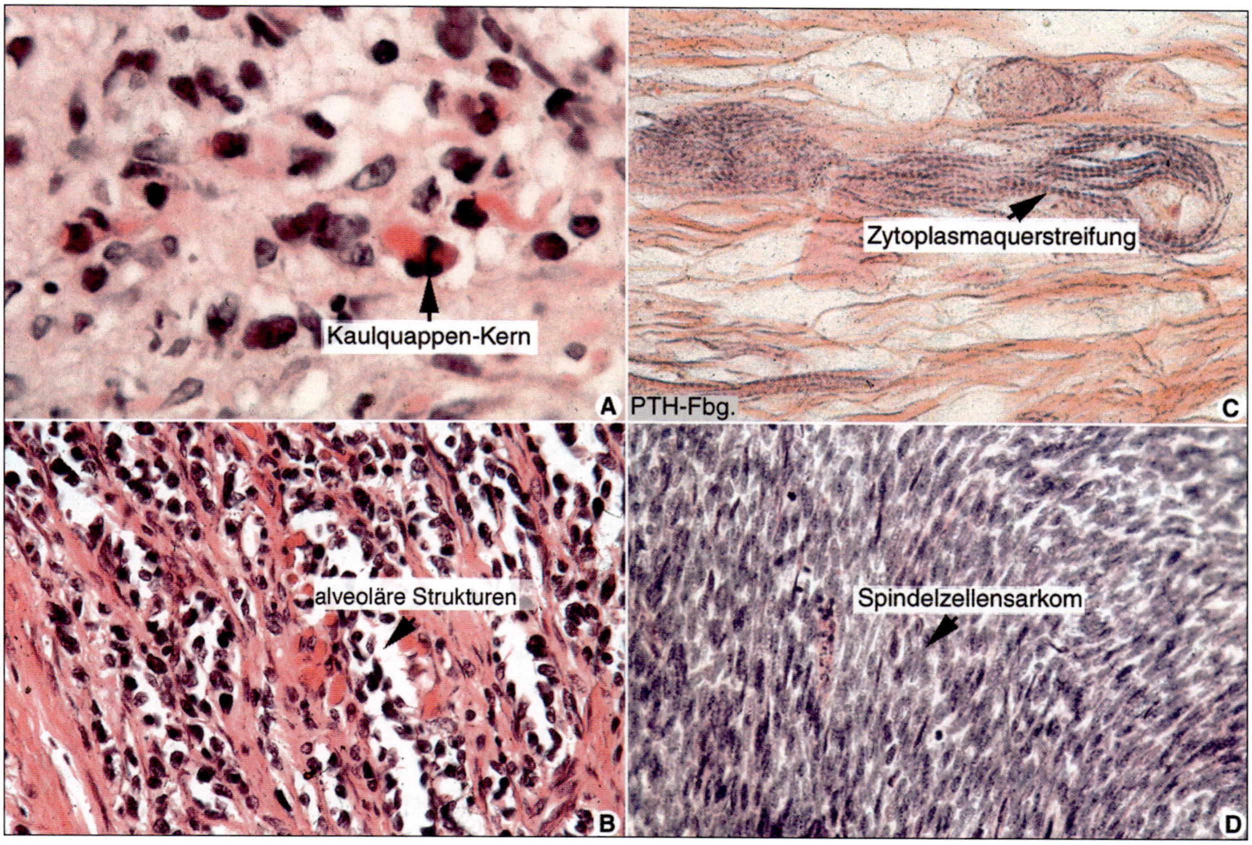

Abb. 157. Myogene Weichteiltumoren. A: Typisch für das **embryonale Rhabdomyosarkom** ist der Nachweis von stark eosinophilen Zellen mit einem grob gelappten Kern (»Kaulquappenzellen«). **B:** Beim **alveolären Rhabdomyosarkom** bilden kleine, zytoplasmaarme Zellen mit chromatindichtem Kern längsgerichtete spaltförmige Lichtungen. **C:** Die sichere Diagnose **»Rhabdomyosarkom«** wird durch den Nachweis von Tumorzellen mit einer zytoplasmatischen Querstreifung gestellt. **D:** Bei vollständig entdifferenzierten Weichteilsarkomen ist nur eine beschreibende histologische Diagnose möglich: Man spricht von einem **Spindelzellensarkom** wie im Bild oder von einem rundzelligen bzw. polymorphzelligen Sarkom. Eine weitere histogenetische Differenzierung muss immunhistologisch erfolgen.

Weichteilgewebe: Rhabdomyosarkome

Vorbemerkungen. Das Rhabdomyosarkom stellt mit 20% den dritthäufigsten malignen Weichteiltumor dar. Diese Tumorart liegt in verschiedenen morphologischen Manifestationsformen vor.

Histopathologische diagnostische Kriterien

1 **Embryonales Rhabdomyosarkom.** Häufigste Variante eines Rhabdomyosarkoms, die bevorzugt bei Kleinkindern im Kopf-, Hals- und Genitalbereich vorkommt. Histologisch sieht man ein spärlich angelegtes Fasergerüst, das rundliche, eosinrote Zellen mit einem exzentrischen Zellkern (Kaulquappenzellen) einschließt. Als besondere Form ist das Sarcoma botryoides zu nennen, das als exophytisches Sarkom im Genitalbereich lokalisiert ist.

2 **Alveoläres Rhabdomyosarkom.** Der Tumor tritt zwischen dem 10. und dem 25. Lebensjahr auf und entspricht in seiner Lokalisation dem embryonalen Rhabdomyosarkom. Drüsige Septen unterteilen die entdifferenzierten, rundlichen Myoblasten und täuschen drüsige Strukturen vor.

3 Das seltene **pleomorphe Rhabdomyosarkom** kommt im höheren Lebensalter vor. Die entdifferenzierten Tumorzellen sind gegen Vimentin, differenzierte Tumorzellen (mit Querstreifung im Zytoplasma) gegen Desmin positiv.

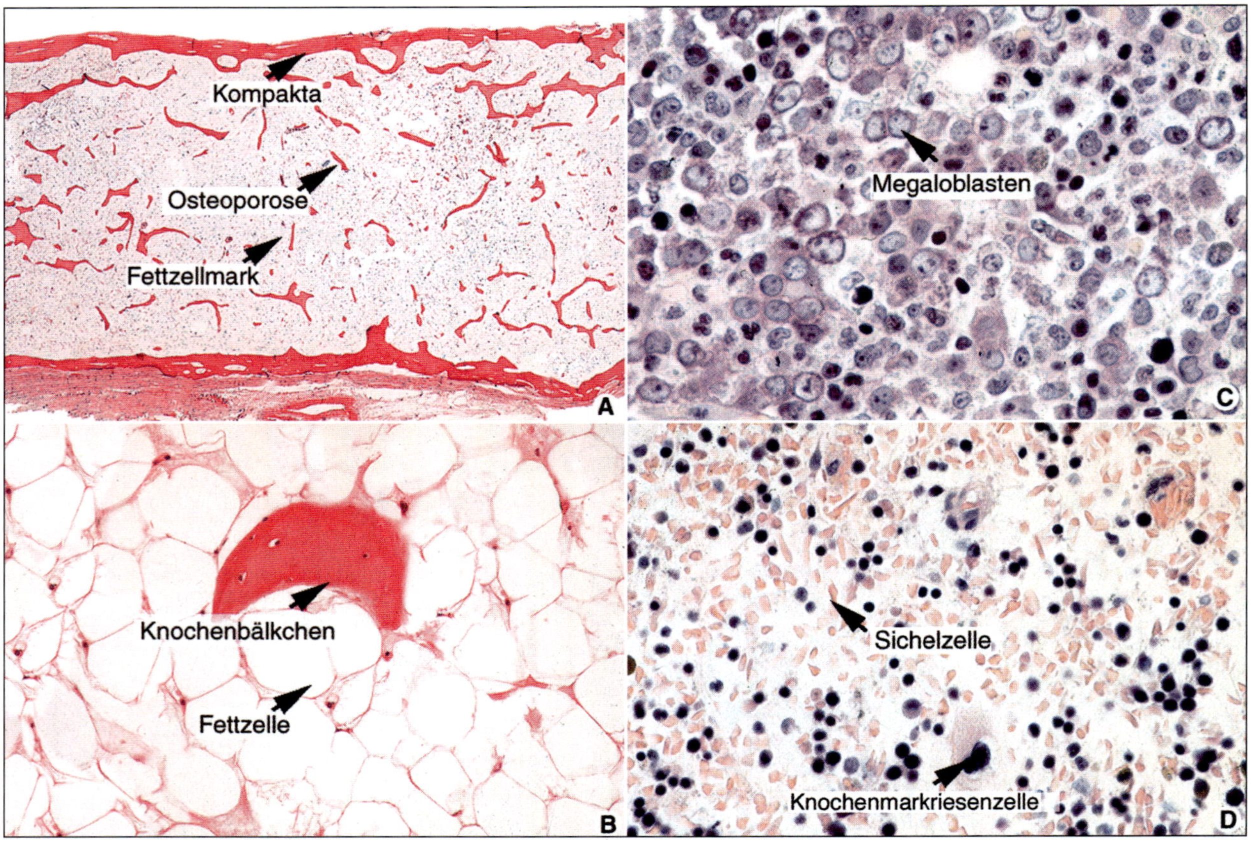

Abb. 158. Knochenmarkveränderungen. A: Bei einer **aplastischen Anämie** ist die Hämopoese (hier in einem osteoporotischen Sternum) vollständig aufgehoben. **B:** Bei stärkerer Vergrößerung sieht man, dass das Knochenmark nur noch aus Fettzellen besteht. **C:** Bei der **perniziösen Anämie** ist das Knochenmark sehr zelldicht mit zahlreichen Megaloblasten (große Zellen mit leicht basophilem Zytoplasma und einem großen, chromatinarmen Kern). **D:** Die Diagnose »**Sichelzellenanämie**« wird durch den Nachweis von typischen sichelförmig deformierten Erythrozyten im peripheren Blut und im Knochenmark gestellt.

Knochenmark: Anämie

Vorbemerkungen. Bei einer aplastischen Anämie besteht das Knochenmark nur noch aus Fettzellen. Die vollständige Fettzellumwandlung des Knochenmarks kann physiologisch (z. B. in der Mitte des Femurschafts im fortgeschrittenen Alter) oder Ausdruck einer Schädigung der Hämopoese sein. Sie kann isoliert (nach lokaler Bestrahlung) oder generalisiert (Panmyelophthise oder aplastische Anämie) nach Einwirkung von Giften, Medikamenten, ionisierenden Strahlen oder bei Tumoren (als paraneoplastisches Syndrom) vorkommen. Bei der perniziösen Anämie liegt ein Mangel an B_{12}-Vitamin oder an Folsäure vor, der zur einer DNA-Synthesestörung (bevorzugt betroffen ist die Erythropoese) führt. Dieser Mangel tritt besonders nach einer Umbaugastritis, Magenresektion oder bei Magenkarzinom auf.

Die **Sichelzellenanämie** gehört in den Formenkreis der Hämoglobinopathien. Bei diesem qualitativen Mangelzustand entstehen durch Mutationen der Globingene multiple Hb-Varianten, die – bei einer Instabilität – zu einem gesteigerten Erythrozytenabbau und somit zur Anämie führen. Bei der wichtigsten Erkrankung aus diesem Formenkreis, der Sichelzellenanämie, kommt es durch Sauerstoffmangel zu einer Polymerisation des HbS und dadurch zur Gestaltänderung der Erythrozyten (Sichelzellen). Die Formveränderung hat eine Adhäsion der Erythrozyten untereinander mit Gefäßverschlüssen zur Folge.

Histopathologische diagnostische Kriterien

1 Aplastische Anämie

a) Fettzellmetaplasie. Das Knochenmark besteht nur aus regelrecht entwickelten Fettzellen.

b) Kein blutbildendes Knochenmark nachweisbar. Es fehlen die Vorstufen der roten und weißen Blutkörperchen sowie der Thrombozyten (Erythro-, Myelo-, Lympho- und Thrombopoese sind aufgehoben).

2 Perniziöse Anämie. Zytologisch liegt im Knochenmark eine Zell- und Kernvergrößerung (Megaloblasten und Megalozyten) bei starker Hyperplasie der Erythropoese vor. Durch Ausreifungsstörung kommt es zu Entkernungsanomalien (Kernabschnürungen in Erythroblasten und Chromatinreste in reifen, vergrößerten Erythrozyten [Howell-Jolly-Körper]).

3 Sichelzellanämien. Die Erythrozyten zeigen eine typische, sichelförmige Gestaltung. Diese pathologischen Erythrozyten sind histologisch und im Ausstrich im Knochenmark sowie in den Milzsinus zu erkennen; bei einer akuten hämolytischen Krise lassen sie sich auch im peripheren Blut finden.

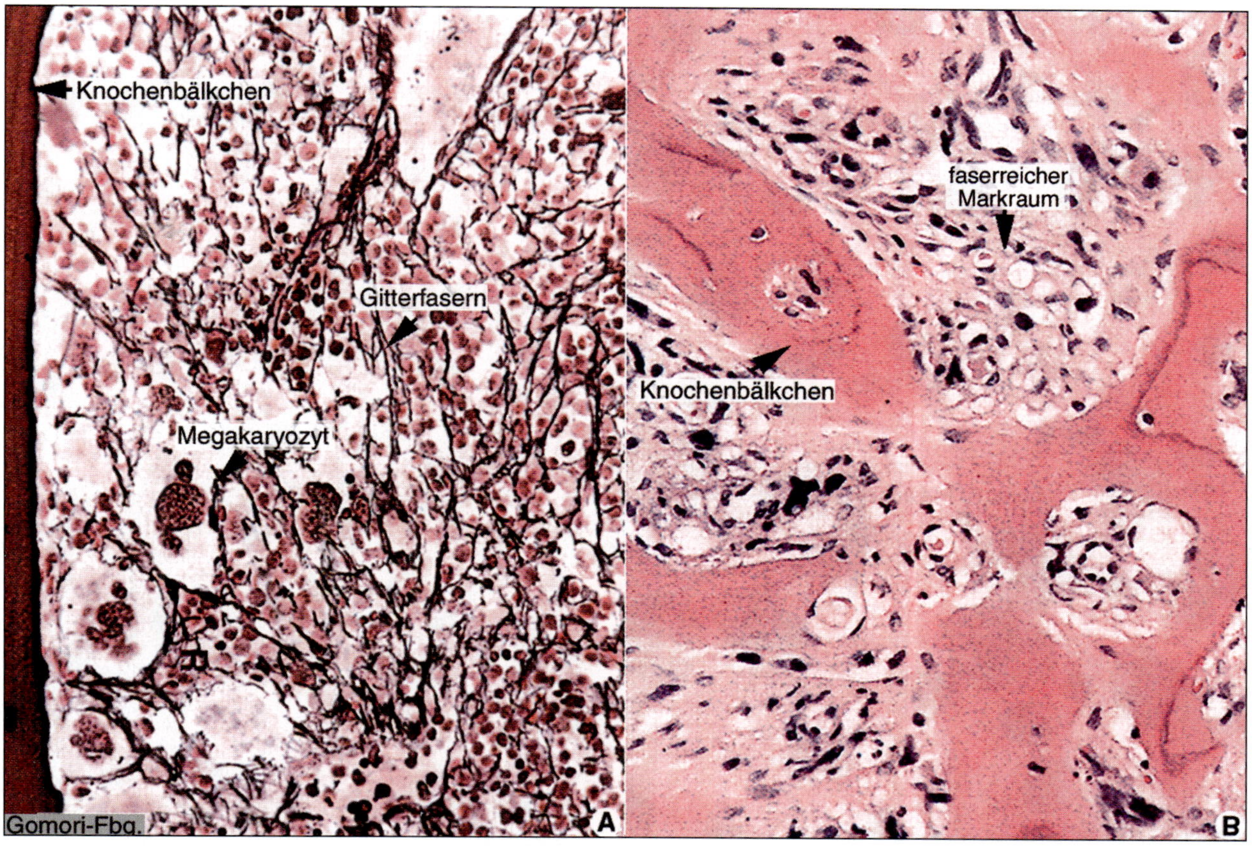

Abb. 159. Knochenmarkveränderungen. A: Die **Osteomyelosklerose** zeigt in der zellulären Phase im Markraum ein sehr dichtes Gitterfasernetz, das besonders deutlich durch Versilberung zu erkennen ist. Ferner sieht man Gruppen von mehrkernigen Riesenzellen, bei denen es sich um Megakaryoblasten handelt. **B:** Im weiteren Verlauf veröden die Markräume. Ein faserreiches Bindegewebe ersetzt die Zellen der Hämopoese, gleichzeitig werden unregelmäßig gestaltete Bälkchen aus Geflechtknochen neu gebildet.

Knochenmark: Osteomyelosklerose

Vorbemerkungen. Die Osteomyelosklerose (OMS) ist eine chronische myeloproliferative Erkrankung mit neoplastischer Proliferation der drei hämatopoetischen Zellreihen, die mit einer progredienten Marksklerose, Knochenneubildung und einer ausgeprägten extramedullären Blutbildung einhergeht. Die OMS kann primär entstehen oder Folge einer anderen myeloproliferativen Erkrankung (chronische myeloische Leukämie, essenzielle Thrombozythämie, Polycythaemia vera) sein.

Histopathologische diagnostische Kriterien

1 **Frühes Stadium.** Im Knochenmark findet man eine Hyperplasie der drei hämatopoetischen Zellreihen, wobei die Vermehrung der polymorphen mehrkernigen Megakaryozyten, die kleine Zellnester bilden, besonders eindrucksvoll ist. Gleichzeitig kommt es zu einer Vermehrung von Gitterfasern, die sich selektiv in einer Retikulinfaserfärbung (nach Gomori oder Foote) darstellen lässt.

2 **Fortgeschrittenes Stadium.** Im weiteren Verlauf kommt es zu einer Markverödung. Das Knochenmark wird durch ein kollagenfaserreiches Gewebe mit Kapillaren ersetzt. Ferner liegt eine unregelmäßige Neubildung aus Geflechtknochen vor.

3 **Blutbefunde.** Im peripheren Blut besteht meist ein leukoerythroblastisches Bild mit reichlich Erythroblasten und Myelozyten bei hypochromatischer und poikilozytotischer Anämie.

4 **Extramedulläre Blutbildung.** In Leber und Milz liegen die Zeichen einer ausgeprägten Blutbildung vor.

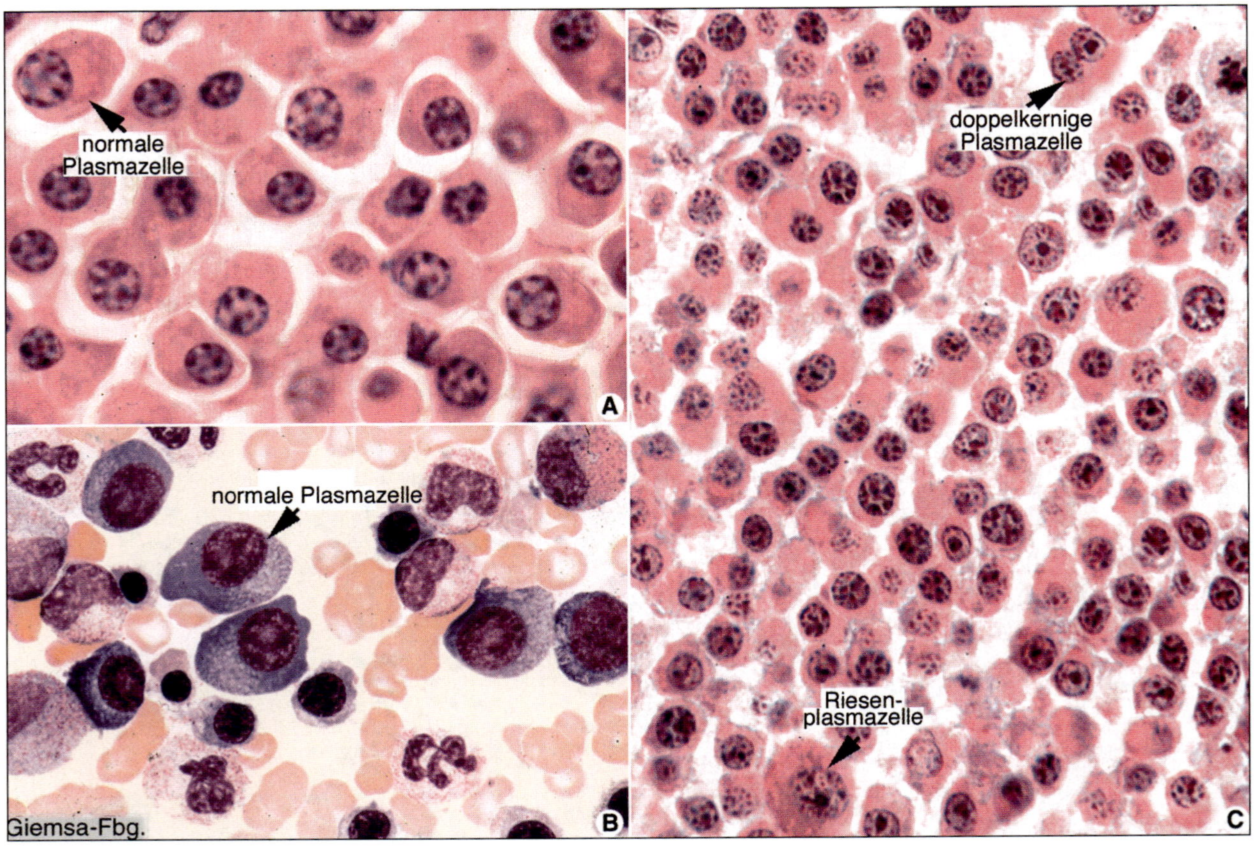

Abb. 160. A: Das **ossäre Plasmozytom** besteht aus einer dichten Ansammlung von überwiegend reifen Plasmazellen; sie weisen ein eosinophiles Zytoplasma und einen exzentrischen Kern mit typischem Chromatinmuster auf. **B:** In der Giemsa-Färbung zeigen Plasmazellen ein stärker basophiles Zytoplasma. **C:** Neben morphologisch weitgehend normalen Plasmazellen kommen auch Atypien (doppelkernige Plasmazellen), Riesenplasmazellen und Mitosen vor.

Ossäres Plasmozytom

Vorbemerkungen. Das Plasmozytom wird heute zu den malignen Non-Hodgkin-Lymphomen gezählt. Es handelt sich um eine neoplastische Wucherung von typischen und atypischen Plasmazellen, die meist gleichzeitig im Knochenmark verschiedener Knochen (Rippen, Schädeldach, Sternum, Wirbelsäule) vorkommt. Immunelektrophoretisch unterscheidet man IgA-, IgM- und IgG-Formen. Das klinische Bild wird durch Osteolyse (pathologische Frakturen), renale Ausscheidung von Paraproteinen und Verdrängung des normalen Knochenmarks (Anämie, Infektanfälligkeit, hämorrhagische Diathese) geprägt.

Histopathologische diagnostische Kriterien

1 **Herdförmige Wucherung von Plasmazellen im Knochenmark.** Typische Plasmazellen zeigen reichlich eosinrotes Zytoplasma und einen chromatindichten, exzentrischen Kern. Atypische Plasmazellen sind meist groß und mehrkernig. Die Kerne sind hyperchromatisch und polymorph. Mitosen kommen vor.

2 **Osteolyse.** Im Bereich der Infiltrate kommt es zu einer verstärkten Knochendestruktion (Osteolyse), die besonders deutlich im Schädelknochen (»Schrotschussschädel«) zu erkennen ist.

3 **Immunhistologisch** lassen sich die vorherrschenden Immunglobuline nachweisen.

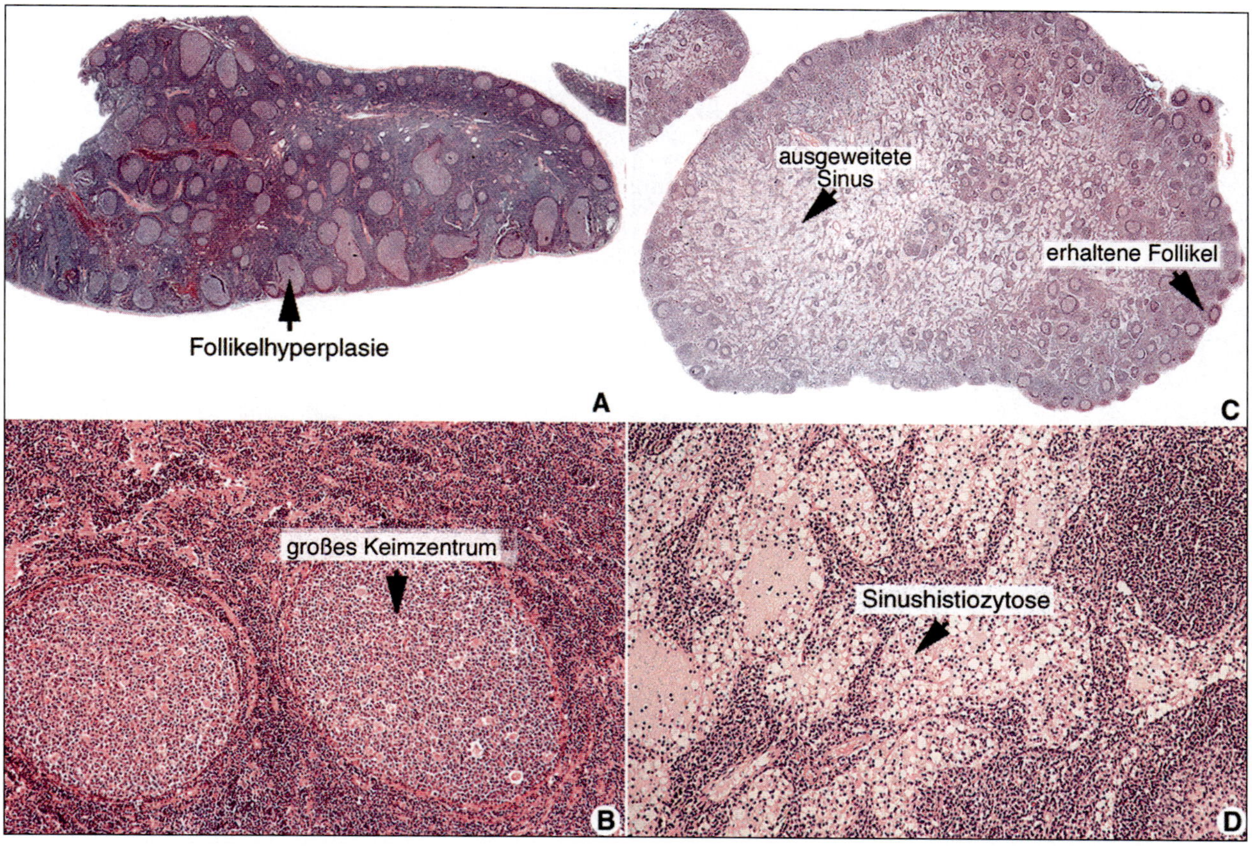

Abb. 161. Unspezifische Lymphknotenhyperplasien. A–B: Die **follikuläre Lymphknotenhyperplasie** ist gekennzeichnet durch vermehrte und vergrößerte Follikel mit einem großen Keimzentrum. **C–D:** Auch die **Sinushistiozytose** geht als unspezifische Reaktion mit einer Lymphknotenvergrößerung einher. Die Follikel sind aber klein. Dagegen sind die Sinus stark ausgeweitet und mit einer eiweißreichen Flüssigkeit (Lymphe) angefüllt. Hier finden sich reichlich Lymphozyten und Makrophagen.

Reaktive Lymphknotenhyperplasie

Vorbemerkungen. Als Zeichen einer Stimulierung des lymphatischen Systems (besonders des B-Zell-Systems) im Rahmen einer lokalen oder generalisierten Entzündung kommt es zu einer verstärkten Ausbildung von Sekundärfollikeln und zur Sinushistiozytose. Zahlreiche Erkrankungen im Quellgebiet eines Lymphknotens sowie generalisierte Leiden können zu einer reaktiven Hyperplasie der Lymphknoten führen. Die Entzündung kann sich direkt in einem Lymphknoten abspielen, so z. B. bei der eitrigen Lymphadenitis oder bei verschiedenen spezifischen Entzündungen. Wesentlich häufiger liegt aber eine B-Zell-Aktivierung (auch bei Tumoren) vor. Steht die Aktivierung des T-Zell-Systems im Vordergrund, dann kommt es zu einer diffusen Hyperplasie mit interfollikulärer und parakortikaler Vermehrung von Lymphozyten, Immunoblasten und Retikulumzellen mit Venolenschwellung, während die Follikel nicht wesentlich vergrößert sind. Ein oder mehrere vergrößerte Lymphknoten (Lymphadenopathie) stellen einen häufigen und meist harmlosen klinischen Befund dar. Meist handelt es sich um eine entzündliche Reaktion auf einen lokalen Prozess. Von differenzialdiagnostischer Bedeutung sind die Abgrenzung von spezifischen Prozessen (Lymphknotentuberkulose) sowie von primären (maligne Lymphome) oder sekundären (Metastasen) Neubildungen.

Histopathologische diagnostische Kriterien

1 **Follikuläre Hyperplasie.** Die Zahl der Follikel (insbesondere der Sekundärfollikel) ist deutlich vermehrt. Außerdem sind die Follikel deutlich vergrößert, behalten aber ihre rundliche Form. Die Follikelvergrößerung ist auf eine Größenzunahme der hellen Keimzentren zurückzuführen, die von einem eher schmalen Mantel von dunklen Lymphozyten umgeben werden.

2 **Sinushistiozytose.** Die vergrößerten Lymphknoten zeigen in der Übersicht nur vereinzelte, überwiegend subkapsulär lokalisierte Follikel. Im Vordergrund stehen die stark ausgeweiteten Rand- und Intermediärsinus. In ihrer Lichtung erkennt man eine leicht homogen azidophile Lymphe, die Lymphozyten und Histiozyten einschließt.

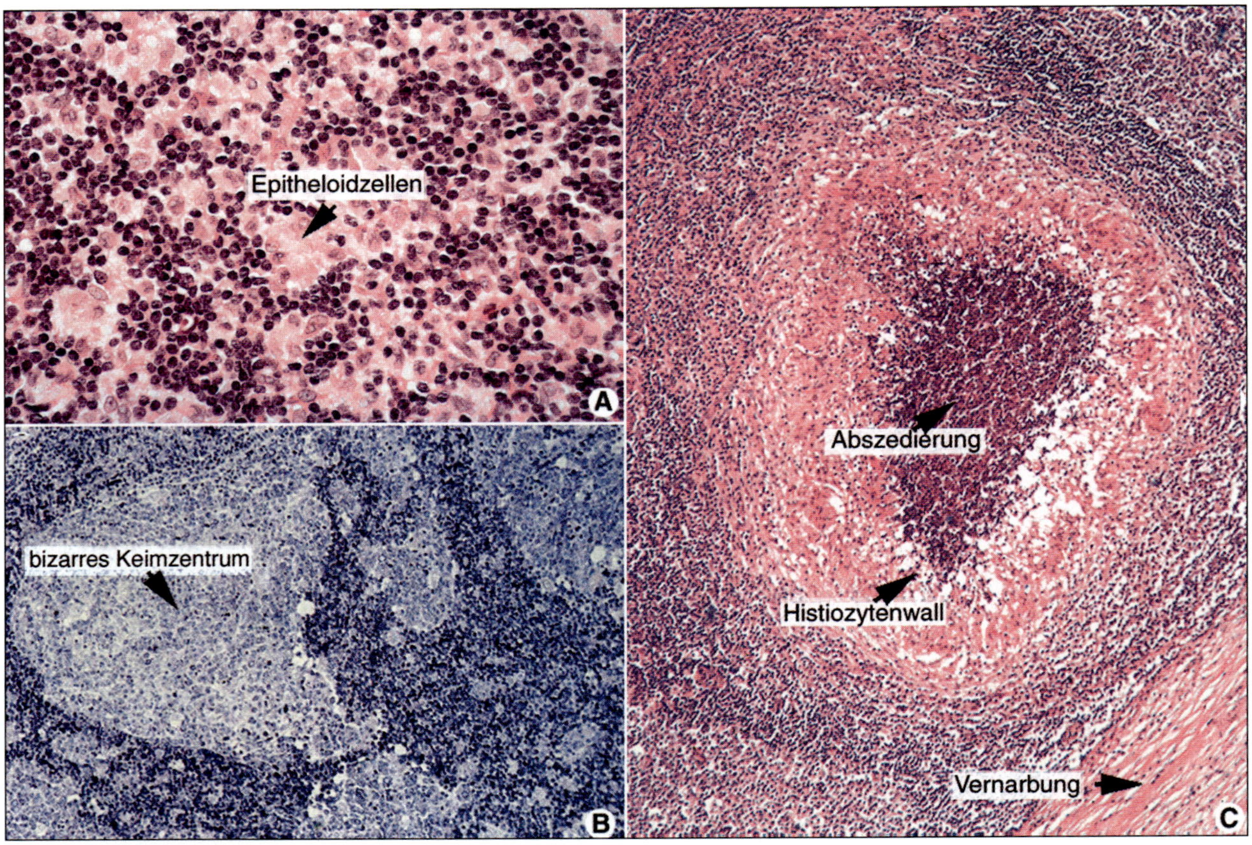

Abb. 162. Lymphadenitis. A: Eine besondere Lymphknotenreaktion stellt die **kleinherdige epitheloidzellige Hyperplasie** dar. Man sieht kleine Ansammlungen von Zellen mit eosinophilem Zytoplasma. **B:** Auch bei AIDS kommen Lymphknotenveränderungen vor, so z. B. große und bizarr gestaltete Keimzentren. **C: Histiozytär abszedierende Lymphadenitis.** Typisch für bestimmte Infektionen (Katzenkratzkrankheit) sind Nekrosen, die reichlich Kerntrümmer einschließen und von einem Histiozytenwall umgeben werden. In der Peripherie dieser Veränderung kommt es zu einer stärkeren kollagenfaserreichen Vernarbung.

Lymphadenitis

Vorbemerkungen. Die Entzündungen der Lymphknoten werden als Lymphadenitis bezeichnet. Sie kann akut oder chronisch verlaufen und spezifischer oder unspezifischer Natur sein. Ferner können die Entzündungen isoliert oder im Rahmen einer generalisierten Erkrankung vorkommen.

Histopathologische diagnostische Kriterien

1 **Kleinherdige Epitheloidzellreaktion.** In den Sinus und in der Lymphknotenpulpa finden sich Gruppen von Makrophagen, die meist von T-Lymphozyten-abstammenden Substanzen stimuliert werden. Durch Umwandlung in Epitheloidzellen entstehen Zellen mit einem hellen Zytoplasma und einen längsovalen Kern mit deutlichem Nukleolus. Diese Zellknötchen sind meist in der Parakortikalzone des Lymphknotens lokalisiert. Die Veränderung ist weitgehend unspezifisch, sie kann auch im Quellgebiet eines bösartigen Tumors auftreten. Ferner kommt sie – zusammen mit einer unreifzelligen Sinushistiozytose und einer bunten Pulpahyperplasie – als Lymphadenitis Piringer-Kuchinka vor. Die häufigste Ursache ist eine Infektion mit dem Parasiten *Toxoplasma gondii*, wesentlich seltener tritt sie bei anderen Infektionen (Mononukleose, Bruzellose) auf.

2 **AIDS-Lymphadenopathie.** Bei einer HIV-Infektion treten unterschiedliche Lymphknotenveränderungen auf. In der Frühphase sind die Keimzentren deutlich vergrößert und sehr bizarr gestaltet. Die dendritischen Retikulumzellen enthalten reichlich Viruspartikel. Meist bestehen auch eine Aktivierung der T-Zell-Areale, eine Plasmozytose und eine Vermehrung monozytoider B-Zellen. Im Spätstadium der HIV-Infektion kommt es zu einer progredienten Zellverarmung der lymphatischen Gewebe mit Verlust der Follikel, Rückbildung und Vernarbung der Keimzentren und Atrophie der T-Zell-Areale. Das Maschenwerk der Retikulinfasern wird durch den Zellverlust freigelegt und erscheint wie ausgekämmt.

3 **Retikulohistiozytär-abszedierende Lymphadenitis.** Verschiedene Erkrankungen können zu dieser Lymphknotenveränderung führen, so z.B. die Yersiniose *(Y. pseudotuberculosis)*, das Lymphogranuloma inguinale, die Tularämie und Listerieninfektionen. Zu den häufigsten Ursachen zählt die Katzenkratzkrankheit (axilläre und zervikale Lymphknoten). Histologisch sieht man abszessartige Ansammlungen von segmentkernigen Granulozyten, die von einem Randwall aus Histiozyten begrenzt werden. Diese Veränderungen werden meist von einer Follikel- und bunten Pulpahyperplasie begleitet

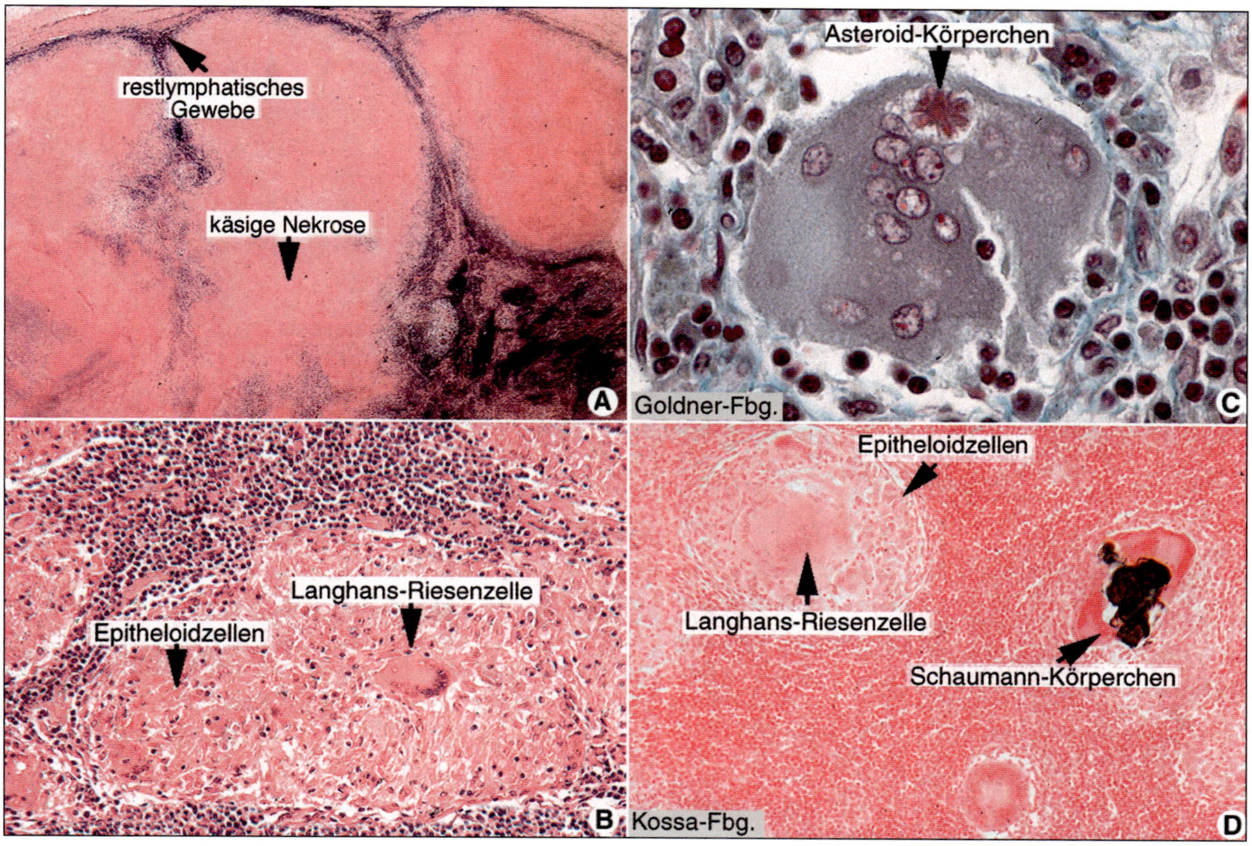

Abb. 163. Spezifische Lymphadenitiden. A: Die **exsudative Lymphknotentuberkulose** zeigt große, konfluierende, eosinrote, kernlose Nekrosen, die von einem schmalen Saum aus Lymphozyten umgeben werden. **B:** Bei einer **produktiven Tuberkulose** finden sich herdförmige Ansammlungen von Epitheloidzellen sowie vereinzelte mehrkernige Riesenzellen vom Langhans-Typ. **C:** Typisch für eine **Sarkoidose** sind kleine sternförmige Zytoplasmaeinschlüsse **(Asteroidkörperchen)** in großen mehrkernigen Riesenzellen. **D:** Charakteristisch sind auch **Schaumann-Körperchen**: intrazytoplasmatische Kalkablagerungen, die sich in der Versilberung schwarz darstellen.

Tuberkulose – Sarkoidose

Vorbemerkungen. Spezifische, aus nicht verkäsenden Epitheloidzellgranulomen bestehende Lymphknotenentzündung. Bei der Sarkoidose sind zahlreiche Organe befallen, besonders häufig die Hiluslymphknoten und die Lunge. Epitheloidzellige Granulome kommen auch bei anderen Erkrankungen vor, so z.B. bei der rein produktiven Tuberkulose, Berylliumeinlagerungen, Enterocolitis granulomatosa (Crohn-Krankheit) oder als unspezifische Lymphknotenreaktion (»sarcoid-like-lesion«) im Drainagegebiet eines bösartigen Tumors.

Histopathologische diagnostische Kriterien

1 Verkäsende Tuberkulose

a) Aufgehobene Lymphknotenstruktur. Ausgedehnte käsige Nekrosen zerstören die Lymphknotenstruktur, die meist nur noch subkapsulär zu erkennen ist.

b) Exsudative Tuberkulose. Bei der verkäsenden Tuberkulose überwiegt die exsudative Komponente, das heißt die homogene, eosinrote, kernlose Nekrose. Im Randbereich der Nekrosen können vereinzelte Epitheloidzellen und Langhans-Riesenzellen auftreten.

c) Erregernachweis. Bei überwiegend exsudativen Tuberkulosen gelingt häufig der Erregernachweis (Ziehl-Neelsen-Färbung, Auramin-Fluorochromierung).

2 Sarkoidose

a) Knotenförmige Ansammlungen von Epitheloidzellen. Man erkennt kleine, z.T. zusammenfließende Zellgruppen, die aus Epitheloidzellen bestehen. Diese zeigen keine deutlichen Zytoplasmagrenzen. Die Kerne sind groß, chromatinarm, abgerundet oder katzenzungenartig.

b) Mehrkernige Riesenzellen vom Langhans-Typ kommen unterschiedlich häufig vor.

c) Keine verkäsenden Nekrosen. In der Regel fehlen in den epitheloidzelligen Granulomen die käsigen Nekrosen.

d) Schaumann-Körperchen liegen im Zytoplasma von Epitheloidzellen. Es handelt sich um schalenförmige Verkalkungen mit einem im polarisierten Licht doppelbrechenden Kern.

e) Asteroidkörperchen. Es handelt sich um sternförmige Zytoplasmaeinschlüsse.

f) Fibrose. Sehr typisch für die Sarkoidose ist eine progressive Bindegewebsvermehrung, die von der Peripherie auf die Lymphknotenmitte übergreift.

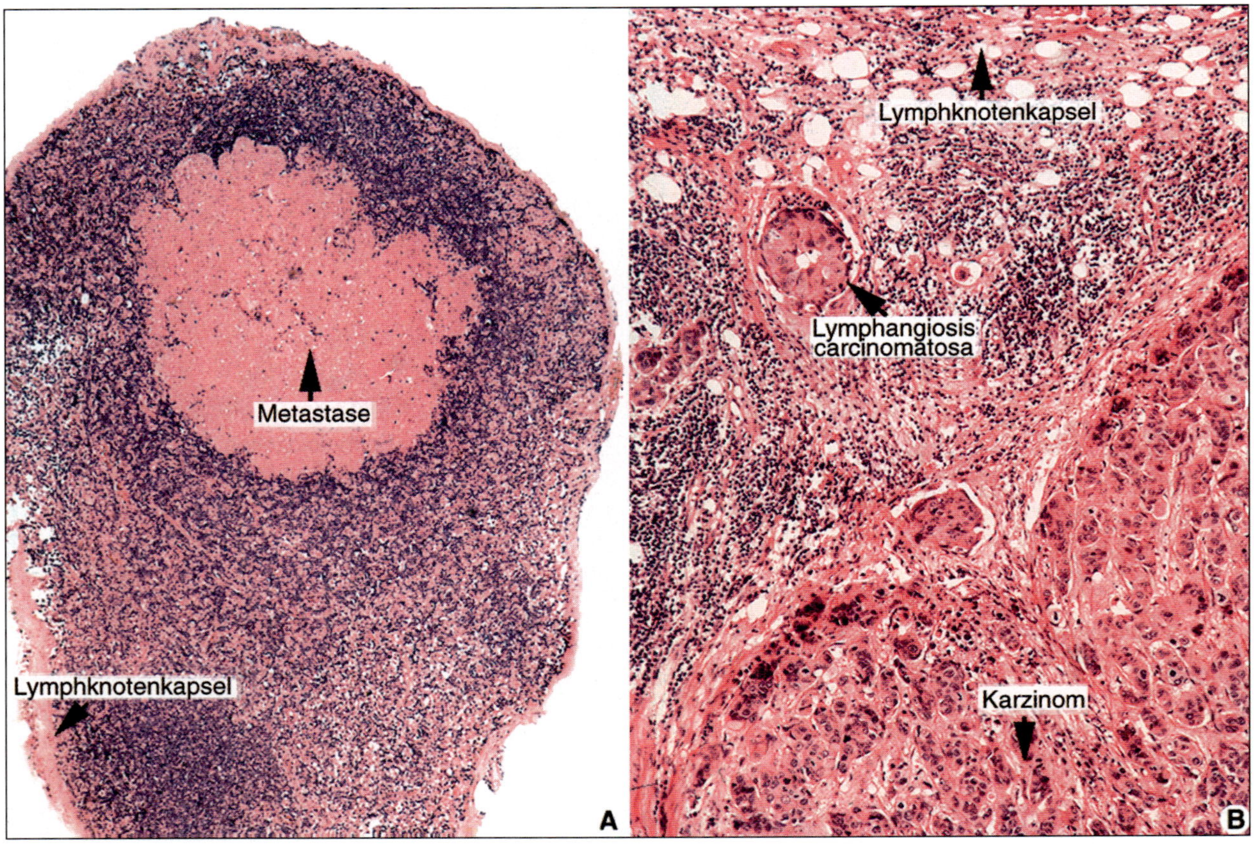

Abb. 164. Lymphknotenmetastase. A: Im Übersichtsbild erkennt man in einem Lymphknoten einen eosinroten Knoten. **B:** Bei stärkerer Vergrößerung zeigt dieser Knoten den Aufbau eines soliden entdifferenzierten Karzinoms (wie z. B. eines Mammakarzinoms). Die Neubildung weist ein expansives Wachstum auf und breitet sich in der Lichtung der Lymphgefäße – nach Art einer Lymphangiosis carcinomatosa – aus.

Lymphknotenmetastase

Vorbemerkungen. Als Metastase bezeichnet man die Absiedelung eines malignen Tumors, entfernt vom Ort seiner Entstehung (Primärtumor). Lymphknotenmetastasen kommen als Folge einer lymphogenen Ausbreitung eines Karzinoms, seltener eines Sarkoms vor. Eine Lymphknotenmetastase kann die erste klinische Manifestation eines bis zu diesem Zeitpunkt okkulten Primärtumors (Schilddrüse, Niere, Lunge) sein.

Der Nachweis von Lymphknotenmetastasen ist von diagnostischer, prognostischer und therapeutischer Relevanz. Dabei ist die Zahl und Lokalisation der befallenen Lymphknoten zu erfassen. Ferner ist zu unterscheiden zwischen Mikrometastasen (nur histologisch erfassbare Absiedelungen) und Makrometastasen, die schon mit bloßem Auge erkennbar sind.

Die Beurteilung der Lymphknotenmetastasen wird stadienmäßig durch das klinische TNM- bzw. histopathologische pTNM-System bestimmt.

Histopathologische diagnostische Kriterien

1 **Nachweis eines Fremdgewebes im Lymphknoten.** Die Darstellung eines epithelialen Gewebes in einem Lymphknoten spricht meist für eine Metastase. Differenzialdiagnostisch ist eine Ektopie (z. B. Speicheldrüsen- oder Schilddrüsengewebe in Halslymphknoten, eine Endometriosis externa in iliakalen Lymphknoten) auszuschließen.

2 **Zytologische Kriterien der Malignität.** Zell- und Kernpolymorphie, vermehrte und atypische Mitosen.

3 Bei **okkulten Primärtumoren** ist ihr Sitz nach Möglichkeit durch die Lymphknotenuntersuchung zu bestimmen: Alter, Geschlecht, Lokalisation des entfernten Lymphknotens (z. B. die Metastase in einem axillären Lymphknoten spricht bei einer erwachsenen Frau am ehesten für ein Mammakarzinom), feingeweblicher Aufbau der Metastase und Nachweis differenzierter Strukturen (Melanin = malignes Melanom, Kolloid und papilläre Strukturen = Schilddrüsenkarzinom, Psammomkörperchen bei Ovarialkarzinomen).

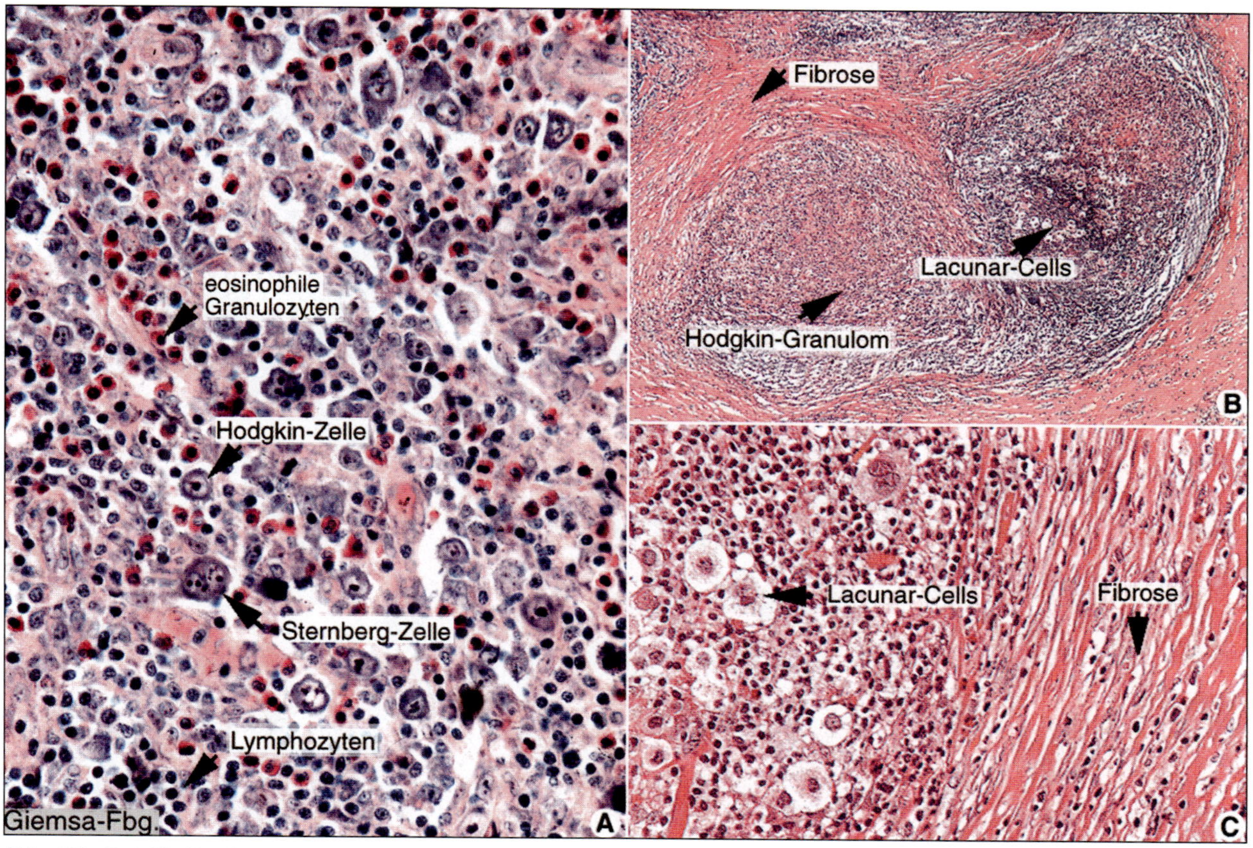

Abb. 165. Hodgkin-Krankheit. A: Die **Mischform** besteht aus verschiedenen Zelltypen: Lymphozyten, eosinophilen Granulozyten sowie Riesenzellen vom Typ Hodgkin oder Sternberg. Diese Zellen sind besonders in der Giemsa-Färbung gut erkennbar. **B:** Eine weitere Hodgkin-Variante stellt die **nodulär sklerosierende Form** dar. Das Hodgkin-Granulom wird von einem kollagenfaserreichen Gewebe eingeschlossen. **C:** Bei stärkerer Vergrößerung sind die hellen **Lacunar-Cells** (Schrumpfungsartefakte) zu sehen.

Malignes Hodgkin-Lymphom

Vorbemerkungen. Das maligne Hodgkin-Lymphom (Lymphogranulom) gehört zu den echten bösartigen Systemerkrankungen. Es kommt zunächst isoliert vor, später sind Gruppen von Lymphknoten befallen. In der Terminalphase kommt es auch zu einer Beteiligung innerer Organe (Knochen, Leber, Lunge). Das Hodgkin-Lymphom zeigt verschiedene feingewebliche Manifestationsformen, die von unterschiedlicher prognostischer Relevanz sind.

Histopathologische diagnostische Kriterien

1 **Aufgehobene Lymphknotenstruktur.** Durch zellige Infiltration und/oder Fibrose wird die ursprüngliche Lymphknotenstruktur zerstört.

2 **Granulomartiges Gewebe**, das sich aus verschiedenen Zelltypen zusammensetzt:

a) Bei der **lymphozytenreichen Form** (beste Prognose) stehen die Lymphozyten im Vordergrund. Sternberg-Reed- und Hodgkin-Zellen sind nur ganz vereinzelt vorhanden.

b) Die **gemischte Form** besteht aus der typischen Zellzusammensetzung einer Hodgkin-Krankheit: Neben Lymphozyten finden sich reichlich eosinophile Granulozyten, Hodgkin- und Sternberg-Reed-Zellen.

c) Die **lymphozytenarme Form** (schlechteste Prognose) besteht überwiegend aus Sternberg-Reed- und Hodgkin-Zellen.

d) Der **nodulär-sklerosierende Form** stellt eine eigenständige Form dar. Sie ist gekennzeichnet durch eine Sklerosierung, die Inseln von Hodgkin-Gewebe einschließt. Neben den oben genannten Zellen kommen auch Lakunenzellen vor: Durch Schrumpfung liegen einzelne Zellen in einem hellen Hof.

3 **Zellzusammensetzung.** Zu den typischen Zellen eines Hodgkin-Granuloms gehören:

a) Lymphozyten und Histiozyten

b) Hodgkin-Zellen. Zellen mit reichlich Zytoplasma und einem großen hellen Kern, der einen prominenten Nukleolus einschließt.

c) Sternberg-Reed-Zellen. Es handelt sich um mehrkernige Riesenzellen mit deutlichen Kernnukleolen. Die Kerne liegen zentral und überlappen sich. Manchmal kommen zwei gegenüberliegende Kerne (Spiegelbildkerne) vor.

d) Lakunenzellen sind geschrumpfte Zellen mit einem großen hellen Kern. Die Zelle wird von einem hellen Hof umgeben.

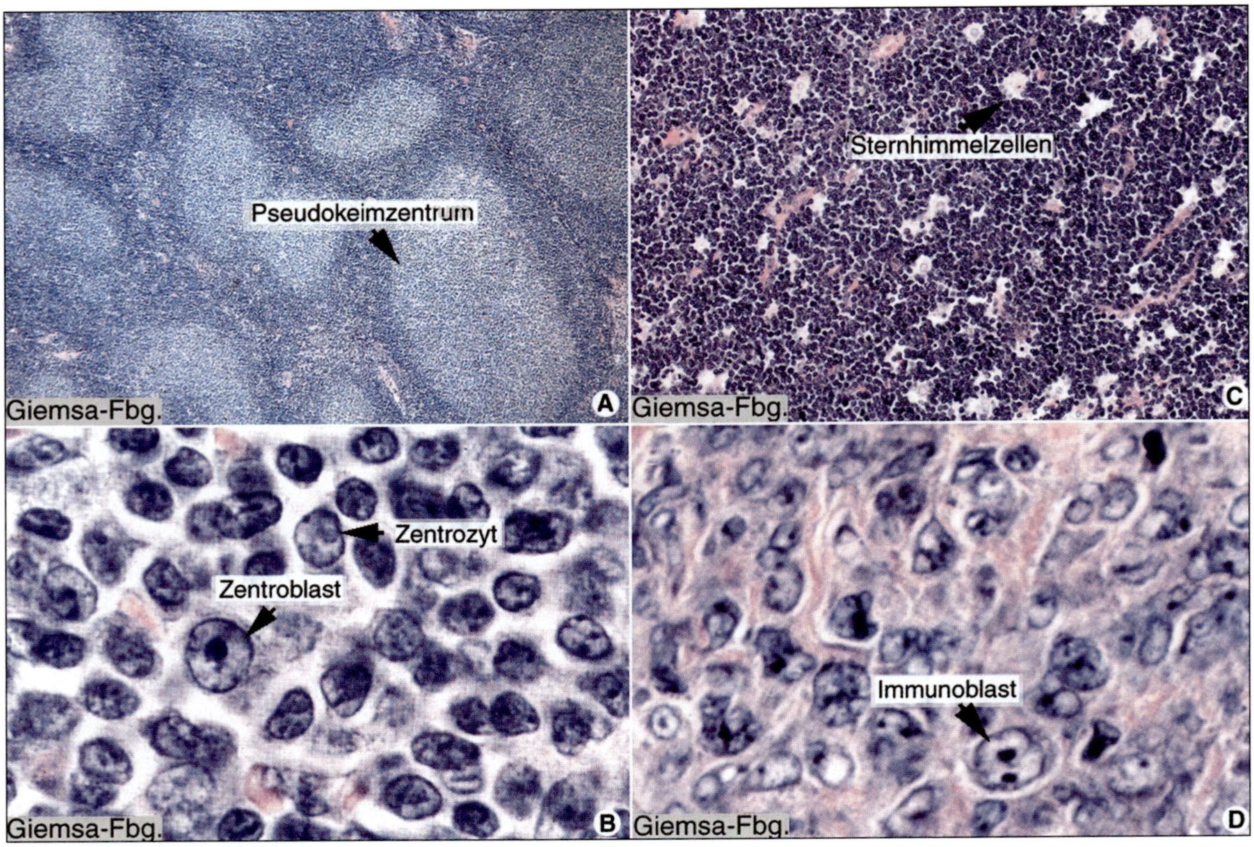

Abb. 166. Maligne Non-Hodgkin-Lymphome. A: Das niedrig maligne **zentroblastisch-zentrozytische Lymphom** zeigt in der Übersicht große, helle Pseudokeimzentren. **B:** Bei stärkerer Vergrößerung lassen sich große Zentroblasten mit prominenten Nukleolen und kleine Zentrozyten mit dunklem Kern nachweisen. **C:** Das **Burkitt-Lymphom** bildet einen zelldichten Rasen aus Lymphoblasten mit eingeschlossene Sternhimmelzellen (Makrophagen mit gespeicherten Kerntrümmern). **D:** Eine besonders hochmaligne Variante der NHL stellt das **immunoblastische Lymphom (Sarkom)** dar: Immunoblasten sind große Zellen mit hellem Kern und besonders prominenten Nukleolen.

Maligne Non-Hodgkin-Lymphome (NHL)

Vorbemerkungen. Maligne Non-Hodgkin-Lymphome (NHL) sind bösartige Tumoren des lymphatischen Systems, der nicht in die Gruppe der Hodgkin-Lymphome gehören. Diese Begriffsbestimmung beinhaltet einen »Sammeltopf« von zytomorphologisch verschiedenen Neubildungen, die von den Zentrozyten, Zentroblasten, Immunoblasten und anderen Zellen des lymphatischen Systems abgeleitet werden. Die Neubildungen sind von »niedriger« (z. B. das zentroblastisch-zentrozytische Non-Hodgkin-Lymphom) bzw. von »hoher Malignität« (z. B. das Burkitt-Lymphom oder das immunoblastische Lymphom). Die histologische Untersuchung dieser Lymphome setzt grundsätzlich die Anwendung der Giemsa-Färbung voraus, die durch verschiedene immunhistologische Reaktionen (Nachweis von LCA, T- und B-Zell-Antigene, Immunproteine u.a.) ergänzt wird.

Histopathologische diagnostische Kriterien

1 **Zentroblastisch-zentrozytisches Non-Hodgkin-Lymphom** (follikuläres Lymphom)

a) Große Pseudokeimzentren. Der Tumor täuscht eine follikuläre Hyperplasie vor. Es finden sich große, unregelmäßig gestaltete rundliche Aufhellungen, die an Keimzentren erinnern, aber aus neoplastischen Zentroblasten bestehen. Sie werden von einem schmalen Saum aus Zentrozyten umgeben.

b) Zentrozyten-Zentroblasten. Die Neubildung setzt sich aus diesen Zelltypen zusammen. Die Zentrozyten sind klein und weisen einen rundlichen, chromatinreichen Kern auf. Zentroblasten sind etwas größer und zeigen einen eher chromatinarmen Kern mit deutlichem Nukleolus.

2 Das **Burkitt-Lymphom** stellt ein hochmalignes NHL dar, das sich von den B-Zellen ableitet. Man unterscheidet ein afrikanisches Burkitt-Lymphom (endemisch in Zentralafrika), bei dem die Tumorzellen fast immer Epstein-Barr-Virus-Antigene und -DNA enthalten, und ein außerafrikanisches Burkitt-Lymphom, bei dem die Tumorzellen nur ausnahmsweise EBV-positiv sind. Histologisch zeigt die schwache Vergrößerung ein monotones, rasenförmiges Infiltrat aus mittelgroßen Tumorzellen. Diese liegen dicht zusammen und besitzen mehrere Nukleolen. Mitosen sind häufig. Das Zytoplasma kann kleine PAS-positive Einschlüsse zeigen. Zwischen den Tumorzellen finden sich Makrophagen mit eingeschlossenen Kerntrümmern, die das typische »Sternhimmelbild« hervorrufen. Immunhistologisch exprimieren die Lymphomzellen B-Zell-Antigene (CD19, 20, 22).

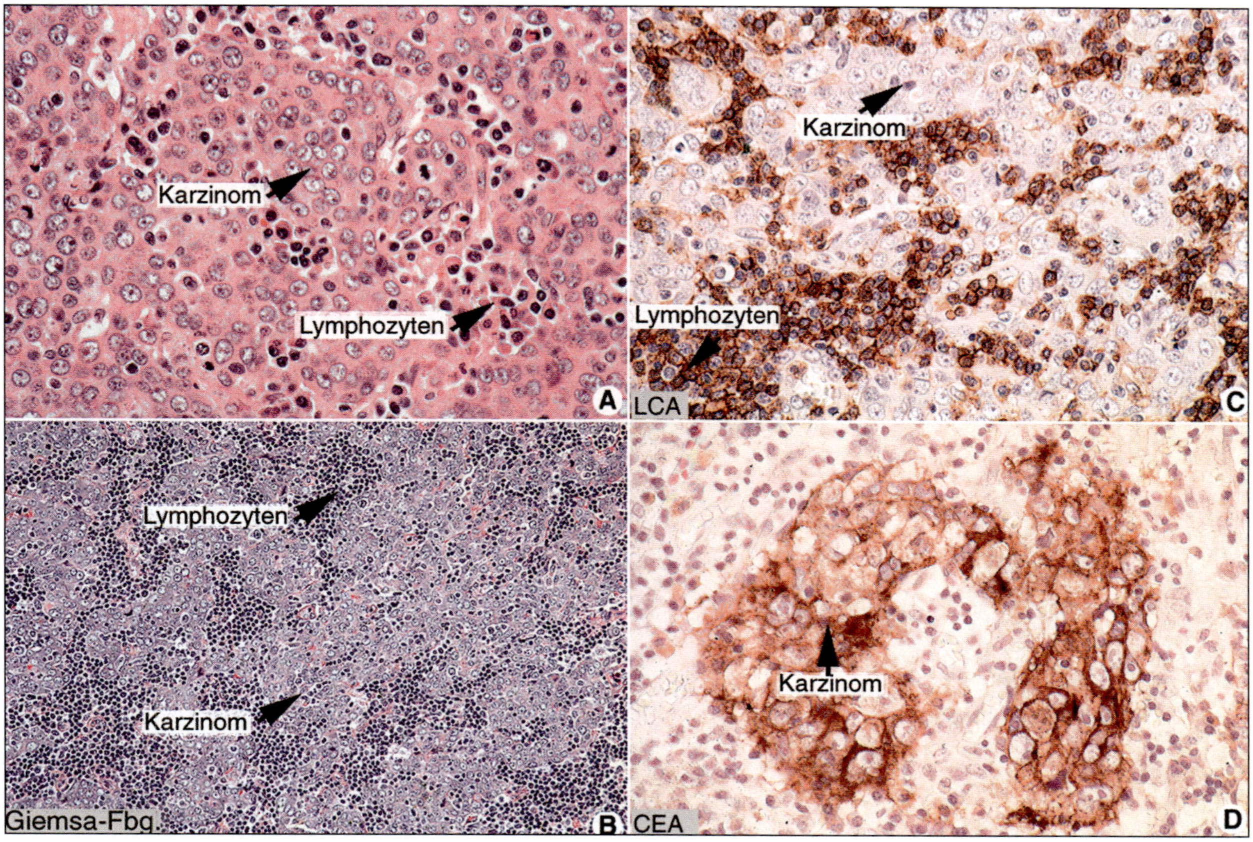

Abb. 167. Lymphoepitheliales Karzinom. A: Der Tumor besteht aus einem soliden, entdifferenzierten eosinroten Anteil, der von Lymphozyten durchsetzt ist. **B:** In der Giemsa-Färbung ist die Abgrenzung zwischen der lymphatischen und der epithelialen Komponente deutlich. **C:** Die Lymphozyten lassen sich selektiv immunhistologisch durch den **LCA-Marker** nachweisen. **D:** Die epitheliale Komponente ist immunhistologisch **CEA-positiv**.

3 Das **immunoblastische Sarkom** ist ein – unter den NHL – relativ häufiger Tumor, der meist primär auftritt und sich nur in 10% der Fälle aus einem niedrig malignen NHL (Immunozytom) entwickelt. Die normale Lymphknotenstruktur ist vollständig aufgehoben und wird durch eine dichte Infiltration aus großen, basophilen Immunoblasten mit einem vesikulären Kern und prominenten rundlichen Nukleolen ersetzt. Bei einer plasmoblastischen Differenzierung kann das Zytoplasma vermehrt und stark basophil sein. Immunhistologisch sind die B-Zell-Marker positiv.

Lymphoepitheliales Karzinom

Vorbemerkungen. Diese Neubildung kommt bevorzugt in der Tonsille – als Variante eines Plattenepithelkarzinoms – vor. Weitere Primärtumoren einer Tonsille sind entdifferenzierte Plattenepithelkarzinome und maligne Lymphome sowie maligne Systemerkrankungen (Leukämien).

Histopathologische diagnostische Kriterien

1 **Epithelialer maligner Tumor.** Die Neubildung setzt sich aus größeren Verbänden eines soliden Karzinoms zusammen, das von Lymphozyten eingeschlossen wird. Die Grenzen der Tumorinseln sind in der HE-Färbung unscharf, in der Giemsa-Färbung etwas deutlicher zu erkennen. Auch in den Karzinomverbänden lassen sich Lymphozyten nachweisen.

2 **Immunhistologie.** Durch Anwendung immunhistologischer Methoden lassen sich die beiden Komponenten (lymphatisches Gewebe und Karzinom) leicht differenzieren: Das Karzinom ist zytokeratinpositiv, die Lymphozyten werden in der LCA-Reaktion markiert.

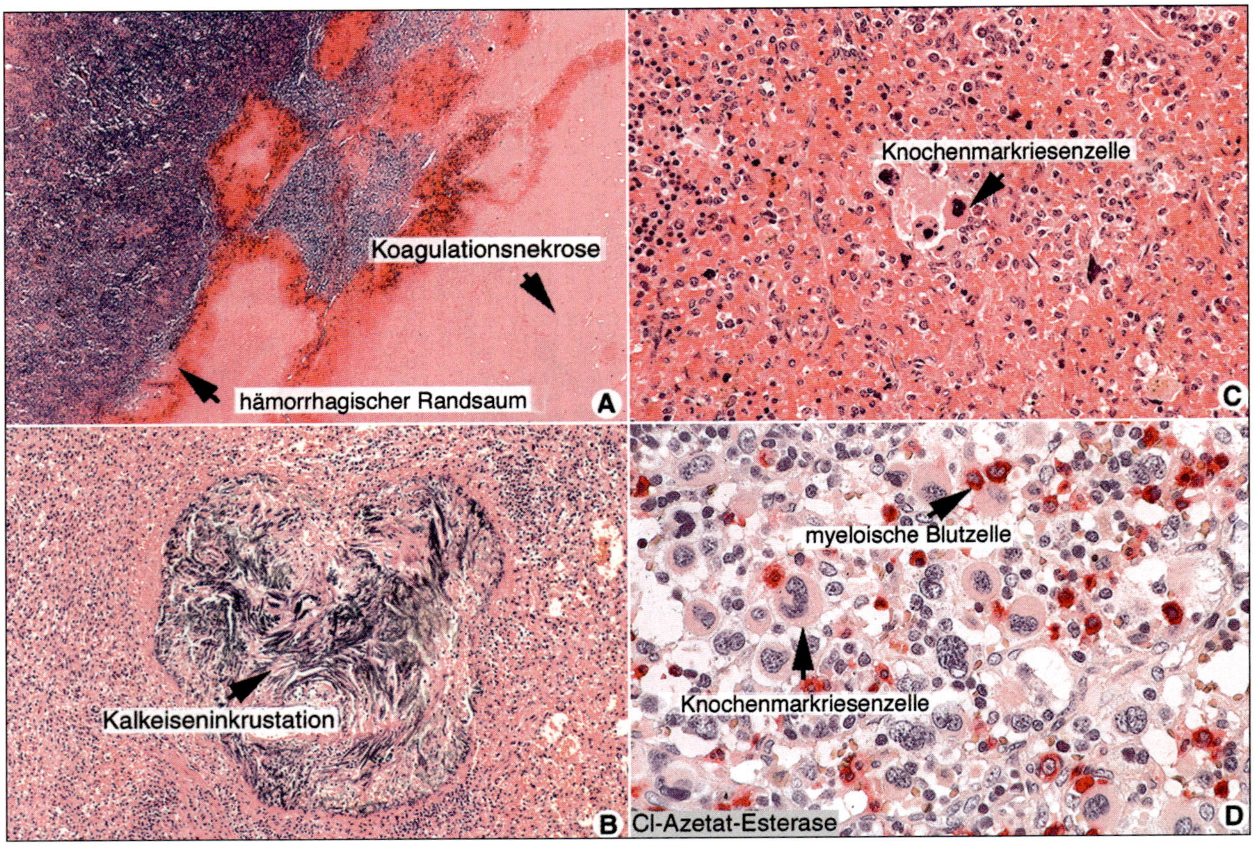

Abb. 168. Erkrankungen der Milz. A: Der **anämische Milzinfarkt** besteht aus einer kernlosen, homogenen eosinroten Nekrose, die von einem hämorrhagischen Wall begrenzt wird. **B: Gamna-Gandy-Knötchen.** Bei einer chronischen Blutstauung lassen sich gelegentlich kleine Herde nachweisen, die aus Kalkeisenablagerungen bestehen. **C:** Typisch für eine **extramedulläre Blutbildung** sind Megakaryoblasten (große, zytoplasmareiche, mehrkernige Riesenzellen). **D:** Die Diagnose wird durch den Nachweis von Chlorazetatesterase-positiven (purpurroten) Zellen der Myelopoese gesichert.

Erkrankungen der Milz

Vorbemerkungen. Milzinfarkte sind meist Folge einer Embolie (Parietalthrombosen im Herzen oder in der Aorta, Endokarditis) und gehen mit einer anämischen Nekrose einher. Gamna-Gandy-Knötchen sind Eisenkalkinkrustationen, die sich nach Blutungen bei chronischer Blutstauung entwickeln. Bei einer extramedullären Blutbildung kommen unreife Zellen aller Hämopoesestufen (Myelo-, Erythro-Megakaryopoese) vor. Sie ist meist Folge einer Zerstörung (aplastische Anämie, Bestrahlung, Chemotherapie) oder Verdrängung (Knochenmetastasen) des Knochenmarks.

Histopathologische diagnostische Kriterien

1 **Anämischer Milzinfarkt.** Histologisch sieht man einen umschriebenen, homogenen eosinroten, kernlosen Bezirk, der in der Peripherie von einem hämorrhagischen Randsaum begrenzt wird. Es handelt sich um eine Koagulationsnekrose.

2 **Gamna-Gandy-Knötchen.** Diese Knötchen bestehen aus einem fädigen Hämatoxylin-blauen Material, das mit Eisen und Kalk inkrustiert ist.

3 **Extramedulläre Blutbildung.** In den Milzsinus finden sich unreife Zellen der Hämopoese. Besonders deutlich lassen sich die großen, mehrkernigen Megakaryozyten nachweisen. Die Vorstufen der Myelopoese werden selektiv enzymhistochemisch (Alpha-Naphthol-Chlorazetatesterase = rote Markierung) dargestellt.

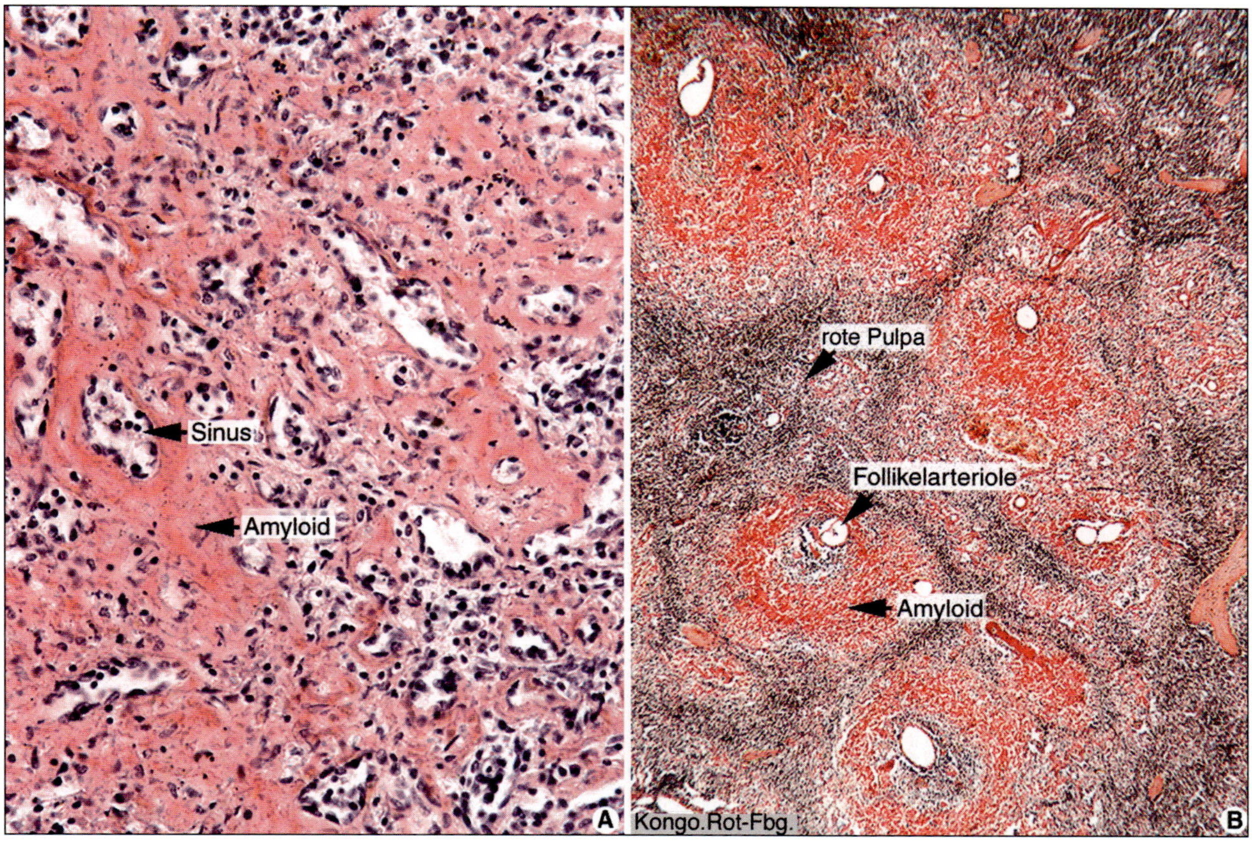

Abb. 169. Milzamyloidose. A: In der HE-Färbung zeigt die **»Schinkenmilz«** eine diffuse Ablagerung von einem extrazellulären homogenen eosinroten Amyloid im Bereich der Milzsinus. **B:** Bei einer **»Sagomilz«** ist das Amyloid knotenförmig in Follikeln lokalisiert und zeigt eine typische metachromatische orangerote Farbe nach Behandlung mit Kongo-Rot. Im Zentrum des Follikels (in der Umgebung der Follikelarteriole) liegt ein kleines amyloidfreies Areal.

Milzamyloidose

Vorbemerkungen. Als besondere morphologische Manifestationsform einer generalisierten Milzamyloidose kommen die »Sagomilz« und die »Schinkenmilz« vor; ihre Unterscheidung ist jedoch klinisch nicht relevant.

Histopathologische diagnostische Kriterien

1 **Amyloid.** Es handelt sich um eine extrazellulär abgelagerte Substanz, die in der HE-Färbung homogen eosinrot und in der Gieson-Färbung homogen gelb ist. Der Nachweis stützt sich auf die metachromatischen Eigenschaften des Amyloids: Es nimmt einen anderen Farbton an als die des Farbstoffes. Zu den gebräuchlichsten Farbstoffen zählt Kongorot. Als weiteres diagnostisches Kriterium gilt der Nachweis einer grünlichen Doppelbrechung des Kongo-Rot-gefärbten Amyloids. Makroskopisch lässt sich Amyloid durch die Lugolprobe nachweisen.

2 **»Sagomilz«.** Das Amyloid wird knotenförmig im Bereich der Follikel, das heißt der weißen Pulpa, abgelagert. In der Peripherie sind noch einzelne Lymphozyten sowie die Follikelarteriole zu sehen.

3 **»Schinkenmilz«.** In diesem Fall kommt es zu einer diffusen Amyloidablagerung im Bereich der roten Pulpa. Die Sinuszeichnung ist weitgehend aufgehoben.

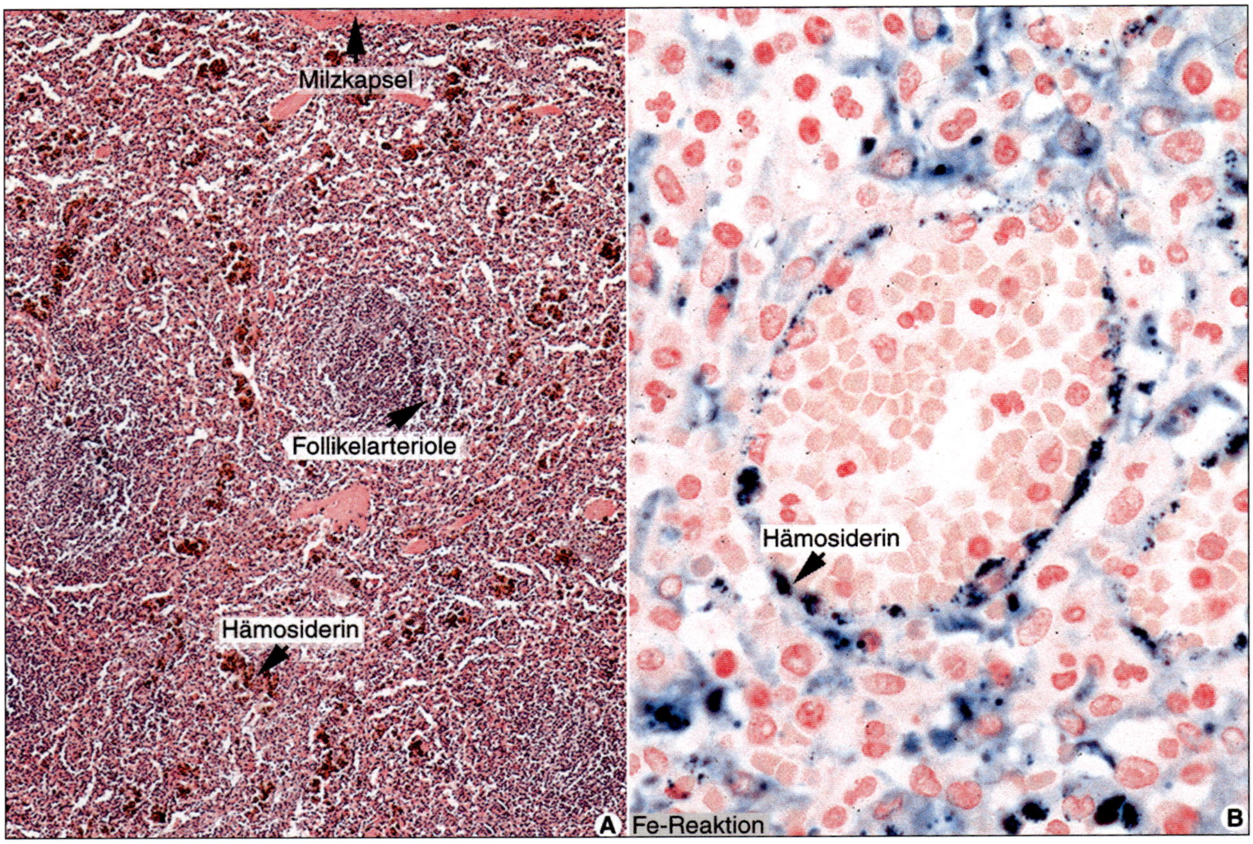

Abb. 170. Milzsiderose. A: Bei einer exzessiven Ablagerung von Eisen (Hämosiderin) sieht man kleine rostbraune Pigmenthaufen. **B:** Mit der **Berliner-Blau-Reaktion** lässt sich dieses Pigment in den Makrophagen als eisenhaltig identifizieren.

Milzsiderose

Vorbemerkungen. Eisenablagerungen sind meist Abbauprodukte des Hämoglobin. Sie treten in der Milz besonders bei Hämolysen sowie bei einer Hämochromatose auf.

Histopathologische diagnostische Kriterien

1 **Eisenablagerungen.** In Makrophagen und Sinusendothelien erkennt man Ablagerungen eines gelbbraunen, fein- bis grobscholligen Pigments, das intrazellulär lokalisiert ist.

2 Das **Eisenpigment** wird selektiv durch die Berliner-Blau-Reaktion dargestellt. Man erkennt intrazytoplasmatische blaue Ablagerungen in Makrophagen und Sinusendothelien.

Differenzialdiagnose der Pigmente

1 **Formalinpigment.** Bei diesem Befund handelt es sich um ein Kunstprodukt. Das Pigment entsteht erst im Rahmen der histopathologischen Bearbeitung. Es handelt sich um ein goldgelbes, mittel- bis grobkörniges Pigment, das bevorzugt extrazellulär lokalisiert ist. Es kommt vorwiegend in blutreichen Gewebepartien vor. Mit H_2O_2 lässt es sich entfernen.

2 **Eisenpigment (Hämosiderin).** Mittel- bis grobkörniges Pigment von rostbrauner Farbe, das intra- und extrazellulär lokalisiert sein kann. Nachweis: Berliner-Blau-Reaktion.

3 **Hämatoidin.** Eisenfreies tafelförmiges gelbes Pigment, das durch Blutzerfall entsteht und extrazellulär lokalisiert ist.

4 **Gallepigment.** Homogenes bis feinkörniges Pigment von gelber bis dunkelbrauner Farbe. Es färbt örtliche Strukturen (Zellen, Eiweißzylinder) an. Das Pigment ist besser zu erkennen, wenn man auf die Eosin-Gegenfärbung verzichtet.

3 **Lipofuszin.** Feinstkörniges Pigment von gelber Farbe. Ist immer intrazellulär lokalisiert, bevorzugt in der Nähe des Zellkerns. Berliner-Blau-Reaktion negativ, leicht PAS-positiv.

4 **Melanin.** Es handelt sich um ein dunkelbraunes, mittel bis grobknotiges Pigment, das intra- und extrazellulär vorkommt. Es tritt bevorzugt in der Haut, beim Pigmentnävus und beim malignen Melanom auf. Durch Zellzerfall wird das Pigment in das Zwischengewebe freigesetzt. Der Nachweis gelingt durch Versilberung (nach Masson-Hamperl). Melanomzellen sind S100-Protein-positiv.

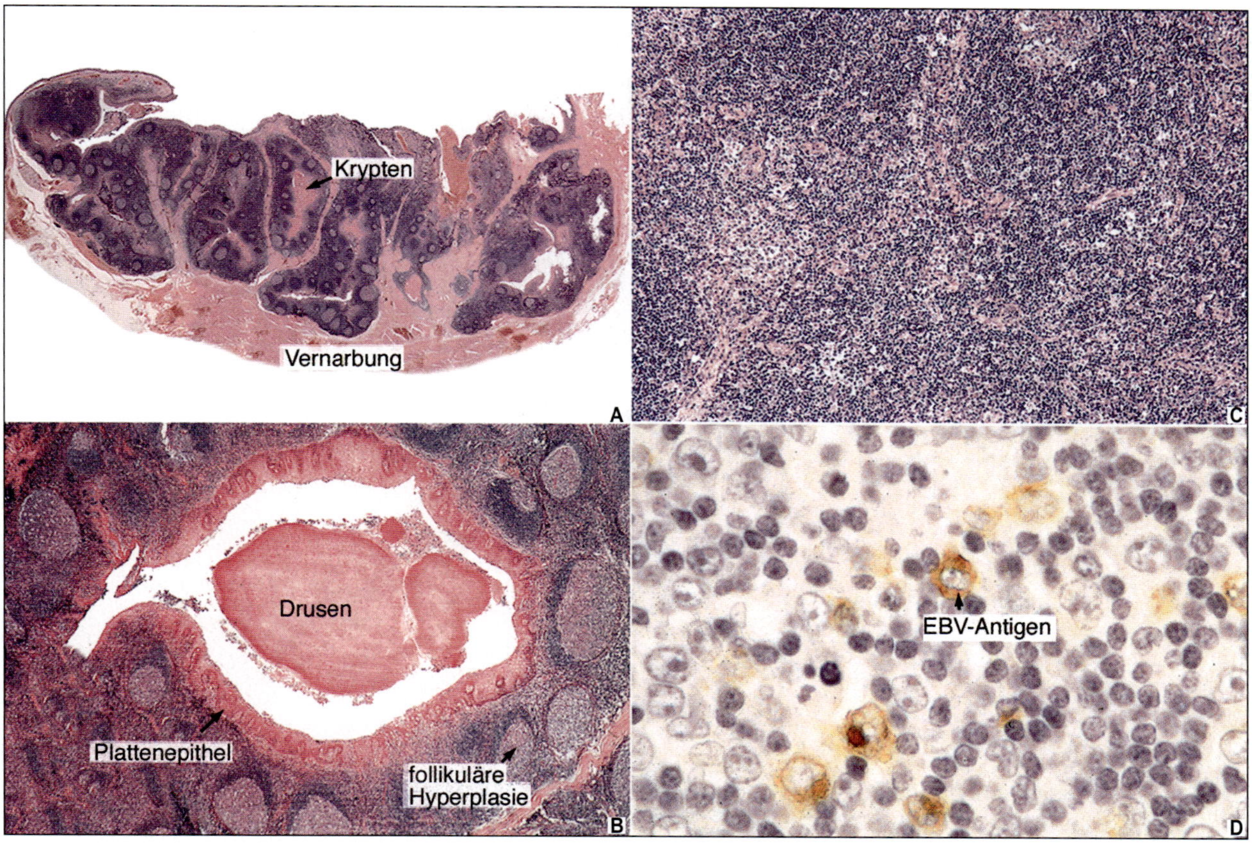

Abb. 171. Tonsillitis. A: Die **chronische hyperplastische Tonsillitis** zeigt eine Hyperplasie des lymphatischen Apparates. Das Tonsillarbett ist stärker vernarbt. **B:** Die Krypten sind von einem mehrschichtigen Plattenepithel ausgekleidet, das von Leukozyten durchwandert wird (**»retikuliertes Plattenepithel«**). Die Kryptenlichtungen enthalten abgeschilferte Epithelien, Leukozyten und Bakterienhaufen (»Kryptentonsillitis«). Letztere bilden – wie bei einer Mykose – eosinrote Drusen. **C – D:** Bei einer **Mononukleose** zeigt die Tonsillen eine ausgeprägte reaktive »bunte« Hyperplasie, die ein malignes Lymphom vortäuschen kann. Die Diagnose wird durch den immunhistologischen Nachweis von Ebstein-Barr-Zellen gesichert.

Tonsillitis

Vorbemerkungen. Die chronisch hyperplastische Tonsillitis kommt bevorzugt im Kindesalter vor. In dieser Altersklasse steht die Hyperplasie des lymphatischen Apparates im Vordergrund. Später geht die Entzündung in Vernarbung und Tonsillenatrophie über. Zu den spezifischen Entzündungen zählt die infektiöse Mononukleose (Pfeiffer-Drüsenfieber), die durch das Epstein-Barr-Virus hervorgerufen wird. Neben einer Vergrößerung der Tonsillen sind von diagnostischer Bedeutung große monozytoide Zellen im peripheren Blut.

Histopathologische diagnostische Kriterien

1 Chronische hyperplastische Kryptentonsillitis

a) Follikelhyperplasie. Sekundärfollikel mit stark vergrößerten Keimzentren

b) »Kryptenabszesse«. Durch Einengung der Kryptenhälse kommt es zu einer Sekretretention. Sie besteht aus Detritus. Dabei handelt es sich um abgeschilferte Epithelien, Leukozyten und um Keime. Gelegentlich wird die Lichtung durch eingedickte Hornlamellen ausgefüllt. Ferner finden sich Bakterien- und Pilzkolonien: Man sieht rundliche, im Zentrum eosinrote, in der Peripherie bläulich angefärbte Massen. Die seltener vorkommenden echten Eiterpfröpfe bestehen aus segmentkernigen Leukozyten.

c) Epithelveränderungen. Das Oberflächenepithel ist verdickt, die Krypten werden von einem retikulierten Plattenepithel ausgekleidet. Die Retikulierung entsteht durch eine leukozytäre Durchwanderung.

d) Vernarbung. Die Tonsillensepten sind verbreitert, das Tonsillarbett stärker narbig fibrosiert.

2 Mononukleose. Histologisch liegt eine ausgeprägte Lymphknoten-, Tonsillen- und Milzschwellung vor, die durch eine starke polyklonale Proliferation von B-Zellen hervorgerufen wird. Durch die Einwirkung von zytotoxischen und Suppressor-T-Zellen wird das Wachstum von EBV-Klonen unterdrückt. Es kommt zu einer bunten Pulpahyperplasie, einer kleinherdigen Epitheloidzellreaktion und einer unreifen Sinushistiozytose. Auch Nekrosen treten auf. Die bunte Pulpahyperplasie zeigt reichlich immunoblastenähnliche Zellen, die an ein Non-Hodgkin-Lymphom erinnern (wichtigste Differenzialdiagnose!). Ferner ist der Nachweis von Zelluntergängen (Apoptosen) diagnostisch relevant. Gesichert wird die Diagnose durch die Darstellung von großen Reizzellen im peripheren Blut und durch den immunhistologischen Nachweis von EBV.

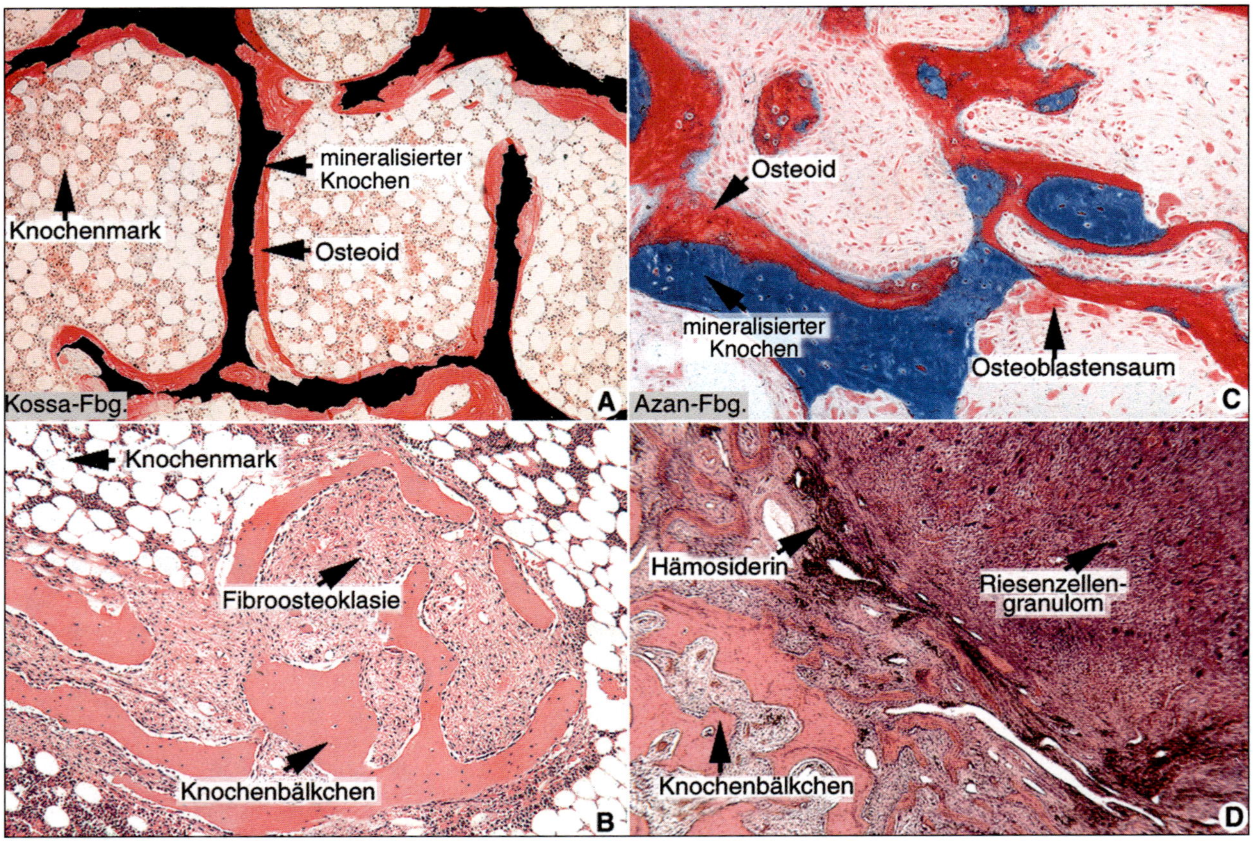

Abb. 172. Knochenerkrankungen. A: Die **renale Osteopathie** zeigt rote Osteoidsäume, die nur teilweise (Kossa-Schwarz) mineralisiert sind. **B:** Bei einer **Fibroosteoklasie** liegt eine verstärkte osteoklastäre Knochenresorption vor. Durch eine Fibrose werden die Knochenbälkchen aufgesplittert (»disseziierende Osteoklasie«). **C:** Riesenzelliger **Osteoblastensaum. D: Resorptives Granulom bei Hyperparathyreoidismus.** Neben einer disseziierenden Osteoklasie erkennt man ein faser- und gefäßreiches Granulom, das reichlich Riesenzellen vom Osteoklastentyp einschließt. Ferner sieht man Ablagerungen eines braunen Pigments (Hämosiderin = »brauner Tumor«)

Osteoporose – Osteodystrophie

Vorbemerkungen. Bei einer Osteoporose kommt es generell zu einem Abbau des Knochengewebes, wobei die Knochenmasse quantitativ abnimmt, die Kortikalis verschmälert erscheint und die Zahl und Dicke der spongiösen Knochenbälkchen vermindert ist. Der Prozess kann durch eine verstärkte osteoklastäre Knochenresorption oder durch eine verminderte Mineralisation bedingt sein.

Die Osteodystrophie bei Hyperparathyreoidismus ist eine Osteoporose, die durch eine erhöhte Parathormonsekretion (Epithelkörperchenadenom oder -hyperplasie) bedingt ist. Eine besondere Knochenresorption kommt beim resorptivem Riesenzellengranulom (brauner Tumor in 12% der Fälle von primärem Hyperparathyreoidismus) vor.

Die renale Osteopathie stellt ein polyätiologisches Krankheitsbild dar, bei dem sich eine Osteoporose infolge einer chronischen Niereninsuffizienz entwickelt. Es kommen mehrere pathogenetische Mechanismen in Frage: sekundärer Hyperparathyreoidismus, Vitamin-D-Stoffwechselstörungen, Parathormonresistenz, unphysiologische Zufuhr von Kationen u. a. Die Knochenveränderungen können einer Osteodystrophie, Osteomalazie oder einer Osteoporose entsprechen.

Histopathologische diagnostische Kriterien

1 **Osteoporose.** Die Knochenbälkchen erscheinen deutlich verschmälert. Ferner liegt ein Verlust der Querverstrebung vor. Folge ist ein relative Vermehrung der Knochenmarkräume. Die Knochenbälkchen bleibe glatt, ohne Lakunen oder angelagerten Osteoblasten. In der Kossa-Färbung erkennt man einen Verlust an mineralisiertem Knochen, sodass die schwarzen mineralisierten Bälkchen von Osteoid bedeckt werden.

2 **Osteodystrophie.** Zu den Frühveränderungen zählt eine leichte Randfibrose neben den Knochenbälkchen. Später entwickelt sich die typische dissezierende Fibroosteoklasie: Die Knochenbälkchen zeigen zahlreiche Resorptionslakunen, die die Trabekel tunnelartig zerschneiden. Die Lücken werden von einem faserreichen Gewebe ausgefüllt. Mehrkernige Osteoklasten liegen dem wellig begrenzten Knochen an. Außerdem lassen sich reichlich Osteoblasten finden.

3 **Renale Osteopathie.** Ähnliche Veränderungen wie bei einer Osteodystrophie kommen auch bei der renalen Osteopathie vor: Fibroosteoklasie, gesteigerte Knochenresorption und Osteoidsäume treten in unterschiedlicher Ausprägung bei den verschiedenen Osteopathieformen (in Abhängigkeit von der Ursache) auf.

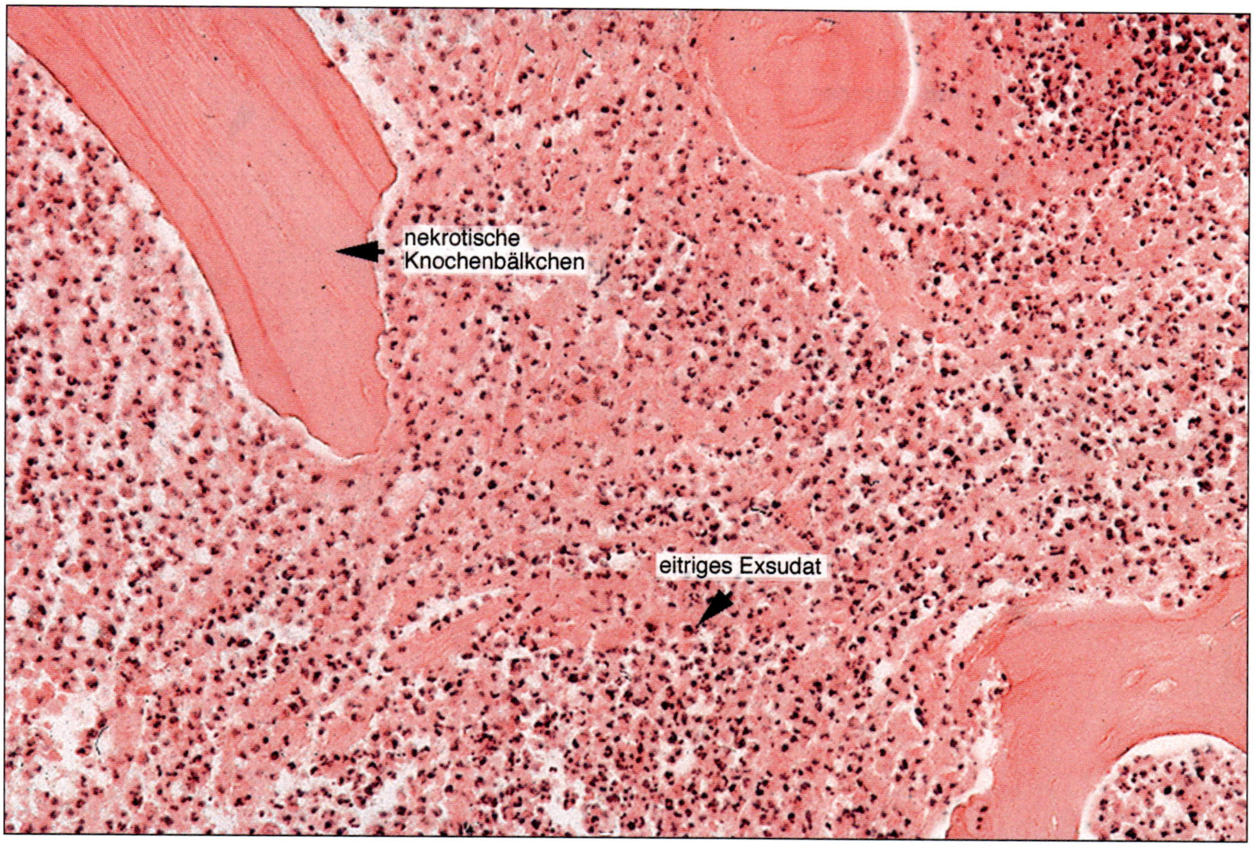

Abb. 173. Eitrige Osteomyelitis. Die Markräume des Knochens sind mit segmentkernigen Leukozyten (eitriges Exsudat) angefüllt. Durch die entzündlich bedingte Durchblutungsstörung kommt es zu Nekrosen der Knochenbälkchen (Sequester): Die Kernzeichnung ist aufgehoben, der lamellenförmige Aufbau aber noch erkennbar.

4 Das **resorptive Riesenzellengranulom** (»brauner Tumor«) ist eine lokale Manifestationsform des Hyperparathyreoidismus, die zu einer umschriebenen Knochenresorption führt. Histologisch liegt ein faserreiches Granulationsgewebe mit zahlreichen, unregelmäßig gruppierten, mehrkernigen Riesenzellen (Osteoklasten) vor. Zeichen älterer Blutungen sind ausgedehnte bräunliche eisenhaltige Pigmentablagerungen (Hämosiderin).

Osteomyelitis

Vorbemerkungen. Die Osteomyelitis ist eine Entzündung des Knochenmarks, die sekundär auf die Knochensubstanz (Kompakta) übergreift. Der Prozess kann unspezifisch (*Staphylococcus aureus* in 90% der Fälle) oder spezifisch (Typhus, Tuberkulose, verschiedene Mykosen) sein und mit einem akuten bis chronischen Verlauf einhergehen. Da sich das entzündliche Exsudat in nicht dehnbaren Räumen entwickelt, kommt es frühzeitig zu Durchblutungsstörungen, später zu Knochennekrosen (Sequester).

Die eitrige Osteomyelitis kommt in 80% der Fälle zwischen dem 2. und dem 16. Lebensjahr vor. Besonders betroffen sind die schnell wachsenden Knochen (Femur, Tibia, Humerus).

Eine tuberkulöse Osteomyelitis entsteht meist als Folge einer Streuung eines Lungenherdes (5% der generalisierten Tuberkulosen gehen mit Knochenbeteiligung einher). Bevorzugte Lokalisation ist die Wirbelsäule (Th6 bis L3).

Histopathologische diagnostische Kriterien

1 Entzündliches Exsudat. Man erkennt dichte Ansammlungen von segmentkernigen Leukozyten, die in einem eiweißreichen Ödem liegen.

2 Sequester. Im eitrigen Exsudat lassen sich unterschiedlich große nekrotische Knochenstücke finden. Sie zeigen noch einen lamellären Aufbau, die Kernzeichnung in den Knochenlakunen (Osteozyten) ist jedoch aufgehoben.

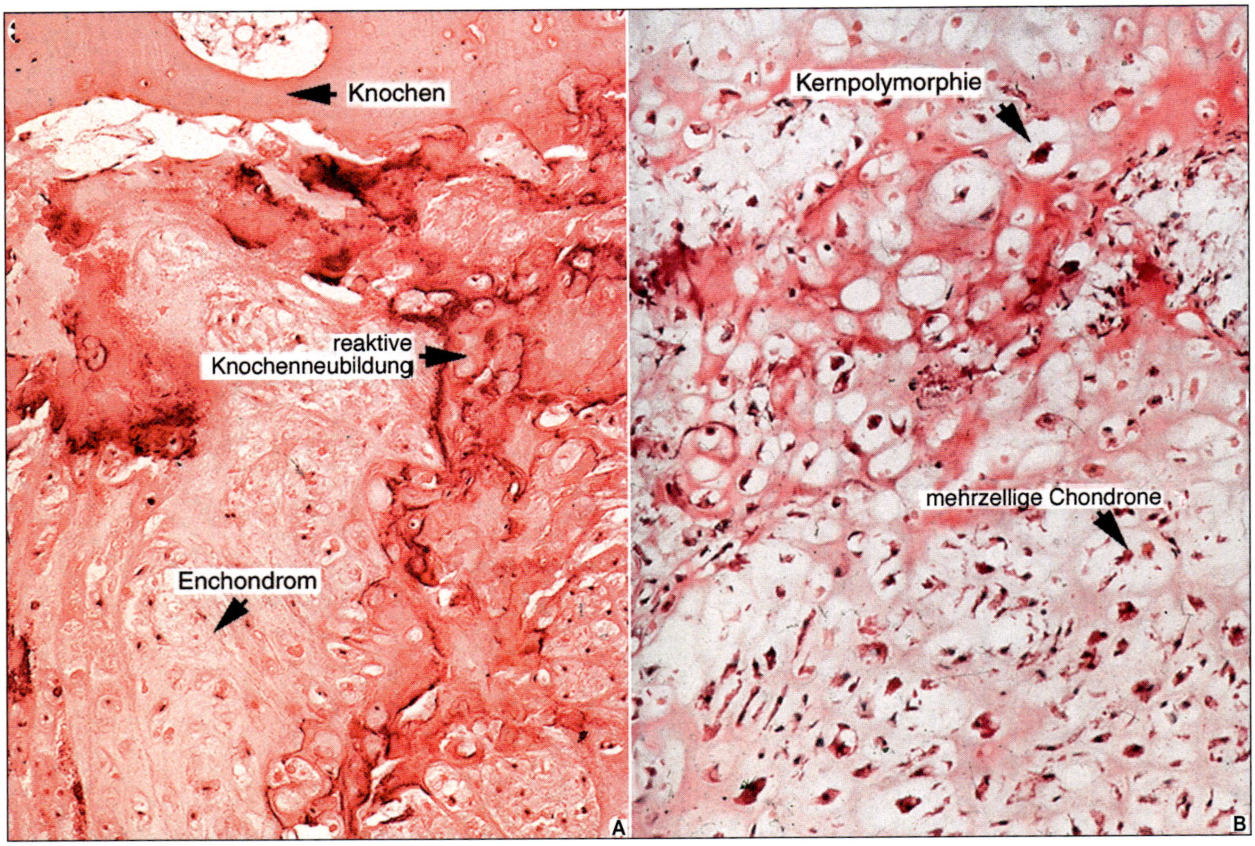

Abb. 174. Knorpeltumoren. A: Endophytisches Chondrom, das sich im Markraum ausbreitet und aus einer hyalinen leicht faserigen Knorpelgrundsubstanz besteht. In dieser eingeschlossen lassen sich kernhaltige Zellen (Chondrozyten) finden. **B:** Die maligne Variante, das **Chondrosarkom**, besteht aus einem hyalinen, sehr zellreichen Tumorgewebe. Die Zellen weisen eine ausgeprägte Polymorphie (unterschiedlich große, hyperchromatische Zellkerne) auf. Mitosen kommen häufiger vor. Typisch ist der Nachweis von mehreren Zellen bzw. Zellkernen in der Knorpelhöhle der einzelnen Chondrome.

Knorpeltumoren

Vorbemerkungen. Die Knorpeltumoren im Skelett kommen als Chondrome und als Chondrosarkome vor. Die maligne Variante (Chondrosarkom) weist eine sehr unterschiedliche, prognostisch relevante Gewebsreife auf, die als Grad I bis III eingestuft wird. Auch Chondrome zeigen – je nach Lokalisation – ein unterschiedliches Malignitätspotential. Isolierte kartilaginäre Exostosen sind gutartig, Osteochondromatosen (Schulter, Knie, Knöchel; maligne Entartung in bis zu 20% der Fälle) zumindest potenziell maligne, während Knorpeltumoren des Beckens praktisch immer bösartig sind.

Histopathologische diagnostische Kriterien

1 **Osteochondrom.** Die **Exostose** stellt die häufigste gutartige Knochenneubildung dar. Histologisch handelt es sich um eine knollige Veränderung, die von einer Knorpelkappe bedeckt wird. Hier lassen sich ballonierte Knorpelzellen finden, die – wie bei einem Säulenknorpel – reihenförmig angeordnet sind. Außen wird das Knorpelgewebe von Bindegewebe bedeckt, nach innen strahlt es fingerförmig in die subchondralen Knochenbälkchen ein.

2 **Enchondrome.** Diese Neubildungen entwickeln sich im Markraum (in kurzen Röhrenknochen von Händen und Füßen = gutartig, in Rippen = fragliche Dignität, in Becken und Wirbelkörpern praktisch immer maligne). Das hyaline Zwischengewebe zeigt dystrophische Verkalkungen. Das Zellbild ist meist isomorph, zwei- und mehrkernige Knorpelzellen sind selten. Entscheidend für die Beurteilung der Dignität ist aber die Lokalisation und nicht die Morphologie.

3 Das **Chondrosarkom** entwickelt sich primär oder auf dem Boden einer vorbestehenden Knorpelgeschwulst. Bevorzugte Lokalisation ist das Stammskelett (Becken, Wirbelsäule, Rippen). Je nach Gewebereife unterscheidet man hochdifferenzierte Chondrosarkome Grad I (ruhiges, isomorphes Zellbild), Chondrosarkome Grad II mit verstärkter Zellularität, leichter Zellpolymorphie und vereinzelten Mitosen und Chondrosarkome Grad III mit ausgeprägter Zell- und Kernpolymorphie, mehrkernigen Knorpelzellen und zahlreichen Mitosen.

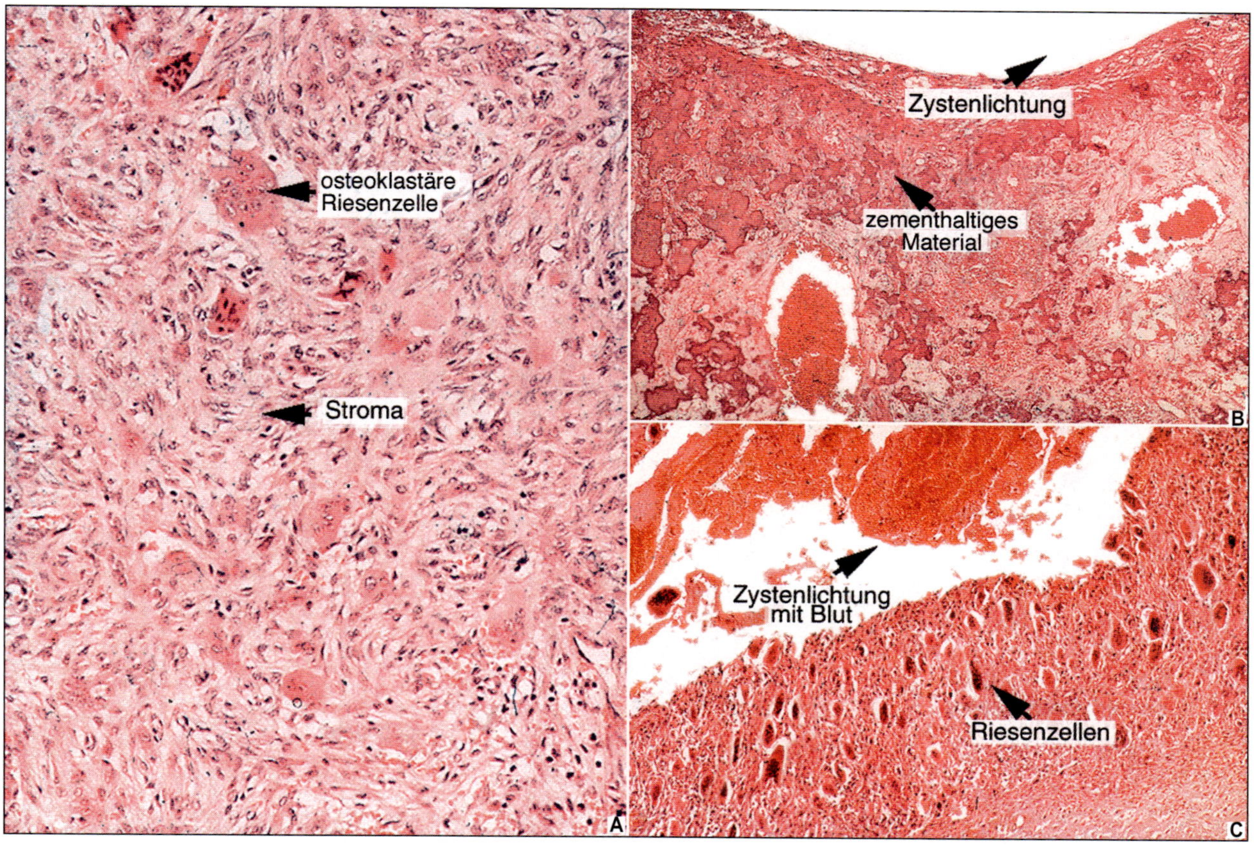

Abb. 175. Zystische Knochenveränderungen. A: Das **Osteoklastom** besteht aus einem faser- und gefäßreichen Stroma, das reichlich mehrkernige Riesenzellen vom Osteoklastentyp einschließt. Der Tumor geht mit einer ausgeprägten Osteolyse (Zystenbildung) einher. **B:** Die **juvenile Knochenzyste** zeigt einen Hohlraum, der von einem faserreichen Gewebe ausgekleidet wird. Unter dieser Schicht findet man ein kompaktes zementähnliches stärker vaskularisiertes Material.

Knochenzysten

Vorbemerkungen. Knochenzysten gehören zu den tumorähnlichen Knochenveränderungen. Sie imponieren klinisch und röntgenologisch wie echte Neubildungen, einige können sich aber spontan zurückbilden. In diesen Formenkreis gehören auch echte Tumoren, die mit einer verstärkten Knochenzerstörung einhergehen (ossäre Riesenzellentumoren und osteolytische Knochenmetastasen [Lungen-, Nieren, Schilddrüsenkarzinome]).

Histopathologische diagnostische Kriterien

1 **Ossärer Riesenzelltumor.** Die Neubildung (Osteoklastom) zeigt ein lokal aggressives Wachstum, das – in Abhängigkeit vom Reifegrad – von dem relativ gutartigen Osteoklastom Grad I bis zur malignen Variante Grad III reicht. In einem faserreichen spindelzelligen Stroma finden sich mehrkernige osteoklastäre Riesenzellen. Beim Osteoklastom Grad I ist das Stroma eher regelmäßig, Osteoklasten sind reichlich vorhanden, Mitosen selten. Beim Osteoklastom Grad III ist das Stroma spindelzellig sarkomatös, Mitosen kommen häufig vor, die Zahl der Riesenzellen (häufig mit nur einem Kern) ist stark vermindert.

2 Die **juvenile Knochenzyste** besteht aus einer expansiv wachsenden einkammerigen Zyste, die sich in 70% der Fälle klinisch durch eine Spontanfraktur manifestiert. Die Zystenwand ist glatt, ohne Epithelbelag. Innen wird sie von Bindegewebe, manchmal auch von einem verdichteten zahnzementartigen Material begrenzt. Die Lichtung enthält eine seröse Flüssigkeit.

3 Die **aneurysmale Knochenzyste** ist ein metaphysär exzentrischer Hohlraum, der die Kortikalis durchbrechen kann und so ein malignes Tumorwachstum vortäuscht. Histologisch erkennt man ein pseudozystisches Gebilde mit reichlich Blut in der Lichtung und einer glatten, epithellosen Innenbegrenzung mit Kapillaren und lymphoplasmazellulären Infiltraten. Mehrkernige Riesenzellen vom Typ der Osteoklasten können vorliegen.

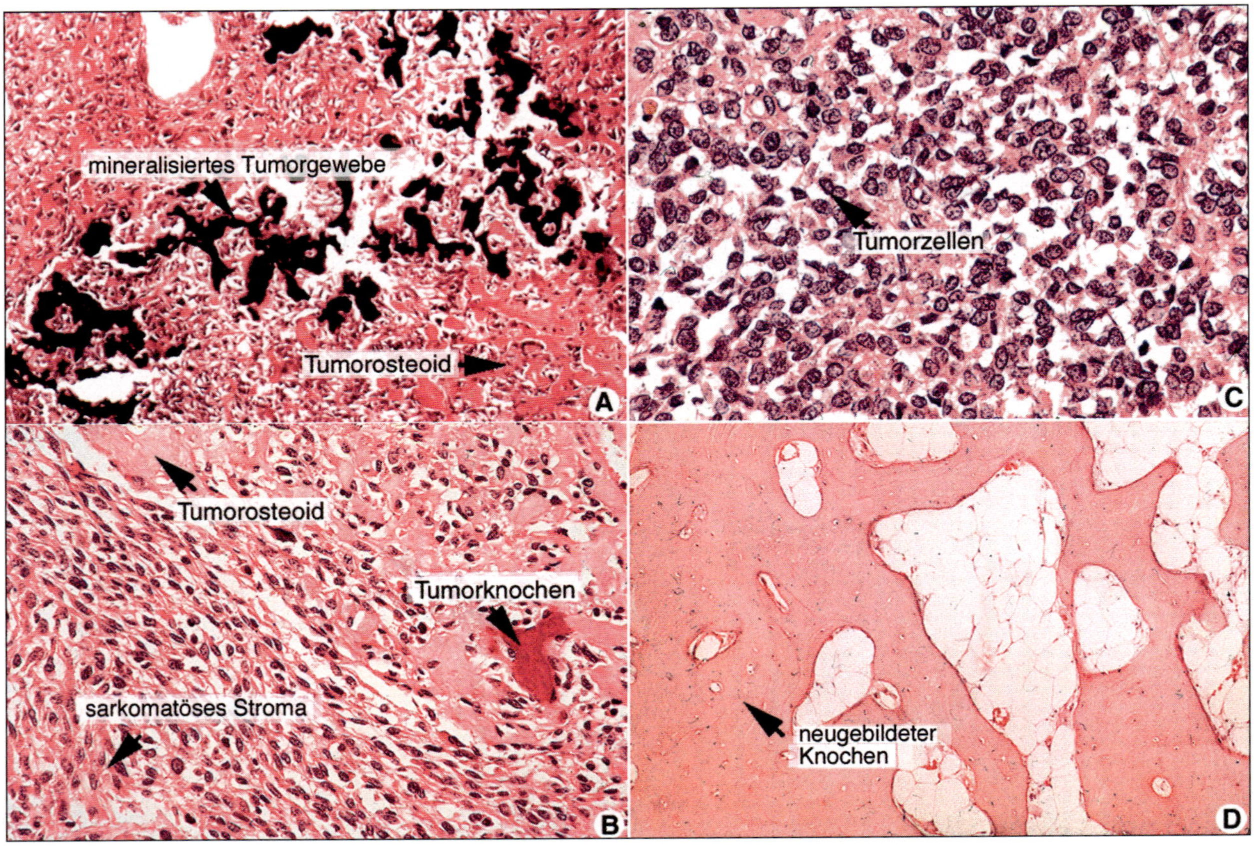

Abb. 176. Knochentumoren. A: Das osteogene Knochensarkom setzt sich aus einer knochenbildenden und aus einer fibrosarkomatösen Komponente zusammen. Das neugebildete Knochengewebe besteht aus eosinrotem Osteoid und (in einer nicht entkalkten Gewebeprobe) aus einem stark basophilen mineralisierten Knochen. B: Das **sarkomatöse Stroma** ist spindelzellig aufgebaut und zeigt reichlich Mitosen. **C:** Das **Ewing-Sarkom** weist eine dichtzellige Neubildung mit rundlichen, chromatindichten Zellkernen auf. Das Zytoplasma ist nur spärlich angelegt und zeigt vereinzelte Glykogengranula. **D:** Das gutartige **kompakte Osteom** besteht aus einem breiten neugebildeten Knochengewebe mit lamellärem Aufbau. Keine Atypien.

Osteogenes Knochensarkom

Vorbemerkungen. Beim osteogenen Osteosarkom handelt es sich um einen vom knochenbildenden Mesenchym ausgehenden, malignen Tumor, der zur Knochenneubildung befähigt ist. Diese Neubildung stellt den häufigsten malignen Knochentumor (30% aller Knochengeschwülste) dar. Sie tritt meist im 2. Lebensjahrzehnt auf. Bevorzugte Lokalisation sind die epiphysennahen Metaphysen der langen Röhrenknochen (besonders in Knienähe). Bei älteren Menschen kommt das Knochensarkom als Komplikation eines Morbus Paget (1% der Fälle entarten) vor.

Histopathologische diagnostische Kriterien

1 **Maligner mesenchymaler Tumor = Sarkom.** Polymorph- und spindelzellig aufgebauter Tumor mit Mitosen und ausgedehnten Nekrosen (kernlose, eosinrote Massen).

2 **Fibrosarkomatöse Tumorkomponente.** Sie besteht aus überwiegend spindeligen Zellen, die von kollagenen Fasern umgeben werden.

3 **Osteogene Tumorkomponente.** Die Zwischensubstanz des Tumors besteht z. T. aus einem homogenen, eosinroten Osteoid, z. T. aus einem angedeutet lamellär differenzierten, verkalkten (daher blau gefärbten) Knochen. Knorpelartiges Gewebe kann vorkommen.

4 Das ortsständige Gewebe ist zerstört.

Ewing-Sarkom

Vorbemerkungen. Das Ewing-Sarkom gehört in den Formenkreis der osteomyelogenen Tumoren. Es kommt fast ausschließlich bei Kindern und Jugendlichen (80% während der beiden ersten Lebensjahrzehnten) im Bereich der langen Röhrenknochen (Femur, Humerus, Tibia) vor. Der Tumor manifestiert sich meist unter dem Bild einer akuten Osteomyelitis: Fieber, lokale Schwellung mit Schmerzen und Leukozytose.

Histopathologische diagnostische Kriterien

1 **Zelldichter entdifferenzierter Tumor mit Nekrosen.** Es liegt eine sehr dichtzellige Neubildung vor, die unterschiedlich große Nekrosen einschließt. In der Umgebung der Blutgefäße ist das Tumorgewebe noch weitgehend erhalten.

2 **Zytologisch** sieht man kleine runde Zellen mit spärlichem Zytoplasma und einem rundlichen, teils chromatin-

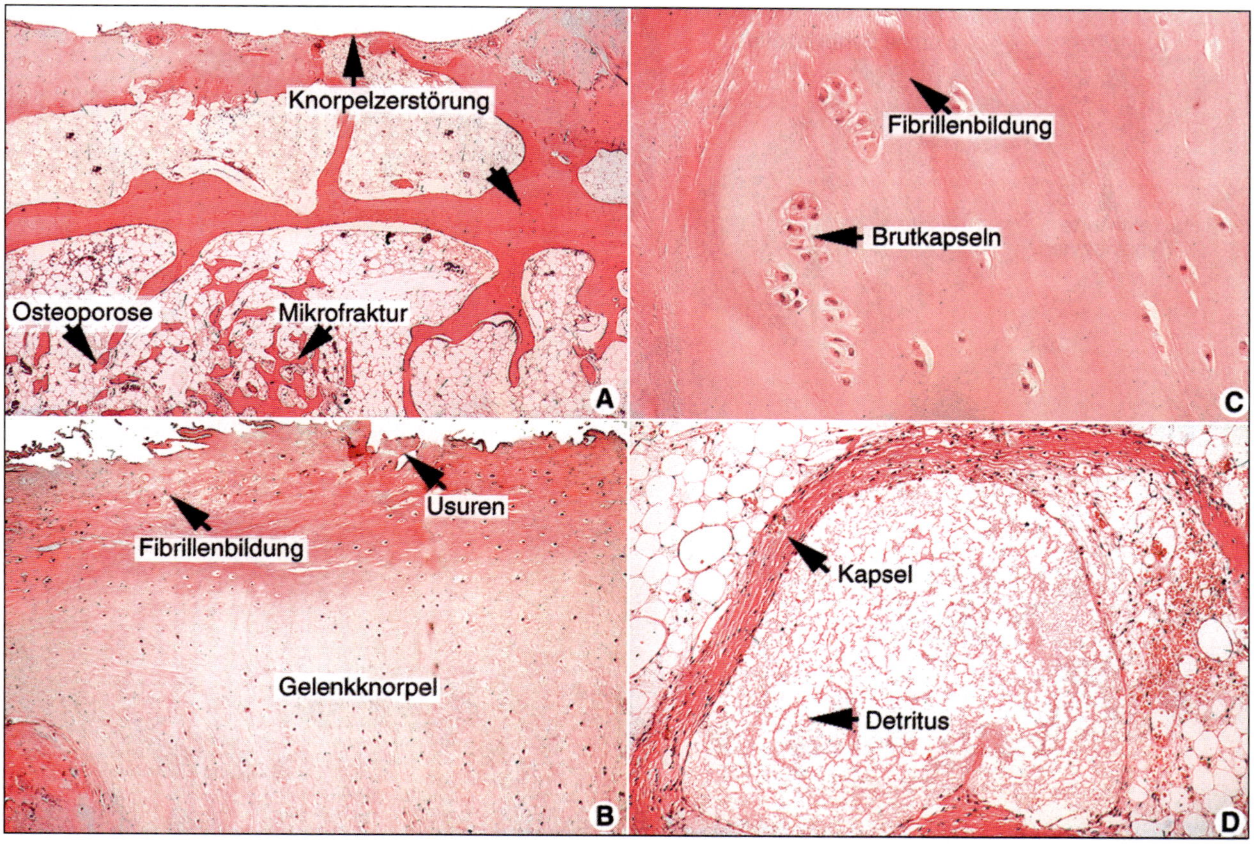

Abb. 177. Degenerative Gelenkerkrankungen. A: Koxarthrose. Das Übersichtsbild einer Gelenkfläche (Femurkopf) zeigt eine weitgehende Zerstörung des hyalinen Gelenkknorpels, sodass einzelne Knochenbälkchen frei liegen. Das Knochengewebe ist häufig rarefiziert (osteoporotisch). Frakturen von kleinen Knochenbälkchen zeigen eine ungeordnete reparative Gestaltung. **B:** Der noch erhaltene Gelenkknorpel weist auf der Oberfläche einen faserigen Umbau (verstärkte Eosinophilie, faserige Grundsubstanz) sowie Einrisse auf. **C:** Als Zeichen der verstärkten mechanischen Belastung erkennt man kleinere Ansammlungen von Chondronen (**»Brutkapseln«**). **D:** Größere Nekrosen von Knochenbälkchen werden nicht repariert, sondern durch eine Faserkapsel begrenzt (**»Geröllzyste«** mit Detritus als Inhalt).

dichten, teils blasigen Zellkern. Im Zytoplasma finden sich kleinste PAS-positive Glykogengranula.

Osteom

Vorbemerkungen. Es handelt sich um eine umschriebene Neubildung aus kompaktem oder spongiösem Lamellenknochen. Diese Tumoren kommen bevorzugt in bindegewebig präformierten Knochen des Schädels vor oder gehen aus dem Periost hervor.

Histopathologische diagnostische Kriterien

Es handelt sich um eine **ossäre Neubildung**, die aus einem kortikalisähnlichen kompakten Knochengewebe mit Havers-Kanälchen besteht und als Osteoma eburneum bezeichnet wird. Die Neubildung kann auch ein dichtes Spongiosanetz bilden (Osteoma spongiosum). Den Knochenbälkchen sind keine Osteoblasten angelagert. Der Markraum ist von Fettzellen ausgefüllt. Keine histologischen oder zytologischen Malignitätszeichen.

Arthrose (Koxarthrose)

Vorbemerkungen. Es handelt sich um eine pseudozystische Erweiterung eines neugebildeten Schleimbeutels. Infolge einer langandauernden funktionsmechanischen Überlastung kommt es zur sekundären Ausbildung von Degenerationsherden und zu einer serofibrinösen Entzündung. Diese kann sich auf dem Boden eines präexistenten Hohlraumes (Sehnenscheide = Sehnenscheidenhygrom) oder »de novo« als Bursa entwickeln.

Das Hygrom ist von einem Ganglion abzugrenzen. Hier handelt es sich um eine pseudozystische Bindegewebedegeneration mit myxoider Auflockerung.

Histologische diagnostische Kriterien

1 Nachweis eines mehrkammerigen, pseudozystisch umgewandelten Bindegewebes ohne Epithelauskleidung.

2 **Zeichen einer proliferierenden Entzündung.** In der Wand der Pseudozysten findet man zahlreiche herdförmig gewucherte Kapillaren.

3 **Fibrinausschwitzungen.** Die Pseudozysten werden z.T. von homogenen, eosinroten Massen austapeziert. Zum Teil liegen diese auch isoliert als kleine Kugeln (»Reiskörner«) frei in der Lichtung. Ältere Fibrinmassen hyalinisieren oder werden organisiert.

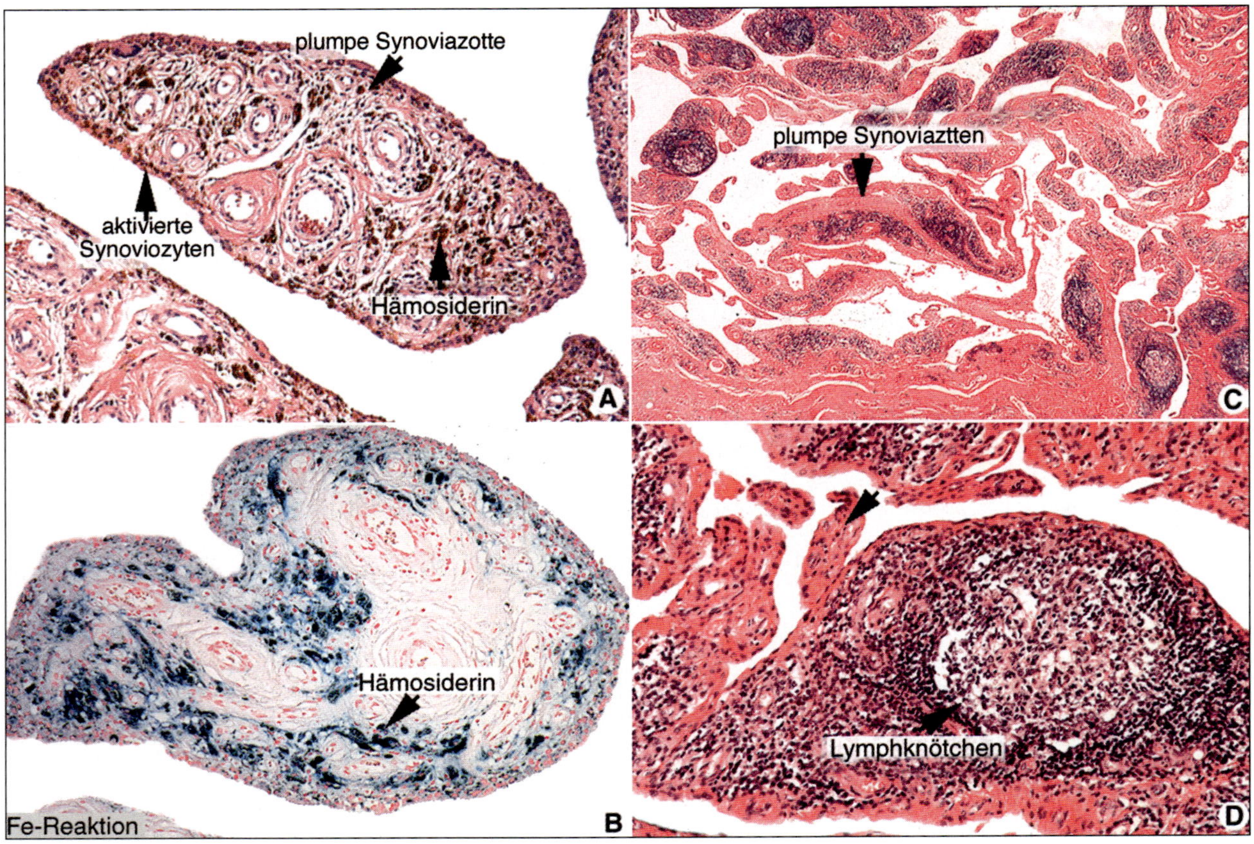

Abb. 178. Synovitis. A: Bei einer **villonodulären Synovitis** sind die Synoviazotten plump und groß. An der Oberfläche werden sie von einer verdickten Mesothelschicht bedeckt. Das Stroma ist zellreich und mit einem braunen Pigment beladen. **B: Die Berliner-Blau-Reaktion** zeigt, dass es sich um Hämosiderin handelt. **B – C:** Bei einer **progressiven chronischen Polyarthritis** sind die Gelenkzotten breit und faserreich. Im Vordergrund steht eine knotenförmige lymphozytäre Stromainfiltration mit Ausbildung von Keimzentren.

Synovitis

Vorbemerkungen. Die Pathogenese der villonodulären Synovitis ist umstritten (diffuse Form eines gutartigen Riesenzelltumors oder tumorartige diffuse hyperplastische Synovitis?). Sie kommt bevorzugt im Kniegelenk vor. Ausgeprägte Zeichen einer chronischen Entzündung liegen bei einer rheumatoiden Arthritis vor. Hier handelt es sich um eine chronische entzündliche Systemerkrankung des Bindegewebes mit bevorzugtem Befall der Synovialmembran von Gelenken.

Histopathologische diagnostische Kriterien

1 **Pigmentierte villonoduläre Synovitis.** Histologisch sind die Synovialzotten plump und vergrößert. An der Oberfläche erkennt man eine Proliferation der Synovialdeckzellen. Im Zottenstroma und in der Tiefe der Synovialmembran finden sich reichlich Kapillaren, Siderophagen (mit einem bräunlichen, Berliner-Blau-positiven Pigment) und Infiltrate aus Histiozyten, Lymphozyten und Plasmazellen. Vereinzelte Riesenzellen können vorkommen.

2 **Rheumatoide Arthritis.** In der floriden Phase zeigt die Synovialmembran exsudative und proliferative Entzündungsreaktionen. Die Deckzellen sind leicht proliferiert. Im Stroma finden sich Fibrinausscheidungen sowie zellige Infiltrate aus Granulozyten, Plasmazellen, Lymphozyten und Histiozyten. Im weiteren Verlauf nimmt die zellige Infiltration zu: Es entstehen große Ansammlungen von Lymphozyten mit hellen Keimzentren. Gelegentlich lassen sich fibrinoide Nekrosen mit einem Histiozytenwall (rheumatoide Granulome als sicheres Zeichen einer rheumatoiden Arthritis) finden. Diese Veränderungen gehen in ein faserreiches Granulationsgewebe (Pannus) über. Im Endstadium ist der Gelenkknorpel weitgehend zerstört, sodass es zu einer fibrösen oder knöchernen Ankylose kommt.

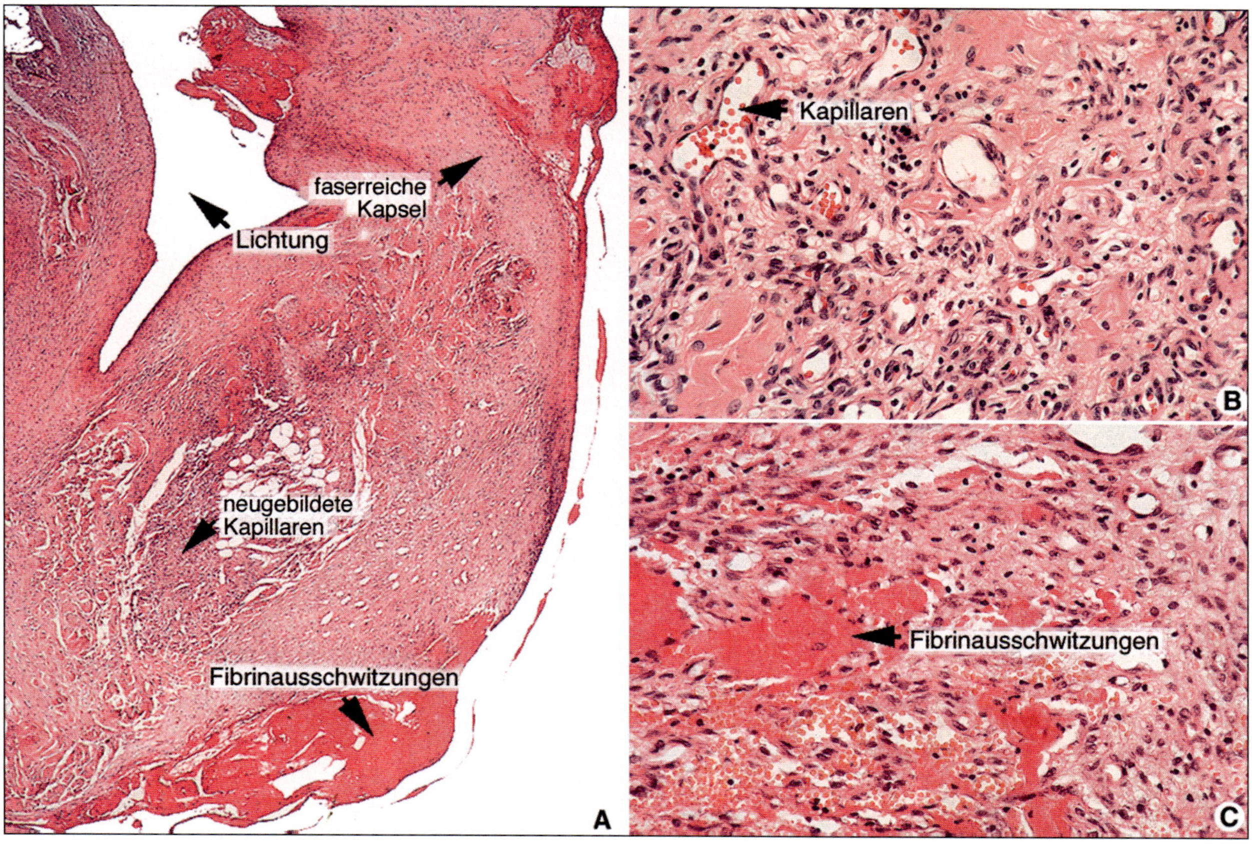

Abb. 179. Bursitis. A: Bei einer **chronischen proliferierenden Bursitis** kommt es zur Ausbildung eines großen Hohlraumes, der von einem faserreichen Gewebe begrenzt wird. Die Innenfläche zeigt eosinrote, homogene Fibrinausschwitzungen. **B:** In der Kapsel finden sich reichlich neugebildete Kapillaren, die von Fibrinausschwitzungen (**C**) umgeben werden.

Chronische proliferierende Bursitis

Vorbemerkungen. Es handelt sich um eine pseudozystische Erweiterung eines neugebildeten Schleimbeutels. Infolge einer langandauernden funktionsmechanischen Überlastung kommt es zur sekundären Ausbildung von Degenerationsherden und zu einer serofibrinösen Entzündung. Diese kann sich auf dem Boden eines präexistenten Hohlraumes (Sehnenscheide = Sehnenscheidenhygrom) oder »de novo« als Bursa entwickeln. Am häufigsten kommen die Hygrome nach einer kontinuierlichen Mikrotraumatisierung am Olecranon, Acromion oder vor der Patella vor. Sie können berufsbedingt (Raumpflegerinnen, Fliesenleger, Bergleute) sein. Die Hygrome sind von den Ganglien abzugrenzen. Hier handelt es sich um eine besonders häufig bei Frauen im Handgelenkbereich vorkommende pseudozystische Bindegewebedegeneration mit myxoider Auflockerung.

Histopathologische diagnostische Kriterien

1 **Nachweis eines pseudozystisch umgewandelten Bindegewebes.** Man erkennt ein mehrkammeriges Gebilde, das keine epitheliale Auskleidung aufweist (daher die Bezeichnung »pseudozystisch«).

2 Zeichen einer **proliferierenden Entzündung**: In der Wand der Pseudozysten findet man zahlreiche herdförmig gewucherte Kapillaren. Nur in den ausgeweiteten Kapillarlichtungen lassen sich Erythrozyten nachweisen.

3 **Fibrinausschwitzungen.** Die Pseudozysten werden z.T. von homogenen, eosinroten Massen austapeziert. Zum Teil liegen diese auch isoliert als kleine Kugeln (»Reiskörner«) frei in der Lichtung. Ältere Fibrinmassen hyalinisieren oder werden organisiert.

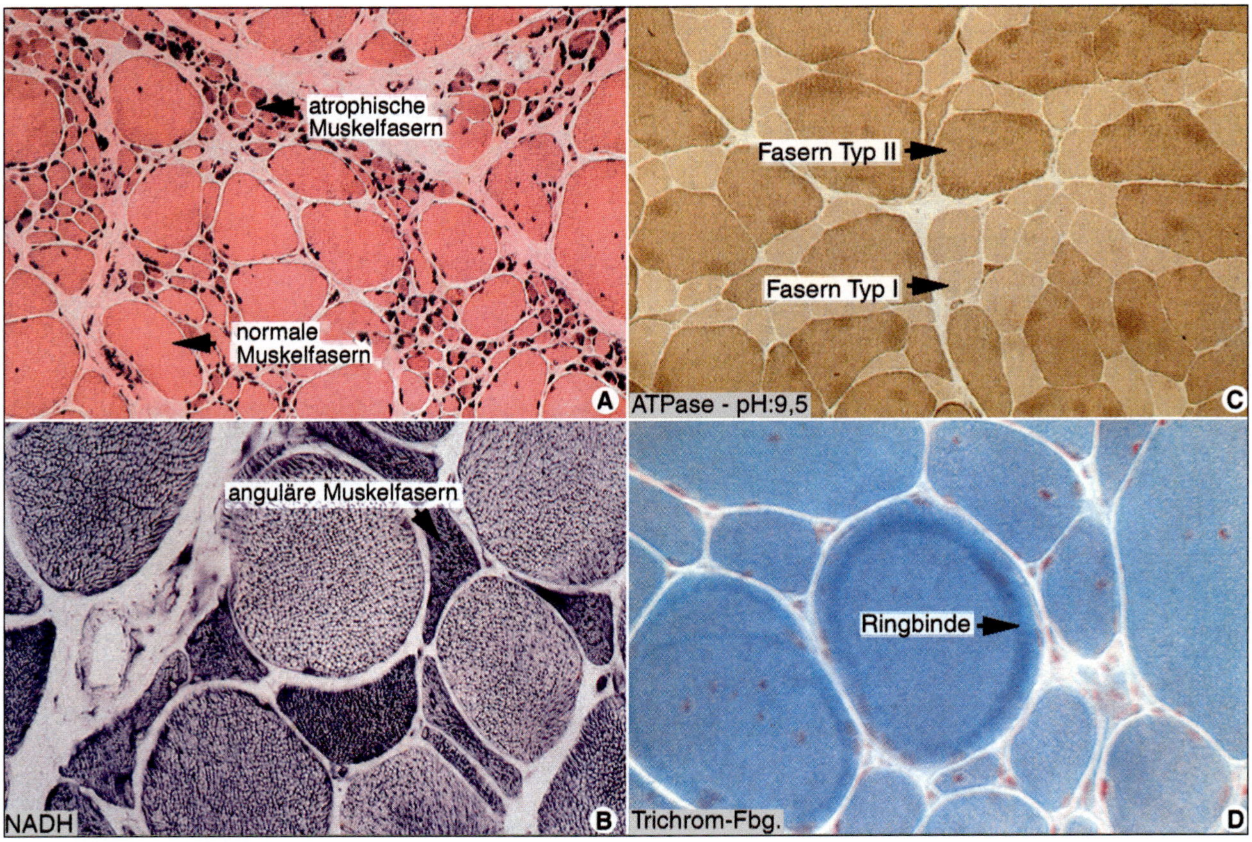

Abb. 180. Muskelerkrankungen. A: Bei einer **neurogenen Muskelatrophie** sieht man nebeneinander normalbreite sowie verschmälerte atrophische Muskelfasern. **B:** Besonders typisch sind die kleinen angulären (dreieckigen) atrophischen Fasern, die von normalen Fasern umgeben werden. **C:** Bei der **myotonischen Muskeldystrophie** besteht eine deutliche Dominanz der dunklen Fasern Typ II gegenüber den hellen Muskelfasern Typ I. **D:** Bei der **Myotonie** werden häufiger »Ringbindenfasern« beobachtet. Dabei handelt es sich um Myofibrillen, die spiralartig entlang der Längsachse ausgebildet sind.

Myopathien

Vorbemerkungen. Das neurogene Syndrom entwickelt sich nach einer akuten oder chronischen Schädigung des zweiten Motoneurons zwischen motorischer Vorderhornzelle und Peripherie (Polyneuropathien, spinale Muskelatrophien). Das myopathische Syndrom ist typisch für die Muskeldystrophie.

Histopathologische diagnostische Kriterien

1 **Neurogenbedingte Muskelveränderungen.** Man sieht nebeneinander Felder von normal großen und von kleinen atrophischen Muskelfasern. Kleine Fasern liegen häufig als »Dreiecksformen« (Angularfasern) zwischen den normalen Muskelfasern. Bei chronischen Neuropathien entsteht im Rahmen einer Reinervation denervierter Muskelfasern ein unterschiedliches Verteilungsmuster von Typ I und Typ II. Das histochemische ATPase-Bild eines Schachbrettmusters ist aufgehoben und wird durch größere typenhomogene Areale ersetzt.

2 **Myopathien.** Hier sind verschiedene Krankheitsbilder zu nennen, wie z. B. progressive Muskeldystrophien (Duchenne, Becker u. a.), myotone Erkrankungen (myotone Dystrophie, Myotonia congenita), kongenitale Myopathien (Central-Core- und Multicore-Krankheit, Nemalin-Myopathie), Myopathien bei Stoffwechselstörungen (Glykogenosen, lipidspeichernde Myopathien u.a.). Die Muskelfasern zeigen erhöhte Kaliberschwankungen, vermehrt zentral oder parazentral gelegene Zellkerne, Faserschwellungen, Faserspaltungen und Fasernekrosen. Bei der myotonen Dystrophie sind die hellen Fasern Typ I bevorzugt befallen, d. h. vermindert. Typisch sind auch »Ringbinden«, die – in der Trichrom-Färbung – durch zentrale Faseraufhellung entstehen.

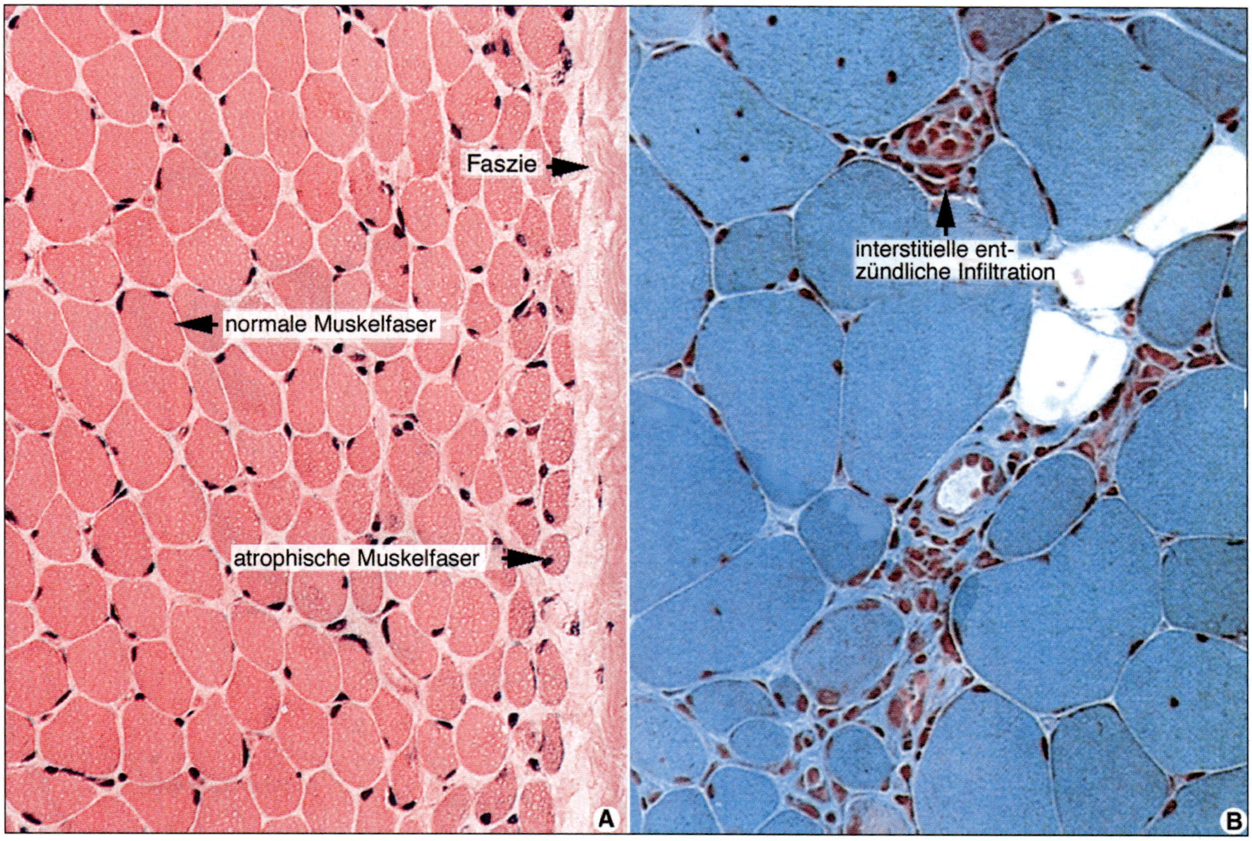

Abb. 181. Myositis. A: Typisch für eine **Myositis** ist die Atrophie (Verschmälerung im Querschnitt) der Muskelfasern in unmittelbarer Nachbarschaft der Faszie. **B:** Ferner kann auch eine **interstitielle entzündliche Infiltration** vorliegen, die von einer uncharakteristischen Degeneration von Muskelfasern (Kaliberschwankungen) begleitet wird.

Myositis

Vorbemerkungen. Im Rahmen eines myositischen Muskelsyndroms kommt es zu entzündlichen Infiltraten im Endo- und Perimysium. Diese Veränderungen können isoliert oder im Rahmen verschiedener Grunderkrankungen vorkommen. Sie können autoimmun bedingt sein (Polymyositis, Dermatomyositis) oder durch verschiedene belebte Erreger (Toxoplasmose, Borreliose, Virusinfektionen [Coxsackie-B-Infektionen = Bornholm-Krankheit]) hervorgerufen werden. Unter den parasitären Muskelinfektionen ist die Trichinose (siehe Seite 182) hervorzuheben.

Histopathologische diagnostische Kriterien

Bei einer chronischen Myositis finden sich klein- oder großflächige entzündliche Infiltrate, die häufig perivaskulär im Interstitium lokalisiert sind. Die Zusammensetzung dieser Infiltrate ist von der Ursache abhängig. Einzelne Muskelfasern können zugrunde gehen oder sind atrophisch. Besonders deutlich ist diese Muskelatrophie in der Nachbarschaft der Faszie (perifaszikuläre Atrophie).

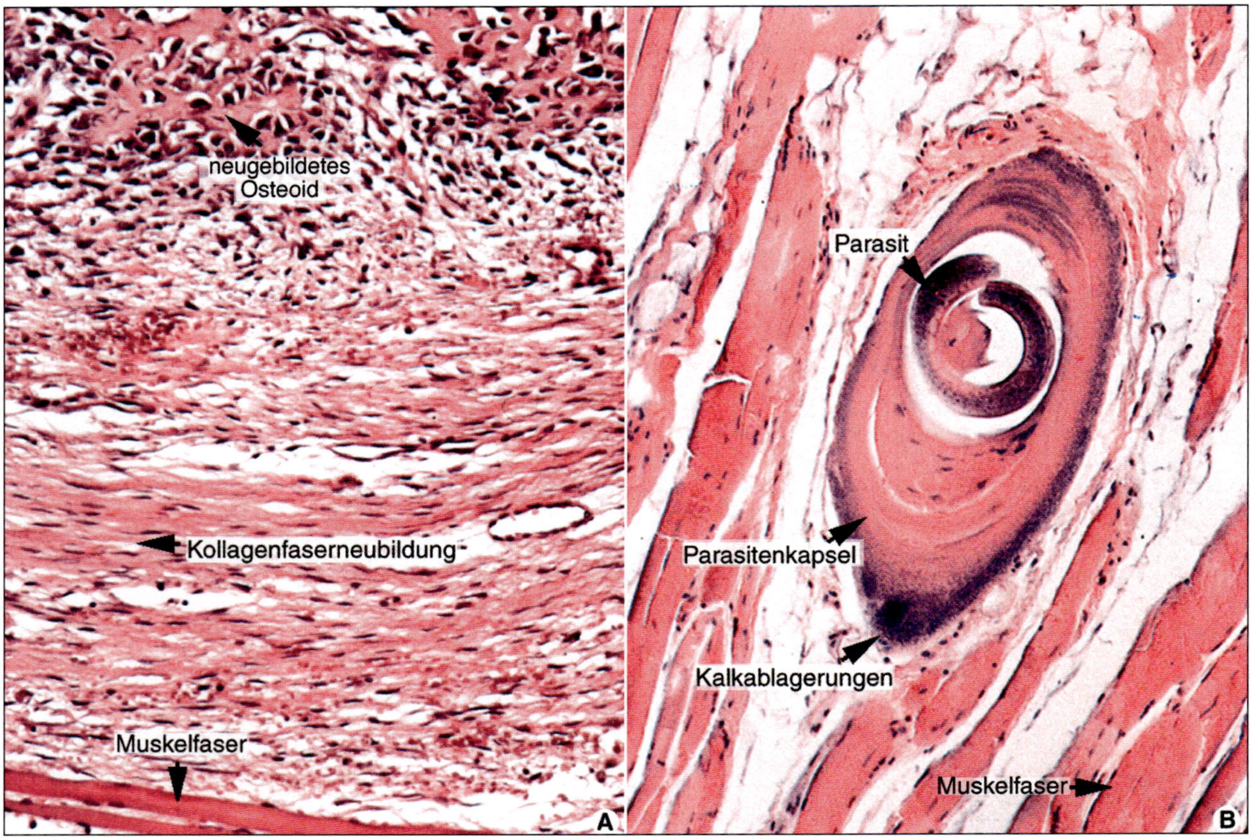

Abb. 182. Entzündungen der Muskulatur. A: Die **Myositis ossificans** zeigt eine Verknöcherung der Muskulatur mit einem typischen zonalen Aufbau. Unten im Bild sieht man die erhaltenen Muskelfasern. In der Bildmitte steht die Neubildung von kollagenen Fasern im Vordergrund. Im oberen Bilddrittel liegt eine zelldichte Veränderung mit Ausbildung von Osteoid und Faserknochenbälkchen vor. **B: Muskeltrichinose.** Diese durch *Trichinella spiralis* hervorgerufene Krankheit zeigt einen länglich zusammengerollten Parasiten, der von einer eosinroten Faserkapsel umgeben wird. Ältere Parasiten neigen zu einer (dunkelblau dargestellten) Verkalkung.

Myositis ossificans

Vorbemerkungen. Die Myositis ossificans ist eine tumorartige Veränderung, die meist nach einem Trauma im parossalen Gewebe entsteht und durch eine metaplastische Knorpel- und Knochenproliferation gekennzeichnet ist.

Histopathologische diagnostische Kriterien

Histologisch sieht man eine typische Dreischichtung: Im Zentrum der Läsion findet man ein zellreiches Granulationsgewebe mit Spindelzellen, Gefäßen und Lymphozyten. Die mittlere Schicht enthält Osteoidablagerungen. Die äußere Schicht ist durch neugebildete Knochenbälkchen mit angelagerten Osteoblasten gekennzeichnet.

Muskeltrichinose

Vorbemerkungen. Es handelt sich um eine weltweit endemisch oder epidemisch vorkommende Myositis, die durch Genuss von infiziertem Fleisch von Wild- und Hausschweinen hervorgerufen wird. Der Erreger *Trichinella spiralis* kommt mit 3 Subspezies vor: *T. spiralis spiralis* (wird vom Schwein übertragen), *T. spiralis nativa* (kommt in Alaska vor und ist kälteresistent) und *T. spiralis nelsoni* (kommt bei Wildschweinen vor).

Im Darm des Menschen entwickeln sich aus dem infizierten Fleisch geschlechtsreife Würmer. Die jungen Larven durchbrechen die Darmwand und gelangen über die Lymph-Blutzirkulation in die Skelettmuskulatur.

Histopathologische diagnostische Kriterien

In der Skelettmuskulatur rollen sich die Larven spiralförmig ein und werden von einer bindegewebigen eosinroten Kapsel umgeben. Nach einer örtlichen entzündlichen Reaktion (eosinophile Granulozyten) kommt es zu Hämatoxylin-blauen Kalkablagerungen in der Kapsel. Häufig sterben die Parasiten ab, sodass nur noch leere Kapseln zurückbleiben.

Sachverzeichnis

THOMAS
PATHOLOGIE

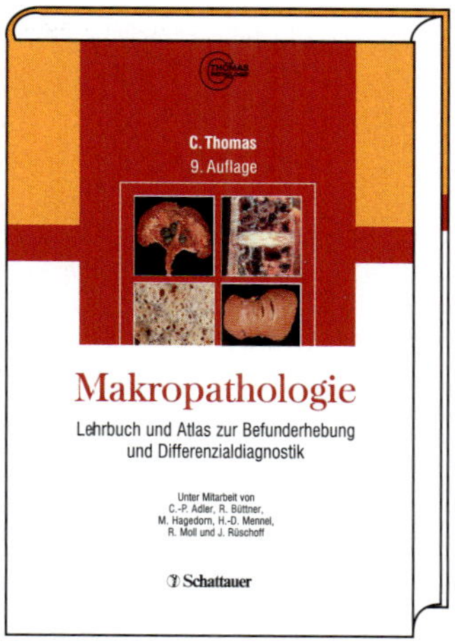

Thomas

Makropathologie

Lehrbuch und Atlas zur Befunderhebung
und Differenzialdiagnostik

9., neu bearbeitete und aktualisierte
Auflage 2003. 339 Seiten,
609 meist mehrfarbige Abbildungen, geb.
€ 59,–/CHF 94,40 · ISBN 3-7945-2186-2

Die **Makropathologie** wurde als Lehrbuch und Atlas für die Kurse in allgemeiner und spezieller Pathologie konzipiert. Besonderer Wert wird auf die **klinische Orientierung** dieses Standardwerks gelegt. Damit sind die Anforderungen der neuen ÄAppO, die ab dem Wintersemester 03/04 gilt, bereits berücksichtigt. Zudem kann das Buch mit seiner Fülle einmaliger, brillanter Farbabbildungen die Lehrbücher der klinischen Fächer sinnvoll ergänzen.

- Ein Bild sagt mehr als tausend Worte!

In der 9. Auflage wurde vor allem das Bildmaterial bearbeitet und aktualisiert. Alle Bilder sind technisch optimiert und teilweise durch neue, instruktive Abbildungen ersetzt. Darüber hinaus wurde der **Atlascharakter** stärker hervorgehoben: die Abbildungen sind am Ende eines jeden Kapitels zusammengefasst und mit einer ausführlichen Bildunterschrift versehen. Ziel ist es, dem Leser eine rasche Bildübersicht zu ermöglichen. Der knappe Text dient der ergänzenden Information.

Die Makropathologie behauptet seit über 30 Jahren eine **Spitzenposition** unter den Lehrbüchern für das Medizinstudium und erschien in fünf Sprachen.

Sie richtet sich darüber hinaus vor allem auch an alle Ärzte, die operativ tätig sind, da die pathologisch-makroskopische Diagnostik bei einer **intravitalen Gewebeentnahme** (Biopsie) eine entscheidende Rolle spielt. Auch für die Leichenschau, die zu den Aufgaben eines jeden Arztes gehört, und für die Obduktion vermittelt die Makropathologie die entscheidenden Kenntnisse.

- Spitzenposition unter den Lehrbüchern für das Medizinstudium seit über 30 Jahren
- Berücksichtigung der neuen ÄAppO durch stärkere klinische Orientierung

Unter Mitarbeit von
C.-P. Adler, R. Büttner, M. Hagedorn, H.-D. Mennel, R. Moll und J. Rüschoff

http://www.schattauer.de

Irrtum und Preisänderungen vorbehalten

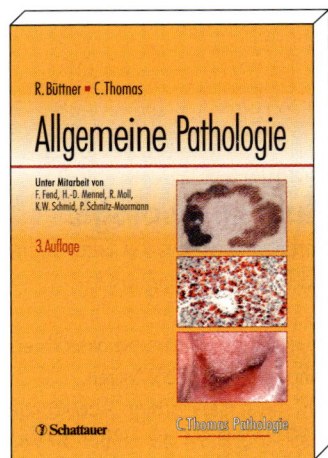

THOMAS PATHOLOGIE

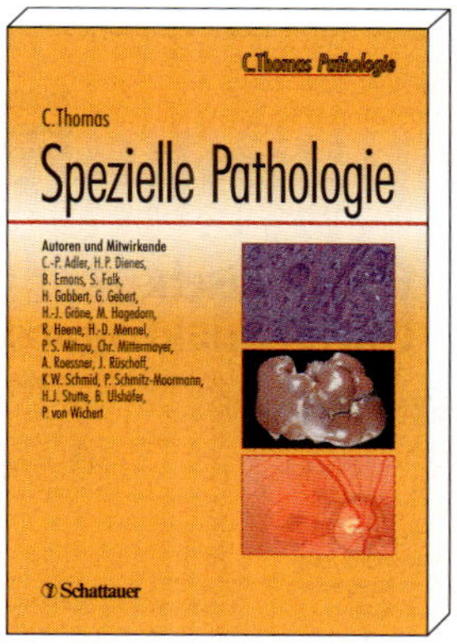

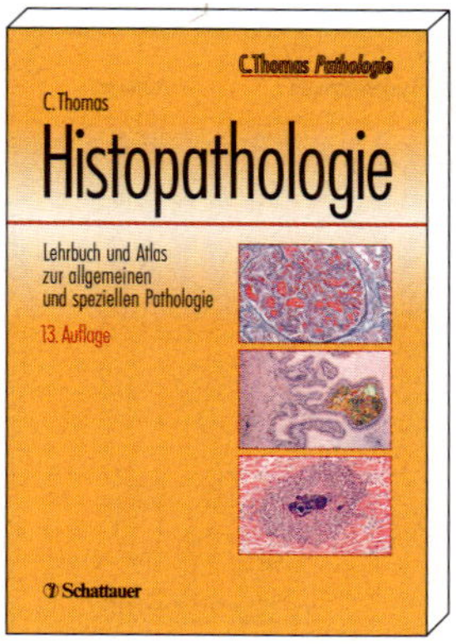

Thomas (Hrsg.)

Spezielle Pathologie

1996. 639 Seiten, 671 meist mehrfarbige Abbildungen in 790 Einzeldarstellungen, kart.
€ 49,95/CHF 79,90 · ISBN 3-7945-2110-2

Die **Spezielle Pathologie** beschreibt die organbezogene klinische Pathologie. Text und Bildmaterial ergänzen sich didaktisch hervorragend. Die überwiegend mehrfarbigen, meist makroskopischen Abbildungen sind so ausgewählt, dass sie die charakteristischen pathologischen Veränderungen erläutern und gleichzeitig die Interpretation bildgebender klinischer Untersuchungsverfahren wie Röntgen, Szintigraphie, CT und Kernspintomographie erleichtern.

Durch das ganze Buch zieht sich die Darstellung der klinisch-pathologischen Korrelation: Welche Befunde sind bei einem bestimmten Krankheitsbild zu erwarten? Um diese Korrelation exakt und prägnant herauszuarbeiten, wurde das Werk in intensiver Zusammenarbeit mit namhaften Klinikern erstellt.

„Ich finde dieses Buch einfach gut und kann es nur jedem wärmstens empfehlen." Rückfall, Fachschaft Medizin, TU München

„Eindrucksvolle makroskopische Bilder ergänzen sich mit den entsprechenden Lehrtexten, weiterhin verdeutlichen Schemazeichnungen und histologisches Anschauungsmaterial die Morphologie der Krankheitsbilder. Die Textgestaltung ist sehr übersichtlich und kommt ohne größere Umschweife auf das Wesentliche."
Lanzette, Literaturführer Medizin Klinik, Fachschaft Medizin, Magdeburg

Thomas

Histopathologie

Lehrbuch und Atlas zur allgemeinen und speziellen Pathologie

13. Auflage 2001. 480 Seiten, 823 meist mehrfarbige Abbildungen in 1151 Einzeldarstellungen, kart.
€ 40,95/CHF 65,50 · ISBN 3-7945-2120-X

Wichtigste Neuerung ist die Ergänzung des Buchs durch einen audiovisuellen Kurs in allgemeiner und spezieller Histopathologie auf CD-ROM: Der Student wird durch Bild, Ton und Text in die histopathologische Diagnostik eingeführt.

Der Schwerpunkt liegt auf der Bedeutung der Pathologie in der täglichen ärztlichen Tätigkeit. Der Text berücksichtigt die klinisch-pathologische Korrelation: der pathologisch-anatomische Befund als Grundlage für Diagnostik, Prognose und Therapie der Erkrankungen.

Das Kapitel allgemeine Pathologie wurde erheblich erweitert. Hier werden die Grundlagen der Pathogenese, Nomenklatur und Systematik der Krankheiten abgehandelt. Neu aufgenommen ist eine Einleitung zur Molekularpathologie.

Auch in dieser Auflage ist das Farbbild der wichtigste Teil des Werkes geblieben. Eine knappe, präzise Beschreibung der Abbildungen wird durch Hinweise zur Begriffsbestimmung, zur Pathogenese und Häufigkeit ergänzt.

„Das einzige Buch auf dem Markt, das sich speziell mit dem Thema beschäftigt, ist ‚Histopathologie' von Thomas ... In Anzahl und Qualität der Bilder kann es wohl kein anderes Pathologiebuch mit Thomas ‚Histopathologie' aufnehmen, auch keines der ‚Dicken'."
Reflex, Zeitschrift für Aachener Medizinstudierende, 2002

Set „Duo"

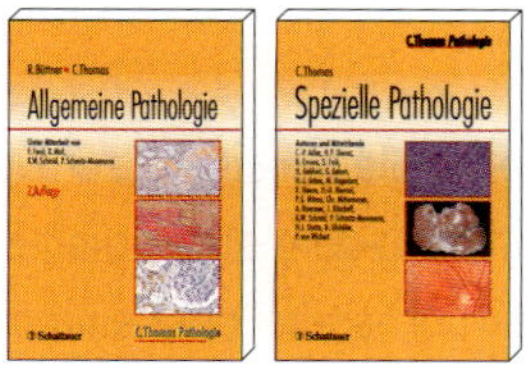

Allgemeine Pathologie, 3. A. **+ Spezielle Pathologie**
nur € 76,95/CHF 119,– · ISBN 3-7945-2220-6 · **Sie sparen € 13,95/CHF 26,40**

Set „Trio"

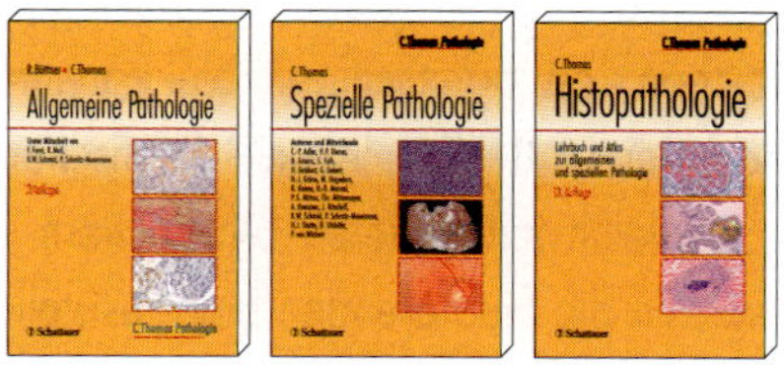

Allgemeine Pathologie, 3. A. **+ Spezielle Pathologie + Histopathologie**, 13. A.
nur € 101,–/CHF 157,– · ISBN 3-7945-2230-3 · **Sie sparen € 30,85/CHF 53,90**